U0253863

XIANDAI NEIKE XITONG JIBING ZHILIAO SHIJIAN

现代内科系统疾病
——治疗实践——

主编 张婷婷 庞传丽 孙 剑 陈萍平

孙 恬 李世珅 李艳敏

黑龙江科学技术出版社
HEILONGJIANG SCIENCE AND TECHNOLOGY PRESS

图书在版编目（CIP）数据

现代内科系统疾病治疗实践 / 张婷婷等主编. -- 哈
尔滨：黑龙江科学技术出版社，2023.7
ISBN 978-7-5719-2018-0

Ⅰ．①现… Ⅱ．①张… Ⅲ．①内科－疾病－诊疗
Ⅳ．①R5

中国国家版本馆CIP数据核字（2023）第107030号

现代内科系统疾病治疗实践

XIANDAI NEIKE XITONG JIBING ZHILIAO SHIJIAN

主　　编	张婷婷　庞传丽　孙　剑　陈萍平　孙　恬　李世珅　李艳敏	
责任编辑	陈兆红	
封面设计	宗　宁	
出　　版	黑龙江科学技术出版社	
	地址：哈尔滨市南岗区公安街70-2号　　邮编：150007	
	电话：（0451）53642106　　传真：（0451）53642143	
	网址：www.lkcbs.cn	
发　　行	全国新华书店	
印　　刷	黑龙江龙江传媒有限责任公司	
开　　本	787 mm×1092 mm　1/16	
印　　张	20.75	
字　　数	525千字	
版　　次	2023年7月第1版	
印　　次	2023年7月第1次印刷	
书　　号	ISBN 978-7-5719-2018-0	
定　　价	198.00元	

【版权所有，请勿翻印、转载】

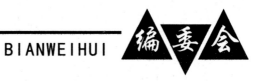

BIANWEIHUI 编委会

主 编

张婷婷（兖矿新里程总医院）

庞传丽（滕州市荆河社区卫生服务中心）

孙 剑（宜昌市中心人民医院）

陈萍平（潍坊潍城经开医院）

孙 恬（聊城市茌平区人民医院）

李世珅（福泉市第一人民医院）

李艳敏（潍坊市人民医院）

副主编

刘 翀（湖北省宜昌市夷陵医院）

李强强（邹城市太平镇卫生院）

潘 婧（孝感市中心医院）

苏 梅（北京卫戍区海淀第九退休干部休养所）

熊冬兰（三峡大学附属仁和医院）

王正江（湖北省远安县人民医院）

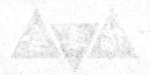

STAGWEIHUI

前言
FOREWORD

内科学是临床医学领域中的一门重要学科，它涉及面广，整体性强，在研究人体各器官系统疾病的诊断与防治中，以诊治措施不具创伤性或仅有轻微的创伤性为其特色。内科学是临床各学科的基础，同它们之间存在着密切的联系。内科学在研究疾病的发病机制和防治措施时，一方面与分子生物学、免疫学和细胞化学等融为一体，另一方面又产生了分子内科学和免疫内科学等新型专科。随着各临床学科的发展，从经典内科学中派生出的内科学专科越来越多。此外，人体是一个不可分割的整体，患者的疾病往往累及多个组织器官，因此，无论从事任何专科的医师均应具备扎实的大内科知识和基本技能，才能胜任复杂的临床工作，减少临床失误。鉴于此，编者编写了《现代内科系统疾病治疗实践》一书。

本书首先介绍了内科常见症状与体征，然后针对各科室的不同疾病，分别就疾病的病因、发病机制、临床表现、辅助检查、诊断、鉴别诊断、治疗与预后等方面进行了详细论述。作为内科医师及医学专业学生的参考书、工具书，本书的编写力求定义准确、概念清楚、结构严谨、层次分明、重点突出、逻辑性强，并将循证医学的思想贯穿其中。希望本书能为临床内科医师的工作带来实质性的便利。

由于编者们写作方式和文笔风格不一，加之时间有限，书中难免存在疏漏和不足之处，望广大读者提出宝贵意见和建议。

《现代内科系统疾病治疗实践》编委会
2023 年 3 月

目 录
CONTENTS

第一章　内科疾病常见症状与体征 ………………………………………………（1）

　　第一节　眩晕 ………………………………………………………………（1）

　　第二节　头痛 ………………………………………………………………（5）

　　第三节　呼吸困难 …………………………………………………………（9）

　　第四节　胸痛 ………………………………………………………………（12）

　　第五节　恶心与呕吐 ………………………………………………………（13）

　　第六节　腹部包块 …………………………………………………………（16）

第二章　内科疾病的内镜治疗 ……………………………………………………（21）

　　第一节　经皮经肝胆道镜下治疗 …………………………………………（21）

　　第二节　内镜下胰管取石术 ………………………………………………（28）

　　第三节　超声内镜引导下胆管引流术 ……………………………………（34）

　　第四节　超声内镜引导下胰管穿刺引流术 ………………………………（37）

　　第五节　上消化道狭窄的内镜治疗 ………………………………………（40）

　　第六节　静脉曲张性上消化道出血的内镜治疗 …………………………（44）

　　第七节　非静脉曲张性上消化道出血的内镜治疗 ………………………（53）

　　第八节　十二指肠乳头肌切开术与胆道结石的内镜治疗 ………………（59）

第三章　呼吸内科疾病 ……………………………………………………………（61）

　　第一节　流行性感冒 ………………………………………………………（61）

　　第二节　慢性支气管炎 ……………………………………………………（67）

　　第三节　支气管哮喘 ………………………………………………………（70）

　　第四节　支气管扩张症 ……………………………………………………（77）

　　第五节　细菌性肺炎 ………………………………………………………（81）

　　第六节　病毒性肺炎 ………………………………………………………（89）

第四章　肾内科疾病 ………………………………………………………………（94）

　　第一节　急进性肾小球肾炎 ………………………………………………（94）

第二节　急性肾小球肾炎……………………………………………（101）

第三节　慢性肾小球肾炎……………………………………………（108）

第四节　急性肾盂肾炎………………………………………………（113）

第五节　慢性肾盂肾炎………………………………………………（118）

第六节　原发性肾病综合征…………………………………………（122）

第五章　血液内科疾病…………………………………………………（135）

第一节　缺铁性贫血…………………………………………………（135）

第二节　再生障碍性贫血……………………………………………（142）

第三节　巨幼细胞贫血………………………………………………（147）

第四节　原发性免疫性血小板减少症………………………………（150）

第五节　红细胞酶缺乏所致红细胞疾病……………………………（154）

第六节　阵发性睡眠性血红蛋白尿…………………………………（158）

第七节　血友病………………………………………………………（162）

第八节　获得性凝血因子异常………………………………………（169）

第九节　遗传性凝血因子异常………………………………………（174）

第十节　弥散性血管内凝血…………………………………………（177）

第十一节　急性白血病………………………………………………（179）

第十二节　恶性淋巴瘤………………………………………………（188）

第六章　儿内科疾病……………………………………………………（205）

第一节　先天性脑积水………………………………………………（205）

第二节　脑脓肿………………………………………………………（212）

第三节　病毒性脑炎…………………………………………………（221）

第四节　化脓性脑膜炎………………………………………………（225）

第五节　小儿惊厥……………………………………………………（233）

第六节　肠痉挛………………………………………………………（237）

第七节　肠梗阻………………………………………………………（238）

第八节　麻疹…………………………………………………………（242）

第九节　水痘…………………………………………………………（246）

第十节　幼儿急疹……………………………………………………（248）

第十一节　流行性腮腺炎……………………………………………（249）

第十二节　流行性乙型脑炎…………………………………………（252）

第十三节　手足口病…………………………………………………（255）

第十四节　猩红热 ··· （258）

第七章　老年心血管疾病 ··· （262）

第一节　老年高血压 ·· （262）

第二节　老年低血压 ·· （268）

第三节　老年心律失常 ·· （270）

第四节　老年冠心病 ·· （277）

第五节　老年心脏瓣膜病 ··· （292）

第六节　老年肺动脉高压 ··· （299）

第七节　老年周围动脉疾病 ·· （311）

参考文献 ·· （321）

第一章

内科疾病常见症状与体征

第一节 眩 晕

眩晕实际上是一种运动幻觉(幻动),发作时患者感到外界旋转而自身不动,或感环境静止而自身旋转,或两者并存,除旋转外有时则为身体来回摆动、上升下降、感觉地面高低不平、走路晃动。多为阵发性,短暂,但也有持续数周数月者。除轻症外,通常均伴程度不等的恶心、呕吐、面色苍白、出汗、眼震、步态不稳,甚至不能坐立,严重时患者卧床不动,头稍转动症状加重。

一、病因

(一)外源性前庭障碍

前庭神经系统(自内耳至脑干前庭神经核、小脑、大脑额叶)以外的病变或环境影响所致。

1.全身性疾病

心脏病如充血性心力衰竭、心肌梗死、心律不齐、主动脉瓣狭窄、病态窦房结综合征等,高血压和低血压尤其是直立性低血压、颈动脉窦综合征,血管病如脉管炎、主动脉弓综合征,代谢病如糖尿病、低血糖,内分泌病如甲状腺及甲状旁腺功能不足、肾上腺皮质功能低下,月经、妊娠、绝经期或更年期等,以及贫血、真性红细胞增多症等。

2.药物中毒

耳毒性抗生素如链霉素、卡那霉素、庆大霉素等,其他如乙醇、一氧化碳、铅、奎宁、水杨酸钠、苯妥英钠、卡马西平、镇静剂、三环类抗抑郁药等。

3.病灶感染

鼻窦炎、慢性咽炎、龋齿、耳带状疱疹等。

4.晕动病

晕船、晕车、晕飞机。

5.精神病

焦虑症、癔症、精神分裂症。

(二)周围性前庭障碍

即前庭周围性、迷路性或耳源性眩晕,引起眩晕的直接病因在周围性前庭神经系统本身(半规管、椭圆囊、圆囊、前庭神经节、前庭神经）。

1.梅尼埃病

或称膜迷路积水,主要有三大症状:眩晕、耳鸣、耳聋。多起病于中年,男女发生率相等,影响内耳耳蜗及前庭系统,多为单侧,10%～20%为双侧。起病突然,先有耳鸣、耳聋,随后出现眩晕,持续数分钟至数小时,伴恶心、呕吐等,发作后疲劳、无力、嗜睡;眩晕消失后,耳鸣亦消失,听力恢复。急性期过后,一切如常,或有数小时、数天的平衡失调,间歇期长短不一。起初耳鸣、耳聋可完全消失,但反复发作后,耳鸣持续,听力亦不再恢复,无其他神经症状。间歇期体检,只有听力与前庭功能障碍,眼震为急性发作期的唯一体征,发作过后眼震消失。

2.前庭神经元炎

前庭神经元炎起病于呼吸道或胃肠道病毒感染之后,为突然发作的视物旋转,严重眩晕伴恶心、呕吐及共济失调,但无耳鸣或耳聋。患者保持绝对静卧,头部活动后眩晕加重,持续数日至数周,消退很慢,急性期有眼震,慢相向病灶侧,一侧或双侧前庭功能减退,见于青年,有时呈流行性。

3.位置性眩晕

其特点是患者转头至某一位置时出现眩晕,20～30秒后消失,伴恶心、呕吐、苍白,几乎都与位置有关,绝对不会自发,不论头和身体活动的快慢,仰卧时转头或站立时头后仰均能引起发作,听力及前庭功能正常,其症状与伴发的眼震可在位置试验时重现。

大多数位置性眩晕的病变在末梢器官,如圆囊自发变性、迷路震荡、中耳炎、镫骨手术后、前庭动脉闭塞等(位置试验时有一过性眼球震颤,易疲劳,而眩晕较重),故称良性阵发性位置性眩晕。部分位置性眩晕病变在中枢,如听神经、小脑、第四脑室及颞叶肿瘤、多发性硬化、后颅凹蛛网膜炎、脑脊液压力增高等。当头保持某一特定的位置时,眼震持续,但眩晕不明显。

4.迷路炎

迷路炎为中耳炎的并发症,按病情轻重可分为迷路周围炎、浆液性迷路炎和化脓性迷路炎三种,均有不同程度的眩晕。

5.流行性眩晕

在一段时期内,眩晕患者明显增加。其特点为起病突然,眩晕甚为严重,无耳蜗症状,痊愈后很少再发,以往无类似发作史。可能与病毒感染影响迷路之前庭部位有关。

(三)中枢性前庭障碍

即前庭中枢性眩晕,任何病变累及前庭径路与小脑和大脑颞叶皮质连接的结构都可表现眩晕。

1.颅内肿瘤

肿瘤直接破坏前庭结构,或当颅内压增高时干扰前庭神经元的血液供应均可产生眩晕。成人以胶质瘤、脑膜瘤和转移性肿瘤居多,这些肿瘤除有中枢性位置性眼震外可无其他体征。儿童应考虑髓母细胞瘤。第四脑室囊肿可产生阵发性眩晕伴恶心和呕吐,称 Bruns 征(改变头位时突然出现眩晕、头痛、呕吐,甚至意识丧失,颈肌紧张收缩呈强迫头位)。

听神经瘤最先出现耳鸣,听力减弱,常缓慢进行。眩晕不严重,多为平衡失调而非旋转感,无眼震,前庭功能减退或消失。当肿瘤自内听道扩展至脑桥小脑角时出现角膜反射消失,同侧颜面麻木;当前庭神经核受压时出现眼震;压迫小脑时可有同侧肢体共济失调;压迫舌咽、迷走神经时则有声嘶、吞咽困难、同侧软腭瘫痪,视盘水肿、面瘫常为晚期症状。

2.脑血管病

(1)小脑后下动脉闭塞:引起延髓背外侧部梗死,可出现眩晕、恶心、呕吐及眼震;病侧舌咽、迷走神经麻痹,表现饮水呛咳、吞咽困难、声音嘶哑、软腭麻痹及咽反射消失,病侧小脑性共济失调及 Horner 征,病侧面部和对侧之躯肢痛觉减退或消失(交叉性感觉障碍),称 Wallenberg 综合征,此征常见于椎动脉血栓形成。

(2)迷路卒中:内听动脉分为耳蜗支和前庭支,前庭支受累产生眩晕、恶心、呕吐、虚脱,若耳蜗支同时受累则有耳鸣、耳聋,如为耳蜗支单独梗死则出现突发性耳聋。

(3)椎-基底动脉缺血综合征:典型症状为发作性眩晕和复视,常伴眼震,有时恶心、呕吐,眩晕发作可能是半规管或脑干前庭神经核供血不全影响所致。常见轻偏瘫、偏瘫伴脑神经麻痹,临床表现视脑干损害的不同平面而定,多为一侧下运动神经元型脑神经瘫痪,对侧轻偏瘫,为脑干病变的特征。可有"猝倒发作",突然丧失全身肌张力而倒地,意识清楚,下部脑干或上部脊髓发作性缺血影响皮质脊髓束或网状结构功能所致。可有枕部搏动性痛,在发作时或梗死进展期还可见到下列症状:①同向偏盲(枕叶缺血或梗死)。②幻听、幻视(与颞叶病变有关)。③意识障碍,无动性缄默或昏迷。④轻偏瘫,伴颅神经障碍,辨距不良,共济失调,言语、吞咽困难(继发于脑干损害)。⑤位置性眼震。⑥核间性眼肌瘫痪。⑦感觉障碍。眩晕作为首发症状时可不伴神经症状。若一次发作无神经症状,反复发作也无小脑、脑干体征时,那么缺血性椎-基底动脉病的诊断就不能成立。

(4)锁骨下动脉盗血综合征:指无名动脉或锁骨下动脉近端部分闭塞发生患侧椎动脉压力下降,血液反流以致产生椎-基底动脉供血不足症状。以眩晕和视力障碍最常见,其次为晕厥。患侧桡动脉搏动减弱,收缩压较对侧相差 2.7 kPa(20 mmHg)以上。锁骨下可听到血管杂音。

(5)小脑、脑干梗死或出血。

3.颞叶癫痫

眩晕较常见,前庭中枢在颞叶,该处刺激时产生眩晕先兆,或为唯一的发作形式,发作严重时有旋转感,恶心、呕吐时间短暂。听觉中枢亦在颞叶,故同时可有幻听,也有其他幻觉,如幻嗅等。除先兆外常有其他发作症状,如失神、凝视、梦样状态,并有咀嚼、吮唇等自动症及行为异常。此外,有似曾相识,不真实感,视物变大,恐惧、愤怒、忧愁等精神症状。约 2/3 患者有大发作。病因以继发于产伤、外伤、炎症、缺血最常见,其他如肿瘤、血管畸形、变性等。

4.头部外伤

颅底骨折,尤其颞骨横贯骨折,病情严重,昏迷醒后发现眩晕。多数外伤后眩晕并无颅底骨折,具体损害部位不明。无论有无骨折,临床多为头痛、头晕、平衡失调,转头时更明显。若有迷路或第八脑神经损害,则有自发性眩晕。若脑干损伤,则表现为瞳孔不等大、形状改变、光反应消失、复视、眼震,症状持续数周、数月甚至数年。有的颅脑伤患者,出现持久的头晕、头痛、神经过敏、性格改变等,则与躯体及精神因素有关,称脑外伤后综合征。

5.多发性硬化

眩晕作为最初出现的症状占 25%,而在所有病例的病程中可占 75%。耳鸣、耳聋少见。眼震呈水平或垂直型,核间性眼肌麻痹(眼球做水平运动时不能内收而外展正常),其他为肢体无力、感觉障碍、深反射亢进,有锥体束征及小脑损害体征等。以多灶性、反复发作、病情波动为特征,85%的患者脑脊液中 IgG 指数升高,头颅 CT 或 MRI 有助于诊断。

6.颈源性眩晕

眩晕伴颈枕痛,此外最显著的症状是颈项强直,有压痛,大多由颈椎关节强硬症骨刺压迫通过横突孔的椎动脉所致。

7.眼性眩晕

眼肌瘫痪复视时可产生轻度眩晕;屈光不正、先天性视力障碍、青光眼、视网膜色素变性等也可产生眩晕。

8.其他

延髓空洞症、遗传性共济失调等。

二、诊断

(一)明确是否为眩晕

应着重询问患者病史:发作时情况,有无自身或外界旋转感,发作与头位及运动的关系,起病缓急,程度轻重,持久或短暂等。鼓励患者详细描述,避免笼统地用头昏二字概括病情。伴随症状,有无恶心、呕吐、苍白、出汗,有无耳鸣、耳聋、面部和肢体麻木无力、头痛、发热,过去病史中应特别注意耳流脓、颅脑伤、高血压、动脉硬化、应用特殊药物等。根据病史,首先明确是否眩晕,还是头重足轻、头昏眼花等一般性头昏。重度贫血、肺气肿咳嗽、久病后或者老年人突然由卧位或蹲位立起,以及神经症患者常诉头昏,正常人过分劳累也头昏,凡此等,都不是真正眩晕,应加以区别。

(二)区别周围性或中枢性眩晕

1.周围性(迷路性)眩晕

其特点是明确的发作性旋转感,伴恶心、呕吐、面色苍白、出汗、血压下降,并有眼震、共济失调等,眩晕与伴发症状的严重性成正比。前庭神经核发出的纤维与迷走神经运动背核等有广泛联系,因此病变时可引起反射性内脏功能紊乱。多突然开始,症状严重,数分钟到数小时症状消失,很少超过数天或数周(因中枢神经有代偿作用),发作时出现眼震,水平型或细微旋转型,眼球转向无病变的一侧时眼震加重。严重发作时患者卧床,头不敢转动,常保持固定姿势。因病变同时侵犯耳蜗,故伴发耳鸣和耳聋。本型眩晕见于梅尼埃病、迷路炎、内耳外伤等。

2.中枢性(脑性)眩晕

无严重旋转感,多为持续不平衡感,如步态不稳。不伴恶心、呕吐及其他自主神经症状,可有自发性眼震,若有位置性眼震则方向多变且不固定,眼震的方向及特征多无助于区别中枢或周围性眩晕,但垂直型眼震提示脑干病变,眼震持续时间较长。此外,常有其他脑神经损害症状及长束征。耳鸣、耳聋少见,听力多正常,冷热水反应(变温)试验亦多正常。眩晕持续时间长,数周、数月,甚至数年。其见于椎-基底动脉缺血、脑干或后颅凹肿瘤、脑外伤、癫痫等。

(三)检查

全面体检,着重前庭功能及听力检查,诸如错定物位试验、闭目难立征、变温试验等,测两臂及立、卧位血压,尤其查有无位置性眼震(患者仰卧,头悬垂于检查台沿之外 30°,头摆向左侧或右侧,每改变位置时维持 60 秒)。正常时无眼震。周围性病变时产生的眩晕感与患者主诉相同,眼震不超过 15 秒;中枢性位置性眼震无潜伏期。

此外,应有针对性地选择各项辅助检查,如听神经瘤患者腰椎穿刺约 2/3 病例脑脊液蛋白增高。可摄 Towne 位、Stenver 位 X 线片、头颅 CT 或 MRI 等。怀疑"颈性眩晕"时可摄颈椎 X 线片。癫痫患者可做脑电图检查。经颅多普勒超声(TCD)可了解颅内血管病变及血液循环情况。眼震电图、脑干诱发电位检查有助于前庭系统眩晕的定位诊断。

（孙　剑）

第二节　头　痛

　　狭义的头痛只是指颅顶部疼痛而言,广义的头痛可包括面、咽、颈部疼痛。对头痛的处理首先应找到产生头痛的原因。急性剧烈头痛与既往头痛无关,且以暴发起病或不断加重为特征者,提示有严重疾病存在,可带来不良后果。慢性或复发性头痛,成年累月久治不愈,多半属血管性或精神性头痛。临床上绝大部分患者是慢性或复发性头痛。

一、病因

(一)全身性疾病伴发的头痛

　　(1)高血压:头痛位于枕部或全头,跳痛性质,晨醒最重为高血压性头痛的特征,舒张压在17.3 kPa(130 mmHg)以上者较常见。

　　(2)肾上腺皮质功能亢进、原发性醛固酮增多症、嗜铬细胞瘤等,常引起持续性或发作性剧烈头痛,头痛与伴随儿茶酚胺释放时阵发性血压升高有关。

　　(3)颞动脉炎:50岁以上,女性居多,头痛剧烈,常突然发作,并呈持续跳动性,一般限于一侧颞部,常伴有皮肤感觉过敏;受累的颞动脉发硬增粗,如管壁病变严重,颞动脉搏动消失,常有触痛,头颅其他血管也可发生类似病变。其可怕的并发症是单眼或双眼失明。本病不少患者伴有原因不明的"风湿性肌肉-关节痛",可有夜汗、发热、血沉加速、白细胞计数增多。

　　(4)甲状腺功能减退或亢进。

　　(5)低血糖,当发生低血糖时通常有不同程度的头痛,尤其是儿童。

　　(6)慢性充血性心力衰竭、肺气肿。

　　(7)贫血和红细胞增多症。

　　(8)心脏瓣膜病变:如二尖瓣脱垂。

　　(9)传染性单核细胞增多症、亚急性细菌性心内膜炎、艾滋病所致的中枢神经系统感染或继发的概率性感染。

　　(10)头痛型癫痫:脑电图有癫痫样放电,抗癫痫治疗有效,多见于儿童的发作性剧烈头痛。

　　(11)绝经期头痛:头痛是妇女绝经期常见的症状,常伴有情绪不稳、心悸、失眠、周身不适等症状。

　　(12)变态反应性疾病引起的头痛常从额部开始,呈弥漫性,双侧或一侧,每次发作都是接触变应原后而发生,伴有过敏症状。头痛持续几小时甚至几天。

　　(13)急慢性中毒后头痛。①慢性铅、汞、苯中毒:其特点类似功能性头痛,多伴有头昏、眩晕、乏力、食欲减退、情绪不稳及自主神经功能紊乱。慢性铅中毒可出现牙龈边缘蓝色铅线,慢性汞中毒可伴有口腔炎,牙龈边缘出现棕色汞线。慢性苯中毒伴有白细胞减少,血小板和红细胞计数也相继减少。②一氧化碳中毒。③有机磷农药中毒。④乙醇中毒,宿醉头痛是在大量饮酒后隔天早晨出现的持续性头痛,由于血管扩张所致。⑤颠茄碱类中毒,由于阿托品、东莨菪碱过量引起头痛。

(14)脑寄生虫病引起的头痛:如脑囊虫病通常是全头胀痛、跳痛,可伴恶心、呕吐,但无明显定位意义。脑室系统囊虫病头痛的显著特征为:由于头位改变突然出现剧烈头痛发作,呈强迫头位伴眩晕及喷射性呕吐,称为 Bruns 征。流行病学史可以协助诊断。

(二)五官疾病伴发的头痛

1.眼

(1)眼疲劳如隐斜、屈光不正,尤其是未纠正的老视等。

(2)青光眼:眼深部疼痛,放射至前额。急性青光眼可有眼部剧烈疼痛,瞳孔常不对称,病侧角膜周围充血。

(3)视神经炎:除视物模糊外并有眼内、眼后或眼周疼痛,眼过分活动时产生疼痛,眼球有压痛。

2.耳、鼻、喉

(1)鼻源性头痛:系指鼻腔、鼻窦病变引起的头痛,多为前额深部头痛,呈钝痛和隐痛,无搏动性,上午痛较重,下午痛减轻,一般都有鼻病症状,如鼻塞、流脓涕等。

(2)鼻咽癌:除头痛外常有耳鼻症状,如鼻衄、耳鸣、听力减退、鼻塞及脑神经损害(第Ⅴ、第Ⅵ、第Ⅸ、第Ⅻ对神经较常见),以及颈淋巴结转移等。

3.齿

(1)龋病或牙根炎感染可引起第2、第3支三叉神经痛。

(2)Costen 综合征:即颞颌关节功能紊乱,患侧耳前疼痛,放射至颞、面或颈部,伴耳阻塞感。

(三)头面部神经痛

1.三叉神经痛

疼痛不超出三叉神经分布范围,常位于口-耳区(自下犬齿向后扩展至耳深部)或鼻-眶区(自鼻孔向上放射至眼眶内或外),疼痛剧烈,来去急骤,约数秒即过。可伴面肌抽搐、流涎流泪、结膜充血,发作常越来越频繁,间歇期正常。咀嚼、刷牙、说话、风吹颜面均可触发。须区别系原发性或症状性三叉神经痛,后者检查时往往有神经损害体征,如颜面感觉障碍、角膜反射消失、颞肌咬肌萎缩等。病因有小脑脑桥角病变、鼻咽癌侵蚀颅底等。

2.眶上神经痛

其位于一侧眼眶上部,眶上切迹处有持续性疼痛并有压痛,局部皮肤有感觉过敏或减退,常见于感冒后。

3.舌咽神经痛

累及舌咽神经和迷走神经的耳、咽支的感觉分布区域,疼痛剧烈并呈阵发性,但也可呈持续性,疼痛限于咽喉,或波及耳、腭甚至颈部,吞咽、伸舌均可促发。

4.枕神经痛

病变侵犯上颈神经感觉根或枕大神经或耳后神经,疼痛自枕部放射至头顶,也可放射至肩或同侧颞、额、眶后区域,疼痛剧烈,活动、咳嗽、喷嚏使疼痛加重,常为持续性痛,但可有阵发性痛,常有头皮感觉过敏,梳头时两侧头皮感觉不一样。病因不一,可见于受凉、感染、外伤、上颈椎类风湿病、寰枢椎畸形、Arnoid-Chiari 畸形(小脑扁桃体下疝畸形)、小脑或脊髓上部肿瘤。

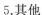

5.其他

Tolosa-Hunt 综合征,带状疱疹性眼炎等。

(四)颈椎病伤引起的头痛

1.颈椎关节强硬及椎间盘病

头痛位于枕部或下枕部,多钝痛,单侧或双侧,严重时波及前额、眼或颞部,甚至同侧上臂,起初间歇发作,后呈持续性,多发生在早晨,颈转动及咳嗽和用力时头痛加重。除由于颈神经根病变或脊髓受压引起者外神经体征少见,头和颈可呈异常姿势,颈活动受限,几乎总有枕下部压痛和肌痉挛,头顶加压可再现头痛。

2.类风湿关节炎和关节强硬性脊椎炎

枕骨下深部的间歇或持续疼痛,头前屈时成锐痛和刀割样痛,头后仰或固定于两手间可暂时缓解,疼痛可放射至颜面部或眼。

3.枕颈部病变

寰枢椎脱位、寰枢关节脱位、寰椎枕化及颅底压迹均可产生枕骨下疼痛,屈颈或向前弯腰促发疼痛,平卧时减轻。小脑扁桃体疝、枕大孔脑膜瘤、上颈部神经纤维瘤、室管膜瘤、转移性瘤可牵拉神经根而产生枕骨下疼痛,向额部放射。头颅和脊柱本身病变诸如骨髓瘤、转移瘤、骨髓炎、脊椎结核、变形性骨炎引起骨膜痛,并产生反射性肌痉挛。

4.颈部外伤后

头痛剧烈,有时枕部一侧较重,持续性,颈活动时加重,运动受限,颈肌痉挛。

(五)颅内疾病所致头痛

1.脑膜刺激性头痛

自发性蛛网膜下腔出血,起病突然,多为全头痛,扩展至头、颈后部,呈“裂开样”痛,常有颈项强直。脑炎、脑膜炎时也为全面性头痛,伴有发热及颈项强直,脑脊液检查有助诊断。

2.牵引性头痛

由于脑膜与血管或脑神经的移位或过牵引产生。见于颅内占位病变、颅内高压症和颅内低压症。各种颅内占位病变如硬膜下血肿、脑瘤、脑脓肿等均可产生头痛。脑瘤头痛,起初常是阵发性,早晨最剧,其后变为持续性,可并发呕吐。阻塞性脑积水引起颅内压增高,头痛为主要症状,用力、咳嗽、排便时头痛加重,常并发喷射性呕吐、脉缓、血压高、呼吸不规则、意识模糊、癫痫、视盘水肿等。颅内低压症见于腰穿后、颅脑损伤、脱水等,腰穿后头痛于 48 小时内出现,于卧位坐起或站立后发生头痛,伴恶心、呕吐,平卧后头痛缓解,腰穿压力在 0.69 kPa 以下,严重时无脑脊液流出,可伴有颈部僵直感。良性高颅压性头痛具有颅压增高的症状,急性或发作性全头痛,有呕吐、眼底视乳盘水肿,腰穿压力增高,头颅 CT 或 MRI 无异常。

(六)偏头痛

偏头痛可有遗传因素,以反复发作性头痛为特征,头痛程度、频度及持续时间可有很大差别,多为单侧,常有厌食、恶心和呕吐,有些病例伴有情绪障碍。又可分为以下几种。

1.有先兆的偏头痛

其占 10%～20%,青春期发病,有家族史,劳累、情绪因素、月经期等易发。发作前常有先兆,如闪光、暗点、偏盲及面、舌、肢体麻木等。继之以一侧或双侧头部剧烈搏动性跳痛或胀痛,多伴有恶心、呕吐、面色苍白、畏光或畏声。持续 2～72 小时恢复。间歇期自数天至十余年不等。

2.没有先兆的偏头痛

其最常见,无先兆或有不清楚的先兆,见于发作前数小时或数日,包括精神障碍、胃肠道症状和体液平衡变化,面色苍白、头昏、出汗、兴奋、局部或全身水肿则与典型偏头痛相同,头痛可双侧,持续时间较长,自十多小时至数日不等,随年龄增长头痛强度变轻。

3.眼肌瘫痪型偏头痛

其少见,头痛伴有动眼神经麻痹,常在持续性头痛 3～5 天后,头痛强度减轻时麻痹变得明显,睑下垂最常见。若发作频繁,动眼神经偶可永久损害。颅内动脉瘤可引起单侧头痛和动眼神经麻痹。

4.基底偏头痛

其少见。见于年轻女性,与月经周期明显有关。先兆症状包括失明、意识障碍和各种脑干症状如眩晕、共济失调、构音障碍和感觉异常,历时 20～40 分钟,继之剧烈搏动性枕部头痛和呕吐。

5.偏瘫型偏头痛

其以出现偏瘫为特征,头痛消失后神经体征可保留一段时期。

(七)丛集性头痛

丛集性头痛为与偏头痛密切相关的单侧型头痛,男多于女,常在 30～60 岁起病,其特点是一连串紧密发作后间歇数月甚至数年。发作突然,强烈头痛位于面上部、眶周和前额,常在夜间发作,密集的短阵头痛每次15～90 分钟;有明显的并发症状,包括球结膜充血、流泪、鼻充血,约20％患者同侧有 Horner 综合征(瞳孔缩小,但对光及调节反射正常,轻度上睑下垂,眼球内陷,患侧头面颈部无汗,颜面潮红,温度增高,是交感神经损害所致),发作通常持续 3～16 周。

(八)紧张型头痛

紧张型头痛包括发作性及慢性肌肉收缩性头痛或非肌肉收缩性痛(焦虑、抑郁)。患者叙述含糊的弥漫性钝痛和重压感、箍紧感,几乎总是双侧性。偏头痛的特征样单侧搏动性疼痛少见,无明显恶心、呕吐等伴随症状。慢性头痛可以持续数十年,导致焦虑、抑郁状态,失眠、噩梦、厌食、疲乏、便秘、体重减轻等。镇痛剂短时有效,但长期服用反而可能造成药物依赖性头痛,生物反馈是较好的治疗方法。

(九)脑外伤后头痛

脑外伤后头痛指外伤恢复期后的慢性头痛,主要起源于颅外因素,如头皮局部疤痕。可表现肌肉收缩性痛、偏头痛、功能性头痛。有时并发转头时眩晕、恶心、过敏和失眠。

二、诊断

(一)问诊

不少头痛(如偏头痛、精神性头痛等)病例的诊断主要是以病史为依据,特别要注意下列各点。

1.头痛的特点

(1)起病方式及病程:急、慢、长、短,发作性、持续性或在持续性基础上有发作性加重,注意发作时间长短及次数,以及头痛发作前后情况。

(2)头痛的性质及程度:压榨样痛、胀痛、钝痛、跳痛、闪电样痛、爆裂样痛、针刺样痛,加重或减轻因素,与体位的关系。

(3)头痛的部位:局部、弥散、固定、多变。

2.伴随症状

有无先兆(眼前闪光、黑蒙、口唇麻木及偏身麻木、无力),恶心、呕吐、头昏、眩晕、出汗、排便,五官症状(眼痛、视力减退、畏光、流泪、流涕、鼻塞、鼻出血、耳鸣、耳聋),神经症状(抽搐、瘫痪、感觉障碍),精神症状(失眠、多梦、记忆力减退、注意力不集中、淡漠、忧郁等),以及发热等。

3.常见病因

有无外伤、感染、中毒或精神因素、肿瘤病史。

(二)系统和重点检查

在一般检查、神经检查及精神检查中应注重以下几点。

(1)体温、脉搏、呼吸、血压的测量。

(2)眼、耳、鼻、鼻窦、咽、齿、下颌关节有无病变,特别注意有无鼻咽癌迹象。

(3)头、颈部检查:注意有无强迫头位,颈椎活动幅度如何。观察体位改变(直立、平卧、转头)对头痛的影响。头颈部有无损伤、肿块、压痛、肌肉紧张、淋巴结肿大,有无血管怒张、发硬、杂音、搏动消失等。有无脑膜刺激征。

(4)神经检查:注意瞳孔大小、视力、视野,视盘有无水肿,头面部及肢体有无瘫痪和感觉障碍。

(三)分析方法

根据病史和体检的发现,对照前述病因分类中各种头痛的临床特点,进行细致考虑。一般而言,首先考虑是官能性还是器质性头痛。若属后者,分析是全身性疾病,还是颅内占位性病变或非占位性病变引起的头痛,或颅外涉及眼、耳、鼻、喉、齿部疾病和头面部神经痛性头痛。对一时诊断不清者,应严密观察,定期复查,切忌"头痛医头",以免误诊。

(四)选择辅助检查

根据前述设想,推断头痛患者可能的病因,依照拟诊,选做针对性的辅助检查,如怀疑蛛网膜下腔出血,可检查脑脊液;怀疑脑瘤,可行头颅 CT 或 MRI;怀疑颅内感染,可行脑电图检查。

(李世珅)

第三节 呼吸困难

正常人平静呼吸时,其呼吸运动无须费力,也不易察觉。呼吸困难尚无公认的明确定义,通常是指伴随呼吸运动所出现的主观不适感,如感到空气不足、呼吸费劲等。体格检查时可见患者用力呼吸,辅助呼吸肌参加呼吸运动,如张口抬肩,并可出现呼吸频率、深度和节律的改变。严重呼吸困难时,可出现鼻翼翕动、发绀,患者被迫采取端坐位。许多疾病可引起呼吸困难,如呼吸系统疾病、心血管疾病、神经肌肉疾病、肾脏疾病、内分泌疾病(包括妊娠)、血液系统疾病、类风湿疾病及精神情绪改变等。正常人运动量大时也会出现呼吸困难。

一、呼吸困难的临床类型

(一)肺源性呼吸困难

肺源性呼吸困难的两个主要原因是肺或胸壁顺应性降低引起的限制性缺陷和气流阻力增加

引起的阻塞性缺陷。限制性呼吸困难的患者(如肺纤维化或胸廓变形)在休息时可无呼吸困难，但当活动使肺通气接近其最大受限的呼吸能力时，就有明显的呼吸困难。阻塞性呼吸困难的患者(如阻塞性肺气肿或哮喘)，即使在休息时，也可因努力增加通气而致呼吸困难，且呼吸费力而缓慢，尤其是在呼气时。尽管详细询问呼吸困难感觉的特性和类型有助于鉴别限制性和阻塞性呼吸困难，然而这些肺功能缺陷常是混合的，呼吸困难可显示出混合和过渡的特征。体格检查和肺功能测定可补充得之于病史的详细信息。体格检查有助于显示某些限制性呼吸困难的原因(如胸腔积液、气胸)，肺气肿和哮喘的体征有助于确定其基础的阻塞性肺病的性质和严重程度。肺功能检查可提供限制性或气流阻塞存在的数据，可与正常值或同一患者不同时期的数据做比较。

(二)心源性呼吸困难

在心力衰竭早期，心排血量不能满足活动期间的代谢增加，因而组织和大脑酸中毒使呼吸运动大大增强，患者过度通气。各种反射因素，包括肺内牵张感受器，也可促成过度通气，患者气短，常伴有乏力、窒息感或胸骨压迫感。其特征是"劳力性呼吸困难"，即在体力运动时发生或加重，休息或安静状态时缓解或减轻。

在心力衰竭后期，肺充血水肿，僵硬的肺脏通气量降低，通气用力增加。反射因素，特别是肺泡-毛细血管间隔内毛细血管旁感受器，有助于肺通气的过度增加。心力衰竭时，循环缓慢是主要原因，呼吸中枢酸中毒和低氧起重要作用。端坐呼吸是在患者卧位时发生的呼吸不舒畅，迫使患者取坐位。其原因是卧位时回流入左心的静脉血增加，而衰竭的左心不能承受这种增加的前负荷，其次是卧位时呼吸用力增加。端坐呼吸有时发生于其他心血管疾病，如心包积液。急性左心功能不全，患者常表现为阵发性呼吸困难。其特点是多在夜间熟睡时，因呼吸困难而突然憋醒，胸部有压迫感，被迫坐起，用力呼吸。轻者短时间后症状消失，称为夜间阵发性呼吸困难。病情严重者，除端坐呼吸外，尚可有冷汗、发绀、咳嗽、咳粉红色泡沫样痰，心率加快，两肺出现哮鸣音、湿啰音，称为心源性哮喘。其是由于各种心脏病发生急性左心功能不全，导致急性肺水肿所致。

(三)中毒性呼吸困难

糖尿病酸中毒产生一种特殊的深大呼吸类型，然而，由于呼吸能力储存完好，故患者很少主诉呼吸困难。尿毒症患者由于酸中毒、心力衰竭、肺水肿和贫血联合作用造成严重气喘，患者可主诉呼吸困难。急性感染时呼吸加快，是由于体温增高及血中毒性代谢产物刺激呼吸中枢引起的。吗啡、巴比妥类药物急性中毒时，呼吸中枢受抑制，使呼吸缓慢，严重时出现潮式呼吸或间停呼吸。

(四)血源性呼吸困难

由于红细胞携氧量减少，血含氧量减低，引起呼吸加快，常伴有心率加快。发生于大出血时的急性呼吸困难是一个需立即输血的严重指征。呼吸困难也可发生于慢性贫血，除非极度贫血，否则呼吸困难仅发生于活动期间。

(五)中枢性呼吸困难

颅脑疾病或损伤时，呼吸中枢受到压迫或供血减少，功能降低，可出现呼吸频率和节律的改变。如病损位于间脑及中脑上部时出现潮式呼吸；中脑下部与脑桥上部受累时出现深快均匀的中枢型呼吸；脑桥下部与延髓上部病损时出现间停呼吸；累及延髓时出现缓慢不规则的延髓型呼吸，这是中枢呼吸功能不全的晚期表现；叹气样呼吸或抽泣样呼吸常为呼吸停止的先兆。

（六）精神性呼吸困难

癔症时,其呼吸困难主要特征为呼吸浅表频速,患者常因过度通气而发生胸痛、呼吸性碱中毒。易出现手足搐搦症。

二、呼吸困难的诊断思维

根据呼吸困难多种多样的临床表现可引导出对某些疾病的诊断思维。以下可供参考。

（一）呼吸频率

每分钟呼吸超过 24 次称为呼吸频率加快,见于呼吸系统疾病、心血管疾病、贫血、发热等。每分钟呼吸少于 10 次称为呼吸频率减慢,是呼吸中枢受抑制的表现,见于麻醉安眠药物中毒、颅内压增高、尿毒症、肝性脑病等。

（二）呼吸深度

呼吸加深见于糖尿病及尿毒症酸中毒,呼吸变浅见于肺气肿、呼吸肌麻痹及镇静剂过量。

（三）呼吸节律

潮式呼吸和间停呼吸见于中枢神经系统疾病和脑部血液循环障碍,如颅内压增高、脑炎、脑膜炎、颅脑损伤、尿毒症、糖尿病昏迷、心力衰竭、高山病等。

（四）年龄性别

儿童呼吸困难应多注意呼吸道异物、先天性疾病、急性感染等,青壮年则应想到胸膜疾病、风湿性心脏病、结核,老年人应多考虑冠心病、肺气肿、肿瘤等。癔症性呼吸困难较多见于年轻女性。

（五）呼吸时限

吸气性呼吸困难多见于上呼吸道不完全阻塞如异物、喉水肿、喉癌等,也见于肺顺应性降低的疾病如肺间质纤维化、广泛炎症、肺水肿等。呼气性呼吸困难多见于下呼吸道不完全阻塞,如慢性支气管炎、支气管哮喘、肺气肿等。大量胸腔积液、大量气胸、呼吸肌麻痹、胸廓限制性疾病则呼气、吸气均感困难。

（六）起病缓急

呼吸困难缓起者包括心肺慢性疾病,如肺结核、肺尘埃沉着病、肺气肿、肺肿瘤、肺纤维化、冠心病、先心病等。呼吸困难发生较急者有肺水肿、肺不张、呼吸系统急性感染、迅速增长的大量胸腔积液等。突然发生严重呼吸困难者有呼吸道异物、张力性气胸、大块肺梗死、成人呼吸窘迫综合征等。

（七）患者姿势

端坐呼吸见于充血性心力衰竭患者,一侧大量胸腔积液患者常喜卧向患侧,重度肺气肿患者常静坐而缓缓吹气,心肌梗死患者常叩胸作痛苦貌。

（八）劳力活动

劳力性呼吸困难是左心衰竭的早期症状,肺尘埃沉着症、肺气肿、肺间质纤维化、先天性心脏病往往也以劳力性呼吸困难为早期表现。

（九）职业环境

接触各类粉尘的职业是诊断肺尘埃沉着病的基础;饲鸽者、种蘑菇者发生呼吸困难时应考虑外源性过敏性肺泡炎。

（十）伴随症状

伴咳嗽、发热者考虑支气管-肺部感染,伴神经系统症状者注意脑及脑膜疾病或转移性肿瘤,伴霍纳综合征者考虑肺尖瘤,伴上腔静脉综合征者考虑纵隔肿块,触及颈部皮下气肿时立即想到纵隔气肿。

（刘　翀）

第四节　胸　　痛

胸痛主要由胸部疾病引起,少数由其他部位的病变所致,心血管系统疾病是胸痛的常见原因,但其他部位的疾病亦可引起胸痛症状,如肝脓肿等。因痛阈个体差异性大,胸痛的程度与原发疾病的病情轻重并不完全一致。

一、病因

（一）胸壁疾病

肋软骨炎、带状疱疹、流行性肌炎、颈胸椎疾病、胸部外伤、肋间神经痛和肋骨转移瘤。

（二）呼吸系统疾病

胸膜炎、肺炎、支气管肺癌和气胸。

（三）纵隔疾病

急性纵隔炎、纵隔肿瘤、纵隔气肿。

（四）心血管疾病

心绞痛、心肌梗死、心包炎、胸主动脉瘤、肺栓塞和夹层动脉瘤等。

（五）消化系统疾病

食管炎、胃十二指肠溃疡、胆囊炎、胰腺炎等。

（六）膈肌疾病

膈疝、膈下脓肿。

（七）其他

骨髓瘤、白血病胸骨浸润、心脏神经官能症等。

二、临床表现

（一）发病年龄

青壮年胸痛,应注意结核性胸膜炎、自发性气胸、心肌炎、心肌病、风湿性心瓣膜病;年龄在40岁以上患者还应注意心绞痛、心肌梗死与肺癌。

（二）胸痛部位

（1）局部有压痛,炎症性疾病,尚伴有局部红、肿、热表现。

（2）带状疱疹是成簇水疱沿一侧肋间神经分布伴剧痛,疱疹不越过体表中线。

（3）非化脓性肋骨软骨炎多侵犯第1～2肋软骨,对称或非对称性,呈单个或多个肿胀隆起,局部皮色正常,有压痛,咳嗽、深呼吸或上肢大幅度活动时疼痛加重。

(4)食管及纵隔病变,胸痛多位于胸骨后,进食或吞咽时加重。

(5)心绞痛和心肌梗死的疼痛多在心前区与胸骨后或剑突下,疼痛常放射至左肩、左臂内侧,达环指与小指,亦可放射于左颈与面颊部,患者误认为牙痛。

(6)夹层动脉瘤疼痛位于胸背部,向下放射至下腹、腰部及两侧腹股沟和下肢。

(7)自发性气胸、胸膜炎和肺梗死的胸痛多位于患侧腋前线与腋中线附近,后二者如累及肺底、膈胸膜,则疼痛也可放射于同侧肩部。肺尖部肺癌(肺上沟癌、Pancoast 癌)以肩部、腋下痛为主,疼痛向上肢内侧放射。

(三)胸痛性质

(1)带状疱疹呈刀割样痛或灼痛,剧烈难忍。

(2)食管炎则为烧灼痛。

(3)心绞痛呈绞窄性并有重压窒息感。

(4)心肌梗死则疼痛更为剧烈并有恐惧、濒死感。

(5)纤维素性胸膜炎常呈尖锐刺痛或撕裂痛。

(6)肺癌常为胸部闷痛,而 Pancoast 癌则呈火灼样痛,夜间尤甚。

(7)夹层动脉瘤为突然发生胸背部难忍撕裂样剧痛。

(8)肺梗死亦为突然剧烈刺痛或绞痛。常伴呼吸困难及发绀。

(四)持续时间

(1)平滑肌痉挛或血管狭窄缺血所致疼痛为阵发性。

(2)炎症、肿瘤、栓塞或梗死所致疼痛呈持续性。如心绞痛发作时间短暂,而心肌梗死疼痛持续时间很长且不易缓解。

(五)影响胸痛因素

影响胸痛因素包括诱因、加重与缓解。劳累、体力活动、精神紧张可诱发心绞痛发作,休息、含服硝酸甘油或硝酸异山梨酯,可使心绞痛缓解,而对心肌梗死疼痛则无效。胸膜炎和心包炎的胸痛则可因深呼吸和咳嗽而加剧。反流性食管炎的胸骨后灼痛,饱餐后出现,仰卧或俯卧位加重,服用抗酸剂和促动力药多潘立酮或西沙必利后可减轻或消失

三、胸痛伴随症状

(1)胸痛伴吞咽困难或咽下痛者,提示食管疾病,如反流性食管炎。

(2)胸痛伴呼吸困难者,提示较大范围病变,如大叶性肺炎、自发性气胸、渗出性胸膜炎和肺栓塞等。

(3)胸痛伴面色苍白、大汗、血压下降或休克表现时,多考虑心肌梗死、夹层动脉瘤、主动脉窦瘤破裂和大块肺栓塞等。

(潘　婧)

第五节　恶心与呕吐

恶心与呕吐是临床常见症状,恶心为上腹部不适、紧迫,欲吐伴以迷走神经兴奋的一系列症

13

状如苍白、冷汗、流涎、心动过缓等;呕吐则是胃内容物甚至部分小肠内容物经食管至口腔再排出体外的症状。恶心多为呕吐的先兆,二者均为一复杂的反射动作,且由多种原因引起。多数为消化系统疾病所致,少数由全身疾病引起,须全面、系统问诊、查体方能作出诊断。反复持续的呕吐尚可引起严重并发症,故应予重视。

一、病因及分类

由于发病机理不完全清楚,恶心呕吐尚无满意分类,一般分为反射性和中枢性两类。

(一)反射性呕吐

1.咽部受到刺激

如吸烟、剧咳、鼻咽部炎症或溢脓等。

2.胃、十二指肠疾病

急慢性胃肠炎、消化性溃疡、急性胃扩张或幽门梗阻、十二指肠淤滞等。

3.肠道疾病

急性阑尾炎、各型肠梗阻、急性出血坏死性肠炎、腹型过敏性紫癜。

4.肝胆胰疾病

急性肝炎、肝硬化、肝淤血、急慢性胆囊炎或胰腺炎。

5.全身性疾病

如肾输尿管结石、急性肾盂肾炎、急性盆腔炎、异位妊娠破裂等。心肌梗死、内耳迷路病变、青光眼、屈光不正等亦可出现恶心呕吐。

(二)中枢性呕吐

(1)颅内感染、各种脑炎、脑膜炎。

(2)脑血管疾病:如脑出血、脑栓塞、脑血栓形成、高血压脑病及偏头痛等。

(3)颅脑损伤:脑挫裂伤或颅内血肿。

(4)癫痫,特别是持续状态。

(5)全身疾病,可能因尿毒症、肝昏迷、糖尿病酸中毒或低血糖累及脑水肿、颅压改变等而致。

(6)药物:某些药物可因兴奋呕吐中枢而致呕吐。

二、诊断方法

(一)病史

1.呕吐的特点

先有恶心继而呕吐多为反射性呕吐,由消化系统疾病、药物、中毒等引起;恶心缺如或很轻,呕吐剧烈呈喷射状为中枢性呕吐的特征,多由于颅内高压引起,患者常有头痛、脉缓;精神性呕吐,恶心轻微,呕吐不费力。

2.呕吐的时间

晨起恶心呕吐见于早孕、尿毒症、酒精中毒及鼻窦炎;晚上呕吐则见于幽门梗阻,呈朝食暮吐特征;餐后即吐、群体发病多为食物中毒;餐后或数餐之后呕吐见于胃潴留、胃轻瘫。

3.呕吐物性质

含隔顿、隔夜食物者提示幽门梗阻,一般不含胆汁;含大量胆汁则梗阻平面多在十二指肠乳头以下或空肠梗阻,量大带粪臭提示低位肠梗阻或胃、小肠结肠瘘;呕吐大量酸性胃液见于活动

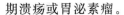

期溃疡或胃泌素瘤。

4.呕吐伴随症状

伴头痛、眩晕应考虑到颅内高压、青光眼、偏头痛等,伴眩晕者应考虑迷路病变,如迷路炎或氨基糖苷类药物的毒性;伴腹痛者多为消化系统疾病所致,溃疡病、胃炎、肠梗阻等于呕吐后腹痛减轻,而胆囊炎、胰腺炎呕吐后不能缓解;伴腹泻者多为急性胃肠炎或各种原因的急性中毒;伴黄疸、发热及右上腹痛者多为胆道感染所致。

5.其他病史

有神经衰弱症状一般情况尚好者注意精神性呕吐,有腹部手术史者应考虑粘连、梗阻的可能,因其他疾病用药者(抗生素、抗肿瘤药、性激素类等)应考虑到药物的毒副作用,有其他消化道症状如厌食、厌油等应注意病毒性肝炎的黄疸前期。

(二)体征

应注意患者精神面貌、神志状态,疑有中枢性原因者应常规检查眼底有否视盘水肿,有否脑膜刺激征,另外应注意异常的呼吸气味,如肝臭、尿味、丙酮味等,注意有否充血性心力衰竭体征。腹部检查注意有否肝大、脾大、上腹压痛、肠型、蠕动波、振水声及肠鸣改变。

(三)实验室检查和特殊检查

根据上述资料的分析进行有选择性的、有的放矢的辅助检查,如对颅压升高者涉及头颅CT、血压等检查;对疑有肝炎者的肝功能检查;早孕的妊娠试验等。

呕吐物的检查应注意量、性状,有否胆汁、血液等,必要时做细菌培养、毒物分析,可能提供重要的病原学诊断依据。

三、鉴别诊断

恶心与呕吐鉴别涉及全身各系统许多疾病鉴别,根据其各自临床特点应无困难,兹不一一赘述。但临床实践中应特别注意器质性呕吐与神经性呕吐的鉴别(表 1-1),前者又应注意中枢性呕吐与反射性呕吐的鉴别(表 1-2)。

表 1-1　器质性呕吐与神经性呕吐的鉴别

	器质性呕吐	神经性呕吐
基本病变	存在	缺乏
精神因素	无	常伴怠倦、失眠、神经过敏、忧郁、焦虑等症状
恶心与干呕	一般较明显	缺乏
呕吐运动	较剧烈、费力	较轻,不费力
与进食的关系	不定	餐后即吐
呕吐量	多	少
食欲	减退	正常
全身情况	差	尚好或稍差

表 1-2　中枢性呕吐与反射性呕吐的鉴别

	中枢性呕吐	反射性呕吐
基本病变	神经系统疾病	消化系统疾病,药物、毒物等
举例	颅内肿瘤	幽门梗阻

续表

	中枢性呕吐	反射性呕吐
发作因素	咳嗽、弯腰等颅压升高因素	溃疡或肿瘤病变加重
恶心、干呕	不明显	明显
呕吐特点	喷射性，量不定	反射性，量偏大或潴留性
伴随症状体征	头痛或眩晕、脉缓，视盘水肿或神经系统异常	腹痛、腹胀胃、肠型或振水声等

四、处理原则

(一)病因治疗

初步判断神经性、器质性疾病的可能性，予以病因治疗。

(二)注意水盐平衡和营养支持

输液、输血，必要时全肠外营养(TPN)或胃造瘘、胃肠营养等。

(三)止吐药

1.抗胆碱能药

本药可阻断迷走神经冲动传入呕吐中枢，可用阿托品、普鲁苯辛或山莨菪碱等。

2.抗组织胺类药物

本药可作用于迷路和化学受体促发带，或抑制 5-羟色胺(5-HT)活性，可用苯海拉明、异丙嗪或赛庚啶等。

3.吩噻嗪类药物

本药主要作用于呕吐中枢，可用氯丙嗪、奋乃静等药。

4.多巴胺受体阻滞剂

本药可使迷走神经兴奋性相对加强而促进胃排空，可用甲氧氯普胺、吗丁啉。

5.西沙必利

本药选择性地作用于胃肠道肌间神经促进胆碱能神经递质传递，促进胃肠蠕动，防止恶心呕吐，应用时应防心律失常。

6.高选择性 5-HT 受体拮抗剂

康泉、恩丹西酮，多用于肿瘤的化学治疗前或治疗中静脉推注或滴注，亦有片剂用于长期罹病的慢性恶心呕吐患者。

(熊冬兰)

第六节　腹部包块

腹部包块可由患者自己触及或医师做体格检查时发现，包块大多来自腹腔内，少数位于腹膜后或腹壁。

一、病因

腹部包块的病变性质包括肿大的脏器、炎症、良恶性肿瘤、肠梗阻、先天性疾病、结石、囊肿、器官移位等。腹腔内器官繁多,盆腔内器官发生肿块时也可在腹部检查时触及,更涉及泌尿生殖系统。一般说来,包块出现的部位与包块的来源和病因有关。

(一)右上腹部包块

1.肝大

如肝癌、各种肝炎、肝硬化、血吸虫病等。

2.胆囊肿大

如急性胆囊炎、胆囊积液、胰腺癌和壶腹癌所致的淤胆性胆囊肿大、胆囊癌、先天性胆总管囊肿等。

3.其他

肝曲部结肠癌、腹膜间皮瘤。

(二)中上腹肿块

1.胃来源的肿块

如胃癌、胃淋巴瘤、胃平滑肌瘤、胃扭转、胃周围粘连。

2.胰腺肿块

如胰腺癌、胰腺囊肿、胰腺囊性纤维化。

3.肝左叶肿块

如肝癌、肝脓肿、肝囊肿。

4.肠系膜与网膜肿块

如肠系膜淋巴结结核、肠系膜囊肿、大网膜囊肿。

5.小肠肿瘤

如小肠癌、恶性淋巴瘤、平滑肌瘤和纤维瘤。

6.其他

腹主动脉瘤。

(三)左上腹部肿块

1.脾大

如肝硬化门脉高压症、缩窄性心包炎、血液疾病、感染性疾病等。

2.其他

如胰腺肿瘤和囊肿、脾曲部结肠癌、腹膜后肿瘤等。

(四)右下腹部肿块

如回盲部结核、克罗恩病、阑尾周围脓肿、盲肠癌、阑尾类癌、右侧卵巢囊肿、肿瘤或附件炎。

(五)下腹部包块

如膀胱肿瘤、子宫肿瘤和尿潴留。

(六)左下腹包块

如乙状结肠癌、直肠癌、慢性非特异性溃疡性结肠炎、肠血吸虫性肉芽肿、乙状结肠阿米巴性肉芽肿、左侧卵巢肿瘤、附件炎。

(七)左右腰腹部包块

如肾下垂、游走肾、先天性多囊肾、巨大肾盂积水、马蹄形肾、肾脏肿瘤、肾上腺囊肿、嗜铬细胞瘤、腹膜后肿瘤。

(八)广泛性或不定性腹部包块

如结核性腹膜炎、腹膜转移癌、腹膜间皮瘤、肠套叠、肠梗阻、肠扭转、腹部包虫囊肿、腹型肺吸虫病。

二、诊断方法

首先明确有否腹部包块,仔细查体,鉴别开正常腹部可触到的包块样结构,如腰椎椎体和骶骨岬、乙状结肠粪块、右肾下极、腹主动脉和腹直肌肌腹及腱划。

如能除外上述内容的包块,则为异常,多有病理意义,必须对包块的来源器官和病理性质作出正确判断。

(一)病史

1.年龄与性别

自幼发生的包块多考虑为先天性发育异常,如先天性幽门肥厚症和肾母细胞瘤;青少年多见结核性病变;老年人则应多考虑恶性肿瘤;女性患者应注意源于生殖系统的病变,如子宫肌瘤、卵巢囊肿等常见病。

2.发生发展过程

腹块呈急性起病,伴有发热、腹痛、局部压痛等,多考虑为腹内急性炎症;有腹部外伤史,考虑血肿的可能;腹块生长缓慢,不伴有全身或局部症状者,可能为良性肿瘤;有低热和结核病史者,考虑肠系膜淋巴结结核或腹膜结核;腹块进行性肿大,伴消瘦、贫血等症状,提示恶性肿瘤;腹块时大时小,多源于空腔器官;时有时无,多为胃肠功能紊乱。

3.伴随症状

伴有腹痛、呕吐、腹胀和停止排便排气者,提示肠梗阻;伴有黄疸,提示肝、胆道或胰腺疾病;伴腹水,多见于结核性腹膜炎、原发性或继发性肝癌、腹膜转移癌、卵巢肿瘤或间皮瘤;血性腹水、进行性消瘦和贫血,多考虑恶性肿瘤;伴尿路症状,多属泌尿系统疾病,如多囊肾、肾肿瘤、肾积水、膀胱肿瘤等。伴月经紊乱及阴道出血,应注意妊娠子宫、妇科肿瘤。

(二)体格检查

全身体格检查可判断患者营养状态、有无黄疸等。对腹部包块进行重点检查,可为诊断提供依据。

1.部位

据腹部包块的部位,常常可以大致判断其起源器官。但随着腹块的长大和病理改变的发展,有时也不完全符合原器官的部位,如高位阑尾脓肿可位于肝下,游走脾可移至其他部位,肾下垂可移位于下腹部。

2.大小与表面情况

大而表面光滑者多为良性肿瘤、肿大的实质性器官或囊肿等;腹块大而表面不规则,或呈结节状,多见于恶性肿瘤。

3.数目

多个腹块、边缘不清楚互相粘连,多见于腹部结核;多个而大小不等、分散、坚韧,常见于腹部淋巴瘤。

4.质地

坚硬者提示恶性肿瘤;柔韧或中等质地者可能是良性肿瘤;柔软而有弹性者可能为囊肿或积

液、积气的空腔脏器。

5.压痛

压痛明显并伴有腹肌紧张、发热者多为急性感染或炎性病变；无压痛者多见于良性肿瘤或囊肿。慢性炎性包块或恶性肿瘤可有轻度压痛或无压痛。

6.活动度

明显随呼吸上下移动者，考虑肿大的肝脏、脾脏、胆囊，或源于胃、横结肠和大网膜的肿块。大肠和肠系膜来源的肿块和游走脾、游走肾，活动度比较大。能被推动的包块提示为良性肿瘤或囊肿；固定而不易推动者常提示恶性肿瘤已浸润周围组织或器官。

7.搏动

包块有膨胀性搏动者，常见于腹主动脉瘤或主动脉旁疾病。三尖瓣关闭不全所致的肝脏搏动为肝本身的扩张性搏动，而肝脏单向性搏动，则常常是肝下面的主动脉搏动传导所致。

8.叩诊

叩诊浊音或实音，提示为实质性器官或包块；充气的胃肠呈鼓音。注意若实质性器官被胃肠覆盖时，也可呈鼓音。

另外，直肠指检，指套上有血迹提示肠道肿瘤；盆腔检查能发现源于卵巢、子宫的肿瘤。

(三)实验室检查

进行性加重的贫血多见于恶性肿瘤；轻度或中度贫血，见于感染性病变。白细胞计数增高多见于炎性肿块，白细胞计数降低见于门脉高压、脾功能亢进者。大便隐血阳性提示包块源于消化道；若持续阳性，可能是胃肠道肿瘤。尿常规检查有助于泌尿系统肿瘤的诊断。血沉增快多见于恶性肿瘤、结核性包块。甲胎蛋白(AFP)、癌胚抗原(CEA)、癌抗原19-9(CA19-9)等有助于消化道肿瘤的诊断。

(四)特殊检查

1.X线检查

腹部平片可显示肝、脾、肾的肿大与腹内钙化。钡剂造影可发现胃肠道肿瘤，若显示食道静脉曲张则提示可能为门脉高压所致脾脏肿大。肾盂造影有助于肾脏肿瘤的诊断。

2.B超检查

B超检查能显示腹块的位置、大小、实质性或囊性、累及范围及其与周围脏器或组织的关系，可作为腹部包块的常规检查。

3.核素扫描

核素扫描对肝脏占位病变有一定帮助。

4.内镜检查

胃镜、肠镜、腹腔镜、膀胱镜、宫腔镜，观察胃肠道、腹腔、膀胱和子宫，并可活检，尤其有助于肿瘤诊断。经内镜逆行胆胰管成像(ER-CP)可检查胰胆系统，对肿瘤的诊断有较大价值。超声内镜能探查常规B超不易检查的部位，如腹膜后包块。

5.CT和MRI检查

其价格较高，但由于其高度精确性，对腹部包块的诊断极有价值。

6.穿刺活检

对上述检查不能明确诊断者，有时可对肝、胰、肾等脏器及腹腔内包块进行细针穿刺，做病理或细胞学、免疫组化或基因检查。如仍不能确诊，必要时可行剖腹探查术。

三、鉴别诊断

(一)腹壁包块

如脂肪瘤、脐部囊肿等,其特点为位置较浅表,可随腹壁移动,坐位或收紧腹肌时,包块更明显,而腹肌松弛时,包块不明显。腹腔内包块则相反,腹壁肌肉紧张时包块不明显,不易触及,腹肌松弛时较容易触及。

(二)疝

如脐疝、腹股沟疝、股疝等,出现在相应部位,其特征是时隐时现,腹压增加时包块增大,咳嗽时可触到膨胀性冲击感,如疝内容物是肠管,可听到肠鸣。

(三)妊娠子宫

生育期妇女,有停经史和尿妊娠试验呈阳性可作出诊断。

(四)正常人能触到的包块

粪块,见于便秘患者,多位于左下腹,呈条索状,质硬,排便或灌肠后消失;充盈的膀胱,位于耻骨联合上方,呈圆形,排尿或导尿后消失;腰椎椎体和骶骨岬,见于形体消瘦及腹壁薄软者,在脐附近正中线位置,骨样硬度向前突起;腹直肌肌腱及腱划,见于腹肌发达者,位于正中线两旁,隆起呈圆形,较硬,其间有横行凹沟的腱划。

四、治疗原则

治疗原发病。

(王正江)

第二章

内科疾病的内镜治疗

第一节　经皮经肝胆道镜下治疗

一、概述

(一)定义

经皮经肝胆道镜(percutaneous transhepatic cholangioscopy,PTCS)是指胆道镜通过建立的经皮经肝通路插入胆管,用于检查或治疗胆管疾病。PTCS是在经皮经肝胆管引流(PTBD)基础上发展起来的微创技术,需要扩张PTBD窦道,与胆道手术后经T管窦道胆道镜不同。PTCS直视下激光碎石(LL)或液电碎石(EHL)治疗胆管结石称为经皮经肝胆道镜下碎石术(PTCSL)。

(二)PTCS发展史

1962年Mondet等通过经皮途径治疗胆管结石,1963年报道第1例术中胆道镜。1972年铃木、高田等首先报道利用PTBD窦道进行胆道镜检查,1974年Takada等报道对8例胆道恶性肿瘤尝试PTCS,4例观察到肿瘤。1978年以后有报道通过PTCS取胆总管或肝内胆管结石(IHS),1981年Nimura将这种方法命名为PTCS,并首先开展胆管内碎石。20世纪80年代中期,EHL和LL相继用于胆管系统,使PTCS治疗胆管结石有了进展。过去,PTCS作为对胆管疾病诊断和治疗的方法,明确了许多胆管疾病,例如,胆管癌表层进展,黏液产生性肝内胆管癌,Mirizzi综合征,IHS胆管狭窄,肝内胆固醇结石等疾病的病态;治疗了多种胆管疾病,例如,胆管肿瘤、结石、良恶性狭窄及胆肠吻合口狭窄,直至今日仍有许多胆管疾病适合PTCS治疗。

PTCS使用的纤维胆道镜主要为奥林巴斯公司CHF-4B、CHF-P20Q和CHF-P20及宾得公司FCN-15X等型号,上述这些胆道镜外径5 mm左右,工作管道≥2 mm,便于治疗操作。CHF10、CHF-T20、CHF-B3R型较粗(外径5.7~6.7 mm),需要窦道扩张至20Fr以上方能插入。UR-FP2型较细,工作管道3Fr,也有用于做EHL和取石。近年来,电子胆道镜应用于临床,影像清晰,例如富士能公司ED-270F型(外径4.9 mm,工作管道2.0 mm)和宾得公司ECN-1530型(外径5.3 mm,工作管道2.0 mm)。

(三)国内外概况

PTCS诊断胆管良恶性疾病有很高的敏感性和特异性,对胆管恶性狭窄,直视下活检敏感性

78%,特异性 100%;诊断胆管癌的敏感性 81%,特异性 96%。然而,PTCS 由于有一定的创伤性,建立 PTCS 通路需要时间,患者带引流管不适,并发症相对高;特别是近年来经口胆管镜(POCS)器械和技术有了新的进展,电子子母胆管镜和 SpyGlass 胆管镜相继应用;POCS 安全、无创伤,使 PTCS 单纯用于诊断受到限制。在治疗方面 PTCS 与 POCS 作用互补,仍发挥重要的作用,在我国开展 PTCS 的医院尚较少。

IHS 分为原发和继发两种类型,原发 IHS 东南亚国家是高发地区,在胆石症中占 1.7%~53.5%,中国台湾、韩国及日本发病率高,欧美国家发病率低。IHS 胆管狭窄发生率 42.3%~95.8%,胆管癌发生率 5%~10%。IHS 有肝萎缩或合并胆管癌首选肝切除治疗,无肝萎缩,无论有无胆管狭窄均可选择 PTCS 治疗。PTCSL 治疗 IHS 具有以下优点:①有胆管扩张者胆道镜可达肝内三级以上分支胆管,结石清除率高;②通路建立之后可反复取石、碎石;③可发现胆管癌;④不受消化道重建和肝肠吻合术的限制。

PTCS 下 LL 和 EHL 成功率 80%~100%,结石清除率 80%~85%,结石和/或胆管炎复发率 35%~63%,狭窄复发率 17%~45%。狭窄是结石残余和结石及胆管炎复发的主要原因,用气囊或留置引流管扩张治疗能缓解肝内胆管狭窄,并能提高结石清除率,降低复发率。在狭窄部位留置支架 3 个月,随访 43 个月,结石复发率降低(8%)。推荐有继发性胆汁性肝硬化、多发肝内胆管长段狭窄、反复胆道手术史者留置支架≥6 个月。

1982 年首先报道光动力治疗(PDT)早期支气管肺癌有效,以后广泛应用于消化道,并且对食管癌、Barrett 食管和胆管癌成为标准性治疗方法。2000 年较早的非对照试验 PDT 治疗不能手术切除的胆管癌,观察到能获得临床改善和生存期延长,以后的 2 个随机对照研究,PTD 与单纯支架引流治疗对比亦延长生存期。

二、适应证和禁忌证

(一)适应证
(1)ERCP 包括经口胆管镜不能清除的 IHS(图 2-1)或胆总管结石。

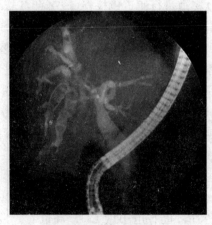

图 2-1　IHS(R 型)

(2)消化道重建术后 Roux-en-Y 吻合、Billroth Ⅱ 式胃大部切除(结肠前胃空肠吻合)等胆管结石。

(3)肝肠吻合术后吻合口狭窄和/或合并胆管结石(图 2-2)。

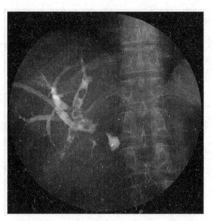

图 2-2　肝肠吻合狭窄合并 IHS

(4)IHS 患者不能耐受和/或拒绝手术,手术后复发、残余结石及左右肝内胆管多发结石(图 2-3)。

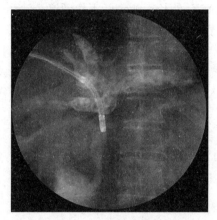

图 2-3　IHS(LR 型)

(5)不能手术切除的胆管癌 PTCS 下胆管腔内照射治疗,如 PDT、射频等。

(6)胆管狭窄 ERCP 途径引流不成功,经皮引流导丝不能通过狭窄,无法行狭窄扩张术或经皮支架者,用超细胆道镜辅助插导丝越过狭窄。

(二)禁忌证

无绝对禁忌证,适合 PTBD 的患者均可进行 PTCS。PDT 禁忌证为有卟啉过敏史,卟啉病、严重肝肾功能损害、血红细胞≤$2.5×10^{12}$/L、血小板<$50×10^9$/L。

三、术前准备

(一)患者准备

(1)签署 PTBD、建立 PTCS 通路及 PTCS 知情同意书。

(2)术前必要的腹部 US、CT 或 MRCP 检查及常规实验室检查,包括凝血功能检查,凝血功能异常者给予纠正。

(3)PTBD 前做碘过敏试验,PTBD、扩张窦道和 PTCS 取石前至少禁食水 6 小时。

(4)PTBD 和 PTCS 前根据情况给予镇痛或镇静剂。器械扩张窦道时,可采用无痛方法由麻醉专科医师给予静脉麻醉,监护生命体征、血氧饱和度和吸氧。

(5)做 PDT 患者预先光敏剂划痕试验,阴性者 PTCS 前 48 小时注射光敏剂,之后患者要避光。术前静脉给予广谱抗生素预防感染。

(二)器械准备

1.PTBD

(1)18G 或 19G 穿刺套管针,0.89 mm 超滑和加硬导丝,PTBD 引流管。

(2)US 装置及引导穿刺用附件或穿刺探头。

(3)消毒用络合碘、局麻药 2‰利多卡因等,手术刀、造影剂、生理盐水、10~20 mL 注射器和引流袋等。

2.扩张窦道或通路

加硬导丝,9Fr~18Fr 扩张探条,9Fr~20Fr 引流管,16Fr~18Fr 外鞘管。

3.PTCS

(1)胆道镜和光源等配套装置。①纤维胆道镜:奥林巴斯公司 CHF-P20,外径 4.9 mm,工作管道 2.2 mm;宾得公司 FCN-15X,外径 5.0 mm,工作管道 2.0 mm。②电子胆道镜:富士能公司 EO-270F,外径 4.9 mm,工作管道 2.0 mm。

(2)专用活检钳。

(3)取石网篮,柱状气囊扩张导管(直径 6~12 mm)和加压装置。

(4)LL 或 EHL 装置,如 U100 Plus 双频激光、钬激光(Ho:YAG)。双频激光不损伤组织或损伤很小。

(5)引流管、造影剂、生理盐水和注射器等。

(6)PDT 需要准备光动力设备及激光导线。

以上所有非一次性器械均需经严格灭菌处理。

四、手术步骤

(一)PTBD

(1)患者平卧在 X 线操作台上,常规消毒,US 检查选择靶胆管。入路有经上腹部或经右季肋区穿刺两种途径,根据胆管扩张情况及结石存在部位选择。左侧入路选择穿刺左外侧前支或左肝管,右侧入路选择右前上支或右肝管。

(2)在 US 定位穿刺点局部浸润麻醉,切开皮肤 5 mm,分离皮下组织。

(3)US 引导穿刺针进入胆管后,拔出内芯针,胆汁流出或抽吸胆汁后注入造影剂,观察清楚胆管走行,插入超滑导丝至胆管,向胆管深部推入塑料外套管,更换加硬导丝。

(4)沿导丝插入引流管,皮肤固定,连接引流袋。

(二)扩张 PTCS 通路

Ⅰ法(窦道扩张法):PTBD 1 周,经引流管胆管造影,透视下插入加硬导丝,退出引流管,插入探条从 9Fr 起始逐级交换扩张窦道。窦道扩张至 18Fr~20Fr,通常 2~3 次完成。首次扩张 2~3 天后,进行第 2 次扩张,每次扩张后留置相应外径的引流管。

Ⅱ法(留置外鞘管法):PTBD 完成后,直接或几天内一次性逐级扩张通路至 18Fr,留置 18Fr 外鞘管,其前端进入肝内胆管 1~2 cm,当时或几天后经外鞘管行 PTCS。非当时 PTCS 者,经外鞘管留置引流管。

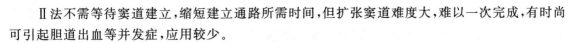

Ⅱ法不需等待窦道建立,缩短建立通路所需时间,但扩张窦道难度大,难以一次完成,有时尚可引起胆道出血等并发症,应用较少。

(三)PTCS

(1)Ⅰ法 PTBD 2周后行 PTCS。首次 PTCS 时,胆道镜沿导丝插入或留置导丝并行插入,镜下证实窦道建立良好可拔出导丝。

(2)胆道镜操作时持续滴入生理盐水,保持视野清晰。

(3)检查顺序根据疾病或病变部位而定,通常先观察肝总管、胆总管及壶腹括约肌,然后观察左或右肝管及肝内分支胆管。

(4)胆道镜下胆管造影了解胆管整体情况。

(5)病变部位直视下活检,肝内胆管活检最好同时 X 线摄片确定活检钳位置,使活检部位判定更准确。

(四)PTCS 治疗

1.胆管系统结石

(1)取石:观察到胆管结石后,经胆道镜工作管道插入取石篮,对6～7 mm 大小结石,直视下套住结石,向回拉取石篮(不用收紧网篮)至胆道镜前端并固定,胆道镜与结石一并退出,如此反复操作。

(2)PTCSL:大结石需要 LL 或 EHL,碎石时结石周围要有充分的液体,保持视野清晰,碎石导线与结石接触后,间断通电进行碎石。PTCSL 后的块状结石用网篮取出,无法套住的小的碎结石、胆砂、胆泥,可通过冲洗胆管或留置大侧孔引流管清除。相对小的质软的结石取石困难,可用取石篮碎石。

(3)结石清除后,胆管镜要逐支进入肝内分支胆管检查,在每支近末梢胆管处吸引,有结石或胆沙会被吸出而发现结石。

(4)扩张狭窄:肝内胆管狭窄远端有结石,胆道镜不能通过狭窄进入胆管取石者,先将导丝越过狭窄并经导管造影,了解结石和胆管扩张情况后行器械扩张狭窄,扩张后胆道镜进入胆管碎石或取石。如果造影显示胆管有角度,导丝要尽量深插入,防止插入扩张器械时导丝脱出。扩张狭窄要退出胆道镜,保留导丝,根据具体情况用探条或柱状气囊扩张狭窄,最好使用有 X 线标记的气囊,便于准确定位。PTCS 治疗每间隔2～3天1次,直至结石完全清除。

(5)经皮乳头气囊扩张或 EST:肝内外型多发、充满型结石 PTCSL 后,形成大量小结石,反复经窦道取出操作烦琐、费时。经皮十二指肠乳头气囊扩张后,乳头口开大、松弛,冲洗胆管可使小结石及泥沙结石进入十二指肠,或用胆道镜将结石推入十二指肠;亦可 EST,用取石篮或碎石篮清除肝外胆管结石,加快清除结石速度。

2.肝肠吻合口狭窄合并结石

(1)寻找吻合口及插入导丝通过狭窄:胆道镜进入胆管后,先清除吻合口处结石。结石清除后冲洗胆管内胆泥和絮状物,用活检钳清理附着管壁的黏液,通常可见到狭窄的吻合口。注入造影剂观察狭窄长度并插入导丝,准备扩张术。因狭窄角度影响,导丝难以通过吻合口时,借助 ERCP 造影导管插导丝。严重狭窄者吻合口难以发现,注造影剂也不能排进肠道时,可通过造影导管用 0.89 mm 安全导丝在疑似狭窄口处试插,导丝无阻力通过提示越过狭窄,导管在狭窄口造影,远端肠管显影确定插导丝成功。

(2)扩张吻合口狭窄:ERCP 导管能通过狭窄者,首选气囊逐级扩张。选用6～8 mm 和10～

12 mm 直径柱状气囊,根据胆管直径、狭窄程度、气囊腰部膨开情况决定选择气囊直径。扩张后胆道镜观察损伤情况和狭窄远端并进入空肠,确定狭窄长度及有无病变,择日狭窄处活检。狭窄严重 ERCP 导管不能通过者,先用细探条扩张,然后再行气囊扩张,必要时分次治疗,降低穿孔并发症。恶性狭窄不能手术切除者,可行经皮金属支架术。

3.胆管癌 PTCS 下 PDT

(1)先行胆道镜观察,未获得组织学诊断者,需要直视下活检,病理学进一步确定其诊断。

(2)光敏剂无变态反应者静脉滴注光敏剂,常用卟吩姆钠,剂量 2 mg/kg,给药后患者需要避光,PTCS 下 PDT 在注射光敏剂 48～72 小时内进行。

(3)经胆道镜工作管道插入 PDT 激光导线,在病变部位进行照射,激光波长 630 nm,每个部位照射 15～20 分钟。使用侧向激光发射导管适合细长管腔内照射。

(4)照射后留置引流管。

(5)第 2 天复查胆道镜,照射不充分的部位给予追加照射。

(6)第 2 周胆道镜和造影判定 PDT 效果,留置金属支架,拔 PTBD 引流管。

4.其他

对于消化道重建术或 ERCP 引流不成功的胆管梗阻,采用 PTBD 治疗,X 线下导丝不能通过狭窄,无法进一步做 PTBD 内外引流或扩张狭窄和经皮支架者,使用超细胆道镜辅助插导丝。胆道镜直视下经狭窄口插入导丝越过狭窄,根据需要行胆管支架术或狭窄扩张术。对乳头狭窄可行 PTCS 下乳头括约肌切开。

五、注意事项

(1)扩张窦道后注意呼吸和身体活动幅度不要过大,防止引流管脱出。

(2)窦道未充分建立,时间不足 2 周,未使用外鞘管的情况下不要行 PTCS。每次插入胆道镜要在无明显阻力状况下边观察窦道边插镜,窦道直径小,胆道镜通过有阻力时,不能粗暴插入。

(3)PTCS 时因持续滴入生理盐水,注意随时吸引液体,避免胆道压力升高。

(4)胆管严重狭窄伴结石阻塞时,往往胆道镜难以发现其部位,术中造影非常重要,造影时某区域肝内胆管不显影,提示狭窄或结石阻塞。此时镜下要仔细寻找狭窄口,避免造成残余结石。

(5)有肝内胆管狭窄者结石清除后,经皮留置大口径引流管持续扩张狭窄至少 3 个月。左右肝管狭窄亦可采用 ERCP 下留置多根胆管塑料支架,替代经皮方法。肝肠吻合口狭窄扩张治疗后,根据狭窄程度留置大口径引流管(18～20 F)维持 3～12 个月,留置期间必要时再次气囊扩张,降低狭窄复发率。

(6)IHS 5%～10%合并胆管癌,取石过程要注意胆管有无恶性所见,特别是狭窄部位,可疑处活检。

(7)IHS 患者肝内胆管常有狭窄或变异,容易有残余结石,仅根据胆道镜和造影观察判定结石完全清除并非可靠,因此治疗结束前还需要有 US 和 CT 检查均证实无残余结石所见,方可结束 PTCS 治疗。

(8)肝门部胆管癌 PDT 之前,要分别扩张左、右肝管狭窄,特别是扩张对侧胆管狭窄,便于导管通过并达到充分照射效果。PDT 1 周内,照射部位由于水肿,凝固坏死变化可引起暂时性梗阻,照射后要充分引流。

六、术后处理

(1)PTBD 后当日患者卧床休息,减少活动,注意腹痛、血压和体温等,禁食 4 小时。

(2)注意观察引流管胆汁流量,流量突然减少或不流胆汁可能为引流管脱出或碎结石阻塞侧孔,应立即透视观察引流管位置。引流管部分脱出可将导丝沿引流管插入胆管,根据情况调整或更换引流管,如果引流管完全脱出,往往需要重新做 PTBD。

(3)PTBD 扩张窦道和 PTCS 后酌情给予抗生素。

(4)如发生胆道感染,采用调整引流管位置、侧孔的引流范围,注入抗生素或冲洗引流管等处置。

(5)行 PDT 者术后给予抗生素 1～2 天,通常避光 3～4 周。

(6)PTCS 治疗结束后,以无菌纱布敷盖,窦道通常 1 天内闭合。

七、并发症及处理

(一)PTBD 和建立 PTCS 通路并发症

(1)气胸、胸腔积液(穿刺针道经过膈肋角所致)。

(2)胆道或腹腔出血:胆道出血主要是穿刺针道经过血管,扩张窦道后出血,未扩张窦道前出血通常是引流管侧孔与血管交通。常见出血来自门静脉(肿瘤有时可出血),少量出血不需要处置。出血量大,更换比原管粗的引流管,可压迫止血,至少 2 周后再行窦道扩张术。穿刺针道避开血管可避免大出血的发生,大量出血者,给予补液、输血,极少数病例反复出血需要手术或血管介入处理。穿刺针经过肝内血管,PTBD 又未成功或多针道穿刺,未封堵针道或保留穿刺针外鞘管以及操作引起肝裂伤等可导致腹腔出血。

(3)引流管移位或脱出:调整引流管位置或重新 PTBD。

(4)胆汁性腹膜炎:穿刺针刺入胆管,导丝或引流管未进入胆管,未处理针道,或早期引流管流出,造成胆汁漏出至腹腔,多为局限性腹膜炎,弥漫性腹膜炎则需手术处置。

(二)PTCS 治疗并发症

1.胆道感染或菌血症

有肝内胆管狭窄,PTCS 时使用过量生理盐水或造影剂,术后狭窄侧未充分引流导致胆管逆行感染或生理盐水灌流压力过高(压力＞3.0 kPa)引起胆管静脉逆流,出现寒战、高热。碎石后引流管阻塞,引流不畅可引起胆道感染。胆道感染给予广谱抗生素,调整引流管及侧孔位置,使其充分引流。

2.胆道出血

PTCS 下 EHL 时,损伤胆管壁引起出血。碎石时,保持视野清晰可避免损伤。通常出血可自然停止,不需特殊处置。

3.窦道损伤

发生率低,主要是窦道直径小或形成不充分,插入胆道镜或取石损伤窦道,发生胆汁漏。及时发现,继续留置引流管数天后可闭合。

(孙　恬)

第二节 内镜下胰管取石术

一、概述

胰管结石是慢性胰腺炎(chronic pancreatitis,CP)病程后期常见的病理生理变化,病因、遗传因素及生活习惯(如饮酒、吸烟)等与病程中结石的形成密切相关。胰管结石主要包括主胰管内结石(胰管结石、真性结石)和分支胰管内结石(胰腺钙化、假性结石),胰液中某些蛋白质分泌异常形成微蛋白栓,以及胰液中碳酸钙过饱和析出是胰腺结石形成的两个不可或缺的因素。胰管结石是导致胰液排出受阻、胰管及胰腺实质高压、胰腺腺体结构和功能受损的重要因素,与胰源性疼痛及胰腺内外分泌减退等CP的临床症状密切相关。首诊CP中大约50%的患者存在胰管结石,酒精性CP中约有90%患者在病程进展中会出现胰管结石。

近年来由于慢性胰腺炎发病率的升高及影像检查方法的发展,胰腺结石的检出率有明显增加的趋势。在胰管结石的诊断中,X线、ERCP、超声、CT、MRCP及EUS是主要的检查手段,小的结石或拍X线的结石(阴性结石)在一般腹部平片上易被漏诊,超声和CT的敏感性较高,已成为首选检查。ERCP及MRCP可以清楚显示出结石的数目、大小、部位及受阻塞胰管形态学改变,因此对确诊和确定治疗方案有重要价值。

传统胰管结石的治疗,症状轻微者,以内科保守、对症处理为主,结石大、症状明显者,则需行外科手术治疗。近年来,随着治疗性ERCP的不断发展和广泛应用,经内镜治疗胰管结石的报告逐渐增多,已成为一种主要的治疗手段,收到了较好的临床疗效。胰管结石内镜处理的方法主要有内镜下胰管结石取石术、体外震波碎石及内镜取石术、激光碎石、液电碎石和内镜下胰管内支架置入引流术等。如结石>5 mm,建议先行体外震波碎石,ERCP联合体外震波碎石的微创治疗,能解决绝大多数患者的胰液引流受阻和胰管高压,进而改善临床症状,延缓胰腺内外分泌功能减退,以期提高患者生活质量。

二、适应证与禁忌证

(一)适应证
(1)主胰管内非嵌顿性结石,主胰管扩张远端不狭窄者。
(2)副胰管小结石。
(3)胰腺分裂症伴中小结石者。

(二)禁忌证
(1)有ERCP禁忌者。
(2)主副胰管嵌顿性结石。
(3)二级胰管及胰腺实质的钙化性结石。
(4)胰管尾部较大的结石。
(5)慢性胰腺炎急性发作期患者。

三、术前准备

(1)内镜:常用的纤维及电子十二指肠镜,活检孔道在 3.8 cm 以上。

(2)常规用各种类型的造影导管,包括副乳头专用尖头造影导管。

(3)引导钢丝:0.035 英寸、0.018 英寸常规引导钢丝和超滑引导钢丝,长度为 400 cm。

(4)胰管支架:包括各种长度的 5.0F、7.0F、8.5F、10F 外径胰管支架。

(5)推送导管和支架取回器:包括外径 5.0F、7.0F、8.5F、10F,长度为 170 cm 推送导管,以及 Soehendra 支架取回器。

(6)高频电源:如 Olympus 公司的 PSD-20、BF40 和 UES-20 等。

(7)高频电刀:有拉式和针状切开电刀。

(8)鼻胰引流用器械:包括鼻胰引流管、0.035 英寸和 0.018 英寸引导钢丝、鼻导引管、引流液储存器等。

(9)取石网篮和碎石器:如美国 Boston Scientific 和 Wilson-Cook 公司的专用机械碎石器,可用于胆道和胰管的机械碎石。其中 Wilson-Cook 公司的 Wilson-Cook 微型取石篮直径5 mm,可用于特殊需要。

(10)取石气囊导管:如 Boston Scientific 公司的 Microvasive 系列气囊导管,Wilson-Cook 的 DASH 系列气囊导管,气囊直径有 8.5 mm、12 mm 和 15 mm,导管长度 200 mm。

(11)体外震波碎石器:如最早的是 Dornier 公司的 lithotripter HM3 和 lithotripter HM4;目前常见的有 Dornier 公司的 Delta compact Ⅱ,德国 Siemens 公司的 Lithostar;法国 Bron 公司的 Sonolith 3 000 及国产 HB-ESWL-V 型低能量液电式碎石机。

(12)激光碎石器:如铒-钇、铝石榴石激光发生器 supErb;钬-钇、铝石榴石激光发生器 Vario-pulse;铥-钇、铝石榴石激光发生器 NEUROTEST;长脉冲染料激光发生器 VASOGNOST;最近德国 Baasel Lasertech 公司生产带有结石识别功能的 Lithognost,能够自动识别结石和组织,安全性较好。

(13)液电碎石器(electrohydraulic lithotripsy,EHL):常选用 3F 的软铜质 EHL 探头,如 Northgate Technologies 的 Elgin Ill,EMS 公司的 lithoclast 系列。

四、操作步骤

(一)内镜下网篮或气囊直接取石术

(1)常规经主乳头或副乳头插管行胰管造影术,了解胰管扩张情况、结石大小、部位、数目和活动度,确认是否取石。

(2)按常规行主乳头或副乳头胰管括约肌切开术。

(3)插入取石篮或气囊导管,依照胆管取石方法取出结石。最后用专用胰管气囊阻塞造影,以判断是否有残留结石。

(4)为防止术后胰腺炎发作,可置入鼻胰引流管。

(二)内镜下机械碎石取石术

主要适用于结石较大胰管扩张明显患者,ESWL 技术成熟后,本技术在临床应用较少。

(1)胰管造影发现结石体积较大,估计难以用取石篮取出者,可在 EPS 后插入机械碎石器,按照胆管结石碎石的操作方法将胰管结石粉碎,再用气囊取石网篮分次取出。

(2)用气囊导管清扫胰管内碎石,阻塞造影判断有无残余结石。

(3)最后置入鼻胰引流管,预防术后胰腺炎发作。

(三)内镜下激光碎石取石术

主要适用于胰管结石巨大、坚硬,机械碎石有困难者。

(1)胰管造影后,行 EPS,插入子镜,在子镜子直视下,插入激光光导纤维探头,对准结石逐步将结石击碎。

(2)用取石篮分次将结石取出,用气囊导管清扫胰管内碎石,阻塞造影判断无残余结石即完成治疗。

(3)置入鼻胰引流管,预防术后胰腺炎发生。

(四)液电碎石与内镜取石联合治疗

液电碎石(electrohydraulic lithotripsy,EHL)主要适用于胰管结石过大,以及嵌顿结石,内镜无法取石者。

当过大或过硬结石伴胰管明显扩张,网篮取石困难时,可采用子镜下 EHL 后再取石。首先经切开的胰管开口插入一根引出体外的冲水导管,导管的远端必须越过结石。然后将母镜插至十二指肠乳头,子镜经切开的胰管开口进入胰管直至结石处,经由子镜活检孔插入放电导丝。冲水导管内冲生理盐水的同时行放电碎石。碎石过程中必须在直视下将放电导丝与结石接触,避免接触导管壁放电,以防损伤胰管壁。碎石后,小块结石可用水冲排出,较大的需要用网篮取出。最后置入鼻胰引流管,预防胰腺炎发生。

(五)体外震波碎石与内镜取石联合治疗

体外震波碎石法(extracorporeal shock-wave lithotripsy,ESWL)是目前治疗>5 mm 结石的一线治疗手段。

根据结石的位置,患者仰卧、俯卧或侧卧于碎石台上,在超声和/或 X 线监视下,确定震波探头的位置和方向。每次治疗的震波为 5 000 plus。一次治疗常进行 60～90 分钟,所用震波强度为 16 kV/min。通常需要 2～5 次才能完全将结石粉碎。用 X 线片评价结石是否震碎,大的结石常需数次碎石。碎石后的结石碎片,常只有数毫米大小,一般可用网篮去除。

(六)内镜下胰管支架引流术

对于存在胰管狭窄,且伴胰管扩张及腹痛的患者,可以采用胰管内支架引流术治疗,其目的是为了缓解梗阻,以缓解症状。

五、术后处理

(1)术后患者应卧床休息,禁食 24 小时,如果血清淀粉酶升高及有胰腺炎症状,则延长禁食时间,禁食期间,应注意补液与电解质平衡。

(2)EPS 术后 4～6 小时及翌晨抽血检测血清淀粉酶,第 2 天常规检查白细胞,单纯血清淀粉酶升高而无症状者,可继续观察血清淀粉酶变化,不需要特殊处理。如血淀粉酶及有剧烈的上腹部疼痛、发热、白细胞数升高等现象,则应按急性胰腺炎处理。

(3)密切观察患者呕吐物及大便颜色,以判断有无出血,观察患者腹部体征,了解有无穿孔等并发症发生。

(4)有鼻胰引流的患者,注意观察鼻胰管引流物的颜色,引流量、性状,以及鼻胰管引流是否通畅,注意避免引流管脱落。

六、术中注意事项

(1)结合本单位的工作条件及仪器设备,严格掌握胰管取石的适应证,且一部分患者通过 ESWL+ERCP 方式取石,少部分患者合并肿块性胰腺炎,胆道狭窄的可通过手术治疗。不必勉强盲目操作,以免引起严重并发症。

(2)正确判断结石的大小、部位、软硬程度,首选体外震波碎石联合取石;机械碎石联合取石,液电、钬激光碎石联合取石作为备选。

(3)治疗中,操作动作轻柔,切勿粗暴,以免引起胰管损伤和胰瘘。

(4)应用液电、钬激光碎石治疗时,需要多人联合操作击碎结石,应准确瞄准结石,避免损伤胰管。

(5)应用体外震波碎石时,需要专人配合,协助正确定位,掌握震波功率和时间。

七、术后并发症和处理

胰腺疾病内镜治疗的并发症为 7%～10%。

(一)早期并发症

治疗性 ERCP 早期并发症主要为出血、穿孔及化脓性胆管炎,与操作、黄疸及糖尿病有关。

1.术后高淀粉酶血症和急性胰腺炎

刘少杰等 ERCP 检查 208 例患者,术后出现血淀粉酶升高 30 例,占 14%,其中并发急性胰腺炎 2 例。作者观察了 117 例胰腺疾病患者 ERCP 术后 4 小时、24 小时血淀粉酶水平分别为 292.4 ± 319.6 U/L 及 226.5 ± 262.9 U/L,明显高于术前水平(180.7 ± 106.4 U/L,$P<0.01$),亦明显高于对照组相同时间水平(252.1 ± 235.2 及 187.8 ± 218.3 U/L,$P<0.05$),其中 10 例患者发生急性胰腺炎(8.5%),亦明显高于对照组(3.5%,$P<0.05$)。

目前比较公认的 ERCP 术后胰腺炎的易患因素包括年龄<25 岁、SOD、胰管插管和多次胰管显影。括约肌切开是否增加 ERCP 术后胰腺炎风险尚不明确。日本的 Akashi 比较了 3 003 例行乳头切开和 17 602 例未行乳头切开的患者术后胰腺炎的发生率,EPS 后 48 小时胰腺炎发生率 0.09%,未行 EPS 48 小时胰腺炎发生率 0.43%;但重症胰腺炎大多发生于未行 EPS 的患者。

为预防化学性胰腺炎发生,可予以吲哚美辛栓纳肛。对于有 ERCP 术后胰腺炎史的患者、复发性胰腺炎患者、年龄<35 岁的患者、Oddi 括约肌功能紊乱患者,其术后急性胰腺炎发生率常达 10%,可考虑使用术前后药物预防 ERCP 术后高淀粉酶血症和急性胰腺炎。

多数认为目前使用的药物,奥曲肽、IL-10、别嘌呤醇、泼尼松龙、生长抑素或甲磺酸加贝酯均无确切预防作用。

2.出血

出血不常见,多见于有易出血病史的患者。术中应该采用切割和凝固混合电流进行括约肌切开,避免使用单一切割电流。少量出血来自毛细血管,往往与乳头部肿瘤与炎性充血有关。轻微的出血不必停止操作。必要时可用乳头切开刀以凝固或混合电流进行烧灼止血,或者局部予以肾上腺素溶液喷洒。大量出血可能与切割了十二指肠后动脉的变异分支有关。出血即刻掩盖视野,可以使用钛夹止血。如果无效应行急诊外科手术或动脉栓塞止血。

3.结石嵌顿

在使用取石篮取石过程中,如果结石过大,抓取后不能通过切开的乳头,但又不能松解取石

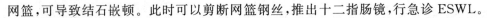

网篮,可导致结石嵌顿。此时可以剪断网篮钢丝,推出十二指肠镜,行急诊 ESWL。

4.胰管损伤

胰管损伤常见于激光碎石、机械碎石、取石篮取石和液电碎石的过程中。因为胰管内径较小,胰管内操作极易损伤胰管,诱发急性胰腺炎。目前,主要是器械方面的改进,例如,出现了能自动识别黏膜组织与结石的激光碎石系统,可以较好地避免胰管损伤。

(二)远期并发症

远期并发症尤多见于长期(副)胰管内支架引流患者,如支架阻塞和移位等。绝大多数发生并发症患者可经内镜治疗及内科保守治疗得以痊愈,仅极少数患者需外科手术治疗。

1.胰管支架阻塞

通常支架放置后 6 个月内,支架的阻塞率可达 50%,阻塞物多为细胞碎屑、碳酸钙结晶、胆红素钙盐及细菌的混合物,蛋白质附着于支架内面也起到重要的作用。一旦支架发生阻塞,极少数患者可以表现为反复腹痛、胰腺炎或囊肿感染,部分患者不出现明显临床症状。目前多数学者支持待症状复发时再更换支架或 1 年更换支架。

2.胰管支架移位

胰管支架移位较为少见,早期使用带有 4 个倒钩的支架移位发生率约为 3%,目前广泛使用的改良的双倒钩支架较少发生移位。移位后一般都可以通过内镜取出,方法包括圈套器、取石篮、鼠齿镊等。

3.胰管支架变形嵌顿

因为胰管支架阻塞 2 级胰管的开口,常常会在这些胰管汇流入主胰管的部位出现胰管结石,严重者会出现结石压迫支架引起支架变形和嵌顿,内镜下无法取出支架,需要行 ESWL 或手术治疗。

八、临床评价

慢性胰腺炎胰管结石可引起胰腺组织内压升高、血流灌注减少与缺血,加剧胰腺炎病程。应用内镜介入治疗可清除结石,引流胰液减低胰管内压,经治疗后患者临床症状与胰腺外分泌功能均获改善。ERCP 治疗 CP 胰管梗阻的操作成功率可达 80%,治疗后疼痛缓解率达到 50%~80%,但仍应严格把握 ERCP 治疗适应证,对患者进行适当的筛选。对于靠近胰头部的结石或是狭窄病变,内镜治疗的成功率高、疗效好,ERCP 应作为首选治疗方式;而对于远离胰头部的结石或狭窄、多发的结石或狭窄,内镜治疗技术难度大、安全性也降低,需慎行 ERCP。

(一)体外震波碎石

ERCP 取石是结石微创治疗的首选,对于单纯的体积较小的胰管结石,通常能成功完成引流;但单纯 ERCP 能取出的结石不到半数,对于体积较大的结石和复杂结石(结石嵌顿、胰管狭窄等),取石往往不能成功。欧洲消化内镜(USGE)提出,疼痛性 CP 患者主胰管>5 mm 的阳性结石,首选方案为 ESWL 联合内镜或单纯 ESWL 治疗。

USGE 指南将凝血功能障碍、妊娠、心脏起搏器或除颤器植入,以及冲击波传导通路有骨性结构、合并钙化的动脉瘤作为 ESWL 治疗胰管结石的禁忌证。而一些研究认为,心脏起搏器植入患者在 ESWL 治疗专家与心血管专家密切合作下,也能安全进行 ESWL 胰管碎石。此外,我们认为合并有以下情况的胰管结石患者,需评估 ESWL 风险效益比:胰管全程结石、易导致邻近脏器损伤的胰尾孤立性结石、多发胰管狭窄、性质不明的胰头占位和胰腺脓肿等。

ESWL 治疗胰管结石的历史已有 20 余年，多项大样本研究均证明其安全有效。日本 11 个中心 555 例研究数据显示：ESWL 碎石成功率为 92.4％，结石完全清除达 72.6％；有 6.3％患者出现 ESWL 相关并发症，其中一例患者为肝包膜下血肿、急性胆管炎，后发生 DIC 而死亡，其余均在内镜治疗或保守治疗后好转。该研究平均随访时间为 44.3 月，3 年以上有 261 例，随访中有 122 例（22％）患者结石复发，平均结石复发时间为 25.1 个月，相关因素分析发现主胰管狭窄增加患者结石复发风险。另一项来自印度的研究，1006 例患者均为疼痛性 CP，其中 927 例为 ICP，79 例为 ACP，碎石成功率为 93％，结石清除失败率 6.5％，完全清除率和部分清除率分别为 76.2％和 17.3％。随访 846 例患者 6 个月，疼痛明显改善者为 84％（711 例），其中 326 例患者疼痛完全缓解。2002 年 Kozarek 等的研究（平均随访 2.4 年）显示 CP 结石患者经过 ESWL 联合 ERCP 治疗后，疼痛评分、住院次数及镇痛药用量均有明显改善。该作者 2012 年更新了研究结果（平均随访期 4.3 年）：纳入 120 例 ESWL 联合内镜治疗患者，治疗前后疼痛评分（7.9 *vs* .2.9）和生活质量（评分 3.7 *vs* .7.3）均明显改善；85％患者疼痛改善，有 50％患者疼痛完全缓解；随访时间超过 4 年的患者中，有 29％的患者再行 ESWL 治疗，84％的患者行 ERCP 术，16％患者转外科手术治疗。

目前，胰腺 ESWL 主要通过联合 ERCP 来清除胰管结石，大于 95％的患者均采用 ESWL 联合 ERCP 的治疗模式，即首先通过数次 ESWL 治疗将结石粉碎，再经 ERCP 取石并清理胰管。但有研究认为胰腺 ESWL 术后一部分患者可自发排石。但对于结石自发排除不明显和有明显胰管狭窄等不利解剖因素的患者，碎石后 ERCP 是必要的，取石清理胰管的同时，可进行狭窄的扩张，必要时行胰管支架植入，使胰管即时引流，缓解症状，同时也可降低结石的复发风险。

(二)子镜下液电碎石

子镜下液电碎石可用于治疗胰管结石。一般采用 3-Fr 的 EHL 探头，直视下施行，直到所有结石粉碎并被冲排出。在多数病例管腔内结石可以完全清除。Howell 等对 6 例患者行 9 次胰管内子母镜下液电碎石，仅一例胰管结石未能完全清除，未见液电碎石相关的并发症，结石完全清除的 5 例患者 6 个月内未再发腹痛。

(三)激光碎石

初步研究表明：激光可部分击碎胰管结石，亦可作为治疗胰管结石的手段，少量临床应用未见明显并发症。目前对本方法的研究较少，需要进一步研究确定其疗效和安全性。德国 Baasel Lasertech 公司生产的 Lithognost 激光碎石器带有结石识别功能，探头发射两种不同频率和强度的激光，其中一光束能够自动识别结石和组织，自动指导碎石光束的发射，安全性较好。

(四)胰管支架术

胰管支架可以降低胰管内压力，因而可缓解临床症状。有研究统计术后短期疼痛消失或缓解率为 62％，中期随访疼痛消失或缓解比例为 67％。胰管支架术后可以观察到多数患者体重增加，患者生活质量改善；取出支架后部分病例效果仍持续。

（孙　恬）

第三节　超声内镜引导下胆管引流术

一、概述

ERCP 下胆管引流是目前临床上治疗胆道梗阻的标准方法,经验丰富的内镜医师,ERCP 胆管引流的成功率为 90%～95%,仍有部分患者不能顺利经 ERCP 胆管引流术以解除胆道梗阻。其主要原因包括胃肠道手术后消化道重建肠腔改道、本身解剖结构异常、各种原因的胃肠道梗阻造成的狭窄及乳头插管困难等情况。对于恶性梗阻性黄疸,经 ERCP 胆道引流失败后通常采用经皮经肝胆管引流(percutaneous transhepatic biliary drainage,PTBD)。但是 PTBD 并发症可高达 15%(包括腹膜炎、败血症和胆管炎),病死率可达 5%,PTBD 尚需经胸腹壁等周边结构、穿过肝脏进入胆道,术中和术后并发疼痛,胆汁被引流至体外,以致生活质量降低。外科手术也是ERCP 失败后的选择之一,但外科手术的死亡率和并发症发生率更高,现在已很少选择外科手术进行胆道引流。

EUS 能提供清晰的肝左叶及肝外胆管的影像,能用于胆道疾病的诊断和介入性治疗。EUS 引导下胆管穿刺引流(endoscopic ultrasonography-guided biliary drainage,EUS-BD),给胆管疾病治疗提供了新方向。1996 年 Wiersema 等首次报道了 EUS 引导下经十二指肠胆管穿刺造影术用于 ERCP 失败的病例,此后,2001 年 Giovannini 等报道 EUS 引导下经十二指肠穿刺胆管置管引流术治疗梗阻性黄疸。随着 EUS 仪器设备和操作技术逐渐发展,EUS 引导下的介入治疗技术也逐渐趋于成熟。国内外都已逐渐开展对于 ERCP 治疗失败患者行 EUS-BD 治疗梗阻性黄疸的先进技术,结果显示疗效佳,并取得了一定的经验。

二、适应证和禁忌证

目前 EUS-BD 不是行胆管减压引流的常规方法,适用于经 ERCP 胆管减压引流不成功的病例。包括选择性胆管造影及乳头插管不成功患者,胃肠道改道手术后胆道梗阻者。

绝对禁忌证极少,包括已知或者怀疑内脏器官穿孔者。相对禁忌:明显出凝血障碍行穿刺有出血风险者,心肺功能不全,食管重度狭窄者。

三、操作步骤

(一)技术及设备

(1)放射科机房,患者全身麻醉,吸氧。

(2)线阵式扫描超声内镜,其扫描方向与内镜长轴平行,可直视穿刺针道,具有彩色多普勒功能,能够显示扫描区血管及血流情况,以利于穿刺时避开血管,以增加穿刺的安全性,活检孔道直径 3.7 mm 或以上,并配备有抬钳器,可通过大部分内镜附件,方便进行治疗操作。

(3)19G 超声内镜专用穿刺针,可通过 0.035 导丝,扩张探条或扩张球囊,胆道塑料或金属支架。注射针内可预先抽满造影剂,导丝经侧孔 Y 连接器连上以使随后造影剂注射方便。

（二）操作步骤

EUS-BD 可经贲门或胃体上部小弯胃壁进行左肝内胆管穿刺引流即肝内途径（图 2-4），也可经十二指肠壁或者胃窦壁行胆总管穿刺引流即肝外途径。EUS 实时引导下胆管穿刺成功后插入导丝，这时可有两个选择，一是留置导丝，退出超声内镜，插入十二指肠镜，进行对接操作并置入胆管支架；二是超声内镜直接置入胆管支架。

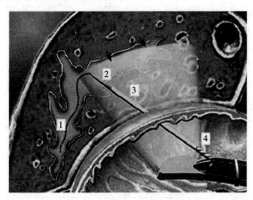

图 2-4　EUS-CD 示意图

注：1.导丝；2.穿刺针；3.支架放入左肝管（箭头）；4.引入推送器

先进行 EUS 扫查，显示扩张的胆管，彩色多普勒显示周围血管，避开血管后明确穿刺部位，在 EUS 实时监测下将 19G 穿刺针刺入扩张的胆管，穿刺后注入造影剂进行胆管造影，循着穿刺针将导丝置入胆管，留置导丝并退出穿刺针，随后用探条扩张通道或者先用针状刀扩大穿刺通道再行扩张，经导丝在 X 线透视下置入胆管支架，最后拍片确定支架位置良好。

（三）患者处理

患者术前接受预防性抗生素治疗，术后住院观察生命体征并加用抗生素治疗，根据淀粉酶等情况看是否需要使用生长抑素。

四、术后并发症及处理

目前报道 EUS-BD 并发症的发生率约为 14%，包括胆汁性腹膜炎、胆管炎、出血等。EUS-BD 的主要风险可能为胆汁腹膜炎，尤其对支架放置失败的病例。虽然至今为止没有 EUS-BD 发生严重甚至致死的并发症，但是所有的报道都是以个案或者少量的病例，因此认为这类技术的并发症风险较小尚为时过早。随着 EUS 引导下胆管引流术的进一步开展，也许这样的并发症的报道也会随之增加。

五、临床评价

EUS 技术在近 20 年内取得了很大进展，特别是线阵超声内镜的出现使得 EUS 由单纯诊断转变成了集诊断与介入治疗为一体的新技术。EUS 引导下的 FNA 是各种介入性治疗的基础，在此基础上逐渐发展了 EUS 引导下胰腺假性囊肿内引流术、腹腔神经丛阻滞止痛术、肿瘤内药物注射、肿瘤放射粒子植入术等介入性 EUS 技术。近年来 EUS 引导下胆管引流术也开始逐渐在临床中应用，并取得了良好的效果（表 2-1）。1996 年 Wiersema 等最先报道了 7 例 ERCP 失败的患者，在 EUS 引导下经十二指肠壁穿刺胆管行胆管造影，其中 5 例获得成功。此后，Giovannini、Burmester 等学者相继报道了 EUS 引导下胆管穿刺造影,并成功置入胆管支架,术后患者黄疸减退。此后又有多名学者报道了该技术的应用情况,但多为少数病例的报道。但是关于 EUS-BD 尚无临床指南。

表 2-1　EUS 引导下胆管穿刺引流治疗梗阻性黄疸

作者	年份	例数	穿刺针	支架	成功率	并发症
Giovannini	2001	1	针状刀	10F 塑料	100%	无
Burmester	2003	2	针状刀	8.5F 塑料	50%	胆汁性腹膜炎 1 例
Puspok	2005	5	针状刀	7—10F 塑料	80%	无
Kahaleh	2006	1	19G FNA 针	金属支架	100%	气腹 1 例
Ang	2007	2	19G 针状刀	7F 塑料	100%	气腹 1 例
Yamao	2006	5	19G 针状刀	7～8.5F 塑料	100%	气腹 1 例
Fujita	2007	1	19G FNA 针	塑料	100%	无
Tarantino	2008	4	19G/22G FNA 刀	塑料	100%	无
Itoi	2008	4	19G FNA 针	7F 塑料,鼻胆管	100%	胆汁性腹膜炎 1 例

　　若用 19G 穿刺针进入胆道后即用探条扩张瘘口有时候会非常困难,此时可以先用过导丝的针状刀接混合电流扩大穿刺点后再使用探条扩张瘘口,就比较容易了,也可使用囊肿切开刀。也有报道 EUS 引导下直接使用针状刀穿刺胆管,针状刀外套管沿针芯进入胆道,然后拔出针芯,并沿着外套置入导丝。穿刺针穿刺的优势在于在 EUS 或 X 线下,都显示很清晰,而且能很好地用力,缺点是穿刺针较硬,容易成角。针状刀的优势在于导丝和针芯可以快速交换。目前对使用何种穿刺针或者针状刀进行穿刺并无明确规定,可以根据操作者的经验和对穿刺针的熟悉程度选择相应的穿刺针。

　　在胆管穿刺成功支架置入前,通常需要进行扩张形成瘘口。由于十二指肠和胆管之间的瘘口为人为造成,无明显狭窄段,有支架移位的风险,理论上讲双猪尾支架似乎可减少支架移位的风险,而直头支架在支架回收或者更换时较容易,金属覆膜支架也有支架移位风险,而且覆膜可能覆盖另外的一个管腔,如胆囊管或者一支肝内胆管,而金属非覆膜支架只用于塑料支架更换时,此时窦道已经完全形成。理论上金属支架的通畅期要长于塑料支架,但是经十二指肠壁放置金属支架需谨慎,因为金属支架张开后瘘口会扩大,且金属支架有网眼,有导致胆汁性腹膜炎的风险。支架放置后短期效果良好,长期疗效如何尚需进一步研究。Yamao 等报道 5 例胆管恶性梗阻患者行 EUS 引导下经十二指肠胆管置管引流术,均成功放置塑料支架,塑料支架的通畅期为 211.8 天。支架通畅期与经乳头放置相似。

　　至今为止,EUS-BD 尚无形成临床指南。对于 EUS-BD 经十二指肠穿刺行肝外引流还是经胃壁穿刺肝内胆管肝外引流,穿刺成功后留置导丝直接放置支架还是退出超声内镜换十二指肠镜进行对接手术,放置塑料支架还是金属支架进行引流目前尚无定论,尚需要更多的病例进行对照研究。

　　总之,EUS 引导下胆管引流术在国内外刚刚开展,对于 ERCP 进行胆管引流失败的病例是个较好的选择,具有良好的应用前景。然而该技术的开展需在具有大量治疗性 EUS 经验的医疗机构,需要有丰富经验 EUS 专家和 ERCP 专家进行才能提高其成功率,更好避免并发症的发生。

（孙　恬）

第四节　超声内镜引导下胰管穿刺引流术

一、概述

ERCP 下胰管支架植入术是目前解除胰管内高压和胰腺实质压力增高而导致的腹痛的常规治疗方法。胰管的狭窄,胰管内结石及胰管中断是造成慢性胰腺炎胰管梗阻至胰管内高压的三大主要原因。另外,胰腺术后胰肠吻合口狭窄也可导致胰管梗阻引发腹痛的一个原因。经 ERCP 胰管减压引流可使60%～80%患者的症状达到完全或部分缓解。以往,对于 ERCP 失败或无法行 ERCP 治疗的患者来说,只能行外科手术或保守治疗。而 EUS 能清晰显示胰腺实质、胰管及胰腺周围血管的影像。近年来,随着 EUS 操作技术及 EUS 相关设备的发展,EUS 引导下的胰腺介入治疗技术也逐渐趋于成熟。国内外最近发展了一项 EUS 介入治疗技术即超声内镜引导下胰管穿刺引流术(EUS-guided pancreatic duct drainage),被用于 ERCP 失败患者的胰管梗阻的解除。

二、适应证与禁忌证

(一)适应证

由于 ERCP 治疗失败或者胰肠吻合术后不能行 ERCP 者,包括胰管梗阻造成胰管高压或者复发性胰腺炎。

(二)禁忌证

无绝对的禁忌证。

(1)有出血性疾病或凝血功能障碍者或正在行抗凝治疗的患者。

(2)全身状况差及不能耐受麻醉者。

(3)食管狭窄不能通过内镜者。

(4)穿刺路径有大血管而无法避开。

(5)胃肠道壁和主胰管之间的距离较远。

(6)多节段性胰管狭窄。

(7)EUS 下胰管显示不清楚。

三、术前准备

(一)患者准备

术前常规禁食禁水 12 小时以上。术前常规一次静脉用预防性抗生素。治疗前 20～30 分钟服用祛泡剂和咽部麻醉剂,必要时解痉药物,需使用静脉全身麻醉。

(二)器械准备

1.内镜

超声内镜为线阵扫描穿刺超声内镜,可以清楚显示穿刺针道,活检孔道直径 3.7 mm 或 3.8 mm,可通过 10 F 支架,具有彩色多普勒功能,可显示穿刺区域血管及血流情况。若使用对接技术,EUS穿刺胰管导丝置入后需要使用治疗性十二指肠镜或者肠镜或者单气囊或双气囊小肠镜。

2.附件

导丝:0.032,0.025,0.020,0.018inch导丝;用于消化道壁切开装置,如针状切开刀或囊肿切开刀,便于支架的置入;扩张球囊;猪尾或直头塑料支架或者覆膜金属支架;高频电发生器等。

四、操作方法

超声内镜引导下胰管穿刺引流术可以分为两种。

顺行性法:EUS穿刺成功进入主胰管后造影并留置导丝,经胃直接放置胰管支架;逆行性或者对接法:EUS穿刺成功胰管造影并留置导丝后(导丝需出十二指肠乳头或者胰肠吻合口),退出超声内镜,换成十二指肠镜进行对接,逆行性通过十二指肠镜经十二指肠乳头放置支架入胰管。

(一)超声内镜引导下胰管穿刺引流术(顺行法)

使用线阵扫描型穿刺超声内镜对胰腺进行扫描,避开穿刺路径的血管,选择距离主胰管最近路径的位置,确定穿刺部位。在EUS引导下将19G或22G超声内镜穿刺针穿刺入主胰管,进行胰管造影,并将导丝经穿刺针留置于主胰管内,尽量将导丝顺行通过十二指肠乳头入十二指肠(此时,导丝不易滑脱出胰管),若该方向不能完成,则导丝将逆行进入胰尾部。用小口径探针,4.5F顶端锥形的ERCP套管或电热导管以扩张经腔管道。然后使用4 mm或6 mm球囊扩张器进一步扩张,再将合适长度的猪尾支架或直头塑料支架经胃壁或十二指肠壁置入主胰管,X拍片显示支架定位良好。

(二)超声内镜引导下经十二指肠乳头对接引流术(对接法或逆行法)

首先EUS扫描胰腺和胰管及周围血管,明确穿刺部位。EUS引导下穿刺主胰管,对胰管进行造影,X线下显示扩张的胰管,将导丝顺行通过十二指肠乳头或已行胰十二指肠切除术后患者的胰肠吻合口,插入肠腔,此后退出EUS镜子,采用十二指肠镜或者结肠镜对接,经十二指肠镜或结肠镜找到导丝,将导丝通过圈套器拉入镜子的活检孔道完成对接,或者沿着出乳头的导丝插入第二根导丝进入主胰管,此后操作同ERCP。由于只是要将导丝入主胰管并通过十二指肠乳头开口或手术吻合口进入肠腔为目的,所以可以不使用大通道的超声内镜。

五、术后处理

术后处理基本同EUS引导下穿刺及ERCP术后处理。

(1)术后常规禁食24小时。无出血、腹痛、发热等异常,可逐步进流食、半流食及普食。

(2)术后常规抑制胰酶、抑酸、抗感染治疗3天。

(3)检查术后3小时血淀粉酶及24小时血淀粉酶、血常规。

(4)术后密切观察患者有无腹痛、腰背部剧烈疼痛、呕血、发热等情况。

六、术后并发症及处理

EUS引导下胰管穿刺引流术的并发症发生率较低,约5.8%。最常见的并发症是术后短暂的腹痛,一般可逐渐缓解。另外,可有出血,少量渗血在术中常见,可使用止血药物或行内镜下止血,大量活动性出血,必要行血管造影和栓塞治疗,无效者应考虑外科手术治疗。其他如急性胰腺炎、胰漏、胰周脓肿,应作相应的对症处理,必要时 EUS 下引流。也有出现支架移位,理论上双猪尾支架移位风险更小,推荐选择双猪尾支架,若出现移位或者支架堵塞,建议放多个支架,但是多个支架的放置可能增加胰漏的风险。

七、临床评价

EUS 已经从单纯的诊断性技术逐渐步入介入治疗的时代。越来越多的 EUS 引导下的介入治疗被逐渐应用于临床中。而其中 EUS 引导下的胰管穿刺引流似乎是所有的 EUS 介入治疗中难度最大的,最难获得成功的。目前,EUS 引导下的胰管穿刺引流术在国内外刚刚起步,尚无形成治疗的共识或者指南。

1995 年第一次报道了联合应用 EUS 引导下穿刺并造影和 ERCP 对一例胰胆吻合术后患者主胰管结石进行取石术。此后有关 EUS 引导下胰管穿刺引流的手术逐渐增多,主要用于 ERCP失败的患者。最新的来自 Mayo clinic 的最多病例数(43 例)的研究显示,EUS 引导下的胰管穿刺引流手术成功率 73%,83% 的患者支架位置良好并且症状完全消失,非常有趣的是即便在EUS 引导下穿刺造影胰管没有明显梗阻或者扩张的患者都能通过支架置入使得患者症状完全消失。虽然 EUS 引导下的胰管穿刺造影成功率为 98%,但仍有 11 例患者最终未能成功置入支架,原因包括导丝未能置入主胰管或通过乳头或者胰肠吻合口,未能顺利扩张消化道腔壁;在之后的对接后 ERCP 中导丝滑脱。置入的直头或者猪尾支架大部分是 7F,也有 5F、10F 和 3F 的,平均长度 9 cm,也有 1 例 10 mm 直径 8 cm 长的覆膜金属支架。中重度并发症发生率 5.8%,包括 1 例急性胰腺炎,住院 11 天后痊愈;1 例胃壁扩张周围的胰周脓肿,EUS 引导下穿刺引流后痊愈;1 例有 3 cm 长的导丝的外层在导丝退出过程中被针刀刮下并遗留在后腹膜,但是无明显的后遗症。第二军医大学附属长海医院于 2009 年在国内率先对 1 例 Whipple 术后胰管扩张伴腹痛、脂肪泻的患者行 EUS 引导下经胃壁胰管穿刺引流术,置入长 5 cm 直径 7F 的双猪尾支架。术后随访 1 年,患者腹痛消失,体重增加 10 kg,CT 复查示胰管扩张较术前明显好转(图 2-5)。

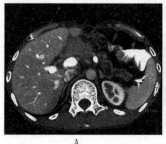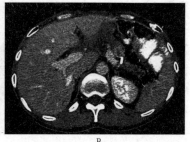

图 2-5 CT 显示 EUS 引导下胰管穿刺引流术后主胰管扩张明显好转

迄今为止,EUS 引导下胰管穿刺引流术在国内外刚起步,对于具体使用顺行性还是对接的方式,使用哪种支架等尚需进一步的研究。由于该技术对术者要求较高,同时具有一定的并发症发生,主要选择性用于胰管梗阻而 ERCP 手术失败的患者,有广阔的前景,但这项技术的开展,需要在较大的内镜中心,同时具有丰富 EUS 和 ERCP 经验的专家来进行,这样才能提高手术成功率,减少并发症的发生。

(孙 恬)

第五节　上消化道狭窄的内镜治疗

消化管狭窄是消化道病变后期的常见并发症,严重影响患者的生活质量,并可导致营养不良等并发症,加速原有疾病的发展,内镜下的扩张,对解除梗阻、提高生活质量是一简便有效的治疗方法。而临床上以食管、贲门病变引起狭窄为主。

食管、贲门狭窄常见病因包括食管、贲门肿瘤、食管动力障碍、食管胃吻合术后狭窄、食管炎瘢痕狭窄等。临床表现为不同程度的吞咽困难,1977 年 Stooler 按症状轻重将吞咽困难分为 5 级:①0 级,无症状,能进各种食物;②1 级,能吞咽大部分固体食物;③2 级,能吞咽半固体食;④3 级,仅能进流质食物;⑤4 级,不能吞咽液体食物。食管狭窄的治疗包括药物治疗、内镜下治疗和外科手术治疗等。内镜下治疗对解除梗阻、提高生活质量是一种简便有效的方法,主要方法有扩张术(探条扩张术、气囊或水囊扩张术)、切开术(圈套器切开术、电刀切开术)、支架置放术、凝固疗法(微波凝固疗法、电凝固疗法、激光凝固疗法)、注射疗法、光动力学治疗、冷冻疗法等。本节将就最常见的探条和球囊扩张术、金属支架置入术加以阐述。

一、探条扩张术

目前国内常用探条控制器是 Savary 扩张器,一般由聚乙烯或聚乙烯化合物、可曲性硅胶等制成,有多种不同的外径可供选择,分别为 5 mm、7 mm、9 mm、11 mm、13 mm、15 mm 和 16 mm 等。该控制器前端呈锥形,可通导丝,有不透 X 线标志,可以在内镜和/或 X 线透视下进行。

(一)适应证与禁忌证

1.适应证

(1)食管炎性狭窄。

(2)食管术后吻合口狭窄。

(3)先天性食管狭窄:如食管环、食管蹼。

(4)功能性食管狭窄:贲门失弛缓症等。

(5)晚期食管癌或贲门癌梗阻。

(6)瘢痕性食管狭窄。

2.禁忌证

(1)上消化道内镜检查禁忌者。

(2)食管化学性灼伤后两周内。

(3)食管病变疑为穿孔者。

(二)术前准备

1.患者准备

(1)了解食管狭窄的病因、部位、特点及手术方式。

(2)常规行食管钡餐(或碘油)、内镜检查及病理学检查。

(3)其他术前准备同常规上消化道内镜检查。术前 15 分钟肌内注射地西泮(安定)5~10 mg,溴化东莨宕碱 20 mg,必要时肌内注射哌替啶 50 mg。

2.器械准备

(1)前视式上消化道内镜。

(2)Savary 探条扩张器。

(3)专用或其他导丝。

(三)操作方法

(1)内镜直视及 X 线监视下将导丝通过食管狭窄段。

(2)保留导丝退出胃镜。

(3)根据食管狭窄程度确定选用适宜的探条扩张器。使患者头稍后仰,使咽与食管稍成直线位,助手拉紧导丝,术者左手用涂有润滑剂的纱布擦扩张器,右手按执笔式或在 X 线监视下徐徐推进探条,通过狭窄区,将探条停留 30 秒左右,退出探条时,助手不断推进导丝,以免导丝脱出。

(4)逐级更换探条,尽可能将狭窄段扩至最大程度,然后将探条与导丝一并退出。

(5)再次通过胃镜,观察扩张后情况。

(四)注意事项

(1)操作应在导丝引导下及 X 线监视下进行,以确保安全。

(2)探条扩张原则:探条号码由小到大,动作轻柔,切勿粗暴,当阻力较大时,不可强行用暴力通过。

(3)术后检查有无颈、前胸皮下气肿,并禁食 2～4 小时,无特殊不适可进流食。

(4)扩张术后,常规胸腹部 X 线透视检查或吞碘油造影以除外穿孔并发症。

(5)贲门切除患者,扩张后常引起胃反流,平卧及睡眠时应抬高床头 15°～30°角,并给予制酸剂。

(6)部分患者术后常胸骨后疼痛,可对症处理。

(五)并发症及处理

1.穿孔

患者可感剧烈胸痛,出冷汗及发热,继发纵隔及胸腔感染,口服液体造影剂 X 线透视,可见漏出食管外及纵隔气影。一旦证实应立即禁食、输液、胃肠减压、应用抗生素,保守治疗无效者应行手术治疗。

2.出血

可再行内镜检查,明确原因,镜下止血。

3.感染

感染发生机会较少,但不可忽视扩张创面引起局部感染及反流误吸导致的呼吸道感染,一旦发生应积极处理。

4.反流性食管炎

反流性食管炎发生率较高,治疗后常规抗反流治疗。避免暴饮暴食,少进油腻食物,常规服用制酸剂及黏膜保护剂。

5.狭窄复发及再狭窄

食管狭窄探条扩张后部分患者会近期复发,可再次扩张,恶性狭窄可在扩张后置入金属支架,难治性食管良性狭窄可在反复扩张无效后尝试置入可取出全覆膜金属支架。

二、气囊扩张术

(一)适应证与禁忌证

同探条扩张术法。

(二)术前准备

1.患者准备

同探条扩张术法。

2.器械准备

(1)气囊扩张器:对食管狭窄可经内镜活检钳道通过气囊(through the scopy,TTS),或先经内镜通过导丝,退出内镜后再沿导丝通过气囊(over the wire,OTW),气囊直径因使用目的不同而异,食管气囊为6～20 mm,贲门失弛缓扩张气囊为30 mm、35 mm 和 40 mm。

(2)前视内镜。

(3)专用或其他导丝。

(三)操作方法

1.经内镜气囊技术(TTS)

(1)按常规插入胃镜,胃镜头端置于食管狭窄处上方。将涂布润滑剂的气囊导管从活检孔道中插入,在内镜监视下气囊通过狭窄部位。

(2)气囊充气,通过外接压力泵控制气囊压力(5～15 psi),根据患者耐受情况持续扩张 30～60 秒,放气后休息几分钟,再重复操作,直至注气时阻力明显减少为止。

2.经导丝气囊扩张术(OTW)

(1)插入内镜至狭窄部近端,在 X 线监视下,将导丝通过狭窄部,退出内镜,保留导丝。

(2)沿导丝将气囊通过狭窄部。

(3)在 X 线监视下,将气囊正确定位,注气,使压力至 6～8 psi(psi 压力单位,1 psi＝6.8 948 kPa),持续 1～3 分钟。

(4)放气后休息,重新充气,可反复操作 1～2 次,可见狭窄的"凹腰征"逐渐消失。

(5)抽尽气囊中的气体或液体,退出导丝和气囊导管。

(四)并发症及预防

基本上类同探条扩张术,但气囊扩张是助手注气,术者并无手感,因而并发穿孔的概率远较探条扩张者多,尤其是 OTW 气囊扩张法,通常发生的是深度撕裂而不是一种贯穿的裂伤,内科保守治疗多治愈,对膈下有游离气体的穿孔患者必须立即施行外科手术。

三、食管金属支架置留术

(一)适应证与禁忌证

本术主要适用于食管、贲门部肿瘤所致狭窄或癌肿复发所致之狭窄,一般认为良性病变不用此法,但近年来有报道全覆膜可取出支架治疗食管难治性良性狭窄,取得较好效果。

(二)支架类型

金属支架由推送器及支架 2 部分组成,推送器是金属支架重要组成部分,其主要功能是将套在端部的支架安放到狭窄部位。各公司生产的金属支架推送器其外径、塑料的成分均不完全相同。支架的类型大致可分成以下 3 类。

1.Wallstent 支架

由不锈钢合金丝构成，网眼管状结构。完全扩张时直径 14～20 mm，可用长度从 53～106 mm。压缩时内径减小、长度增加；扩张时内径增大、长度减小。改进型有哑铃状、体部涂硅胶的带膜支架。这是最早用于食管的金属支架。

2.Ultraflex 或 Strecker 支架

由 0.15 mm 镍钛合金编成管状，最大直径 18 mm；近端增大至直径 20 mm。可用长度 7～15 cm。镍钛合金具有记忆特性，随温度增加可以使其成形。是较有前途的食管支架。

3.Gianturco 支架

由 0.3～0.5 mm 不锈钢钢丝编成多角 Z 型圆柱状，单个支架完全膨胀时直径为 14～20 mm，长度 2.0 cm。多个支架体相连可使支架长度增至 8～14 cm。中间或次节支架装有"倒钩"以防滑脱。现有多种改进型，其中以涂硅胶的带膜支架较多见。此支架临床应用较多。

(三)术前准备

1.患者准备

术前患者应作内镜及胃肠钡餐检查，以了解狭窄病变的部位、长度、狭窄程度、有无食管支气管瘘。常规检查出凝血时间、血小板计数、凝血酶原时间，术前肌内注射地西泮 5～10 mg，溴化东莨菪碱 20 mg 及哌替啶 50 mg。

2.器械准备

(1)前视式内镜、导丝、扩张探条或气囊扩张器等。

(2)支架选择：食管支架品种较多，带膜支架适用于癌性狭窄，或并有食管支气管瘘患者；病变累及贲门者，应尽量选用防反流支架，该型支架末端装有防反流膜瓣，可减轻胃食管反流的发生。选用支架的长度应超过狭窄段上下端各 1～2 cm。

(四)操作方法

(1)内镜下将导丝通过狭窄部。

(2)用 Savary 探条或气囊扩张器(TTS)对狭窄部进行扩张至所需的最大直径。撤出探条或气囊保留导丝。

(3)定位：用内镜观察狭窄部位黏膜情况，结合 X 线，确定狭窄部位，以确定放置支架的位置与长度，一般支架应超过病变两端各 1～2 cm，对于吻合口支架和贲门支架，其远端不应留置过长，一般不超过 1 cm 为宜。

(4)退出内镜，沿导线插入支架推送器，务必使支架两端标记与定位相一致。

(5)拔除支架外套管，使支架扩张。

(6)再次插入内镜观察支架安放情况。

(五)注意事项及术后处理

(1)食管支架安放关键是要定位正确，应提倡在内镜及 X 线下正确定位，在插入推送器及拔除支架外套管时，应保持正确位置。

(2)术后至少观察 4～6 小时。48 小时吞咽液体食物，随后逐渐增加半固体、固体食物。

(3)术后常有胸痛及胃食管反流症状，可应用止痛药、抑酸药及抬高床头等处理。

(4)常规应用抗生素，防止食管黏膜破损所致的感染。

(5)对使用镍钛合金支架患者，应避免吞咽过冷食物或饮料，以防支架变形滑入胃内。

(6)术后 24 小时、1 周、2 个月、6 个月进行随访钡餐检查或内镜检查；以后一般 6 个月或一年复查一次。

(六)并发症及处理

1.出血

早期主要为扩张及支架损伤所致,应作相应处理。

2.穿孔或食管支气管瘘

较少见,可再置入一带膜支架。

3.呼吸系统感染

呼吸系统感染主要是反流误吸引起。

4.反流性食管炎

反流性食管炎较常见,主要发生于贲门切除患者或贲门部置放支架患者,易引起反流,而致严重的反流性食管炎及并发出血。置入防反流支架可减轻反流性食管炎的发生。大多数患者使用药物即可控制,有些患者需服用稍长时间抗酸药物。

5.支架移位及脱落

其原因是狭窄部位扩张过大及狭窄段太短。脱落后应在内镜下取出,移位严重者应取出原支架,重新置入。

6.再狭窄

支架上下端因受刺激,组织过度增生而致狭窄,也可经支架网孔向腔内生长致狭窄。虽带膜支架可以减少食管腔内再狭窄发生率,但对肿瘤组织还不能起到很好阻碍作用。发生狭窄后可用探条或气囊扩张治疗,也可在内镜下用氩气刀、微波或激光烧灼治疗,无效者,可再行置入一支架。

7.食物嵌顿

食物嵌顿多为患者吞咽大块食物或未咀嚼、咀嚼不全的食物所致。少数为支架入口没有增宽或位置不正所致。金属支架置入后,对固体和半固体食物应充分咀嚼后方可吞咽。嵌顿食物用内镜取出或探条推入即可恢复正常吞咽。

(孙　恬)

第六节　静脉曲张性上消化道出血的内镜治疗

食管胃底静脉曲张破裂出血是门静脉高压症的并发症,各种原因导致的门静脉高压皆可造成食管胃底静脉曲张,其中95%因各种原因的肝硬化所致,其他可见于肝癌、门静脉闭塞、脾静脉血栓及肿瘤压迫、各部位的动-门静脉瘘、Budd-Chiar综合征、缩窄性心包炎等。

静脉曲张破裂出血病情凶险,急性大量出血病死率高,短期内可再发出血,造成肝功能迅速衰竭,对手术耐受性小,所以急性出血很少考虑外科手术止血,传统的内科药物治疗和三腔二囊压迫止血仅能暂时控制出血,早期再出血率高,目前内镜治疗是最合适的选择。

一、静脉曲张分类

(一)食管静脉曲张(elsophageal varices,EV)

EV 位于贲门齿状线以上的食管黏膜下的静脉曲张。

(二)胃底静脉曲张

反转内镜所观察到的贲门周围、胃底部黏膜下的静脉曲张。

(三)接合部静脉曲张

接合部静脉曲张位于贲门齿状线以下即胃-食管黏膜移行接合部黏膜下的静脉曲张。

二、静脉曲张分度

(1)根据静脉曲张的严重程度,Soehendra 将曲张静脉分为 3 度,此分类法较简单明了,便于掌握(表 2-2)。

表 2-2　Soehendra 食管、胃底曲张静脉分度法

分度	食 管	胃 底
一度	扩张的静脉直径<5 mm,直径延伸,且局限于食管下段	扩张的静脉直径<5 mm,与黏膜皱襞几乎无法区别
二度	扩张的静脉直径 5~10 mm,蛇行状稠密分布,延伸至食管中段	扩张的静脉直径 5~10 mm,呈单发状或片状
三度	扩大的静脉直径>10 mm,丰满、密集、并排、簇状,伴有薄壁红色征(樱桃红征)	扩大的静脉直径>10 mm,多为大而多的薄壁串珠样混合物

(2)国内将 EV 采用较简单并实用的分度方法为轻、中、重 3 度;轻度指曲张静脉直径<3 mm,局限于食管下段,呈蛇行扩张;中度为曲张静脉直径 3~6 mm,范围不超过食管中段,呈扭曲的结节状隆起;重度是曲张静脉直径>6 mm,范围延伸至食管上段,呈明显的结节状隆起以致阻塞部分食管腔。

(3)胃静脉曲张(gastric varices,GV)大多伴有食管静脉曲张,少数不伴有食管静脉曲张,称为孤立性胃静脉曲张(IGV),内镜下 GV 的分类方法尚无一致意见。

三、结扎治疗术

1986 年,Stiegmann 等首次报道了对食管静脉曲张患者成功地实施了经内镜结扎治疗(endoscopic variceal ligation,EVL),这一方法日益受到各国学者的注意。

(一)适应证

原则上各种原因所致肝硬化门静脉高压症引起的 EV 出血和可能发生出血的病例均为内镜结扎术的对象。

(1)食管静脉曲张急性出血时的紧急止血,即内镜结扎距离出血发作时间在 8~72 小时,在积极复苏、输血、输液、应用加压素等治疗的同时,尽早予以 EVL 术。

(2)食管静脉曲张急性出血时的延迟止血,即非手术方法使出血得以暂时停止,病情初步稳定,此后逐渐恢复稳态水平,约需 3 个月,这段时间往往为时甚短而复发出血,因而在这个相对稳定的时间内施行延迟性 EVL 术很有必要。

(3)应用 EVL 术行 EV 根治性治疗后,为预防静脉曲张复发,可重复行 EVL 术。因为在结

扎根治性治疗的终结时,总有部分静脉太小,以致不能被结扎器所抽吸,因而有小的静脉曲张复发出血率5.6%,强调根治后定期强制性复查内镜,若发现静脉曲张复发即同时再予以结扎,这样始终维持患者为根治状态。

(4)外科手术再出血,因首次出血的病死率为30%～50%,EVL术由于并发症发生率低,疗效肯定,在对预防EV首次出血中的作用和地位受到越来越多的学者的重视。尤其是对出血高危患者预防首次出血时,可采用EVL术。对肝硬化食管静脉曲张首次出血的高危人群,一般先给予药物治疗,如普苯洛尔、硝酸异山梨酯。但在下列情况下应及时进行EVL术:①对β受体阻滞剂有反指征或有明显不良反应者;②对药物治疗不能耐受者;③对药物疗法反应不佳,用药品HVPG≥1.6 kPa(12 mmHg)者。目前,EVL术主要应用于未经内镜硬化治疗的食管静脉曲张曾有出血史或正在出血的患者。

(二)禁忌证

(1)以往曾经进行过栓塞、硬化治疗的急性再发出血和再发曲张静脉形成,由于食管壁纤维化使结扎难以完成。

(2)食管狭窄扭曲,食管憩室者。

(3)2度以上胃底静脉曲张(出血或无出血)。

(4)凝血功能严重障碍,结扎4天橡皮圈脱落后,有早期再发大出血的可能者。

(5)循环不稳定的患者。

(6)对乳胶过敏的患者。

(三)结扎器的使用方法

结扎器分单环发和多环发两大类。由于单环发在使用过程中需提前在食管内插入直径为2 cm外套管,患者不易耐受,故临床已很少应用。目前多使用连发结扎器,连发结扎器套柱上备有结扎橡胶圈4～8个不等,由于橡胶圈太多,外套柱加长,给操作带来不便,常用五连发或六连发结扎器。

1.组成

组成连发结扎器由3个部分组成。

(1)透明外套柱:使用时插入胃镜前端,其上备有多个橡胶圈。

(2)牵拉线:有丝线和金属线两种。

(3)操作手柄:安放在胃镜活检插孔内。旋转手柄,通过牵拉线作用于外套柱上的橡胶圈使其释放。

2.操作方法

将安装好结扎器的胃镜送入食管齿状线附近,确定结扎部位,将内镜对准曲张静脉持续负压吸引,将曲张静脉吸入外套柱内,待视野一片红时旋转手柄释放圈套。套圈脱落后牢牢地将曲张静脉结扎为饱满球形,旋转退镜,重复上述操作,完成对所有曲张静脉结扎治疗。

3.EVL治疗注意事项

(1)结扎区域以齿状线上1～5 cm区域为宜。

(2)结扎力求完全、彻底,结扎时一定要持续吸引待视野完全红时释放套圈。套扎不完全会导致橡胶圈早脱,影响疗效,甚至会导致出血。

(3)每条曲张静脉结扎1～2点即可。

(4)如遇到红色征或黏膜表面有糜烂,尽量避开,在其远端结扎,否则宜导致术后出血。

(5)如遇到吸引不利,视野不能变红往往是由于外套柱贴黏膜壁过紧,此时适当退镜或调整内镜前端方向可见视野突然变红,便于理想结扎。

(6)密集结扎术:即在每条曲张静脉套扎3~4点以获得较高的曲张静脉消失率。溃疡发生率增多,但曲张静脉消失率有所提高。

(7)低蛋白血症及血糖持续居高不下者,应择期治疗,否则术后近期出血率高。

(8)伴有重度胃底曲张静脉破裂出血者,不宜单纯进行食管静脉曲张结扎治疗,应采用联合治疗。

(9)硬化治疗术后患者及残存细小静脉曲张者,不宜首选结扎治疗。

(四)疗效判断

1.活动性出血控制的判断

内镜结扎术后,吸尽食管腔内的血液,见无持续出血,术后72小时内无新的上消化道出血证据,表示活动性出血已控制。

2.食管静脉曲张根治的判断

食管末端5 cm内及胃近端1~2 cm内无曲张静脉残留者,可判断为根治。

3.远期疗效

采用内镜结扎治疗食管静脉曲张出血进行较长期的追踪,对再出血的频率、静脉曲张的复发和存活率进行研究已受到重视。EVL术后静脉曲张复发率较高,达35%~47%,故往往需要2~3次结扎治疗方才可达到曲张静脉消失的目的。有少数患者即使连续3~5次治疗,亦很难达到曲张静脉消失之目的。

曲张静脉回缩情况以术后第3周最佳,侧支循环于术后4周开始建立,12周时程度最重。所有EVL术后静脉消失不理想或术后复发率高的患者,大多是由于食管壁内深层静脉扩张或交通支的缘故。

术后单纯用胃镜复查食管静脉曲张之变化,判断治疗效果及预后有一定的局限性。看不到食管壁内深层静脉曲张的情况。对伴有食管壁深层静脉扩张或伴有交通支形成的患者单纯结扎治疗效果不理想。应改用食管静脉曲张硬化疗法或硬化与结扎并用联合治疗可收到良好的效果。微探头超声胃镜在食管静脉曲张治疗的临床应用,对选择食管静脉曲张的治疗方案及判断预后有一定的指导意义。

(五)并发症

动物实验及临床研究表明,由于结扎术后食管肌层是完整的,因而该治疗是安全的,并发症发生率较低。

1.会咽-食管保护管置放相关并发症

此并发症主要包括食管撕裂伤及出血,挤压伤、食管静脉破裂出血及食管穿孔。导致食管静脉破裂出血的原因有两种:①保护管置入过程中直接损伤;②咽道管插入食管上段后,压迫曲张静脉使食管中段曲张静脉回流受阻,压力升高,导致破裂出血。使用扩张器置放保护管,较经内镜置放可以降低上述并发症的发生率,使用多连发结扎器则无此类并发症。一旦发生食管黏膜下损伤和食管穿孔,应终止进行内镜结扎治疗,必要时进行对比剂的食管造影,进一步证实有无黏膜下损伤,有无对比剂渗入纵隔现象,及有无纵隔气肿和颈部皮下组织积气。否则,应立即禁食、输液、抗生素治疗,并严密观察,必要时请胸科会诊,以便及时手术处理。

2.结扎治疗相关并发症

此并发症主要包括以下几个方面。①胸痛:发生于术后 2～3 天,持续 2～3 天后自行缓解,一般不需特殊处理。②急性食管梗阻或出血:因结扎的曲张静脉阻塞食管腔而致狭窄,过早进非流质食物使结扎球过早脱落致出血。③食管瘢痕狭窄:因反复结扎脱落形成溃疡,愈合后瘢痕形成,导致食管狭窄。

(六)术后处理

(1)术后严密检测患者血压、脉搏及一般情况。术后不用鼻胃导管。

(2)术后禁食 72 小时,以防结扎圈因进食过早脱落致大出血,禁食期间予以补液静脉营养支持。72 小时后可进流食,逐渐过渡到软食。

(3)结扎术后患者可出现短时间的胸骨后疼痛和吞咽不适,持续 2～3 天可自行缓解,一般不需特殊处理。

(4)并发曲张静脉破裂出血,应改行硬化止血或栓塞止血。

(5)食管撕裂及出血可试用金属夹子钳夹止血。

(6)食管狭窄采用"内镜扩张术"或"Savary-Gilliard 扩张器扩张"。

(7)食管穿孔可采用手术或保守治疗。

(8)结扎团块 4～10 天开始坏死,随后坏死组织腐脱、橡皮圈脱落,遗留基底部白色深 1～2 mm 直径 10～12 mm 的圆或椭圆的浅溃疡,2～3 周后覆盖上皮组织修复。故结扎后应休息 12～14 天再行下一次结扎,直至曲张静脉根治,如经过 4 次结扎治疗仍见到二度曲张静脉,则应改换或联合使用硬化术。曲张静脉根治 1～2 年内应每 3 个月复查一次内镜,若有静脉曲张复发,即予以再结扎直至根治,随后 6～12 个月内镜随访一次,3 年后终生内镜随访,每年一次,只要发现食管曲张静脉就进入根治性结扎治疗,使之终生内镜随访。

四、硬化治疗

内镜下静脉曲张硬化疗法(endoscopic variceal sclerosis,EVS)的原理是使用注射局部黏膜和曲张的静脉发生化学性炎症,曲张的静脉内血栓形成,2 周后肉芽组织逐渐取代血栓,3 个月后肉芽组织逐渐机化,静脉周围黏膜凝固坏死形成纤维化,增强静脉的覆盖层,从而防止曲张静脉破裂出血,同时可以消除已经出现的曲张静脉。

(一)适应证

(1)急性食管及结合部曲张静脉出血,须立即止血。

(2)食管静脉曲张出血的间歇期。

(3)既往曾接受分流术或脾切除术后再出血。

(4)重度食管静脉曲张,有出血史者,全身情况不能耐受外科手术。

(5)结扎治疗术中并发大出血,可以快速盲目的再结扎,但成功率低,如再结扎失败,应立即改为硬化治疗。

(6)既往无曲张静脉出血史的患者,预防性内镜硬化治疗是相对适应证。

(二)禁忌证

(1)二度以上胃底静脉曲张。

(2)长期用三腔二囊管压迫可能造成较广泛的溃疡及坏死,EVS 疗效常不满意。

(三)手术方法

1.硬化剂

有关硬化剂的选择和用量目前尚无统一规范,理想的硬化剂应是组织反应轻,黏度小并能迅速形成血栓,能收缩血管,引起无菌性组织坏死。常用:①1%乙氧硬化醇,本品较为理想,其特点是硬化剂效果可靠,局部及系统不良反应小,本品每点注射 1～2 mL,一次总量为每点 4～6 mL,一次总量不超过 20 mL。②5%鱼肝油酸钠:使用也较为普遍,注射量为每点 4～6 mL,一次总量不超过 20 mL。③5%油酸氨基乙醇:本品刺激性较小,目前也较广泛采用,注射量每点 2～3 mL,一次总量不超过 25 mL。④0.5%～1.5%硫酸(sodium teradecyl sulfate,STD):每点注射 5 mL 左右,本品注射 5 mL 左右,本品组织损伤较大,已较少使用。

2.注射方法

注射方法有 3 种:曲张静脉内注射、曲张静脉旁注射和联合注射。对小的曲张静脉作血管内注射,对大的曲张静脉采取联合注射法,即先注射在曲张静脉旁,以压迫曲张静脉使其管腔缩小,随后再行静脉腔内直接注射使之闭塞,因为纯静脉内较大量注入硬化剂可能导致系统不良反应,而只产生有限的局部作用。具体操作方法根据曲张静脉程度选择。

(1)曲张静脉硬化法:①常规内镜检查上消化道,排除其他病灶出血,记录食管静脉曲张的程度及范围,内镜对准食管-胃接合部以上 2 cm 的食管下段曲张静脉。②插入内镜注射针(针头处于套管内)并伸出镜端约 1.0 cm,使其前端对准待硬化的曲张静脉。③伸出注射针头,直接穿刺静脉,采用"运动注射法",即在注射过程中不断做注射针的小幅度出入运动,目的是使硬化剂能够渗入静脉周围,高压快速推入 2～3 mL。

(2)二度至三度曲张静脉硬化法:①前两步同一度曲张静脉硬化法;②使食管腔足够充气,直视下伸出针头并迅速穿刺入曲张静脉旁的黏膜下;③采用"进针注射法",即针头浅刺黏膜后即同时注射硬化剂,一边穿刺进针,一边缓慢推注硬化剂,注射量以使局部在镜下出现灰白色黏膜隆起为准,一般每点注射 1～2 mL,同样手法注射曲张静脉的另一侧;④在已被硬化的曲张静脉两旁注射针眼之间,直接穿刺曲张的静脉,在静脉腔内注入 1%乙氧硬化醇。

(3)食管壁硬化法:每次曲张静脉硬化治疗后,对可见的食管下段静脉柱之间的黏膜采用"进针注射法"硬化食管壁。使镜下见灰色隆起。此法对提高治疗的长期效果、预防新生曲张静脉的形成和出血是十分必要的。

(4)镜下柱状出血硬化止血法:首先从出血点的远侧(胃腔侧)开始,环绕出血点静脉内、静脉旁注射止血是十分必要的。

(5)择期重复内镜硬化治疗:重复 EVS 治疗操作简单,损伤较小,且不影响肝功能,虽不一定能改善远期生存,但确能根除食管曲张静脉。是出血间歇期预防再出血的唯一有效途径。曲张静脉是通过连续多次的注射才能完全消失。重复治疗应在 1～2 周后施行,直至曲张之静脉完全消失或只留白色硬索状血管为止,这一点至关重要,实验及临床报告,多次注射者,病理性炎症及血栓明显,但不宜过频(<1 周),间期过短止血效果不佳,不良反应发生的频度和严重不良反应的发生都要多。多数病例施行 3～5 次治疗可以使可见曲张静脉根除,第一次复查胃镜应在根除后 4 周,此后 1～2 年内每 3 个月内镜随访一次,随后 6～12 个月内镜随访一次,3 年后终生内镜随访每年一次,每次随访内镜只要有可见的曲张静脉消失,长期系统内镜随访是硬化治疗的基本环节,其目的在于通过反复注射完全消除可见的曲张静脉,使食管黏膜下层组织纤维化,从而降低晚期再发出血率。

（四）疗效判断

近 10 年来的前瞻性对照观察,EVS 急诊止血疗效为 75%～94%。经过重复治疗的病例,再出血率明显减少,硬化组再出血率为 8%～43%,对照组为 27%～75%。大约 10% 的患者曲张静脉未根除之前持续出血,对于这些 EVS 无效的患者应及时采取其他的治疗反复,通常推荐外科分流或断流手术。

影响疗效的因素。①硬化剂注射次数,多数认为注射 4 次以上疗效好;②硬化治疗的时机,食管静脉曲张出血尤其是大出血的患者择期 EVS 术较紧急 EVS 术效果好,且较安全;③肝病的严重程度,Sauerbruch 报道 96 例 EVS 术前瞻性研究证明预后与肝病严重程度密切相关,硬化剂治疗后 1 年生存率 ChildA 级患者 100%,B 级 82%,而 C 级 38%。

EVS 术存在的主要问题是门静脉高压症持续存在,曲张静脉终将复发或再出血,患者需终生随访,重复内镜检查或硬化治疗。

（五）并发症

发生率为 10%～33%。其中 1/3 为严重并发症,病死率为 0～2.3%。

1.出血

对穿刺点渗血,可用镜身或肾上腺素棉球压迫,一般就可止血,注射后几日再出血,主要是穿刺痂皮脱落,黏膜糜烂溃疡所致,溃疡引起出血大部分为渗血,用热凝、电凝等方法有时难以控制,常用止血夹子来控制出血。持续较大的出血来源于破裂的曲张静脉,最好的办法是使用组织黏合剂栓塞静脉,或再次行 EVS 术以控制出血。气囊压迫止血可使穿孔危险增大,应尽量减少使用。

2.溃疡

溃疡发生率为 22%～78%,有浅溃疡和深溃疡两类,一般多无症状,可在 3～4 周内自愈。发生原因与硬化剂的刺激性、注射次数、硬化剂黏膜下泄漏程度有关,大而深的溃疡可能并发出血,可予抗溃疡及止血药物治疗。

3.穿孔

穿孔发生率通常很低,<1%,可因注射针头过粗或过长,过深注射使硬化剂引起食管肌层广泛坏死而穿孔。一旦发生,应立即胃肠引流,必要时胸腔引流,全胃肠外营养和抗生素联合保守治疗,小穿孔可以愈合,大穿孔病死率高达 75%～100%,操作中应高度重视。

4.狭窄

狭窄发生率为 3%,主要见于长期重复注射治疗的患者,血管旁注射法更易发生,系食管壁坏死过深的结果。早期在坏死愈合后,狭窄形成前,采用每周两次的单纯内镜扩张术,可以防止狭窄发生,后期对于已形成的狭窄可使用 Savary-Gilliard 扩张器进行扩张治疗,但最大扩张不宜超过 12.8 mm,无需外科治疗。

5.其他

如胸骨后疼痛、吞咽哽噎感、发热等较为常见,一般在术后 2～3 天内自行消失,无需处理。此外尚可发生菌血症、吸入性肺炎、胸腔积液、脓胸、颈部气肿、纵隔炎、食管旁脓肿等。尽量用短的注射针(<5 mm)、尽量采用血管内注射法、及时应用抗生素可预防此类并发症的发生。

（六）术后处理

(1)密切检测患者的血压、脉搏及一般情况。

(2)禁食、补液 1 天,此后温流质饮食 2 天,一周内半流食,逐渐在 8～10 天内过渡到软食。

（3）术后卧床休息 1～2 天，然后可起床进行轻微的活动，原则上还是多卧床少活动，更忌做下蹲、屈身弯腰等较大的活动。

（4）酌情使用抗生素。特别是对一般状况差，有重要全身疾病和/或有吸入可能者。

（5）口服黏膜保护剂。

五、栓塞治疗术

1981 年，Gotlib 首先使用了组织黏合剂（Histoacryl）行内镜下栓塞治疗术。组织黏合剂即 N-J 基-α-腈基丙烯酸酯（N-buutyl-2,cyanoacrylate）是一种快速固化的水溶性制剂，静脉注射后与血液接触能在几秒钟内发生聚合反应、硬化，迅速堵住出血的食管曲张静脉或胃曲张静脉。目前有学者认为栓塞疗法为食管静脉曲张活动性出血首选方法，也是胃静脉曲张出血内镜治疗唯一可选择的有效措施。

（一）适应证

组织黏合剂注射法的原理与硬化疗法是相似的，因而其适应证也基本相同，且可用于胃底静脉曲张的治疗，故较硬化治疗适应证更为广泛。

（1）急性活动性食管和胃底曲张静脉出血期，有人主张作为首选。

（2）三度红色征（＋）的食管静脉曲张。

（3）二度以上的胃底静脉曲张。

（4）结扎治疗和硬化治疗术中并发大出血者。

（二）禁忌证

同一般内镜检查的禁忌证。

（三）术前器械准备

1.内镜

选择同硬化治疗，为了预防黏合剂与内镜前端黏合造成内镜损害，使用硅油涂抹内镜前端蛇骨管部位及镜面，形成硅油保护层。工作通道也应吸入硅油，使工作通道腔面内面形成硅油保护膜。

2.注射针

不同于硬化治疗，适用于栓塞治疗的注射针头工作长度为 7 mm，直径 0.7 mm，注射针内芯塑料管长度 180 cm，直径为 4F，过长的内芯导管将明显增加栓塞剂注射过程的难度。胃底曲张静脉栓塞时，针头可略长出 1～2 mm。注射前先用蒸馏水检查注射针是否通畅，同时计量注射针内芯容量，通常长 180 cm，外径为 4 F 的塑料导管内芯容量为 0.7 mL。检查注射针确实通畅后向内注入少许脂溶性碘剂（Lipiodol），然后将其排出，目的是使 Liplodol 在针芯内层管壁形成一层膜，以防止组织黏合剂过快凝固。

3.栓塞剂

目前广泛使用的栓塞剂为组织黏合剂——组织丙烯酸酯是氰基丙烯酸类高分子化合物的一种，由于其具有长烷基链的特点，因而组织毒性低，少量使用不会造成人体中毒反应。其为水溶性液体，空气中生理盐水环境下，20 秒完全固化，遇血则立即发生固化，因此限量情况下，将其直接注射到局部曲张静脉栓塞，不至于产生系统静脉栓塞的不良反应。为防止 Histoacryl 在注射针内芯导管内很快固化，而黏堵住管腔，无法注射到曲张的静脉腔内，临床应用时主要采用两种方法。①稀释法：将 Histoacryl 与 Lipiodol 以 0.5 mL：0.8 mL 比例的注射器内混合备用，总量为 1.3 mL,其聚合时间可延长至 20 秒。②"三明治夹心法":即生理盐水 1 mL,Histoacry 10.5 mL,生理盐水 0.5 mL,稀释的目的在于可以减缓组织黏合剂过快凝固,混合脂溶性碘剂可便于进行 X 线透视及拍片。与 Histoacryl 不同的是 D-TH 液采用"原液法"(即不作任何稀释注射),操作方便。目前临床上多采用稀释法。

4.其他准备

装有混合液的注射器和备好的注射针分别放置于工作台备用,另备数个 2 mL 注射器,抽满蒸馏水,用于冲刷掉注射针管内残余的黏合剂及冲洗注射针。由于组织黏合剂的黏合性很强,每个操作者都应戴上保护眼镜,以防高压推注时不慎溅入眼睛。

(四)术前患者准备

患者的眼睛应采取保护措施,余同结扎治疗术。

(五)操作方法

(1)常规内镜检查确定排除其他原因出血,寻找合适的注射部位,出血间歇期选曲张静脉最隆起点为注射部位,出血活动期注射部位以曲张静脉的部位不同而不同,食管曲张静脉尽可能于出血点或其近侧(近贲门侧)注射,结合部曲张静脉接近贲门出血点注射,当出血点直接注射困难时,可在出血点旁最容易注射处进针,胃底曲张静脉尽可能接近出血点注射,如不可能,可在出血点旁穿刺破裂出血的血管。

(2)插入备好内镜注射针(此时针头退入外管内)用注射针外管前端触探静脉,以判定确实为曲张静脉,并最后确定针头穿刺部位。

(3)将备好黏合剂混合液的注射器与注射针尾相连。

(4)注射针外管前端恰好接触注射部位,伸出针头并使之穿刺入血管腔内,应尽可能避免静脉旁过深注射至食管肌层,因为静脉旁组织黏合剂注射将会导致严重的局部黏膜深溃疡。

(5)快速、强力推入黏合剂混合液。三度食管曲张静脉从贲门到食管中段,每点注射 0.5 mL,最大量不超过 1.0 mL,一度胃底曲张静脉每点注射 0.5 mL,二度至三度胃底曲张静脉每点注射 1.0 mL,每根曲张静脉注射 2~3 点。于选择的被穿刺部位准确地进行静脉腔内注射组织黏合剂是栓塞技术的关键,如静脉旁黏膜下注射则出现蓝灰色黏膜隆起,而准确注入静脉腔内则无此现象,应尽可能绝对避免静脉旁注射,以免导致严重的局部黏膜深溃疡。

(6)快速更换注射器,注入 0.7~1.0 mL 蒸馏水(内镜注射针内芯容量),以确保所有黏合剂完全注入曲张静脉内,随即可见活动性出血立即停止。

(7)然后迅速将注射针头退入注射针外管内,并使整个注射针前端于食管腔中央向前插入,使针端远离镜面,以确保内镜镜面不被粘住。一次注射后至少 20 秒内避免吸引,以防从充血点注射部位漏出的未凝固的黏合剂被吸入内镜工作通道造成管腔阻塞。已经凝固的黏膜如被吸入工作通道,需要立即退出内镜,使用内镜刷清除。

(8)20 秒之后再以相同的方法进行其他部位的栓塞治疗。

(9)制订栓塞治疗计划:①食管曲张静脉出血急性期栓塞止血后,对其他可见的曲张静脉同时进行硬化治疗或结扎治疗,并进入根除治疗计划。三度红色征时,局部栓塞后,小的曲张静脉同时进入根除治疗计划;②接合部曲张静脉出血急性期栓塞治疗止血后,第 4 天随访,如有曲张静脉,可进行再次栓塞或配合硬化治疗;③胃底曲张静脉出血急性期栓塞止血后,对其他的曲张静脉也同时进行栓塞,术后第 4 天进行第一次内镜随访,确保是否有未被栓塞硬化的曲张静脉,如有则再次栓塞治疗,此后每周复查内镜一次,并视情况决定是否栓塞治疗,直到所有曲张静脉被完全栓塞。

(六)并发症

1.大出血、食管狭窄、溃疡及穿孔

主要原因是栓塞技术错误和用量过大,技术的关键是掌握快速准确的静脉腔内阻塞,静脉旁、黏膜下或过深食管肌层注射及过量注射,是造成上述并发症的根本原因。一旦发生,同硬化剂并发症的治疗。

2.异位栓塞

如单次注射组织黏合剂混合液的量不超过 1.0 mL,则无造成系统栓塞的危险。

(七)术后处理

(1)术后常规处理同硬化剂治疗。

(2)栓塞治疗期间应停止使用所有制酸剂,因为胃内低酸环境易诱发感染。

(3)注入的组织黏合剂本是一种异物,但在食管或胃壁内存在一至数日而不会造成任何出血或其他不良反应,以后逐渐被排入食管、胃腔内,必要时可以通过内镜异物取出方法加以取除。

(孙　恬)

第七节　非静脉曲张性上消化道出血的内镜治疗

非静脉曲张性上消化道出血是临床上常见的类型,原因众多,常见的有溃疡、炎症、黏膜病变、黏膜撕裂、肿瘤及内镜治疗后出血,其中以消化性溃疡最常见。

一、分类

(1)根据临床表现分类分为活动性出血、自限性出血和慢性出血。

(2)内镜下表现分类:目前世界范围内较为广泛应用的是改良 Forrest 分类法。

1)Forrest Ⅰ:活动性出血。①Ⅰa:喷射性活动性出血(动脉性)。②Ⅰb:渗出性活动性出血(静脉性或微小动脉性)。

2)Forrest Ⅱ:近期出血性病灶(黑色基底血块附着,突起血管)。①Ⅱa:有"可见血管残端"。②Ⅱb:无"可见血管残端"。

3)Forrest Ⅲ:单发病灶但无近期出血迹象。

对于消化道出血,传统的方法是药物或急诊手术止血,药物止血失败者也转为手术治疗。随着内镜技术的发展,内镜止血已成为目前消化道出血治疗的首选方法。

二、药物喷洒止血

(一)适应证及禁忌证

1.适应证

(1)局限性的较表浅的黏膜面糜烂或溃疡面出血。

(2)贲门黏膜撕裂。

(3)内镜下黏膜活检术后及息肉切除术后出血。

2.禁忌证

(1)弥漫性黏膜病变。

（2）巨大血管瘤出血。

（3）应激性溃疡。

（4）食管、胃、肠滋养动脉破裂出血。

（二）术前药物准备

（1）去甲肾上腺素溶液：可收缩局部血管，浓度为 8 mg/100 mL，每次用量 20～40 mL，最多 100～200 mL。可用冰盐水来配制，收缩血管效果更好。

（2）凝血酶：直接作用于局部出血部位中的纤维蛋白原，使其成为纤维蛋白，加速血液的凝固达到止血。浓度 400 U/mL 为宜，临用时新鲜配制。

（3）孟氏液（Monsell）：即碱式硫酸亚铁溶液，系硫酸亚铁经硫酸和硝酸处理后加热制成，是一种强烈的表面收敛剂，遇血后使血液发生凝固，在出血创面形成一层棕黑色、牢固黏附在表面的收敛膜，5%～10%浓度最适宜，用量 20～40 mL。动物实验结果表明，Monsell 溶液能收缩出血灶周围组织的血管，甚至使血管痉挛使出血减少或停止，并有促使血液凝固的作用。本品主要用于溃疡边缘渗血、出血、糜烂性胃炎、息肉摘除术后表面渗血等，对动脉喷射性出血效果较差。本药可使胃肠道平滑肌强烈收缩，剂量过大时患者可有腹痛和呕吐等不良反应，个别患者由于食管和喉头痉挛，以致胃镜拔出困难。

（三）操作方法

（1）常规急诊内镜检查。

（2）先清除血凝块和胃肠内潴留液，暴露出血部位，自活检孔道插入冲洗管，直视下向出血病灶喷洒止血药，出血停止后退镜。

三、局部注射止血

20 世纪 70 年代初期，Soehendra 首次将内镜注射止血技术应用于临床，目前已成为治疗内镜基本技术之一。

（一）适应证

（1）溃疡面显露的小血管出血。

（2）贲门黏膜撕裂综合征。

（3）Dieulafoy 病变出血。

（4）局限性血管畸形出血。

（5）胃肠道早期癌或息肉内镜下切除术后出血。

（二）禁忌证

（1）广泛损伤性出血，如弥漫出血性胃炎、广泛的血管畸形、结肠血管发育不良。

（2）大而深的十二指肠球部和胃溃疡并出血。

（三）操作方法

1.器械

内镜注射针，主要有金属和塑料注射针两种，塑料注射针较金属注射针更为实用，且易清洗消毒，目前还有一次性塑料注射针，实用更方便、安全。塑料注射针有外径 5F（1.59 mm）和 7F（2.23 mm）两种，分别适合于工作通道为 2.8 mm 和 3.7 mm 的内镜。注射针的外径 0.5 mm，长度应小于 7 mm，以防发生穿孔，针尖的斜坡面（马蹄面）应小。注射针管应可选用 1 mL、2 mL 或 5 mL 注射器，使用前应常规检查注射针头是否通畅。如注射油性或高黏度药液时，可用高压注射手枪。

2.药物准备

(1)高渗盐水-肾上腺素溶液(hypertonic saline-epinephrine,HS-E):该溶液止血机制为肾上腺素有强力的血管收缩作用,而高渗钠可延长作用时间。肾上腺素局部作用的时间,并使黏膜下组织肿胀,使血管发生纤维化变性及血管内血栓形成。局部注射 HS-E 液后,胃壁局部血流缓慢,有利于止血。为预防溃疡形成,该溶液配制为 1.5% NaCl 溶液 20 mL 加 0.1%肾上腺素 1 mL,为了减少疼痛还可酌情加入 2%利多卡因。

(2)1∶10 000 肾上腺素配制法:为 1 mL(含 1 mg)肾上腺素加生理盐水至 10 mL。

(3)95%~100%无水酒精:注射于出血的周围或基底部,可使其脱水、固定,引起血管收缩、管壁坏死或血栓形成达到止血目的,同时尚有刺激局部组织修复的作用。

(4)1%乙氧硬化醇,可使局部组织水肿,出血灶周围压力增高,压迫血管,血管内血栓形成。

(5)高渗盐水或生理盐水:注射于出血血管的周围或基底部,使黏膜下组织肿胀,压迫血管,达到止血的目的。高渗盐水浓度多为 15%~20%,总量 3~5 mL,生理盐水量为 10~20 mL。

3.操作方法

(1)根据出血部位选择使用前视或前斜视治疗内镜,有抬举器更好。

(2)常规插入内镜,行消化道急诊内镜检查,发现活动性出血灶后用蒸馏水冲去渗血。

(3)从活检管道插入注射针,注射针伸出内镜前端 3 cm 左右,以免伸出过长使操作失控,伸出过短使刺入部位发生裂伤。

(4)注射针头刺入出血灶应保持 45°角,以免角度过大使针头刺入太深,过小使针头刺入太浅,针头刺入出血灶的深度一般是 3~5 mm,使针头刺入黏膜层、黏膜下层而不会进入肌层引起坏死、溃疡、穿孔。

(5)在距离出血病灶 1~2 mm 处分为 3~4 点注射,每点注射的量依止血药物的种类不同而不同。1∶20 000 去甲肾上腺素和 HS-E 每点注射 1~2 mL,总量 5~10 mL。1∶20 000 肾上腺素每点注射 0.5 mL,总量不超过 10 mL,无水酒精每点注射 0.1~0.2 mL(最好使用皮试注射器),注射速度应小于 0.2 mL/s,总量不超过 1.2 mL,以免引起黏膜坏死。凝血酶注射总量 10~15 mL,1%乙氧硬化醇注射总量不超过 5 mL。

4.注射技术

(1)溃疡性出血:采用 3 种方式。①溃疡基底部直接注射;②出血血管周围注射;③可见血管直接注射。首先推荐单纯去甲肾上腺素注射,次选去甲肾上腺素+乙氧硬化醇联合注射,即在溃疡基底部黏膜下层环绕血管直接注射 5~10 天肾上腺素稀溶液,在上述部位待出血停止后,视野清楚情况下,再注射乙氧硬化醇,以加强止血作用。

(2)贲门黏膜撕裂综合征:沿撕裂黏膜的边缘逐点注射,如见出血点或有血管残端,应直接进行出血点部位注射止血,最常使用的止血剂是 1∶20 000 肾上腺素。

(3)内镜治疗术后出血:最常见的是息肉切除术后及十二指肠乳头切开术后出血,息肉切除术后出血常发生在粗蒂、广蒂或无蒂大息肉,可在电凝切除术前预防性注射 1∶20 000 肾上腺素于息肉蒂基底部中央 3~5 mL,注射量不宜过多,以免影响息肉切除术。息肉切除后基底部少量渗血,注射方法同溃疡出血,环形局部黏膜下注射 1∶20 000 肾上腺素,如基底部动脉性出血或可见血管残端则不宜采用注射止血术,应选用止血夹钳夹止血。

5.退镜

注射后观察数分钟,也可在内镜直视下用冰盐水冲洗血凝块以判断止血效果,必要时可补充注射,确认无新鲜出血后退镜。

6.并发症及处理

可能发生的并发症如下。①局部并发症:注射高渗盐水、酒精及乙氧硬化醇时,可发生注射后疼痛,而且过量过深注射时将导致注射局部黏膜坏死,如超过正常量大剂量,坏死将扩大,最终发生穿孔。坏死面如并发活动性出血常需手术。②全身不良反应:肾上腺素吸收可导致心动过速或血压明显升高,但发生率很低,预防措施是降低注射浓度减少注射量。对原有心血管疾病的患者慎用去甲肾上腺素及肾上腺素稀释液注射。

四、金属钛夹止血术

金属夹子钳夹止血法是近年来国外开展的一种有效的内镜止血方法,其基本原理是利用特制金属小止血,经内镜活检孔插入内镜,对准出血部位,直接将出血的血管或撕裂的黏膜夹持住起到机械压迫止血及"缝合"的作用,特别是对非静脉曲张性急性活动性出血及可见血管残端是一种简便有效的立即止血和预防再出血发生的方法。

(一)适应证及禁忌证

1.适应证

(1)急慢性消化性溃疡出血,直肠孤立性溃疡出血。

(2)贲门黏膜撕裂综合征。

(3)Dieulafoy病。

(4)非门静脉高压性胃底静脉瘤并急性大出血。

(5)肿瘤出血——血管残端可见性出血。

(6)内镜治疗术后出血如组织活检后出血、息肉切除术后出血、黏膜切除术后出血。

(7)带蒂息肉切除前预防出血。

(8)直径小于 0.5 cm 的穿孔并出血。

2.禁忌证

(1)直径大于 2 mm 直径的动脉性出血。

(2)溃疡大穿孔合并出血。

(3)弥漫性黏膜出血。

(二)术前准备

器械准备如下。

1.持夹钳

由操作部、外管、内管及金属夹钩 3 个部分组成。且均有旋转装置,用于钳夹前调整金属夹方向。根据所需内镜的长度及活检孔道不一样,其长度和外径亦不一样。

2.金属夹

根据夹臂的长度不同分为标准型、长夹子及短夹子 3 种类型。又根据夹子臂之间的夹角分为 90°、135°两种类型。根据用途又分为止血夹子和病变标记夹子。

(三)操作方法

(1)常规插入胃镜,寻找出血灶,并明确部位,暴露清晰血管断端。

(2)从内镜工作钳道插入安装好的止血夹系统,在术者指导下,助手持止血夹持放器,向后移动手柄部的塑料管关节,使止血夹伸出显示视野中。若出血部位特殊,如胃底部,首先伸直内镜前端使止血夹伸出镜端,再反转或较大角度弯曲内镜前端。

（3）适当向后移动手柄部内芯线滑动柄，止血夹张开度将达到最大（1.2 cm），继续向后移动，止血夹将逐渐缩小张开度，缩小的程度与向后移动的距离成正比。根据病灶的大小决定选择止血夹的张开度，如夹子张开度过小，不能适应钳夹止血。

（4）助手通过顺时针方向旋转止血夹手柄部的方法调节钮或新型持放器的旋转齿轮，以调整前端止血夹方向。

（5）当止血夹的张开度和方向恰好与钳夹目标相适应时，术者推进止血夹，使张开的止血夹尽量垂直接触出血部及部分周围组织，此时助手用力使内芯线滑动柄向后滑动，套锁止血夹，当听到"喀嗒"声说明夹子已完全合拢。

（6）推动内芯线滑动柄，使内芯线前端小钩脱离止血夹连接柄，退出止血夹持放器，操作完成后认真观察结扎是否牢固，是否确实有效止血。结扎止血的数量，可根据病灶大小，长度而定，一次可使用一至数个止血夹。

五、电凝止血术

高频电流通过人体会产生热效应，使组织凝固，坏死达到止血目的。

（一）适应证及禁忌证

1.适应证

溃疡病出血、局限的胃黏膜糜烂出血、胃肠息肉切除术后出血、贲门黏膜撕裂综合征、小血管畸形出血。

2.禁忌证

弥漫性胃黏膜糜烂出血、深溃疡底部出血。

（二）术前准备

同常规内镜检查，并于术前筋内注射地西泮 10 mg 及丁溴东莨菪碱 20 mg，以减少胃肠蠕动及恶心、呕吐等反应。对出血量较大的患者，先纠正低血容量状态，如胃内有大量积血，应插入较粗的胃管将积血抽净并冲洗，以便易于暴露出血病灶。

（三）操作方法

（1）常规插入内镜，发现出血病灶后，用生理盐水冲洗病灶表面血凝块，充分暴露病灶，尤其是出血血管更应暴露清晰。

（2）检查高频电发生器及各种电极连接有无故障。

（3）插入相应的电凝电极探头，探头正面对准出血病灶，轻轻按压在出血病灶中心部位，运用单纯凝固波形电流，电流指数为3～4，通电时间为2～3秒，确认出血停止后退出内镜。

（4）轻轻撤离电凝器，对病灶适量注水，观察1～2分钟，确认出血停止后退出内镜。

（四）疗效判断

一般来说，高频电凝止血的疗效可达80%～90%，单极电凝止血较多极电凝止血成功率更高，首次止血成功率为97%，第2次电凝的成功率为94%。多极电凝止血取消了对极板，电流的热能仅作用于每对电极间组织，凝固坏死的范围小，局限于表层，对深层组织影响不大，首次止血率可达94%，但再出血率较高达19%，但 Laine 证实，在无隆起血管溃疡组，MPEC 治疗使再出血率、急诊手术率、住院时间及医疗费用都明显降低。

(五)并发症

1.穿孔

穿孔发生率为1.8％,多发生于单极电凝止血,因其通电时难以预测管壁损伤程度及深度,一旦发生即按急性胃肠穿孔常规处理。

2.出血

单极电凝探头可能与凝固组织粘连,导致黏膜撕裂,引起继发性出血。为预防并发症的发生,电凝强度不能过高,通电时间不能太长,电凝创面不要过大,术后还要给予口服肠道抗生素、止血剂、黏膜保护剂,并给予半流质饮食,以促使电凝创面愈合。

六、微波止血术

微波止血术也是一种温热凝固疗法,它是利用电磁波产热来达到治疗目的,微波治疗可使组织的极性正负离子在瞬间产生局部高速震荡,从而产生高温,使蛋白凝固,达到止血目的。微波所引起的局部组织升温程度远不如高频电凝所引起的那么高,一般不超过100 ℃,与高频电凝止血术相比更加安全,其适应证同电凝止血术。

操作方法:常规插入内镜明确出血部位及性质,将微波电极经内镜活检孔插入,针头电极伸出内镜前端2～3 mm,瞄准出血病灶,将电极插入出血灶黏膜内1～2 mm,选择辐射功率30～50 W,通电时间10～15秒进行辐射,辐射后病变表面即刻出现白色凝固斑或呈棕黑色。病变范围大者,可更换部位,反复辐射凝固,直至出血停止。内镜直视观察数分钟,确定未再出血后推出内镜。注意电极拔除前通过离解电流,使电极与组织分离,缓慢将电极拔出,以免撕伤组织再致出血。

该方法可使直径3 mm的血管凝固,其疗效评价不一。Tabuse等报告虽然微波治疗的首次止血率为100％,但有21％的患者发生再出血。

七、热探头止血术

热探头(heater probe,HP)是一种接触性探头,可以压迫出血的血管阻断血流,然后供热闭塞血管,起到压迫和凝固血管的双重止血作用。热探头为一中空的铝制圆锥体,内有线圈,顶端表面涂有聚四氟乙烯层,探头将电极能转变为热能,温度可达150 ℃,传导到组织表面,使组织脱水,蛋白凝固,血管萎缩而止血。探头上带有间歇水喷头,可同时灌洗,以清除血液和其他组织碎屑。

方法:常规插入内镜,发现出血灶或出血血管后,清洗病变表面的血凝块,在内镜直视下,将热探头对准出血灶,热探头轻轻压在出血灶或出血血管表面,加压要适中,切勿重压以免损伤组织太深而致穿孔。热探头与出血病灶接触要紧密,否则影响止血效果。然后通电进行热凝固,待病变组织颜色变苍白后注水使探头冷却,并与凝固组织分离,如仍有出血,可再重复几次,直至出血停止,观察数分钟,确认无出血后退镜。注意在热凝固止血后,热探头脱离凝固组织前应充分喷水,使探头冷却,确认与组织分离后再退出探头,否则因探头与组织粘连而撕脱组织导致再出血。

八、氩离子电凝止血术

氩离子电凝止血术又称氩离子束凝固术(argon plasma coagulation,APC)是一种非接触性电凝固技术,其原理是利用特殊装置将氩气离子化,将能量传递至组织起到凝固作用。APC 术不仅用于治疗消化道出血,而且对早期癌肿、良恶性狭窄、息肉、血管畸形、Barrett 食管、糜烂性出血性胃炎等方面的治疗也有较好的疗效。

方法:在内镜直视下,先进镜观察出血病灶,然后经内镜钳道插入氩离子束凝固器导管,导管伸出内镜头端,直至病灶上方 0.3～0.5 cm,以每次 1～3 秒的时间施以氩离子凝固治疗后病灶表面泛白、泛黄甚至出现黝黑样变,氩离子凝固止血次数视出血病灶大小而定。APC 主要并发症有穿孔,发生率约 4%,胃肠胀气也较常见,少见的有局限肉芽肿性炎性息肉形成。治疗食管疾病时可发生吞咽疼痛、咽下困难、食管狭窄、食管出血,胸骨后疼痛及发热等。

(孙　恬)

第八节　十二指肠乳头肌切开术与胆道结石的内镜治疗

十二指肠乳头肌切开术(EST)与胆道结石的内镜治疗是近年来非手术治疗胆道、胰腺及壶腹部病变的有效方法,特别适合于胆囊手术切除后或不适合外科手术治疗的患者,减轻了患者手术治疗的痛苦,并具有良好的临床效果。

一、适应证与禁忌证

(一)适应证
(1)胆总管结石须取石、溶石及碎石治疗。
(2)胆囊结石并发胆总管结石,或反复发作的胆囊炎或胆绞痛,或反复发作的胰腺炎伴有胆总管下端狭窄,手术治疗前应先行 EST 治疗。
(3)良性乳头狭窄引起的胆汁淤积伴肝内外胆管扩张者。
(4)壶腹周围癌并发胆道狭窄须做胆肠引流者。
(5)有高度手术危险性的总胆管结石患者。
(6)少数胆道蛔虫患者须通过乳头肌切开术取出虫体者。
(7)急性化脓性胆管炎和急性胰腺炎须做紧急乳头切开术进行引流者。

(二)禁忌证
(1)有凝血机制障碍未纠正者。
(2)造影显示壶腹部以上总胆管有长段狭窄者。
(3)总胆管结石直径大于 1.5 cm,无碎石治疗条件者。

二、操作方法

(一)术前准备
(1)患者按胃镜检查前准备并检查凝血时间及凝血酶原时间。
(2)准备并调试好具有绝缘性能的十二指肠镜及高频电源发生器。
(3)将十二指肠乳头切开刀、网篮型或气囊型取石器等充分消毒。

（二）操作方法

（1）插镜并行逆行胰胆管造影术，观察病变情况。

（2）将带有乳头切开刀的导管插入乳头进入总胆管，注入造影剂确认电刀的位置后可准备切开。切开方向应在视野中乳头上方隆起部位 11～12 点钟的方向，切割长度 10～20 mm，以不超过乳头口侧的隆起上方为限。

（3）电凝、电切指数通常分别选择 3.5～4.0 和 3.0～3.5，混合比例为 3∶1 或 4∶1。尽量避免凝切时间过长，以防止引起局部严重充血、水肿而诱发急性胰腺炎或胆管炎。

胆总管结石：在乳头括约肌被切开后，对于 1.5 cm 以下的结石，可直接插入网篮型或气囊型取石器取石；对于大于 1.5 cm 以上的结石，先插入碎石网篮进行碎石，再进行取石。

对于乳头或壶腹部的恶性狭窄并发胆管扩张，应行胆道塑料支架或金属支架置入引流。等待手术治疗的患者也应该行鼻胆管引流或支架置入。

（三）术后观察

患者术后卧床休息并禁食 12 小时，给予静脉输液并加用抗生素。

三、并发症及其处理

（一）出血

出血是内镜下乳头切开的主要并发症之一，中等量以上出血的发生率为 1%～3%。切开时发生出血应迅速行高频电凝止血，一般即可止血；亦可采用凝血酶喷洒止血。如损伤动脉大出血，应及时采取手术治疗。

（二）穿孔

十二指肠穿孔发生率为 1%～4%，出现穿孔后，应禁食、胃肠减压及静脉补液，全身应用抗生素治疗，多数患者可经非手术治疗痊愈。

（三）急性胰腺炎

急性胰腺炎发生率可高达 14.5%，大多数为一过性淀粉酶增高，2～3 天后即可恢复正常。但极少数患者可演变成重症胰腺炎，则按急性胰腺炎治疗。

（四）急性胆囊炎

急性胆囊炎多发于伴有胆囊结石的患者，一旦发生急性胆囊炎，及时行胆囊切除治疗。

（五）结石嵌顿

结石嵌顿多与结石过大或乳头切口不够大有关，网篮取石形成结石嵌顿时，唯一的办法是将网篮由纵柄断开，把十二指肠镜拨出，使用紧急机械碎石装置，进行碎石。

（孙　恬）

第三章

呼吸内科疾病

第一节　流行性感冒

一、概述

流行性感冒(简称流感)是由流行性感冒病毒引起的急性呼吸道传染病,是人类面临的主要公共健康问题之一。1918年20世纪第一次流感世界大流行死亡人数达2 000万,比第一次世界大战死亡人数还多,以后陆续在1957年(H_2N_2)、1968年(H_1N_1)、1977年(H_1N_1)均有大流行。而近年来禽流感病毒H_5N_1连续在亚洲多个国家造成人类感染,形成了对公共卫生的严重威胁,同时也一再提醒人们,一次新的流感大流行随时可能发生。

二、病原学与致病性

流感病毒呈多形性,其中球形直径为80～120 nm,有囊膜。流感病毒属正黏病毒科,流感病毒属,基因组为分节段、单股、负链RNA。根据病毒颗粒核蛋白(NP)和基质蛋白(M_1)抗原及其基因特性的不同,流感病毒分为甲、乙、丙3型。

甲型流感病毒基因组由8个节段的单链RNA组成,负责编码病毒所有结构蛋白和非结构蛋白。甲型流感病毒囊膜上有3种突起:H、N和M_2蛋白,血凝素(H)和神经氨酸酶(N)为2种穿膜糖蛋白,它们突出于脂质包膜表面,分别与病毒吸附于敏感细胞和从受染细胞释放有关。第3种穿膜蛋白是M_2蛋白,这是一种离子通道蛋白,为病毒进入细胞后脱衣壳所必需。根据其表面H和N抗原的不同,甲型流感病毒又分成许多亚型。甲型流感病毒的血凝素共有16个亚型($H_{1\sim16}$)。神经氨酸酶则有9个亚型($N_{1\sim9}$)。所有16个亚型的血凝素和9个亚型的神经氨酸酶都在禽类中检测出,但只有H_1、H_2、H_3、H_5、H_7、H_9、N_1、N_2、N_3、N_7,可能还有N_8亚型引起人类流感流行。

流感病毒表面抗原特别是H抗原具有高度易变性,以此逃脱机体免疫系统对它的记忆、识别和清除。流感病毒抗原性变异形式有两种:抗原性飘移和抗原性转变。抗原性飘移主要是由于编码H或N蛋白基因点突变导致H或N蛋白分子上抗原位点氨基酸的替换,并由于人群选择压力使得小变异逐步积累。抗原性转变只发生于甲型流感病毒,当2种不同的甲型流感病毒同时感染同一宿主细胞时,其基因组的各节段可能会重新分配或组合,导致新的血凝素和/或神经氨酸酶的出现,或是 H、N 之间新的组合,从而产生一种新的甲型流感的亚型。

流感病毒在进入宿主细胞之后,其血凝素蛋白需先经宿主细胞的蛋白酶消化,成为 2 个由二硫键相连的多肽,这一过程病毒的致病性密切相关。在人类呼吸道和禽类胃肠道中有一种胰酶样的蛋白酶能够酶切流感病毒的血凝素,因此流感病毒往往引起人类呼吸道感染和禽类胃肠道感染。宿主细胞表面对病毒血凝素的受体在人和禽类之间是不同的,因此通常多数禽流感病毒不感染人类,但是已经有越来越多的证据表明,某些禽流感病毒可越过种属界限而感染人类。当两种分别来源于人和禽的流感同时感染同一例患者时,或另一种可能的中间宿主猪(因为猪对禽流感和人流感都敏感,而且与禽类和人都可能有密切接触),2 种病毒就有可能在复制自身的过程中发生基因成分的交换,产生新的"杂交"病毒。由于人类对其缺乏免疫力,因此患者往往病情严重,死亡率极高。

三、流行病学

流感传染源主要为流感患者和隐性感染者。人禽流感主要是患禽流感或携带禽流感病毒的鸡、鸭、鹅等家禽及其排泄物,特别是鸡传播。流感病毒主要是通过空气飞沫和直接接触传播。人禽流感是否还可通过消化道或伤口传播,至今尚缺乏证据。人对流感病毒普遍易感,新生儿对流感及其病毒的敏感性与成年人相同。青少年发病率高,儿童病情较重。流感流行具有一定的季节性。我国北方常发生于冬季,而南方多发生在冬夏两季,然而流感大流行可发生在任何季节。

根据发生特点不同流感发生可分为散发、暴发、流行和大流行。散发一般在非流行期间,病例在人群中呈散在零星分布,各病例在发病时间及地点上没有明显的联系。暴发是指一个集体或小地区在相当短时间内突然发生很多流感病例。流行是指在较大地区内流感发病率明显超出当地同期发病率水平,流感流行时发病率一般为 5%~20%。大流行的发生是由于新亚型毒株出现,由于人群普遍地缺乏免疫力,疾病传播迅速,流行范围超出国界和洲界,发病率可超过50%。世界性流感大流行间隔 10 年左右,常有 2~3 个波,通常第一波持续时间短,发病率高,第二波持续时间长,发病率低,有时还有第三波,第一波主要发生在城市和交通便利的地方,第二波主要发生在农村及交通闭塞地区。

四、临床表现

流感的潜伏期一般为 1~3 天。起病多急骤,症状变化较多,主要以全身中毒症状为主,呼吸道症状轻微或不明显。季节性流感多发于青少年,临床表现和轻重程度差异颇大,病死率通常不高,一般恢复快,不留后遗症,死者多为年迈体衰、年幼体弱或合并有慢性疾病的患者。在亚洲国家发生的人感染 H_5N_1 禽流感病毒有别于常见的季节性流感。感染后的临床症状往往比较严重,死亡率高达 50%,并且常常累及多种器官。流感根据临床表现可分为单纯型、肺炎型、中毒型、胃肠型。

(一)单纯型

最为常见,先有畏寒或寒战,发热,继之全身不适,腰背发酸、四肢疼痛,头昏、头痛。大部分患者有轻重不同的打喷嚏、鼻塞、流涕、咽痛、干咳或伴有少量黏液痰,有时有胸骨后烧灼感、紧压感或疼痛。发热可高达 39~40 ℃,一般持续 2~3 天渐降。部分患者可出现食欲缺乏、恶心、便

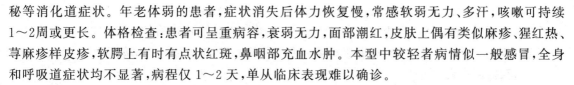

秘等消化道症状。年老体弱的患者,症状消失后体力恢复慢,常感软弱无力、多汗,咳嗽可持续1~2周或更长。体格检查:患者可呈重病容,衰弱无力,面部潮红,皮肤上偶有类似麻疹、猩红热、荨麻疹样皮疹,软腭上有时有点状红斑,鼻咽部充血水肿。本型中较轻者病情似一般感冒,全身和呼吸道症状均不显著,病程仅1~2天,单从临床表现难以确诊。

(二)肺炎型

本型常发生在2岁以下的小儿,或原有慢性基础疾病,如二尖瓣狭窄、肺源性心脏病、免疫力低者及孕妇、年老体弱者。其特点是在发病后24小时内可出现高热、烦躁、呼吸困难、咳血痰和明显发绀。全肺可有呼吸音减低、湿啰音或哮鸣音,但无肺实变体征。胸部X线可见双肺广泛小结节性浸润,近肺门较多,肺周围较少。上述症状可进行性加重,抗生素无效。病程1周至2月余,大部分患者可逐渐恢复,也可因呼吸循环衰竭在5~10天内死亡。

(三)中毒型

较少见。肺部体征不明显,具有全身血管系统和神经系统损害,有时可有脑炎或脑膜炎表现。临床表现为高热不退,神志昏迷,成人常有谵妄,儿童可发生抽搐。少数患者由于血管神经系统紊乱或肾上腺出血,导致血压下降或休克。

(四)胃肠型

主要表现为恶心、呕吐和严重腹泻,病程2~3天,恢复迅速。

五、诊断

流感的诊断主要依据流行病学资料,并结合典型临床表现确定,但在流行初期,散发或轻型的病例诊断比较困难,确诊往往需要实验室检查。流感常用辅助检查。

(一)一般辅助检查

1.外周血常规

白细胞总数不高或偏低,淋巴细胞相对增加,重症患者多有白细胞总数及淋巴细胞下降。

2.胸部影像学检查

单纯型患者胸部X线检查可正常,但重症尤其肺炎型患者胸部X线检查可显示单侧或双侧肺炎,少数可伴有胸腔积液等。

(二)流感病毒病原学检测及分型

流感病毒病原学检测及分型对确诊流感及与其他疾病如严重急性呼吸综合征(SARS)等鉴别十分重要,常用病毒学检测方法主要有以下几种。

1.病毒培养分离

病毒培养分离是诊断流感最常用和最可靠的方法之一。目前分离流感病毒主要应用马达犬肾细胞(Madin-Darby canine kidney,MDCK)为宿主系统。培养过程中观察细胞病变效应,并可应用血清学实验来进行鉴定和分型。传统的培养方法对于流感病毒的检测因需要时间较长(一般需要4~5天),不利于早期诊断和治疗。近年来新出现了一种快速流感病毒实验室培养技术——离心培养技术(shell vial culure,SVC),在流感病毒的快速培养分离上发挥了很大作用。离心培养法是在标本接种后进行长时间的低速离心,使标本中含病毒的颗粒在外力作用下被挤压吸附于培养细胞上,从而大大缩短了培养时间。

2.血清学诊断

血清学诊断主要是检测患者血清中的抗体水平,即用已知的流感病毒抗原来检测血清中的

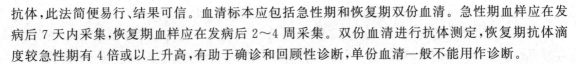

抗体,此法简便易行、结果可信。血清标本应包括急性期和恢复期双份血清。急性期血样应在发病后 7 天内采集,恢复期血样应在发病后 2～4 周采集。双份血清进行抗体测定,恢复期抗体滴度较急性期有 4 倍或以上升高,有助于确诊和回顾性诊断,单份血清一般不能用作诊断。

3.病毒抗原检测

对于病毒抗原的检测的方法主要有两类:直接荧光抗体检测(direct fluorescent antibody test,DFA)和快速酶(光)免法。DFA 用抗流感病毒的单克隆抗体直接检测临床标本中的病毒抗原,应用亚型特异性的单抗能够快速和直接地检测标本中的病毒抗原,并且可以进一步进行病毒的分型,不仅可用于诊断,还可以用于流行病学的调查。目前快速酶免、光免法主要有:Directigen FluA、Directigen Flu A plus B、Binax Now Flu A and B、Biostar FLU OIA、Quidel Quick vue 和 Zstat Flu test 等。值得注意的是,上述几种检测方法对于乙型流感病毒的检测效果不如甲型。

4.病毒核酸检测

以聚合酶链反应(polymerase chainreaction,PCR)技术为基础发展出了各种各样的病毒核酸检测方法,在流感病毒鉴定和分型方面发挥着越来越大的作用,不仅可以快速诊断流感,并且可以根据所分离病毒核酸序列的不同对病毒进行准确分型。常用的方法有核酸杂交、逆转录-聚合酶链反应、多重逆转录-聚合酶链反应、酶联免疫 PCR、实时定量 PCR、依赖性核酸序列扩增、荧光 PCR 等方法。

以上述各种检测方法为基础,很多生物制品公司开发出多种试剂盒供临床快速检测应用。近年来,应用基因芯片对流感病毒进行检测和分型是研究的一大热点,基因芯片灵敏度极高,并且可以同时检测多种病毒,尤其适用于流感多亚型、易变异的特点。目前多种基因芯片技术已应用到流感病毒的检测和分型中。

六、鉴别诊断

主要与除流感病毒的多种病毒、细菌等病原体引起的流感样疾病(influenza like illness,ILI)相鉴别。确诊需依据实验室检查,如病原体分离、血清学检查和核酸检测。

(一)普通感冒

普通感冒可由多种呼吸道病毒感染引起。除注意收集流行病学资料以外,通常流感全身症状比普通感冒重,而普通感冒呼吸道局部症状更突出。

(二)严重急性呼吸综合征(SARS)

SARS 是由 SARS 冠状病毒引起的一种具有明显传染性,可累及多个脏器、系统的特殊肺炎,临床上以发热、乏力、头痛、肌肉关节疼痛等全身症状和干咳、胸闷、呼吸困难等呼吸道症状为主要表现。临床表现类似肺炎型流感。根据流行病学史,临床症状和体征,一般实验室检查,胸部 X 线影像学变化,配合 SARS 病原学检测阳性,排除其他疾病,可做出 SARS 的诊断。

(三)肺炎支原体感染

发热、头痛、肌肉疼痛等全身症状较流感轻,呛咳症状较明显,或伴少量黏痰。胸部 X 线检查可见两肺纹理增深,并发肺炎时可见肺部斑片状阴影等间质肺炎表现。痰及咽拭子标本分离肺炎支原体可确诊。血清学检查对诊断有一定帮助,核酸探针或 PCR 有助于早期快速诊断。

(四)衣原体感染

发热、头痛、肌肉疼痛等全身症状较流感轻,可引起鼻旁窦炎、咽喉炎、中耳炎、气管-支气管

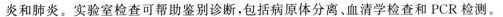

炎和肺炎。实验室检查可帮助鉴别诊断,包括病原体分离、血清学检查和 PCR 检测。

(五)嗜肺军团菌感染

夏秋季发病较多,并常与空调系统及水源污染有关。起病较急,畏寒、发热、头痛等,全身症状较明显,呼吸道症状表现为咳嗽、黏痰、痰血、胸闷、气促,少数可发展为 ARDS;呼吸道以外的症状也常见,如腹泻、精神症状及心功能和肾功能障碍,胸部 X 线检查示炎症浸润影。呼吸道分泌物、痰、血培养阳性可确定诊断,但检出率低。对呼吸道分泌物用直接荧光抗体法(DFA)检测抗原或用 PCR 检查核酸,对早期诊断有帮助。血清、尿间接免疫荧光抗体测定,也具诊断意义。

七、治疗

隔离患者,流行期间对公共场所加强通风和空气消毒,避免传染他人。

合理应用对症治疗药物,可对症应用解热药、缓解鼻黏膜充血药物、止咳祛痰药物等。

尽早应用抗流感病毒药物治疗:抗流感病毒药物治疗只有早期(起病 1~2 天)使用,才能取得最佳疗效。抗流感病毒化学治疗药物现有离子通道 M_2 阻滞剂(表 3-1)和神经氨酸酶抑制剂两类,前者包括金刚烷胺和金刚乙胺,后者包括奥司他韦和扎那米韦。

表 3-1 金刚烷胺和金刚乙胺用法和剂量

药名	年龄(岁)			
	1~9	10~12	13~16	≥65
金刚烷胺	5 mg/(kg·d) (最高 150 mg/d)分 2 次	100 mg 每天 2 次	100 mg 每天 2 次	≤100 mg/d
金刚乙胺	不推荐使用	不推荐使用	100 mg 每天 2 次	100 mg 或 200 mg/d

(一)离子通道 M_2 阻滞剂

金刚烷胺和金刚乙胺。对甲型流感病毒有活性,抑制其在细胞内的复制。在发病 24~48 小时使用,可减轻发热和全身症状,减少病毒排出,防止病毒扩散。金刚烷胺在肌酐清除率≤50 mL/min 时酌情减少用量,并密切观察其不良反应,必要时停药。血透对金刚烷胺清除的影响不大。肌酐清除率<10 mL/min 时金刚乙胺应减为 100 mg/d;对老年和肾功能减退患者应监测不良反应。主要不良反应:中枢神经系统有神经质、焦虑、注意力不集中和轻微头痛等,其发生率金刚烷胺高于金刚乙胺,胃肠道反应主要表现为恶心和呕吐。这些不良反应一般较轻,停药后大多可迅速消失。

(二)神经氨酸酶抑制剂

神经氨酸酶抑制剂对甲、乙两型流感病毒都是有效的,目前有 2 个品种,即奥司他韦和扎那米韦,我国临床目前只有奥司他韦。

(1)用法和剂量:奥司他韦为成人 75 mg,每天 2 次,连服 5 天,应在症状出现 2 天内开始用药。儿童用法见表 3-2,1 岁以内不推荐使用。扎那米韦为 6 岁以上儿童及成人剂量均为每次吸入 10 mg,每天 2 次,连用 5 天,应在症状出现 2 天内开始用药。6 岁以下儿童不推荐使用。

表 3-2 儿童奥司他韦用量

药名	体重(kg)			
	≤15	16~23	24~40	>40
奥司他韦(mg)	30	45	60	75

（2）不良反应：奥司他韦不良反应少，一般为恶心、呕吐等消化道症状，也有腹痛、头痛、头晕、失眠、咳嗽、乏力等不良反应的报道。扎那米韦吸入后最常见的不良反应有头痛、恶心、咽部不适、眩晕、鼻出血等。个别哮喘和慢性阻塞性肺疾病（COPD）患者使用后可出现支气管痉挛和肺功能恶化。

（3）肾功能不全的患者无须调整扎那米韦的吸入剂量。对肌酐清除率＜30 mL/min 的患者，奥司他韦减量至 75 mg，每天 1 次。

需要注意的是，因神经氨酸酶抑制剂对甲、乙两型流感病毒均有效且耐药发生率低，不会引起支气管痉挛，而 M_2 阻滞剂都只对甲型流感病毒有效且在美国耐药率较高，因此美国目前推荐使用抗流感病毒药物仅有奥司他韦和扎那米韦，只有有证据表明流行的流感病毒对金刚烷胺或金刚乙胺敏感才用于治疗和预防流感。对于那些非卧床的流感患者，早期吸入扎那米韦或口服奥司他韦能够降低发生下呼吸道并发症的可能性。另外自 2004 年以来，绝大多数 H_5N_1 病毒株对神经氨酸酶抑制剂敏感，而对金刚烷胺类耐药，因此确诊为 H_5N_1 禽流感病毒感染的患者或疑似患者推荐用奥司他韦治疗。

（三）并发症治疗

肺炎型流感常见并且最重要的并发症为细菌的二重感染，尤其是细菌性肺炎。肺炎型流感尤其重症患者往往有严重呼吸窘迫、缺氧，严重者可发生急性呼吸窘迫综合征（ARDS），应给予患者氧疗，必要时行无创或有创机械通气治疗。对于中毒型或胃肠型流感患者，应注意纠正患者水电解质平衡，维持血流动力学稳定。

八、预防

隔离患者，流行期间对公共场所加强通风和空气消毒，切断传染链，终止流感流行。流行期间减少大型集会及集体活动，接触者应戴口罩。

目前接种流感病毒疫苗是当今预防流感疾病发生、流行的最有效手段。当疫苗和流行病毒抗原匹配良好时，流感疫苗在年龄＜65 岁的健康人群中可预防 70%～90% 的疾病发生。由于免疫系统对接种疫苗需要 6～8 周才起反应，所以疫苗必须在流感季节到来之前接种，最佳时间为 10 月中旬至 11 月中旬。由于流感病毒抗原性变异较快，所以人类无法获得持久的免疫力，进行流感疫苗接种后人体可产生免疫力，但对新的变异病毒株无保护作用。因此，在每年流感疫苗生产之前，都要根据当时所流行病毒的抗原变化来调整疫苗的组成，以求最大的保护效果。

流感疫苗包括减毒活疫苗和灭活疫苗。至今对于病毒快速有效的减毒方法和准确的减毒标准仍存在许多不确定因素，因此减毒疫苗仍不能广泛应用。现在世界范围内广泛使用的流感病毒疫苗以纯化、多价的灭活疫苗为主。

美国疾病预防控制中心制订的流感疫苗和抗病毒剂使用指南推荐，每年接受一次流感疫苗接种的人员包括：学龄儿童；6 个月至 4 岁的儿童；50 岁以上的成年人；6 个月至 18 岁的高危 Reye 综合征（因长期使用阿司匹林治疗）患者；将在流感季节怀孕的妇女；慢性肺炎（包括哮喘）患者；心脏血管（高血压除外）疾病患者，肾、肝、血液或代谢疾病（包括糖尿病）患者；免疫抑制人员；在某些条件下危及呼吸功能人员；居住在养老院的人员和其他慢性疾病患者的护理人员；卫生保健人员；接触年龄＜5 岁和年龄＞50 岁的健康人员和爱心志愿者（特别是接触小于 6 个月婴儿的人员）；感染流感可引发严重并发症的人员。

流感疫苗接种的不良反应主要为注射部位疼痛，偶见发热和全身不适，大多可自行恢复。

应用抗流感病毒药物。明确或怀疑某部门流感暴发时,对所有非流感者和未进行疫苗接种的医务人员可给予金刚烷胺、金刚乙胺或奥司他韦进行预防性治疗,时间持续2周或流感暴发结束后1周。

(李强强)

第二节　慢性支气管炎

慢性支气管炎是由于感染或非感染因素引起气管、支气管黏膜及其周围组织的慢性非特异性炎症。临床上以慢性咳嗽、咳痰或气喘为主要症状。疾病不断进展,可并发阻塞性肺气肿、肺源性心脏病,严重影响劳动和健康。

一、病因和发病机制

病因尚未完全清楚,一般认为是多种因素长期相互作用的结果,这些因素可分为外因和内因两个方面。

(一)吸烟

大量研究证明吸烟与慢性支气管炎的发生有密切关系。吸烟时间越长,量越多,患病率也越高。戒烟可使症状减轻或消失,病情缓解,甚至痊愈。

(二)理化因素

包括刺激性烟雾、粉尘、大气污染(如二氧化硫、二氧化氮、氯气、臭氧等)的慢性刺激。这些有害气体的接触者慢性支气管炎患病率远较不接触者为高。

(三)感染因素

感染是慢性支气管炎发生、发展的重要因素,病毒感染以鼻病毒、黏液病毒、腺病毒和呼吸道合胞病毒为多见。细菌感染常继发于病毒感染之后,如肺炎链球菌、流感嗜血杆菌等。这些感染因素造成气管、支气管黏膜的损伤和慢性炎症。感染虽与慢性支气管炎的发病有密切关系,但目前尚无足够证据说明为首发病因。只认为是慢性支气管炎的继发感染和加剧病变发展的重要因素。

(四)气候

慢性支气管炎发病及急性加重常见于冬天寒冷季节,尤其是在气候突然变化时。寒冷空气可以刺激腺体,增加黏液分泌,使纤毛运动减弱,黏膜血管收缩,有利于继发感染。

(五)过敏因素

主要与喘息性支气管炎的发生有关。在患者痰液中嗜酸性粒细胞数量与组胺含量都有增高倾向,说明部分患者与过敏因素有关。尘埃、尘螨、细菌、真菌、寄生虫、花粉及化学气体等,都可以成为过敏因素而致病。

(六)呼吸道局部免疫功能减低及自主神经功能失调

为慢性支气管炎发病提供内在的条件。老年人常因呼吸道的免疫功能减退,免疫球蛋白的减少,呼吸道防御功能退化等导致患病率较高。副交感神经反应增高时,微弱刺激即可引起支气管收缩痉挛,分泌物增多,而产生咳嗽、咳痰、气喘等症状。

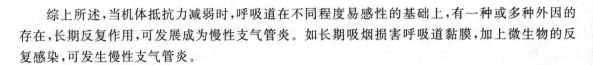

综上所述,当机体抵抗力减弱时,呼吸道在不同程度易感性的基础上,有一种或多种外因的存在,长期反复作用,可发展成为慢性支气管炎。如长期吸烟损害呼吸道黏膜,加上微生物的反复感染,可发生慢性支气管炎。

二、病理

由于炎症反复发作,引起上皮细胞变性、坏死和鳞状上皮化生,纤毛变短,参差不齐或稀疏脱落。黏液腺泡明显增多,腺管扩张,杯状细胞也明显增生。支气管壁有各种炎性细胞浸润、充血、水肿和纤维增生。支气管黏膜发生溃疡,肉芽组织增生,严重者支气管平滑肌和弹性纤维也遭破坏以致机化,引起管腔狭窄。

三、临床表现

(一)症状
起病缓慢,病程长,常反复急性发作而逐渐加重。主要表现为慢性咳嗽、咳痰、喘息。开始症状轻微,气候变冷或感冒时,则引起急性发作,这时患者咳嗽、咳痰、喘息等症状加重。

1.咳嗽

主要由支气管黏膜充血、水肿或分泌物积聚于支气管腔内而引起咳嗽。咳嗽严重程度视病情而定,一般晨间和晚间睡前咳嗽较重,有阵咳或排痰,白天则较轻。

2.咳痰

痰液一般为白色黏液或浆液泡沫性,偶可带血。起床后或体位变动可刺激排痰,因此,常以清晨排痰较多。急性发作伴有细菌感染时,则变为黏液脓性,咳嗽和痰量也随之增加。

3.喘息或气急

喘息性慢性支气管炎可有喘息,常伴有哮鸣音。早期无气急。反复发作数年,并发阻塞性肺气肿时,可伴有轻重程度不等的气急,严重时生活难以自理。

(二)体征
早期可无任何异常体征。急性发作期可有散在的干、湿啰音,多在背部及肺底部,咳嗽后可减少或消失。喘息型可听到哮鸣音及呼气延长,而且不易完全消失。并发肺气肿时有肺气肿体征。

四、实验室和其他检查

(一)X线检查
早期可无异常。病变反复发作,可见两肺纹理增粗、紊乱,呈网状或条索状、斑点状阴影,以下肺野较明显。

(二)呼吸功能检查
早期常无异常。如有小呼吸道阻塞时,最大呼气流速-容积曲线在75%和50%肺容量时,流量明显降低,它比第1秒用力呼气容积更为敏感。发展到呼吸道狭窄或有阻塞时,常有阻塞性通气功能障碍的肺功能表现,如第1秒用力呼气量占用力肺活量的比值减少(<70%),最大通气量减少(低于预计值的80%);流速-容量曲线减低更为明显。

(三)血液检查
慢支急性发作期或并发肺部感染时,可见白细胞计数及中性粒细胞增多。喘息型者嗜酸性粒细胞可增多。缓解期多无变化。

(四)痰液检查

涂片或培养可见致病菌。涂片中可见大量中性粒细胞,已破坏的杯状细胞,喘息型者常见较多的嗜酸性粒细胞。

五、诊断和鉴别诊断

(一)诊断标准

根据咳嗽、咳痰或伴喘息,每年发病持续 3 个月,连续 2 年或以上,并排除其他引起慢性咳嗽的心、肺疾病,可做出诊断。如每年发病持续不足 3 个月,而有明确的客观检查依据(如 X 线片、呼吸功能等)也可诊断。

(二)分型、分期

1.分型

可分为单纯型和喘息型两型。单纯型的主要表现为咳嗽、咳痰;喘息型者除有咳嗽、咳痰外尚有喘息,伴有哮鸣音,喘鸣在阵咳时加剧,睡眠时明显。

2.分期

按病情进展可分为 3 期。急性发作期是指"咳""痰""喘"等症状任何一项明显加剧,痰量明显增加并出现脓性或黏液脓性痰,或伴有发热等炎症表现 1 周之内。慢性迁延期是指有不同程度的"咳""痰""喘"症状迁延 1 个月以上者。临床缓解期是指经治疗或临床缓解,症状基本消失或偶有轻微咳嗽少量痰液,保持 2 个月以上者。

(三)鉴别诊断

慢性支气管炎需与下列疾病相鉴别。

1.支气管哮喘

常于幼年或青年突然起病,一般无慢性咳嗽、咳痰史,以发作性、呼气性呼吸困难为特征。发作时两肺布满哮鸣音,缓解后可无症状。常有个人或家族变应性疾病史。喘息型慢性支气管炎多见于中、老年,一般以咳嗽、咳痰伴发喘息及哮鸣音为主要症状,感染控制后症状多可缓解,但肺部可听到哮鸣音。典型病例不难区别,但哮喘并发慢性支气管炎和/或肺气肿则难以区别。

2.咳嗽变异性哮喘

以刺激性咳嗽为特征,常由受到灰尘、油烟、冷空气等刺激而诱发,多有家族史或变态反应史。抗生素治疗无效,支气管激发试验阳性。

3.支气管扩张

具有咳嗽、咳痰反复发作的特点,合并感染时有大量脓痰,或反复咯血。肺部以湿啰音为主,可有杵状指(趾)。X 线检查常见下肺纹理粗乱或呈卷发状。支气管造影或 CT 检查可以鉴别。

4.肺结核

多有发热、乏力、盗汗、消瘦等结核中毒症状,咳嗽、咯血等及局部症状。经 X 线检查和痰结核菌检查可以明确诊断。

5.肺癌

患者年龄常在 40 岁以上,特别是有多年吸烟史,发生刺激性咳嗽,常有反复发生或持续的血痰,或者慢性咳嗽性质发生改变。X 线检查可发现有块状阴影或结节状影或阻塞性肺炎。用抗生素治疗,未能完全消散,应考虑肺癌的可能,痰脱落细胞检查或经纤维支镜活检一般可明确诊断。

6.肺尘埃沉着病(尘肺)

有粉尘等职业接触史。X线检查肺部可见硅结节,肺门阴影扩大及网状纹理增多,可做出诊断。

六、治疗

在急性发作期和慢性迁延期应以控制感染和祛痰、镇咳为主。伴发喘息时,应予解痉平喘治疗。对临床缓解期宜加强锻炼,增强体质,提高机体抵抗力,预防复发为主。

(一)急性发作期的治疗

1.控制感染

根据致病菌和感染严重程度或药敏试验选择抗生素。轻者可口服,较重患者用肌内注射或静脉滴注抗生素。常用的有喹诺酮类、头孢菌素类、大环内酯类、β-内酰胺类或磺胺类口服,如左氧氟沙星 0.4 g,1 次/天;罗红霉素 0.3 g,2 次/天;阿莫西林 2~4 g/d,分 2~4 次口服;头孢呋辛 1.0 g/d,分 2 次口服;复方磺胺甲噁唑 2 片,2 次/天。能单独应用窄谱抗生素应尽量避免使用广谱抗生素,以免二重感染或产生耐药菌株。

2.祛痰、镇咳

可改善患者症状,迁延期仍应坚持用药。可选用氯化铵合剂 10 mL,3 次/天;也可加用溴己新 8~16 mg,3 次/天;盐酸氨溴索 30 mg,3 次/天。干咳则可选用镇咳药,如右美沙芬、那可丁等。中成药镇咳也有一定效果。对年老体弱无力咳痰者或痰量较多者,更应以祛痰为主,协助排痰,畅通呼吸道。应避免应用强的镇咳药,如可卡因等,以免抑制中枢,加重呼吸道阻塞和炎症,导致病情恶化。

3.解痉、平喘

主要用于喘息明显的患者,常选用氨茶碱 0.1 g,3 次/天,或用茶碱控释药;也可用特布他林、沙丁胺醇等 β₂ 激动药加糖皮质激素吸入。

4.气雾疗法

对于痰液黏稠不易咳出的患者,雾化吸入可稀释气管内的分泌物,有利排痰。目前主要用超声雾化吸入,吸入液中可加入抗生素及痰液稀释药。

(二)缓解期治疗

(1)加强锻炼,增强体质,提高免疫功能,加强个人卫生,注意预防呼吸道感染,如感冒流行季节避免到拥挤的公共场所,出门戴口罩等。

(2)避免各种诱发因素的接触和吸入,如戒烟、脱离接触有害气体的工作岗位等。

(3)反复呼吸道感染者可试用免疫调节药或中医中药治疗,如卡介苗、多糖核酸、胸腺素等。

(李强强)

第三节　支气管哮喘

支气管哮喘是由嗜酸性粒细胞、肥大细胞和 T 淋巴细胞等多种炎症细胞参与的气道慢性炎

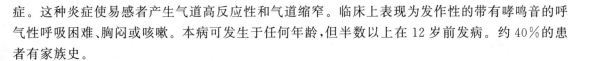

症。这种炎症使易感者产生气道高反应性和气道缩窄。临床上表现为发作性的带有哮鸣音的呼气性呼吸困难、胸闷或咳嗽。本病可发生于任何年龄,但半数以上在 12 岁前发病。约 40% 的患者有家族史。

一、病因和发病机制

(一)病因

哮喘的病因目前还不十分清楚,大多认为与多基因遗传及环境因素有关。

1.遗传因素

许多调查资料表明,哮喘患者亲属发病率高于群体发病率,亲缘关系越近发病率越高。一些学者认为气道高反应性、IgE 调节和特异性反应相关的基因在哮喘发病中起着重要作用。

2.激发因素

尘螨、花粉、真菌、动物毛屑、二氧化硫、氨气等特异和非特异吸入物,细菌、病毒、支原体等的感染,食用鱼虾、鸡蛋、奶制品等异种蛋白,阿司匹林、青霉素等药物,气候变化、运动、妇女的月经期、妊娠等都可能是哮喘的激发因素。

(二)发病机制

哮喘的发病机制目前仍不完全清楚,多数人认为哮喘与变态反应、气道炎症、气道反应性增高及神经等因素相互作用有关。

1.变态反应

当有过敏体质的人接触到某种变应原后,可刺激机体通过 T 淋巴细胞的传递,由 B 淋巴细胞合成特异性 IgE,后者结合于肥大细胞和嗜碱性粒细胞上,当变应原再次进入体内,抗原抗体相结合,使该细胞合成并释放多种活性物质如组胺、缓激肽、嗜酸性粒细胞趋化因子、慢反应物质等,导致支气管平滑肌收缩、黏液分泌增加、血管通透性增高和炎细胞浸润等。

接触变应原后立即发生哮喘称之为速发型哮喘。而更常见的是接触变应原后数小时乃至数十小时后发作的哮喘,称为迟发型哮喘。现在认为迟发型哮喘是由于多种炎症细胞相互作用,许多介质和细胞因子参与的一种慢性炎症反应。

2.气道炎症

目前认为哮喘与气道的慢性炎症有密切的关系,气道内多种炎症细胞如肥大细胞、嗜酸性粒细胞、巨噬细胞、中性粒细胞等浸润、聚集和相互作用,分泌出大量炎症介质和细胞因子,如白三烯(LT)、前列腺素(PG)、血小板活化因子(PAF)、血栓素(TX)等,引起气道反应性增高,气道收缩,腺体分泌增加,微血管通透性增加。

3.气道高反应性(AHR)

表现为气道对物理、化学、生物等各种刺激因子出现过强、过早的收缩反应,是哮喘发生发展的一个重要因素。目前普遍认为气道炎症是导致气道高反应性的重要原因,当气道受到变应原或其他刺激后,由于多种炎症细胞、炎症介质和细胞因子的参与,气道上皮和上皮内神经的损害均可导致气道高反应性。

4.神经因素

支气管受自主神经支配,除了胆碱能神经、肾上腺素能神经,目前研究还有非肾上腺素能非胆碱能(NANC)神经。β-肾上腺素受体功能低下和迷走神经功能亢进可导致支气管哮喘。NANC 能释放舒张支气管平滑肌的神经介质如血管活性肠肽(VIP)、一氧化氮(NO)及收缩支气管平滑肌的介质如 P 物质、神经激肽,两者平衡失调,则可引起支气管平滑肌收缩。

二、病理

肺膨胀,支气管及细支气管内有大量黏稠痰液及黏液栓。组织学检查见支气管平滑肌肥厚、黏膜及黏膜下血管增生、血管扩张和微血管渗漏、黏膜水肿、上皮脱落、基底膜显著增厚,支气管壁有嗜酸性粒细胞、中性粒细胞和淋巴细胞浸润。

三、临床表现

(一)症状

发作性的伴有哮鸣音的呼气性呼吸困难或发作性胸闷和咳嗽,有时咳嗽可为唯一的症状(咳嗽变异性哮喘)。严重者被迫采取端坐位,口唇发绀,大汗淋漓。发作持续数小时至数天,可自行缓解或用支气管舒张药缓解。在夜间及凌晨发作和加重是哮喘的特征之一。缓解期无任何症状或异常体征。

(二)体征

哮喘发作时,患者胸廓饱满呈吸气状态,呼吸动度减弱,两肺有广泛哮鸣音。但在严重哮喘时,也可听不到哮鸣音。在严重哮喘时还可出现奇脉、胸腹反常运动、发绀等。

四、并发症

哮喘发作时可并发气胸、纵隔气肿等。长期反复发作和感染易并发慢性支气管炎、肺气肿、肺心病。

五、实验室及其他辅助检查

血液检查嗜酸性粒细胞增高,合并感染时,白细胞总数及中性粒细胞数量增多。

(一)痰液检查

痰液中可见较多嗜酸性粒细胞,还可见到夏科雷登结晶及库什曼螺旋体。如合并呼吸道感染痰涂片镜检,细菌培养及药敏试验有助于指导治疗。

(二)胸部 X 线

检查哮喘发作时,两肺透光度增强,肋间隙增宽,膈平坦。缓解期可无异常。如合并感染可有肺纹理增强或炎性浸润阴影。同时要注意肺不张、气胸或纵隔气肿等并发症的存在。

(三)肺功能检查

哮喘发作时呼气流速各项指标均显著下降:1 秒钟用力呼气量(FEV_1)、1 秒钟用力呼气量占用力肺活量比值($FEV_1/FVC\%$)、最大呼气中期流速(MMER)、25% 与 50% 肺活量时的最大呼气流量($MEF_{25\%}$ 与 $MEF_{50\%}$)及呼气流量峰值(PEF)均减少。在缓解期或使用支气管扩张剂后上述指标可好转。

(四)血气分析

哮喘发作时,如有缺氧可有 PaO_2 降低,由于过度通气可使 $PaCO_2$ 下降,pH 上升,表现呼吸性碱中毒。重症哮喘时,气道阻塞严重,可使 CO_2 潴留,$PaCO_2$ 上升,表现呼吸性酸中毒。如缺氧明显,可合并代谢性酸中毒。

(五)特异性变应原检测

可用放射性变应原吸附试验(RAST)测定特异性 IgE,变应性哮喘患者血清 IgE 可较正常人高 2～6 倍。在缓解期用来判断变应原,但应防止发生变态反应。也可做皮肤变应原测试,需根据病史和当地生活环境选择可疑的变应原通过皮肤点刺等方法进行,皮试阳性提示患者对该变态反应过敏。

六、诊断

(一)诊断标准

(1)反复发作性喘息、呼吸困难、胸闷或咳嗽,多与接触变应原、冷空气、物理、化学性刺激、病毒性上呼吸道感染、运动有关。

(2)发作时在双肺可闻及散在或弥漫性以呼气相为主的哮鸣音,呼气相延长。

(3)上述症状可经治疗缓解或自行缓解。

(4)除外其他疾病引起的喘息、胸闷、咳嗽,如慢性支气管炎、阻塞性肺气肿、支气管扩张、肺间质纤维化、急性左心衰竭等。

(5)症状不典型者(如无明显喘息或体征)至少以下一项试验阳性:支气管舒张试验阳性(FEV$_1$ 增加 15％以上);支气管激发试验或运动试验阳性;PEF 日内变异率或昼夜波动率≥20％。

符合(1)～(4)条或(4)、(5)条者,即可诊断为支气管哮喘。

(二)哮喘控制水平评估

为了指导临床治疗,世界各国哮喘防治专家共同起草,并不断更新了全球哮喘防治创议(global initiative for asthma,GINA)。2006 版 GINA 建议根据哮喘的临床控制情况对其严重程度进行分级(表 3-3,表 3-4)。

表 3-3　哮喘控制水平分级

临床特征	控制 (满足以下所有表现)	部分控制 (任意 1 周出现以下 1 种表现)	未控制
白天症状	无(或≤2 次/周)	>2 次/周	任意 1 周出现部分控制表现≥3 项
活动受限	无	任何 1 次	
夜间症状和/或憋醒	无	任何 1 次	
需接受缓解药物治疗和/或急救治疗	无(或≤2 次/周)	>2 次/周	
肺功能(PEE 和 FEV1)	正常	<80％预计值或个人最佳值(若已知)	
急性加重	没有	≥1 次/年	任意 1 周出现 1 次

表 3-4　哮喘发作严重程度的评价

临床特点	轻度	中度	重度	危重
气短	步行、上楼时	稍事活动	休息时	
体位	可平卧	多为坐位	端坐呼吸	
讲话方式	连续成句	常有中断	单字	不能讲话

临床特点	轻度	中度	重度	危重
精神状态	尚安静	时有焦虑或烦躁	常焦虑、烦躁	意识障碍
出汗	无	有	大汗淋漓	
呼吸频率	轻度增加	增加	常>30 次/分	
三凹征	无	可有	常有	胸腹矛盾运动
哮鸣音	散在	弥漫	弥漫	可无
脉率	<100 次/分	100~120 次/分	>120 次/分	缓慢
奇脉	无	可有	常有	
使用 β_2 肾上腺素受体激动剂后 PEF 占正常预计或本人平素最高值%	>80%	60%~80%	<60%	
PaO_2	正常	8.0~10.7 kPa	<8.0 kPa	
$PaCO_2$	<6.0 kPa	≤6.0 kPa	>6.0 kPa	
SaO_2	>95%	91%~95%	≤90%	
pH			降低	

推荐用于哮喘临床控制水平评估的工具包括哮喘控制测试(ACT)、哮喘控制问卷(ACQ)、哮喘疗效评估问卷(ATAQ)和哮喘控制记分系统。这些工具有助于改善哮喘的控制,逐周或逐月提供可重复的客观指标,改善医护人员和患者之间的交流与沟通。

七、鉴别诊断

(一)心源性哮喘

心源性哮喘常见于左心衰竭,发作时的症状与哮喘相似,但心源性哮喘常有高血压、冠心病、风心病等病史,常有阵发性咳嗽、咳大量粉红色泡沫痰,两肺布满湿啰音及哮鸣音,心界扩大,心尖部可闻及奔马律,胸部 X 线检查可见心脏增大,肺淤血征。

(二)慢性喘息型支气管炎

现认为为慢性支气管炎合并哮喘,多见于老年人,有慢性咳嗽、咳痰病史,多于冬季加重,两肺可闻及湿啰音。

(三)支气管肺癌

中央型肺癌导致支气管狭窄或伴有感染或有类癌综合征时,可出现喘鸣或类似哮喘样呼吸困难,肺部可闻及哮鸣音。但肺癌常有咯血,呼吸困难及哮鸣症状常进行性加重,用支气管扩张剂效果差。胸部X线、CT 或纤维支气管镜检查有助于诊断。

(四)变态反应性肺浸润

致病原因为寄生虫、原虫、花粉、化学药品、职业粉尘等,多有接触史,症状轻,多有发热,胸部X 线表现为多发的此起彼伏的淡片状浸润阴影,可自行消失或再发。

八、治疗

哮喘的防治原则是消除病因、控制发作、防止复发。根据病情,因人而异采取相应综合措施。

(一)去除病因

尽量避免或消除引起哮喘发作的各种诱发因素。

(二)药物治疗

治疗哮喘的药物主要分两类:支气管舒张药和抗炎药。

1.支气管舒张药

(1)β_2肾上腺素受体激动剂(简称β_2受体激动剂):为目前常用的支气管扩张剂,主要是通过激动呼吸道的β_2受体,激活腺苷酸环化酶,使细胞内环磷酸腺苷(cAMP)含量增高,从而松弛支气管平滑肌。常用药物:沙丁胺醇、特布他林、非诺特罗等,属短效β_2受体激动剂,作用时间为4～6小时。新一代长效β_2受体激动剂如福莫特罗、丙卡特罗、沙美特罗、班布特罗等,作用时间达12～24小时。

β_2受体激动剂的用药方法可采用吸入、口服或静脉注射。首选吸入法,因药物吸入气道直接作用于呼吸道,局部浓度高且作用迅速,全身不良反应少。使用方法为沙丁胺醇或特布他林气雾剂,每天3～4次,每次1～2喷,长效β_2受体激动剂如福莫特罗4.5 μg,每天2次,每次1喷。沙丁胺醇或特布他林一般口服用法为2.4～2.5 mg,每天3次。注射用药多用于重症哮喘。

(2)茶碱类:也是临床常用的平喘药物之一。除了抑制磷酸二酯酶,提高平滑肌细胞内的cAMP浓度外,还具有拮抗腺苷受体、刺激肾上腺分泌肾上腺素、增强呼吸肌收缩、增强气道纤毛消除功能和抗炎作用。

轻度哮喘可口服给药,氨茶碱每次0.1～0.2 g,每天3次,茶碱控释片200～600 mg/d。中度以上哮喘静脉给药,静脉注射首次剂量4～6 mg/kg。缓慢注射,静脉滴注维持量为0.8～1.0 mg/kg,每天总量不超过1.0 g。也可选用喘定0.25 g肌内注射,或0.5～1.0 g加入5%葡萄糖注射液静脉滴注。

氨茶碱的不良反应有胃肠道症状(恶心、呕吐),心血管反应(心动过速、心律失常、血压下降),严重者可引起抽搐甚至死亡。故老年人、妊娠、有心、肝、肾功能障碍、甲亢患者应慎用,合用西咪替丁、大环内酯类、喹诺酮类等药物可影响茶碱代谢而使其排泄减慢,最好进行血药浓度监测。

(3)抗胆碱药:可减少cAMP浓度,从而减少活性物质的释放,使支气管平滑肌松弛。由于全身用药不良反应大,现多用吸入抗胆碱药如异丙托溴铵,一次20～80 μg,每天3～4次。

2.抗炎药

主要治疗哮喘的气道炎症。

(1)糖皮质激素:由于气道慢性非特异性炎症是哮喘的病理基础,糖皮质激素是治疗哮喘最有效的药物。其作用机制是抑制炎症细胞的迁移和活化;抑制细胞因子的生成;抑制炎症介质的释放;增强平滑肌细胞β_2受体的反应性,可吸入、口服和静脉使用。

吸入剂是目前推荐长期抗感染治疗哮喘的最常用药,具有用量小、局部高效、不良反应少等优点。目前常用的有倍氯米松、布地奈德、氟替卡松等,根据病情,吸入剂量200～1 000 μg/d。不良反应为口咽部念珠菌感染、声音嘶哑或呼吸道不适,喷药后用清水漱口可减轻局部反应和胃肠吸收。与长效β_2受体激动剂合用增加其抗炎作用,减少吸入激素用量。

常用的口服剂有泼尼松和泼尼松龙。用于吸入糖皮质激素无效或需要短期加强的患者。30～40 mg/d,症状缓解后逐渐减量,然后停用或改用吸入剂。

重度及危重哮喘发作应静脉给药,如氢化可的松 100～400 mg/d,或地塞米松 10～30 mg/d,或甲泼尼龙 80～160 mg/d,症状缓解后逐渐减量,然后改为口服或吸入维持。

(2)色苷酸钠:能抑制肥大细胞释放介质,还能直接抑制神经反射性支气管痉挛。主要用于预防哮喘发作,雾化吸入 3.5～7 mg,或干粉吸入 20 mg,每天 3～4 次。

(3)酮替酚:是 H_1 受体拮抗剂,具有抑制肥大细胞和嗜碱性粒细胞释放生物活性物质的作用。对变应性、运动性哮喘均有效。每次 1 mg,日服 2 次。也可选用新一代 H_1 受体拮抗剂如阿司咪唑、曲尼斯特、氯雷他定等。不良反应可有倦怠、胃肠道反应、嗜睡、眩晕等。

(4)白三烯拮抗剂:白三烯在气道炎症中起重要作用,它不仅能使气道平滑肌收缩,还能促进嗜酸性粒细胞积聚,使黏液分泌增加,气道血浆渗出。白三烯拮抗剂可减少哮喘的发作,减少支气管扩张剂的应用,与糖皮质激素合用具有协同抗炎效应。临床常用的有扎鲁司特 20 mg,每天 2 次,或孟鲁司特 10 mg,每天 1 次。

(三)重度及危重哮喘的处理

哮喘不能控制,进行性加重往往有下列因素存在如变态反应持续存在、呼吸道感染未能控制、痰栓阻塞气道、酸碱平衡失调和电解质紊乱、并发肺不张或自发性气胸等,应详细分析分别对症处理,同时采取综合治疗措施。

(1)氧疗注意气道湿化。

(2)迅速解除支气管痉挛,静脉滴注氨茶碱、糖皮质激素,雾化吸入 β_2 受体激动剂,也可配合雾化吸入抗胆碱药,口服白三烯拮抗剂。

(3)积极控制感染选用有效抗菌药物。

(4)补液、纠正酸碱失衡及电解质紊乱。

(5)如有并发症如气胸、纵隔气肿、肺不张等,参照有关章节处理。

(6)上述措施仍不能纠正缺氧加重时,进行机械通气。

(四)缓解期治疗

制止哮喘发作最好的办法就是预防,因此在缓解期应根据病情程度制订长期控制计划。

(1)间歇性哮喘患者在运动前或暴露于变应原前吸入 β_2 受体激动剂或色苷酸钠,或者用吸入型抗胆碱能药物或短效茶碱作为吸入型短效 β_2 受体激动剂的替代药物。

(2)轻度哮喘患者需长期每天用药。基本的治疗是抗感染治疗。每天定量吸入小剂量糖皮质激素(≤500 $\mu g/d$),也可加用缓释茶碱或 β_2 受体激动剂。

(3)中度哮喘患者吸入型糖皮质激素量应该每天 500～1 000 μg,同时加用缓释茶碱、长效 β_2 受体激动剂。效果不佳时可改为口服糖皮质激素,哮喘控制后改为吸入。

(4)重度哮喘发作患者治疗需要每天使用多种长期预防药物。糖皮质激素每天＞1 000 μg,联合吸入长效口服 β_2 受体激动剂、茶碱缓释片、白三烯拮抗剂或吸入型抗胆碱药。症状不能控制者加用糖皮质激素片剂。

以上方案为基本原则,还应根据每个地区和个人不同情况制订治疗方案。每 3～6 个月对病情进行一次评估,然后再根据病情调整治疗方案,或升级或降级治疗。

九、哮喘的教育与管理

实践表明哮喘患者的教育和管理是哮喘防治工作中十分重要的组成部分。通过哮喘教育可以显著地提高哮喘患者对于疾病的认识,更好地配合治疗和预防,提高患者防治依从性,达到减少哮喘发作,维持长期稳定,提高生活质量,并减少医疗经费开支的目的。通过教育使患者了解或掌握以下内容:①相信通过长期、规范的治疗,可以有效地控制哮喘;②了解诱发哮喘的各种因素,结合每位患者的具体情况,找出具体的促(诱)发因素及避免诱因的方法,如减少变态反应吸入,避免剧烈运动,忌用可以诱发哮喘的药物等;③初步了解哮喘的本质和发病机制;④熟悉哮喘发作先兆表现及相应处理办法;⑤了解峰流速仪的测定和记录方法,并鼓励记录哮喘日记;⑥学会在哮喘发作时进行简单的紧急自我处理办法;⑦初步了解常用的治疗哮喘药物的作用特点、正确用法,并了解各种药物的不良反应及如何减少、避免这些不良反应;⑧正确掌握使用各种定量雾化吸入器的技术;⑨根据病情程度医患双方联合制订出初步治疗方案;⑩认识哮喘加重恶化的征象及知道此时应采取的相应行动;⑪知道什么情况下应去医院就诊或看急诊;⑫了解心理因素在哮喘发病和治疗中的作用,掌握必要的心理调适技术。

在此基础上采取一切必要措施对患者进行长期系统管理,定期强化有关哮喘规范治疗的内容,提高哮喘患者对哮喘的认识水平和防治哮喘的技能,重点是定量气雾剂吸入技术及落实环境控制措施,定期评估病情和治疗效果。提高哮喘患者对医护人员的信任度,改善哮喘患者防治疾病的依从性。

根据 2006 版 GINA 指南,成功的哮喘管理目标:①达到并维持哮喘症状的控制;②保持正常活动,包括运动;③保持肺功能尽可能接近正常水平;④预防哮喘急性发作;⑤避免药物不良反应;⑥预防哮喘导致的死亡。

(李强强)

第四节　支气管扩张症

支气管扩张症主要指急、慢性呼吸道感染和支气管阻塞后,反复发生支气管化脓性炎症,致使支气管壁结构破坏,管壁增厚,引起支气管异常和持久性扩张的一类异质性疾病的总称。儿童及青少年多见,常继发于麻疹、百日咳后的支气管炎,迁延不愈的支气管肺炎等。主要症状为慢性咳嗽、咳大量脓痰和/或反复咯血。

一、病因和发病机制

(一)支气管-肺组织感染

婴幼儿时期支气管肺组织感染是支气管扩张最常见的病因。由于婴幼儿支气管较细,且支气管壁发育尚未完善,管壁薄弱,易于阻塞和遭受破坏。反复感染破坏支气管壁各层组织,尤其是肌层组织及弹性组织的破坏,减弱了对管壁的支撑作用。支气管炎使支气管黏膜充血、水肿、分泌物堵塞引流不畅,从而加重感染。左下叶支气管细长且位置低,受心脏影响,感染后引流不畅,故发病率高。左舌叶支气管开口与左下叶背段支气管开口相邻,易被左下叶背段感染累及,因此两叶支气管同时扩张亦常见。

支气管内膜结核引起管腔狭窄、阻塞、引流不畅,导致支气管扩张。肺结核纤维组织增生、牵拉收缩,亦导致支气管变形扩张,因肺结核多发于上叶,引流好,痰量不多或无痰,所以称之为"干性"支气管扩张。其他如吸入腐蚀性气体、支气管曲霉菌感染、胸膜粘连等可损伤或牵拉支气管壁,反复继发感染,引起支气管扩张。

(二)支气管阻塞

肿瘤、支气管异物和感染均引起支气管腔内阻塞,支气管周围肿大淋巴结或肿瘤的外压可致支气管阻塞。支气管阻塞导致肺不张,失去肺泡弹性组织缓冲,胸腔负压直接牵拉支气管壁引起支气管扩张。右肺中叶支气管细长,有3组淋巴结围绕,因非特异性或结核性淋巴结炎而肿大,从而压迫支气管,引起右肺中叶肺不张和反复感染,又称"中叶综合征"。

(三)支气管先天性发育障碍和遗传因素

支气管先天发育障碍,如巨大气管-支气管症,可能是先天性结缔组织异常、管壁薄弱所致的扩张。因软骨发育不全或弹性纤维不足,导致局部管壁薄弱或弹性较差所致支气管扩张,常伴有鼻窦炎及内脏转位(右位心),称为 Kartagener 综合征。与遗传因素有关的肺囊性纤维化,由于支气管黏液腺分泌大量黏稠黏液,分泌物潴留在支气管内引起阻塞、肺不张和反复继发感染,可发生支气管扩张。遗传性 α_1-抗胰蛋白酶缺乏症亦伴有支气管扩张。

(四)全身性疾病

近年来发现类风湿关节炎、克罗恩病、溃疡性结肠炎、系统性红斑狼疮、支气管哮喘和泛细支气管炎等疾病可同时伴有支气管扩张。一些不明原因的支气管扩张,其体液和细胞免疫功能有不同程度的异常,提示支气管扩张可能与机体免疫功能失调有关。

二、病理

发生支气管扩张的主要原因是炎症。支气管壁弹力组织、肌层及软骨均遭到破坏,由纤维组织取代,使管腔逐渐扩张。支气管扩张的形状可为柱状或囊状,亦常混合存在呈囊柱状。典型的病理改变为支气管壁全层均有破坏,黏膜表面常有溃疡及急、慢性炎症,纤毛柱状上皮细胞鳞状化生、萎缩,杯状细胞和黏液腺增生,管腔变形、扭曲、扩张,腔内含有多量分泌物。常伴毛细血管扩张,或支气管动脉和肺动脉的终末支扩张与吻合,进而形成血管瘤,破裂可出现反复大量咯血。支气管扩张发生反复感染,病变范围扩大蔓延,逐渐发展影响肺通气功能及肺弥散功能,导致肺动脉高压,引起肺心病、右心衰竭。

三、临床表现

本病多起病于小儿或青年,呈慢性经过,多数患者在童年期有麻疹、百日咳或支气管肺炎迁延不愈的病史。早期常无症状,随病情发展可出现典型临床症状。

(一)症状

1.慢性咳嗽、大量脓痰

与体位改变有关,每天痰量可达 100~400 mL,支气管扩张分泌物积留,体位变动时分泌物刺激支气管黏膜,引起咳嗽和排痰。痰液静置后分3层:上层为泡沫,中层为黏液或脓性黏液,底层为坏死组织沉淀物。合并厌氧菌混合感染时,则痰有臭味,常见病原体为铜绿假单胞菌、金黄色葡萄球菌、流感嗜血杆菌、肺炎链球菌和卡他莫拉菌。

2.反复咯血

50%~70%的患者有不同程度的咯血史,从痰中带血至大量咯血,咯血量与病情严重程度、病变范围不一定成比例。部分患者以反复咯血为唯一症状,平时无咳嗽、咳脓痰等症状,称为干

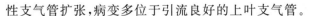

性支气管扩张,病变多位于引流良好的上叶支气管。

3.反复肺部感染

特点为同一肺段反复发生肺炎并迁延不愈,此由于扩张的支气管清除分泌物的功能丧失,引流差,易于反复发生感染。

4.慢性感染中毒症状

反复感染可引起发热、乏力、头痛、食欲缺乏等,病程较长者可有消瘦、贫血,儿童可影响生长发育。

(二)体征

早期或干性支气管扩张可无异常肺部体征。典型者在下胸部、背部可闻及固定、持久的局限性粗湿啰音,有时可闻及哮鸣音。部分慢性患者伴有杵状指(趾),病程长者可有贫血和营养不良,出现肺炎、肺脓肿、肺气肿、肺心病等并发症时可有相应体征。

四、实验室检查及辅助检查

(一)实验室检查

白细胞总数与分类一般正常,急性感染时白细胞总数及中性粒细胞比例可增高,贫血患者血红蛋白含量下降,血沉可增快。

(二)X线检查

早期轻症患者胸部平片可无特殊发现,典型X线表现为一侧或双侧下肺纹理增粗紊乱,其中有多个不规则的透亮阴影,或沿支气管分布的蜂窝状、卷发状阴影,急性感染时阴影内可出现小液平面。柱状支气管扩张的X线表现是"轨道征",是增厚的支气管壁影。胸部CT检查显示支气管管壁增厚的柱状扩张,并延伸至肺周边,或成串、成簇的囊状改变,可含气液平面。支气管造影可确诊此病,并明确支气管扩张的部位、形态、范围和病变严重程度,为手术治疗提供资料。高分辨CT检查较常规CT检查具有更高的空间和密度分辨力,能够显示以次级肺小叶为基本单位的肺内细微结构,已基本取代支气管造影(图3-1)。

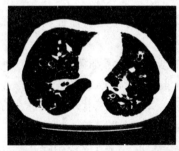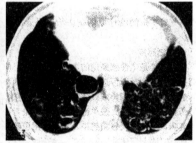

图3-1　胸部CT

(三)支气管镜检

支气管镜检可发现出血、扩张或阻塞部位及原因,可进行局部灌洗、清除阻塞,局部止血,取灌洗液行细菌学、细胞学检查,有助于诊断、鉴别诊断与治疗。

五、诊断

根据慢性咳嗽、咳大量脓痰、反复咯血和同一肺段反复感染等病史,查体于下胸部及背部可闻及固定而持久的粗湿啰音、结合童年期有诱发支气管扩张的呼吸道感染病史,X线检查显示局部肺纹理增粗、紊乱或呈蜂窝状、卷发状阴影,可做出初步临床诊断,支气管造影或高分辨CT检查可明确诊断。

六、鉴别诊断

(一)慢性支气管炎

慢性支气管炎多发生于中老年吸烟者,于气候多变的冬春季节咳嗽、咳痰明显,多为白色黏液痰,感染急性发作时出现脓性痰,反复咯血症状不多见,两肺底散在的干湿啰音、咳嗽后可消失。胸片肺纹理紊乱,或有肺气肿改变。

(二)肺脓肿

起病急,全身中毒症状重,有高热、咳嗽、大量脓臭痰,X线检查可见局部浓密炎症阴影,其中有空洞伴气液平面,有效抗生素治疗炎症可完全吸收。慢性肺脓肿则以往有急性肺脓肿的病史。支气管扩张和肺脓肿可以并存。

(三)肺结核

肺结核常有低热、盗汗、乏力等结核中毒症状,干、湿啰音多位于上肺部,X线胸片和痰结核菌检查可做出诊断。结核可合并支气管扩张,部位多见于双肺上叶及下叶背段支气管。

(四)先天性肺囊肿

先天性肺囊肿是一种先天性疾病,无感染时可无症状,X线检查可见多个薄壁的圆形或椭圆形阴影,边界纤细,周围肺组织无炎症浸润,胸部CT检查和支气管造影有助于诊断。

(五)弥漫性泛细支气管炎

慢性咳嗽、咳痰,活动时呼吸困难,合并慢性鼻窦炎,胸片与胸部CT检查可见弥漫分布的边界不太清楚的小结节影。类风湿因子、抗核抗体、冷凝集试验可呈阳性,需病理学确诊。大环内酯类的抗生素治疗2个月以上有效。

七、治疗

支气管扩张的治疗原则是防治呼吸道反复感染,保持呼吸道引流通畅,必要时手术治疗。

(一)控制感染

控制感染是急性感染期的主要治疗措施。应根据病情参考细菌培养及药物敏感试验结果选用抗菌药物。轻者可选用氨苄西林或阿莫西林0.5 g,一天4次,或用第一、第二代头孢菌素;也可用氟喹诺酮类或磺胺类药物。重症患者需静脉联合用药;如三代头孢菌素加氨基糖苷类药物有协同作用。假单胞菌属细菌感染者可选用头孢他啶、头孢吡肟和亚胺培南等。若痰有臭味,多伴有厌氧菌感染,则可加用甲硝唑0.5 g静脉滴注,一天2~3次;或替硝唑0.4~0.8 g静脉滴注,一天2次。其他抗菌药物如大环内酯类、四环素类可酌情应用。经治疗后如体温正常,脓痰明显减少,则1周左右考虑停药。缓解期不必常规使用抗菌药物,应适当锻炼,增强体质。

(二)清除痰液

清除痰液是控制感染和减轻全身中毒症状的关键。

1.祛痰剂

口服氯化铵0.3~0.6 g,或溴已新8~16 mg,每天3次。

2.支气管舒张剂

由于支气管痉挛,部分患者痰液排出困难,在无咳血的情况下,可口服氨茶碱 0.1～0.2 g,一天 3～4 次或其他缓解气道痉挛的药物,也可加用 β₂ 受体激动剂或异丙托溴铵吸入。

3.体位引流

体位引流是根据病变部位采取不同的体位,原则上使患处处于高位,引流支气管的开口朝下,以利于痰液排入大气道咳出,对于痰量多、不易咳出者更重要。每天 2～4 次,每次 15～30 分钟。引流前可行雾化吸入,体位引流时轻拍病变部位以提高引流效果。

4.纤维支气管镜吸痰

若体位引流痰液难以排出,可行纤维支气管镜吸痰,清除阻塞。可用生理盐水冲洗稀释痰液,并局部应用抗生素治疗,效果明显。

(三)咯血的处理

大咯血最重要的环节是防止窒息。若经内科治疗未能控制,可行支气管动脉造影,对出血的小动脉定位后注入吸入性明胶海绵或聚乙烯醇栓,或导入钢圈进行栓塞止血。

(四)手术治疗

手术治疗适用于心肺功能良好,反复呼吸道感染或大咯血内科治疗无效,病变范围局限于一叶或一侧肺组织者。危及生命的大咯血,明确出血部位时部分病患需急诊手术。

八、预防及预后

积极防治婴幼儿麻疹、百日咳、支气管肺炎及肺结核等慢性呼吸道疾病,增强机体免疫及抗病能力,防止异物及尘埃误吸,预防呼吸道感染。

病变较轻者及病灶局限内科治疗无效手术切除者预后好;病灶广泛,后期并发肺心病者预后差。

(李强强)

第五节　细菌性肺炎

一、肺炎球菌肺炎

(一)定义

肺炎球菌肺炎是由肺炎链球菌感染引起的急性肺部炎症,为社区获得性肺炎中最常见的细菌性肺炎。起病急骤,临床以高热、寒战、咳嗽、血痰及胸痛为特征,病理为肺叶或肺段的急性表现。近年来因抗生素的广泛应用,典型临床和病理表现已不多见。

(二)病因

致病菌为肺炎球菌,革兰阳性,有荚膜,复合多聚糖荚膜共有 86 个血清型。成人致病菌多为 1 型、5 型。为口咽部定植菌,不产生毒素(除 Ⅲ 型),主要靠荚膜对组织的侵袭作用而引起组织的炎性反应,通常在机体免疫功能低下时致病。冬春季因带菌率较高(40%～70%)为本病多发季节。青壮年男性或老幼多见。长期卧床、心力衰竭、昏迷和手术后等易发生肺炎球菌性肺炎。常间诱因有病毒性上呼吸道感染史或受寒、酗酒、疲劳等。

(三)诊断

1.临床表现

因患者年龄、基础疾病及有无并发症,就诊是否使用过抗生素等影响因素,临床表现差别较大。

(1)起病:多急骤,短时寒战继之出现高热,呈稽留热型,肌肉酸痛及全身不适,部分患者体温低于正常。

(2)呼吸道症状:起病数小时即可出现,初起为干咳,继之咳嗽,咳黏性痰,典型者痰呈铁锈色,累及胸膜可有针刺样胸痛,下叶肺炎累及膈胸膜时疼痛可放射至上腹部。

(3)其他系统症状:食欲缺乏、恶心、呕吐及急腹症消化道状。老年人精神萎靡、头痛,意识朦胧等。部分严重感染的患者可发生周围循环衰竭,甚至早期出现休克。

(4)体检:急性病容,呼吸急促,体温达 39～40 ℃,口唇单纯疱疹,可有发绀及巩膜黄染,肺部听诊为实变体征或可听到啰音,累及胸膜时可有胸膜摩擦音甚至胸腔积液体征。

(5)并发症及肺外感染表现如下。①脓胸(5％～10％):治疗过程中又出现体温升高、白细胞增高时,要警惕并发脓胸和肺脓肿的可能。②脑膜炎:可出现神经症状或神志改变。③心肌炎或心内膜炎:心率快,出现各种心律失常或心脏杂音,脾大,心力衰竭。

(6)败血症或毒血症(15％～75％):可出现皮肤、黏膜出血点,巩膜黄染。

(7)感染性休克:表现为周围循环衰竭,如血压降低、四肢厥冷、心动过速等,个别患者起病既表现为休克而呼吸道症状并不明显。

(8)麻痹性肠梗阻。

(9)罕见弥散性血管内凝血(DIC)、急性呼吸窘迫综合征(ARDS)。

2.实验室检查

(1)血常规:白细胞计数为$(10～30)\times10^9/L$,中型粒细胞计数增多 80％以上,分类核左移并可见中毒颗粒。酒精中毒、免疫力低下及年老体弱者白细胞总数可正常或减少,提示预后较差。

(2)病原体检查:①痰涂片及荚膜染色镜检,可见革兰染色阳性双球菌,2～3 次痰检为同一细菌有意义。②痰培养加药敏可助确定菌属并指导有效抗生素的使用,干咳无痰者可做高渗盐水雾化吸入导痰。③血培养致病菌阳性者可做药敏试验。④脓胸者应做胸腔积液菌培养。⑤对重症或疑难病例,有条件时可采用下呼吸道直接采样法做病原学诊断。如防污染毛刷采样(PSB)、防污染支气管-肺泡灌洗(PBAL)、经胸壁穿刺肺吸引(LA)、环甲膜穿刺经气管吸引(TTA)。

3.胸部 X 线

(1)早期病变肺段纹理增粗、稍模糊。

(2)典型表现为大叶性、肺段或亚肺段分布的浸润、实变阴影,可见支气管气道征及肋膈角变钝。

(3)病变吸收较快时可出现浓淡不均假空洞征。

(4)吸收较慢时可出现机化性肺炎。

(5)老年人、婴儿多表现为支气管肺炎。

（四）鉴别诊断

1.干酪样肺炎

本病常有结核中毒症状,胸部 X 线表现肺实变、消散慢,病灶多在肺尖或锁骨下、下叶后段或下叶背段,新旧不一、有钙化点、易形成空洞并肺内播散。痰抗酸菌染色可发现结核菌,PPD试验常阳性,青霉素 G 治疗无效。

2.其他病原体所致肺炎

（1）多为院内感染,金黄色葡萄球菌肺炎和克雷伯杆菌肺炎的病情通常较重。

（2）多有基础疾病。

（3）痰或血的细菌培养阳性可鉴别。

3.急性肺脓肿

早期临床症状相似,病情进展可出现可大量脓臭痰,查痰菌多为金黄色葡萄球菌、克雷伯杆菌、革兰阴性杆菌、厌氧菌等。胸部 X 线可见空洞及液平。

4.肺癌伴阻塞性肺炎

本病常有长期吸烟史、刺激性干咳和痰中带血史,无明显急性感染中毒症状;痰脱落细胞可阳性;症状反复出现;可发现肺肿块、肺不张或肿大的肺门淋巴结;胸部 CT 及支气管镜检查可帮助鉴别。

5.其他

ARDS、肺梗死、放射性肺炎和胸膜炎等。

（五）治疗

1.抗菌药物治疗

首先应给予经验性抗生素治疗,然后根据细菌培养结果进行调整。经治疗不好转者,应再次复查病原学及药物敏感试验进一步调整治疗方案。

（1）轻症患者。①首选青霉素:青霉素 G 每天 24×10^5 U,分 3 次肌内注射。或普鲁卡因青霉素每天 12×10^5 U,分 2 次肌内注射,疗程 5～7 天。②青霉素过敏者:可选用大环内酯类,如红霉素每天 2 g,分4 次口服,或红霉素每天 1.5 g 分次静脉滴注;或罗红霉素每天 0.3 g,分 2 次口服或林可霉素每天 2 g,肌内注射或静脉滴注;或克林霉素每天 0.6～1.8 g,分 2 次肌内注射,或克林霉素每天 1.8～2.4 g 分次静脉滴注。

（2）较重症患者:青霉素 G 每天 12×10^5 U,分 2 次肌内注射,加用丁胺卡那每天 0.4 g 分次肌内注射;或红霉素每天1.0～2.0 g,分 2～3 次静脉滴注;或克林霉素每天 0.6～1.8 g,分 3～4 次静脉滴注;或头孢噻吩钠(先锋霉素Ⅰ)每天 2～4 g,分 3 次静脉注射。

疗程 2 周或体温下降 3 天后改口服。老人、有基础疾病者可适当延长。8%～15%青霉素过敏者对头孢菌素类有交叉过敏应慎用。如为青霉素速发性变态反应则禁用头孢菌素。如青霉素皮试阳性而头孢菌素皮试阴性者可用。

（3）重症或有并发症患者(如胸膜炎):青霉素 G 每天 10×10^6 ～ 30×10^6 U,分 4 次静脉滴注;头孢唑啉钠(先锋霉素Ⅴ),每天 2～4 g,2 次静脉滴注。

（4）极重症者如并发脑膜炎:头孢曲松每天 1～2 g 分次静脉滴注;碳青霉烯类如亚胺培南-西司他丁每天 2 g,分次静脉滴注;或万古霉素每天 1～2 g,分次静脉滴注并加用第三代头孢菌素;或亚胺培南加第三代头孢菌素。

（5）耐青霉素肺炎链球菌感染者:近年来,耐青霉素肺炎链球菌感染不断增多,通常最小抑菌浓度≥1.0 mg/L为中度耐药,MIC≥2.0 mg/L为高度耐药。临床上可选用以下抗生素:克林霉素每天0.6～1.8 g分次静脉滴注;或万古霉素每天1～2 g分次静脉滴注;或头孢曲松每天1～2 g分次静脉滴注;或头孢噻肟每天2～6 g分次静脉滴注;或氨苄西林/舒巴坦、替卡西林/棒酸、阿莫西林/棒酸。

2.支持疗法

支持疗法包括卧床休息、维持液体和电解质平衡等。应根据病情及检查结果决定补液种类。给予足够热量及蛋白和维生素。

3.对症治疗

胸痛者止痛;刺激性咳嗽可给予可待因,止咳祛痰可用氯化铵或棕色合剂,痰多者禁用止咳剂;发热物理降温,不用解热药;呼吸困难者鼻导管吸氧。烦躁、谵妄者服用地西泮5 mg或水合氯醛1～1.5 g灌肠,慎用巴比妥类。鼓肠者给予缸管排气,胃扩张给予胃肠减压。

4.并发症的处理

(1)呼吸衰竭:机械通气、支持治疗(面罩、气管插管、气管切开)。

(2)脓胸:穿刺抽液必要时肋间引流。

5.感染性休克的治疗

(1)补充血容量:低分子右旋糖酐和平衡盐液静脉滴注,以维持收缩压12.0～13.3 kPa(90～100 mmHg)。脉压大于4.0 kPa(30 mmHg),尿量大于30 mL/h,中心静脉压0.6～1.0 kPa(4.4～7.4 mmHg)。

(2)血管活性药物的应用:输液中加入血管活性药物以维持收缩压12.0～13.3 kPa(90～100 mmHg)以上。为升高血压的同时保证和调节组织血流灌注,近年来主张血管活性药物为主,配合收缩性药物,常用的有多巴胺、间羟胺、去甲肾上腺素和山莨菪碱等。

(3)控制感染:及时、有效地控制感染是治疗中的关键。要及时选择足量、有效的抗生素静脉并联合给药。

(4)糖皮质激素的应用:病情或中毒症状重及上述治疗血压不恢复者,在使用足量抗生素的基础上可给予氢化可的松100～200 mg或地塞米松5～10 mg静脉滴注,病情好转立即停药。

(5)纠正水、电解质和酸碱平衡紊乱:严密监测血压、心率、中心静脉压、血气、水、电解质变化,及时纠正。

(6)纠正心力衰竭:严密监测血压、心率、中心静脉压、意识及外周循环状态,及时给予利尿及强心药物,并改善冠状动脉供血。

二、葡萄球菌肺炎

葡萄球菌肺炎是由葡萄球菌引起的急性肺部化脓性炎症。常发生于老年人等免疫功能缺陷者及有基础疾病者,病情较重,若治疗不及时或治疗不当,病死率较高。

(一)病因和发病机制

葡萄球菌为革兰阳性球菌,可以分为金黄色葡萄球菌和表皮葡萄球菌2类。前者为致病菌,可引起全身多发性化脓性病变。葡萄球菌肺炎多发生于免疫功能原已受损的患者,如糖尿病、血液病、艾滋病、肝病、营养不良及原已患有慢性支气管-肺病的患者。皮肤感染灶(疖、痈等)中的葡萄球菌可经血液循环到达肺部,引起肺炎。葡萄球菌释放的凝固酶可使细菌周围产生纤维蛋白,保护细菌不被吞噬,其释放的毒素均有溶血、坏死、杀白细胞及血管痉挛等作用。肺内多处浸

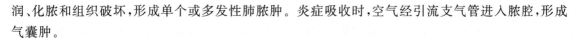

润、化脓和组织破坏,形成单个或多发性肺脓肿。炎症吸收时,空气经引流支气管进入脓腔,形成气囊肿。

(二)临床表现

起病多急骤,战栗、高热、胸痛、咳痰(痰量大、呈脓性、带血丝或呈粉红色乳状)。毒血症状显著,可全身衰竭或周围循环衰竭。院内感染患者起病稍缓慢,但也有高热及脓痰等。老年人可不发热或低热,肺炎症状可不典型。

早期体征不明显,与严重的毒血症状和呼吸道症状不相称。有大片支气管肺炎或肺脓肿形成后,可闻及湿啰音,很少有肺实变体征,常有胸腔积液体征。

(三)实验室和其他检查

血白细胞计数常在$(15\sim25)\times10^9/L$,可高达$50\times10^9/L$,中性粒细胞比例增加,核左移,有中毒颗粒。痰液和血培养有凝固酶阳性的金黄色葡萄球菌。X线片显示肺段或肺叶实变,或小叶样浸润,其中有单个或多个液气囊肿。

(四)诊断

根据全身毒血症症状、咳嗽、脓血痰,白细胞计数增多、中性粒细胞核左移,X线检查表现片状阴影伴有空洞及液平等,可做出初步诊断。细菌学检查是确诊的依据,可行痰、胸腔积液、血和肺穿刺物培养。

(五)治疗

一般治疗同肺炎球菌肺炎,强调及早清除、引流原发病灶,同时选用敏感抗菌药物。首选耐酶的β内酰胺类抗生素,如苯唑西林、氯唑西林、奈夫西林等;也可应用第2、第3代头孢菌素如头孢唑啉、头孢呋辛钠等;对甲氧西林耐药的菌株可用万古霉素、替考拉宁、利福平、喹诺酮类及磺胺类等药物。临床选择抗菌药物时应参考细菌培养的药物敏感试验。

(六)预后

多数患者经早期诊断、有效治疗预后好,但病情严重者、老年人、患有慢性疾病及出现严重并发症者预后差。

三、克雷伯杆菌肺炎

(一)概述

肺炎克雷伯杆菌肺炎(旧称肺炎杆菌肺炎),是最早被认识的革兰阴性杆菌肺炎,并且仍居当今社区获得性革兰阴性杆菌肺炎的首位,医院获得性革兰阴性杆菌肺炎的第二或第三位。肺炎克雷伯杆菌是克雷伯菌属最常见菌种,约占临床分离株的95%。肺炎克雷伯杆菌又分肺炎、臭鼻和鼻硬结3个亚种,其中又以肺炎克雷伯杆菌肺炎亚种最常见。根据荚膜抗原成分的不同,肺炎克雷伯杆菌分78个血清型,引起肺炎者以1～6型为多。由于抗生素的广泛应用,20世纪80年代以来肺炎克雷伯杆菌耐药率明显增加,特别是它产生超广谱β-内酰胺酶(ESBLs),能水解所有第3代头孢菌素和单酰胺类抗生素。目前不少报道肺炎克雷伯杆菌中产ESBLs比率高达30%～40%,并可引起医院感染暴发流行,正受到密切关注。该病好发于原有慢性肺部疾病、糖尿病、手术后和酒精中毒者,以中老年为多见。

(二)诊断

1.临床表现

多数患者起病突然,部分患者可有上呼吸道感染的前驱症状。主要症状为寒战、高热、咳嗽、

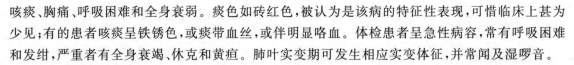

咳痰、胸痛、呼吸困难和全身衰弱。痰色如砖红色,被认为是该病的特征性表现,可惜临床上甚为少见;有的患者咳痰呈铁锈色,或痰带血丝,或伴明显咯血。体检患者呈急性病容,常有呼吸困难和发绀,严重者有全身衰竭、休克和黄疸。肺叶实变期可发生相应实变体征,并常闻及湿啰音。

2.辅助检查

(1)一般实验室检查:周围血白细胞总数和中性粒细胞比例增加,核型左移。若白细胞不高或反见减少,提示预后不良。

(2)细菌学检查:经筛选的合格痰标本(鳞状上皮细胞<10 个/低倍视野或白细胞>25 个/低倍视野),或下呼吸道防污染标本培养分离到肺炎克雷伯杆菌,且达到规定浓度(痰培养菌量≥10^6 cfu/mL、防污染样本毛刷标本菌是≥10^3 cfu/mL),可以确诊。据报道 20%～60%病例血培养阳性,更具有诊断价值。

(3)影像学检查:X 线征象,包括大叶实变、小叶浸润和脓肿形成。右上叶实变时重而黏稠的炎性渗出物,使叶间裂呈弧形下坠是肺炎克雷伯肺炎具有诊断价值的征象,但是并不常见。在慢性肺部疾病和免疫功能受损患者,患该病时大多表现为支气管肺炎。

(三)鉴别诊断

该病应与各类肺炎包括肺结核相鉴别,主要依据病原体检查,并结合临床作出判别。

(四)治疗

1.一般治疗

一般治疗与其他细菌性肺炎治疗相同。

2.抗菌治疗

轻、中症患者最初经验性抗菌治疗,应选用 β-内酰胺类联合氨基糖苷类抗生素,然后根据药敏试验结果进行调整。若属产 ESBL 菌株,或既往常应用第 3 代头孢菌素治疗,或在 ESBL 流行率高的病区(包括 ICU),或临床重症患者最初经验性治疗应选择碳青霉烯类抗生素(亚胺培南或美罗培南),因为目前仅有该类抗生素对 ESBLs 保持高度稳定,没有耐药。哌拉西林/三唑巴坦、头孢吡肟对部分 ESBLs 菌株体外有效,还有待积累更多经验。

四、流感嗜血杆菌肺炎

过去认为流感嗜血杆菌(流感杆菌)为儿童易感细菌,近年来发现成人发生流感嗜血杆菌肺炎也逐渐增多,成为院外获得性肺炎的重要致病菌,可能与介入性诊断与细菌学技术提高有关。伴菌血症者病死率高达 57%。它不仅可使慢性患者致病,也可引起健康成年人的肺炎。5 岁以下儿童的口咽部菌落可高达 90%。

(一)病因与发病机制

流感杆菌是婴幼儿和儿童急性化脓性感染及儿童和成人肺部感染的病原菌,为革兰阴性杆菌,可分为荚膜型和非荚膜型两类。

荚膜成分为多糖类,有型特异性,分为 6 型,其中以 b 型对人类致病力最强,为一磷酸核糖多糖体多糖抗原,它与某些型别的肺炎球菌、大肠埃希菌及革兰阳性菌的细胞壁有共同抗原,血清学相互有交叉反应。非荚膜型也有一定致病毒力。流感杆菌产生内毒素(有纤毛制动作用)在致病过程中起重要作用。侵袭性感染中均是有荚膜的细菌 b 型流感杆菌,能够选择性黏附于呼吸道上皮细胞,避免局部的黏液纤毛清除作用,从而保证细菌的定植与增生。

（二）临床表现

流感杆菌肺炎仍以儿童多见，主要由 b 型所致大叶实变为主，少数为支气管肺炎，75% 可能出现胸腔积液，肺脓肿少见。成人肺炎多见于原有肺部基础疾病、免疫功能低下者或病毒感染后，但健康成人发病也可占 12%～30%。除一般肺炎症状外，X 线表现无特异性，往往呈支气管肺炎伴少量胸腔积液，两下叶易犯，也有多叶受累。成人菌血症性肺炎在未用特效治疗时死亡率可达 57%。有时也表现为球形肺炎，应与肿瘤区别。伴有急性呼吸窘迫综合征者肺部可出现弥散性间质浸润。

（三）诊断

由于上呼吸道流感杆菌定植率可达 42%，单纯痰液培养结果应结合其他现象进行评价。标本取自经气管抽吸或纤维支气管镜双套管防污染标本毛刷刷取。胸液或血培养可以确认。流感杆菌培养需特殊条件培养基如巧克力琼脂培养基，应含有 X 因子及 V 因子。目前认为该菌有或无荚膜均具致病毒力，甚至发生菌血症。

（四）治疗

20 世纪 80 年代以来，发现流感杆菌部分菌株产生 β-内酰胺酶。有文献报道其产酶率达到 50%，因此对氨苄西林耐药现象日趋普遍，目前已不主张将氨苄西林作为一线经验用药，主张用第 2 代或第 3 代头孢菌素治疗较为适当。如能早期诊断和治疗，本病预后较好。

五、铜绿假单胞菌肺炎

铜绿假单胞菌肺炎是由条件致病菌铜绿假单胞菌引起的肺部炎症，是医院获得性肺炎最常见的致病菌之一。近年来其发病率有上升趋势，常见于机体免疫功能低下或有慢性呼吸道疾病病史的患者。铜绿假单胞菌极易产生获得性耐药，不易被呼吸道防御机制杀灭，所以铜绿假单胞菌肺炎的治疗仍很困难，死亡率高，预后不良。

（一）病因与发病机制

铜绿假单胞菌属假单胞菌属，在琼脂平板上能产生蓝绿色绿脓素。本菌为无荚膜、无芽孢、能运动的革兰阴性菌，为专性需氧菌，本菌生长对营养要求不高，对外界环境抵抗力较强，在潮湿处能长期生存，对紫外线不敏感，加热 55 ℃ 1 小时才被杀灭。铜绿假单胞菌为条件致病菌，原发性铜绿假单胞菌肺炎少见，常继发于宿主免疫功能受损后如粒细胞缺乏、低蛋白血症、肿瘤、应用激素或抗生素等的患者，尤其易发于原有肺部慢性病变基础上，如慢性支气管炎、支气管扩张、肺间质纤维化、气管切开、应用人工呼吸机或雾化器后。

（二）临床表现

（1）多见于老年人，有免疫功能障碍者。

（2）偶尔可见院外感染，几乎都发生在有较严重的基础疾病的院内感染患者。

（3）起病急缓不一，可有寒战、中等度发热或高热，晨起比下午明显。

（4）相对缓脉、嗜睡、神志模糊。

（5）咳嗽、咳大量黄脓痰，典型者咳翠绿色脓性痰。

（6）重症易出现呼吸衰竭、周围循环衰竭，并在较短时间内死亡。

（7）体检肺部有弥漫细湿啰音及喘鸣音。

(三)实验室检查

1.血常规

外周血白细胞计数轻度增高,中性粒细胞增高不明显,可有核左移或胞质内出现中毒颗粒。

2.细菌学检查

痰涂片可见成对或短链状排列的革兰阴性杆菌,痰或血液细菌培养对于诊断及治疗具有重要意义。

3.X线检查

X线检查多为弥漫性双侧支气管肺炎。病变呈结节状浸润,后期融合成直径2 cm或更大的模糊片状实变阴影,有多发性小脓肿,下叶多见。部分患者可有胸腔积液征象。

(四)诊断

(1)原有肺部疾病,长期使用抗生素、激素、抗癌药物及免疫功能低下,或有应用呼吸机、雾化器治疗的病史。

(2)寒战、高热等明显中毒症状,伴相对缓脉、咳嗽、咳大量黄脓痰,肺部可闻及湿啰音。

(3)白细胞计数轻度增高,中性粒细胞增高不明显。

(4)X线显示双侧多发性散在斑片影或结节影,可迅速融合并扩展为较大片状模糊阴影。

(5)痰培养连续3次铜绿假单胞菌阳性或细菌计数$>10 \times 10^9$/L可助诊断。

(五)治疗

1.一般治疗

加强营养和治疗基础疾病对本病十分重要。必要时酌情给予新鲜血浆或清蛋白,以提高人体的免疫功能。

2.抗菌药物治疗

早期选用敏感的抗菌药物是治疗本病成败的关键,常用的药物有以下几类。

(1)β-内酰胺类:对抗铜绿假单胞菌活性较高的有头孢他啶2 g,2次/天静脉滴注;哌拉西林4 g,2次/天静脉滴注;亚胺培南0.5 g,1次/8小时静脉滴注;头孢哌酮2 g,2次/天静脉滴注;另外β-内酰胺类加酶抑制剂,如阿莫西林加克拉维酸1.2 g,3~4次/天静脉滴注;替卡西林加克拉维酸3.2 g,3~4次/天静脉滴注;头孢哌酮加舒巴坦2 g,2次/天静脉滴注也有一定的效果。

(2)氨基糖苷类:氨基糖苷类抗生素,如阿米卡星0.4 g,1次/天静脉滴注,或妥布霉素按体重一次1~1.7 mg/kg,1次/8小时静脉滴注,特别是与β-内酰胺类抗生素联合对铜绿假单胞菌有较好疗效。但此类抗生素具有肾毒性及耳毒性,而铜绿假单胞菌肺炎又多见于老年人或有严重基础疾病患者,因而在很大程度上限制了它们的使用。

(3)氟喹诺酮类:氟喹诺酮类中环丙沙星0.2 g,2次/天静脉滴注,左氧氟沙星0.2 g,2次/天静脉滴注,对铜绿假单胞菌有一定抗菌活性。

(六)预防

应加强院内消毒隔离,特别是要注意人工呼吸器械、雾化及湿化装置、吸痰器、给氧面罩及导管的定期消毒,昏迷患者应注意口腔护理,减少和防止分泌物吸入。还应注意合理使用广谱抗生素,严格掌握皮质激素及免疫抑制剂的应用指征。

(李强强)

第六节　病毒性肺炎

病毒性肺炎是由不同种类病毒侵犯肺脏引起的肺部炎症,通常是由于上呼吸道病毒感染向下呼吸道蔓延所致。临床主要表现为发热、头痛、全身酸痛、干咳等。本病一年四季均可发生,但冬春季更为多见。肺炎的发生除与病毒的毒力、感染途径及感染数量有关外,还与宿主年龄、呼吸道局部和全身免疫功能状态有关。通常小儿发病率高于成人,婴幼儿发病率高于年长儿。据报道在非细菌性肺炎中病毒性肺炎占 25%～50%,婴幼儿肺炎中约 60% 为病毒性肺炎。

一、流行病学

罹患各种病毒感染的患者为主要传染源,通常以空气飞沫传播为主,患者和隐性感染者说话、咳嗽、打喷嚏时可将病毒播散到空气中,易感者吸入后即可被感染。其次通过被污染的食具、玩具及与患者直接接触也可引起传播。粪-口传播仅见于肠道病毒。此外也可以通过输血和器官移植途径传播,在新生儿和婴幼儿中母婴间的垂直传播也是一条重要途径。

病毒性肺炎以婴幼儿和老年人多见,流感病毒性肺炎则好发于原有心肺疾病和慢性消耗性疾病患者。某些免疫功能低下者,如艾滋病患者、器官移植者,肿瘤患者接受大剂量免疫抑制剂、细胞毒药物及放射治疗时,病毒性肺炎的发生率明显升高。据报道骨髓移植患者中约 50% 可发生弥漫性间质性肺炎,其中约半数为巨细胞病毒(CMV)所致。肾移植患者中约 30% 发生 CMV感染,其中 40% 为 CMV 肺炎。

病毒性肺炎一年四季均可发生,但以冬春季节为多,流行方式多表现为散发或暴发。一般认为在引起肺炎的病毒中以流感病毒最多见。根据近年来我国北京、上海、广州、河北地区病原学监测,小儿下呼吸道感染中腺病毒和呼吸道合胞病毒引起者分别占第一、二位。北方地区发病率普遍高于南方,病情也比较严重。此外,近年来随着器官移植的广泛开展,CMV 肺炎的发生率有明显增高趋势。

二、病因

(一)流感病毒

流感病毒属正黏液病毒科,系单股 RNA 类病毒,有甲、乙、丙三型,流感病毒性肺炎多由甲型流感病毒引起,由乙型和丙型引起者较少。甲型流感病毒抗原变异比较常见,主要是血凝素和神经氨酸酶的变异。当抗原转变产生新的亚型时可引起大流行。

(二)腺病毒

腺病毒为无包膜的双链 DNA 病毒,主要在细胞核内繁殖,耐湿、耐酸、耐脂溶剂能力较强。现已分离出 41 个与人类有关的血清型,其中容易引起肺炎的有 3、4、7、11、14 和 21 型。我国以3、7 型最为多见。

(三)呼吸道合胞病毒(RSV)

RSV 系具有包膜的单股 RNA 病毒,属副黏液病毒科肺病毒属,仅 1 个血清型。RSV 极不稳定,室温中两天内效价下降 100 倍,为下呼吸道感染的重要病原体。

(四)副流感病毒

副流感病毒属副黏液病毒科,与流感病毒一样表面有血凝素和神经氨酸酶。与人类相关的副流感病毒分为1、2、3、4四型,其中4型又分为A、B两个亚型。在原代猴肾细胞或原代人胚肾细胞培养中可分离出本病毒。近年来在我国北京和南方一些地区调查结果表明引起婴幼儿病毒性肺炎的病原体排序中副流感病毒仅次于合胞病毒和腺病毒,居第3位。

(五)麻疹病毒

麻疹病毒属副黏液病毒科,仅有1个血清型。电镜下呈球形或多形性。外壳小突起中含血凝素,但无神经氨酸酶,故与其他副黏液病毒不同。该病毒在人胚和猴肾细胞中培养5~10天可出现多核巨细胞和核内包涵体。本病毒经上呼吸道和眼结膜侵入人体引起麻疹。肺炎是麻疹最常见的并发症,也是引起麻疹患儿死亡的主要原因。

(六)水痘带状疱疹病毒(VZV)

VZV为双链DNA病毒,属疱疹病毒科,仅对人有传染性。其在外界环境中生存力很弱,可被乙醚灭活。该病毒在被感染的细胞核内增殖,存在于患者疱疹的疱浆、血液及口腔分泌物中。接种人胚羊膜等组织内可产生特异性细胞病变,在细胞核内形成包涵体。成人水痘患者发生水痘肺炎的较多。

(七)鼻病毒

鼻病毒属微小核糖核酸病毒群,为无包膜单股RNA病毒,已发现100多个血清型。鼻病毒是人类普通感冒的主要病原,亦可引起下呼吸道感染。

(八)巨细胞病毒(CMV)

CMV属疱疹病毒科,系在宿主细胞核内复制的DNA病毒。CMV具有很强的种族特异性。人的CMV只感染人。CMV通常是条件致病源。除可引起肺炎外还可引起全身其他脏器感染。

此外,EB病毒、冠状病毒及柯萨奇病毒、埃可病毒等也可引起肺炎,只是较少见。

三、发病机制与病理

病毒性肺炎通常是由于上呼吸道病毒感染向下蔓延累及肺脏的结果。正常人群感染病毒后并不一定发生肺炎,只有在呼吸道局部或全身免疫功能低下时才会发病。上呼吸道发生病毒感染时常损伤上呼吸道黏膜,屏障和防御功能下降,造成下呼吸道感染,甚至引起细菌性肺炎。

单纯病毒性肺炎的主要病理改变为细支气管及其周围炎和间质性肺炎。细支气管病变包括上皮破坏、黏膜下水肿,管壁和管周可见以淋巴细胞为主的炎性细胞浸润,在肺泡壁和肺泡间隔的结缔组织中有单核细胞浸润,肺泡水肿,被覆着含有蛋白和纤维蛋白的透明膜,使肺泡内气体弥散距离增大。严重时出现以细支气管为中心的肺泡组织片状坏死,在坏死组织周边可见包涵体。在由合胞病毒、麻疹病毒、CMV引起的肺炎患者的肺泡腔内还可见到散在的多核巨细胞。腺病毒性肺炎患者常可出现肺实变,以左下叶最多见,实质以外的肺组织可有明显过度充气。

继发细菌性肺炎时肺泡腔可见大量的以中性粒细胞为主的炎性细胞浸润。严重者可形成小脓肿,或形成纤维条索性、化脓性胸膜炎及广泛性出血。

四、临床表现

病毒性肺炎通常起病缓慢,绝大部分患者开始时均有咽干、咽痛,其后打喷嚏、鼻塞、流涕、发热、头痛、食欲减退、全身酸痛等上呼吸道感染症状,病变进一步向下发展累及肺脏发生肺炎时则表现为咳嗽,多为阵发性干咳,并有气急、胸痛、持续高热。此时体征尚不明显,有时可在下肺区闻及细湿啰音。病程多为2周左右,病情较轻。婴幼儿及免疫缺陷者罹患病毒性肺炎时病情多比较严重,除肺炎的一般表现外,还多有持续高热、剧烈咳嗽、血痰、气促、呼吸困难,发绀、心悸等。体检可见三凹征和鼻翼翕动。在肺部可闻及广泛的干湿啰音和哮鸣音,也可出现急性呼吸窘迫综合征(ARDS)、心力衰竭、急性肾衰竭、休克。胸部X线检查主要为间质性肺炎,两肺呈网状阴影,肺纹理增粗、模糊。严重者两肺中下野可见弥漫性结节性浸润,但大叶性实变少见。胸部X线改变多在2周后逐渐消退,有时可遗留散在的结节状钙化影。

流感病毒性肺炎多见于流感流行时,慢性心肺疾病患者及孕妇为易感人群。起病前流感症状明显,多有高热,呼吸道症状突出,病情多比较严重,病程达3~4周,病死率较高。腺病毒感染所致肺炎表现突然高热,体温达39~40℃,呈稽留热,热程较长。半数以上患者出现呕吐、腹胀、腹泻,可能与腺病毒在肠道内繁殖有关。合胞病毒性肺炎绝大部分为2岁以内儿童,多有一过性高热,喘憋症状明显。麻疹病毒性肺炎为麻疹并发症,起病初期多有上呼吸道感染症状,典型者表现为起病2~3天,首先在口腔黏膜出现麻疹斑,1~2天从耳后发际开始出皮疹,以后迅速扩展到颜面、颈部、躯干、四肢。麻疹肺炎可发生于麻疹的各个病期,但以出疹后一周内最多见。因此在患儿发疹期,尤其是疹后期发热持续不退,或退热后又发热,同时呼吸道症状加重,肺部出现干湿啰音,提示继发肺炎。水痘是由水痘带状疱疹病毒引起的一种以全身皮肤水疱疹为主要表现的急性传染病。成人水痘并发肺炎较为常见。原有慢性疾病和/或免疫功能低下者水痘并发肺炎的机会多。水痘肺炎多发生于水痘出疹后1~6天,高热、咳嗽、血痰,两肺可闻及湿啰音和哮鸣音,很少有肺实变。

五、实验室检查

(一)血液及痰液检查

病毒性肺炎患者白细胞总数一般多正常,也可降低,血沉往往正常。继发细菌感染时白细胞总数增多和中性粒细胞增高。痰涂片所见的白细胞以单核细胞为主,痰培养多无致病细菌生长。

(二)病原学检查

1.病毒分离

由于合胞病毒、流感病毒、单纯疱疹病毒等对外界温度特别敏感,故发病后应尽早用鼻咽拭子取材,或收集鼻咽部冲洗液、下呼吸道分泌物,取材后放置冰壶内尽快送到实验室。如有可能最好床边接种标本,通过鸡胚接种、人胚气管培养等方法分离病毒。上述方法可靠、重复性好、特异性强,但操作烦琐费时,对急性期诊断意义不大。但对流行病学具有重要作用。

2.血清学检查

血清学诊断技术包括补体结合试验、中和试验和血凝抑制试验等。比较急性期和恢复期双份血清抗体滴度,效价升高4倍或4倍以上即可确诊。本法主要为回顾性诊断,不适合早期诊断。采用急性期单份血清检测合胞病毒、副流感病毒的特异性IgM抗体,其敏感性和特异性比较高,可作为早期诊断指标。

3.特异性快速诊断

(1)电镜技术:用于合胞病毒、副流感病毒、单纯疱疹病毒及腺病毒之诊断。由于检查耗时、技术复杂、费用昂贵,难以推广使用。

(2)免疫荧光技术:其敏感性和特异性均与组织培养相近。其合胞病毒抗原检测的诊断准确率达 70%～98.9%,具有快速、简便、敏感、特异性高等特点。

(3)酶联免疫吸附试验及酶标组化法:广泛用于检测呼吸道病毒抗原,既快速又简便。

4.包涵体检测

CMV 感染时可在呼吸道分泌物,包括支气管肺泡灌洗液和经支气管肺活检标本中发现嗜酸粒细胞核内和胞质内含包涵体的巨细胞,可确诊。

六、诊断

病毒性肺炎的诊断主要依据是其临床表现及相关实验室检查。由于各型病毒性肺炎缺乏明显的特征,因而最后确诊往往需要借助于病原学检查结果。当然某些病毒原发感染的典型表现,如麻疹早期颊黏膜上的麻疹斑、水痘时典型皮疹均可为诊断提供重要依据。

七、鉴别诊断

主要需与细菌性肺炎进行鉴别。病毒性肺炎多见于小儿,常有流行,发病前多有上呼吸道感染和全身不适等前驱表现,外周血白细胞总数正常或偏低,分类中性粒细胞不高。而细菌性肺炎以成人多见,无流行性,白细胞总数及中性粒细胞明显增高。X 线检查时病毒性肺炎以间质性肺炎为主,肺纹理增粗,而细菌性肺炎多以某一肺叶或肺段病变为主,显示密度均匀的片状阴影。中性粒细胞碱性磷酸酶试验、四唑氮盐还原试验、C 反应蛋白水平测定及疫苗培养和病毒学检查均有助于两种肺炎的鉴别。需要注意的是呼吸道病毒感染基础上容易继发肺部细菌感染,其中以肺炎链球菌、金黄色葡萄球菌、流感嗜血杆菌及溶血性链球菌为多见,通常多发生于原有病毒感染热退 4 天后患者再度畏寒、发热,呼吸道症状加剧,咳嗽、咳黄痰、全身中毒症状明显。

此外病毒性肺炎尚需与病毒性上呼吸道感染、急性支气管炎、支原体肺炎、衣原体肺炎和某些传染病的早期进行鉴别。

八、治疗

目前缺少特效抗病毒药物,因而仍以对症治疗为主。

(一)一般治疗

退热、止咳、祛痰、维持呼吸道通畅、给氧,纠正水和电解质、酸碱失衡。

(二)抗病毒药物

金刚烷胺,成人 0.1 g,每天 2 次;小儿酌减,连服 3～5 天。早期应用对防治甲型流感有一定效果。利巴韦林对合胞病毒、腺病毒及流感病毒性肺炎均有一定疗效,每天用量为 10 mg/kg,口服或肌内注射。近年来提倡气道内给药。小于 2 岁者每次 10 mg,2 岁以上的每次 20～30 mg,溶于 30 mL 蒸馏水内雾化吸入,每天2次,连续 5～7 天。由 CMV、疱疹病毒引起的肺炎患者可用阿昔洛韦、阿糖腺苷等治疗。

(三)中药

板蓝根、黄芪、金银花、大青叶、连翘、贯仲、菊花等可能有一定效果。

(四)生物制剂

有报道肌内注射 γ-干扰素治疗小儿呼吸道病毒感染,退热快、体征恢复迅速、缩短疗程、无明显不良反应。雾化吸入从初乳中提取的 SIgA 治疗婴幼儿 RSV 感染也取得良好效果。此外还可试用胸腺素、转移因子等制剂。继发细菌性肺炎时应给予敏感的抗生素。

九、预后

大多数病毒性肺炎预后良好,无后遗症。但是如是流感后发生重症肺炎,或年老体弱、原有慢性病者感染病毒性肺炎后易继发细菌性肺炎,预后较差。另外 CMV 感染者治疗也颇为棘手。

十、预防

接种流感疫苗、水痘疫苗和麻疹疫苗对于预防相应病毒感染有一定效果,但免疫功能低下者禁用麻疹减毒活疫苗。口服 3、4、7 型腺病毒减毒活疫苗对预防腺病毒性肺炎有一定效果。早期较大剂量注射丙种球蛋白对于麻疹和水痘的发病有一定预防作用。应用含高滴度 CMV 抗体免疫球蛋白被动免疫对预防 CMV 肺炎也有一定作用。对于流感病毒性肺炎、CMV 肺炎、水痘疱疹病毒性肺炎患者应予隔离,减少交叉感染。

（李强强）

第四章

肾内科疾病

第一节 急进性肾小球肾炎

急进性肾小球肾炎简称急进性肾炎（rapidly progressive glomer-ulonephritis，RPGN）是一个较少见的肾小球疾病。特征是在血尿、蛋白尿、高血压和水肿等肾炎综合征表现基础上，肾功能迅速下降，数周内进入肾衰竭，伴随出现少尿（尿量＜400 mL/d）或无尿（尿量＜100 mL/d）。此病的病理类型为新月体性肾炎。

1914年德国学者Frenz提出的肾炎分类，把血压高、肾功能差和进展快的肾炎称为"亚急性肾炎"（本病雏形）。1942年英国学者Ellis对600例肾炎患者的临床和病理进行了回顾性分析，提出了"快速性肾炎"概念（本病基本型）。此后，1962年发现部分RPGN患者抗肾小球基底膜（GBM）抗体阳性，1982年又发现部分患者抗中性粒细胞胞质抗体（ANCA）阳性，证实本病是一组病因不同但具有共同临床和病理特征的肾小球疾病。1988年Couser依据免疫病理学特点对RPGN进行分型，被称为Couser分型（经典分型），本病被分为抗GBM抗体型、免疫复合物型及肾小球无抗体沉积型（推测与细胞免疫或小血管炎相关），这是现代RPGN的基本分型。这种分型使RPGN诊断标准统一，便于临床研究。

国外报道在肾小球疾病肾活检病例中，RPGN占2‰～5‰，国内两个大样本原发性肾小球疾病病理报告，占1.6％～3.0％。在儿童肾活检病例中，本病所占比例＜1％。由于并非所有RPGN患者都有机会接受肾活检，而且部分病情危重风险大的患者医师也不愿做肾活检，所以RPGN的实际患病率很可能被低估。

一、急进性肾炎的表现、诊断及鉴别诊断

（一）病理表现

确诊RPGN必须进行肾活检病理检查，如前所述，只有病理诊断新月体肾炎，RPGN才能成立。光学显微镜下见到50％以上的肾小球具有大新月体（占据肾小囊切面50％以上面积），即可诊断新月体肾炎。依据新月体组成成分的不同，又可进一步将其分为细胞新月体、细胞纤维新月体和纤维新月体。细胞新月体是活动性病变，病变具有可逆性，及时进行治疗此新月体有可能消散；而纤维新月体为慢性化病变，已不可逆转。

免疫荧光检查可进一步对 RPGN 进行分型。Ⅰ型(抗 GBM 抗体型):IgG 和 C3 沿肾小球毛细血管壁呈线状沉积,有时也沿肾小管基底膜沉积。Ⅱ型(免疫复合物型):免疫球蛋白及 C3 于肾小球系膜区及毛细血管壁呈颗粒状沉积。Ⅲ型(寡免疫复合物型):免疫球蛋白和补体均阴性,或非特异微弱沉积。

以免疫病理为基础的上述 3 种类型新月体肾炎,在光镜及电镜检查上也各有其自身特点。Ⅰ型 RPGN 多为一次性突然发病,因此光镜下新月体种类(指细胞性、细胞纤维性或纤维性)较均一,疾病早期有时还能见到毛细血管襻节段性纤维素样坏死;电镜下无电子致密物沉积,常见基底膜断裂。Ⅱ型 RPGN 的特点是光镜下肾小球毛细血管内细胞(指系膜细胞及内皮细胞)增生明显,纤维素样坏死较少见;电镜下可见肾小球内皮下及系膜区电子致密物沉积。Ⅲ型 RPGN 常反复发作,因此光镜下新月体种类常多样化,细胞性、细胞纤维性及纤维性新月体混合存在,而且疾病早期肾小球毛细血管襻纤维素样坏死常见;电镜下无电子致密物沉积。另外,各型 RPGN 早期肾间质均呈弥漫性水肿,伴单个核细胞(淋巴及单核细胞)及不同程度的多形核细胞浸润,肾小管上皮细胞空泡及颗粒变性;疾病后期肾间质纤维化伴肾小管萎缩;Ⅲ型 RPGN 有时还能见到肾脏小动脉壁纤维素样坏死。

曾有学者将血清 ANCA 检测与上述免疫病理检查结果结合起来对 RPGN 进行新分型,分为如下 5 型:新Ⅰ型及Ⅱ型与原Ⅰ型及Ⅱ型相同,新Ⅲ型为原Ⅲ型中血清 ANCA 阳性者(约占原Ⅲ型病例的 80%),Ⅳ型为原Ⅰ型中血清 ANCA 同时阳性者(约占原Ⅰ型病例的 30%),Ⅴ型为原Ⅲ型中血清 ANCA 阴性者(约占原Ⅲ型病例的 20%)。以后临床实践发现原Ⅱ型中也有血清 ANCA 阳性者,但是它未被纳入新分型。

(二)临床表现

本病的基本临床表现如下。①可发生于各年龄段及不同性别:北京大学第一医院资料显示Ⅰ型 RPGN(包括合并肺出血的 Goodpasture 综合征)以男性患者为主,具有青年(20～39 岁,占40.3%)及老年(60～79 岁,占 24.4%)2 个发病高峰。而Ⅱ型以青中年和女性多见,Ⅲ型以中老年和男性多见。②起病方式不一,病情急剧恶化:可隐匿起病或急性起病,呈现急性肾炎综合征(镜下血尿或肉眼血尿、蛋白尿、水肿及高血压),但在疾病某一阶段病情会急剧恶化,血清肌酐(SCr)于数周内迅速升高,出现少尿或无尿,进入肾衰竭。而急性肾炎起病急,多在数天内达到疾病顶峰,数周内缓解,可与本病鉴别。③伴或不伴肾病综合征:Ⅰ型很少伴随肾病综合征,Ⅱ型及Ⅲ型肾病综合征常见。随肾功能恶化常出现中度贫血。④疾病复发:Ⅰ型很少复发,Ⅲ型(尤其由 ANCA 引起者)很易复发。

下列实验室检查有助于 RPGN 各型鉴别。①血清抗 GBM 抗体:Ⅰ型 RPGN 患者全部阳性。②血清 ANCA:约 80% 的Ⅲ型 RPGN 患者阳性,提示小血管炎致病。③血清免疫复合物增高及补体 C3 下降:仅见于少数Ⅱ型 RPGN 患者,诊断意义远不如抗 GBM 抗体及 ANCA。

(三)诊断及鉴别诊断

本病的疗效和预后与能否及时诊断密切相关,而及时诊断依赖于医师对此病的早期识别能力,和实施包括肾活检在内的检查。临床上呈现急性肾炎综合征表现(血尿、蛋白尿、水肿和高血压)的患者,数周内病情未见缓解(急性肾炎在 2～3 周内就会自发利尿,随之疾病缓解),SCr 反而开始升高,就要想到此病可能。不要等肾功能继续恶化至出现少尿或无尿(出现少尿或无尿才开始治疗,疗效将很差),而应在 SCr"抬头"之初,就及时给患者进行肾活检病理检查。肾活检是诊断本病最重要的检查手段,因为只有病理诊断新月体肾炎,临床才能确诊 RPGN;同时肾活检还能指导制订治疗方案(分型不同,治疗方案不同,将于后述)和判断预后(活动性病变为主预后较好,慢性化病变为主预后差)。无条件做肾活检的医院应尽快将患者转往能做肾活检的上级医院,越快越好。

RPGN 确诊后,还应根据是否合并系统性疾病(如系统性红斑狼疮、过敏性紫癜等)来区分原发性 RPGN 及继发性 RPGN;并根据肾组织免疫病理检查及血清相关抗体(抗 GBM 抗体、ANCA)检验来对原发性 RPGN 进行分型。

二、急进性肾炎发病机制的研究现状及进展

(一)发病机制概述

对 RPGN 发病机制的研究最早始于动物模型试验。1934 年 Masugi 的抗肾抗体肾炎模型(用异种动物抗肾皮质血清建立的兔、大鼠抗肾抗体肾炎模型)、1962 年 Steblay 的抗 GBM 肾炎模型(用羊自身抗 GBM 抗体建立的羊抗 GBM 肾炎模型)及 1967 年 Lerner 的 Goodpasture 综合征动物模型(用注入异种抗 GBM 抗体的方法在松鼠猴体内制作出的肺出血-肾炎综合征模型)都确立抗 GBM 抗体在本病中的致病作用。随着 Couser 免疫病理分类法在临床的应用,对本病发病机制的研究从 Ⅰ 型(抗 GBM 型)逐渐扩展至 Ⅱ 型(免疫复合型)和 Ⅲ 型(寡免疫沉积物型)。研究水平也由早期的整体、器官水平转向细胞水平(单核巨噬细胞、T 淋巴细胞、B 淋巴细胞、肾小球固有细胞等),目前更深入到分子水平(生长因子、细胞因子、黏附分子等),但是对本病的确切发病机制仍尚未完全明白。

RPGN 在病因学和病理学上有一个显著的特征,即多病因却拥有一个基本的病理类型。表明本病起始阶段有多种途径致病,最终可能会有一共同的环节导致肾小球内新月体形成。研究表明肾小球毛细血管壁损伤(基底膜断裂)是启动新月体形成的关键环节。基底膜断裂(裂孔)使单核巨噬细胞进入肾小囊囊腔、纤维蛋白于囊腔聚集、刺激囊壁壁层上皮细胞增生,而形成新月体。进入囊腔中的单核巨噬细胞在新月体形成过程中起着主导作用,具有释放多种细胞因子,刺激壁层上皮细胞增生,激活凝血系统和诱导纤维蛋白沉积等多种作用。新月体最初以细胞成分为主(除单核巨噬细胞及壁层上皮细胞外,近年证实脏层上皮细胞,即足细胞,也是细胞新月体的一个组成成分),随之为细胞纤维性新月体,最终变为纤维性新月体。新月体纤维化也与肾小囊囊壁断裂密切相关,囊壁断裂可使肾间质的成纤维细胞进入囊腔,产生 Ⅰ 型和 Ⅲ 型胶原(间质胶原),促进新月体纤维化。

肾小球毛细血管壁损伤(GBM 断裂)确切机制仍欠明确,主要有如下解释。

1.体液免疫

抗 GBM 抗体(IgG)直接攻击 GBM 的 Ⅳ 胶原蛋白 α3 链引发的 Ⅱ 型(细胞毒型)变态反应和循环或原位免疫复合物沉积在肾小球毛细血管壁或系膜区引发的 Ⅲ 型(免疫复合物型)变态反应,均可激活补体、吸引中性粒细胞及激活巨噬细胞释放蛋白水解酶,造成 GBM 损伤和断裂。20 世纪 60 年代至 20 世纪 90 年代体液免疫一直是本病发病机制研究的重点,在 Ⅰ 型和 Ⅱ 型 RPGN 也都证实了体液免疫的主导作用。

2.细胞免疫

体液免疫的特征是免疫复合物的存在。1979 年 Stilmant 和 Couser 等报道了 16 例原发性 RPGN 患者的肾小球并无免疫沉积物,对体液免疫在这些患者中的致病作用提出了质疑。而后,1988 年 Couser 对 RPGN 进行疾病分型时,直接提出第 3 种类型,即"肾小球无抗体沉积型",

它的发病机制可能与细胞免疫或小血管炎相关。1999 年 Cunningham 在 15 例Ⅲ型患者肾活检标本的肾小球中,观察到活化的 T 细胞、单核巨噬细胞和组织因子的存在,获得了细胞免疫在本型肾炎发病中起重要作用的证据。由 T 淋巴细胞介导的细胞免疫主要通过细胞毒性 T 细胞($CD4^-$,$CD8^+$)的直接杀伤作用和迟发型超敏反应 T 细胞($CD4^+$,$CD8^-$)释放各种细胞因子、活化单核巨噬细胞的作用,而导致毛细血管壁损伤。

3.炎症细胞

中性粒细胞可通过补体系统活性成分($C3a$、$C5a$)的化学趋化作用、F_c 受体及 $C3b$ 受体介导的免疫黏附作用及毛细血管内皮细胞损伤释放的细胞因子(如白细胞黏附因子),而趋化到并聚集于毛细血管壁受损处,释放蛋白溶解酶、活性氧和炎性介质损伤毛细血管壁。

新月体内有大量的单核巨噬细胞,其浸润与化学趋化因子、黏附因子及骨桥蛋白相关。巨噬细胞既是免疫效应细胞也是炎症效应细胞。它可通过自身杀伤作用破坏毛细血管壁,也可通过产生大量活性氧、蛋白溶解酶及分泌细胞因子而损伤毛细血管壁;它还能刺激壁层上皮细胞增生及纤维蛋白沉积,从而促进新月体形成。

4.炎性介质

在本病中 T 淋巴细胞、单核巨噬细胞、中性粒细胞、肾小球系膜细胞、上皮细胞及内皮细胞均可释放各自的炎性介质,它们在 RPGN 的发病中起着重要作用。已涉及本病的炎症介质包括补体成分($C3a$、$C5a$、膜攻击复合体 C5b-9 等),白细胞介素($IL-1$,$IL-2$,$IL-4$,$IL-6$,$IL-8$),生长因子(转化生长因子 $TGF\beta$、血小板源生长因子 PDGF、成纤维细胞生长因子 FGF 等)、肿瘤坏死因子($TNF\alpha$),干扰素($IFN\beta$,$IFN\gamma$),细胞黏附分子(细胞间黏附分子 ICAM、血管细胞黏附分子 VCAM)及趋化因子,活性氧(超氧阴离子 O_2^-、过氧化氢 H_2O_2、羟自由基 HO^-、次卤酸如次氯酸 HOCl),一氧化氮(NO),花生四烯酸环氧化酶代谢产物(前列腺素 PGE_2、PGF_2、PGI_2 及血栓素 TXA_2)和酯氧化酶代谢产物(白三烯 LTC4、LTD4),血小板活化因子(PAF)等。炎性介质具有网络性、多效性和多源性特点,作用时间短且局限,多通过相应受体发挥致病效应。

综上所述,在 RPGN 发病机制中,致肾小球毛细血管壁损伤(GBM 断裂)的过程,既有免疫机制(包括细胞免疫及体液免疫)也有炎性机制参与。今后继续对各种炎性介质的致病作用进行深入研究,将有助于从分子水平阐明本病发病机制,也能为本病治疗提供新的思路和线索。

(二)发病机制研究的进展

近年,RPGN 发病机制的研究有很大进展,本文将着重对抗 GBM 抗体及 ANCA 致病机制的某些研究进展作一简介。

1.抗肾小球基底膜抗体新月体肾炎

(1)抗原位点:GBM 与肺泡基底膜中的胶原Ⅳ分子,由 α3、α4 和 α5 链构成,呈三股螺旋排列,其终端膨大呈球形非胶原区(NC1 区),两个胶原Ⅳ分子的终端球形非胶原区头对头地相互交联形成六聚体结构。原来已知抗 GBM 抗体的靶抗原为胶原Ⅳα3 链的 NC1 区,即 α3(Ⅳ)NC1,它有两个抗原决定簇,被称为 E_A 及 E_B;而近年发现胶原Ⅳα5 链的 NC1 区,α5(Ⅳ)NC1,也是抗 GBM 抗体的靶抗原,同样可以引起抗 GBM 病。

在正常的六聚体结构中,两个头对头交联的 α3(Ⅳ)NC1 形成双聚体,抗原决定簇隐藏于中不暴露,故不会诱发抗 GBM 抗体。在某些外界因素作用下(如震波碎石,呼吸道吸入烃、有机溶剂或香烟),此双聚体被解离成单体,隐藏的抗原决定簇暴露,即可诱发自身免疫形成抗 GBM 抗体。

(2)抗体滴度与抗体亲和力:抗 GBM 抗体主要为 IgG1 亚型(91%),其次是 IgG4 亚型(73%),IgG4 亚型并不能从经典或旁路途径激活补体,因此在本病中的致病效应尚欠清。北京大学第一医院所进行的研究已显示,抗 GBM 抗体亲和力和滴度与疾病病情及预后密切相关。2005 年他们报道抗 GBM 抗体亲和力与肾小球新月体数量相关,抗体亲和力越高,含新月体的肾小球就越多,肾损害越重。2009 年他们又报道,循环中抗 E_A 和/或 E_B 抗体滴度与疾病严重度和疾病最终结局相关,抗体滴度高的患者,诊断时的血清肌酐水平及少尿发生率高,最终进入终末肾衰竭或死亡者多。此外,北京大学第一医院还在少数正常人的血清中检测出 GBM 抗体,但此天然抗体的亲和力和滴度均低,且主要为 IgG2 亚型及 IgG4 亚型,这种天然抗体与致病抗体之间的关系值得深入研究。

(3)细胞免疫:动物实验模型研究已显示,在缺乏抗 GBM 抗体的条件下,将致敏的 T 细胞注射到小鼠或大鼠体内,小鼠或大鼠均会出现无免疫球蛋白沉积的新月体肾炎。α3(Ⅳ)NC1 中的多肽序列——pCol(28-40)多肽,或与 pCol(28-40)多肽序列类似的细菌多肽片段均能使 T 细胞致敏。

动物实验还显示,CD4$^+$T 细胞,特别是 Th1 和 Th17 细胞,是致新月体肾炎的重要反应细胞;近年,CD8$^+$T 细胞也被证实为另一个重要反应细胞,给 WKY 大鼠腹腔注射抗 CD8 单克隆抗体能有效地预防和治疗抗 GBM 病,减少肾小球内抗 GBM 抗体沉积及新月体形成。对抗 GBM 病患者的研究还显示,CD4$^+$ 和 CD25$^+$ 调节 T 细胞能在疾病头 3 个月内出现,从而抑制 CD4$^+$ T 细胞及 CD8$^+$ T 细胞的致病效应。

(4)遗传因素:对抗 GBM 病遗传背景的研究已显示,本病与主要组织相容性复合物(MHC)Ⅱ类分子基因具有很强的正性或负性联系。1997 年 Fisher 等在西方人群中已发现 *HLA-DRB1* 15* 及 *HLA-DRB1* 04* 基因与抗 GBM 病易感性密切相关,近年,日本及中国人群的研究也获得了同样结论。而 *HLA-DRB1* 0701* 及 *HLA-DRB1* 0101* 却与抗 GBM 病易感性呈负性相关。

2.抗中性粒细胞胞质抗体相关性新月体肾炎

(1)抗体作用:近年对 ANCA 的产生及其致病机制有了较清楚了解。感染释放的肿瘤坏死因子 α(TNF-α)及白细胞介素 1(IL-1)等前炎症细胞因子,能激发中性粒细胞使其胞质内的髓过氧化物酶(MPO)及蛋白酶 3(PR3)转移至胞膜,刺激 ANCA 产生。ANCA 的(Fab)₂ 段与细胞膜表面表达的上述靶抗原结合,而 Fc 段又与其他中性粒细胞表面的 Fc 受体结合,致使中性粒细胞激活。激活的中性粒细胞能高表达黏附分子,促其黏附于血管内皮细胞,还能释放活性氧及蛋白酶(包括 PR3),损伤内皮细胞,导致血管炎发生。

(2)补体作用:补体系统在本病中的作用,近来才被阐明。现已知中性粒细胞活化过程中释放的某些物质,能促进旁路途径的 C3 转化酶 C3bBb 形成,从而激活补体系统,形成膜攻击复合体 C5b-9,杀伤血管内皮细胞;而且,补体活化产物 C3a 和 C5a 还能趋化更多的中性粒细胞聚集到炎症局部,进一步扩大炎症效应。

(3)遗传因素:对 ANCA 相关小血管炎候选基因的研究很活跃。对 MHC Ⅱ类分子基因的研究显示,*HLA-DPBA* 0401* 与肉芽肿多血管炎(原称韦格纳肉芽肿)易感性强相关,而 *HLA-DR4* 及 *HLA-DR6* 与各种 ANCA 相关小血管炎的易感性均相关。

此外,还发现不少基因与 ANCA 相关小血管炎易感性相关,这些基因编码的蛋白能参与免疫及炎症反应,如 *CTLA4*(其编码蛋白能抑制 T 细胞功能),*PTPN22*(其编码蛋白具有活化 B 细胞功能)，*IL-2RA*(此基因编码高亲和力的白细胞介素-2 受体)，*AATZ* 等位基因(α-抗胰蛋白酶能抑制 PR3 活性，减轻 PR3 所致内皮损伤。编码 α-抗胰蛋白酶的基因具有高度多态性，其中 *AATZ* 等位基因编码的 α-抗胰蛋白酶活性低，抑制 PR3 能力弱)。

总之，对 RPGN 发病机制的研究，尤其在免疫反应及遗传基因方面的研究，进展很快，应该密切关注。

三、急进性肾炎的治疗

(一)治疗现状

随着发病机制研究的深入和治疗手段的进步，RPGN 的短期预后较以往已有明显改善。Ⅰ型RPGN 患者的 1 年存活率已达 70%～80%，肾脏 1 年存活率达 25%，而出现严重肾功能损害的Ⅲ型 RPGN 患者 1 年缓解率可达 57%，已进行透析治疗的患者 44% 可脱离透析。但要获得长期预后的改善，还需要进行更多研究。

由于本病是免疫介导性炎症疾病，所以主要治疗仍是免疫抑制治疗。临床治疗分为诱导缓解治疗和维持缓解治疗两个阶段，前者又包括强化治疗(如血浆置换治疗、免疫吸附治疗及甲泼尼龙冲击治疗等)及基础治疗(糖皮质激素、环磷酰胺或其他免疫抑制剂治疗)。

(二)各型急进性肾炎的治疗方案

1.抗肾小球基底膜型(Ⅰ型)急进性肾炎

由于本病相对少见，且发病急、病情重、进展快，因此很难进行前瞻性随机对照临床试验，目前的治疗方法主要来自小样本的治疗经验总结。此病的主要治疗为：血浆置换(或免疫吸附)，糖皮质激素(包括大剂量甲泼尼龙冲击及泼尼松口服治疗)及免疫抑制剂(首选环磷酰胺)治疗，以迅速清除体内致病抗体和炎性介质，并阻止致病抗体再合成。

2012 年 KDIGO 制订的《肾小球疾病临床实践指南》对于抗 GBM 型 RPGN 推荐的治疗意见及建议如下。

推荐：除就诊时已依赖透析及肾活检示 100% 新月体的患者外，所有抗 GBM 型 RPGN 患者均应接受血浆置换、环磷酰胺和糖皮质激素治疗(证据强度 1B)。临床资料显示，就诊时已依赖透析及肾活检示 85%～100% 肾小球新月体的患者上述治疗已不可能恢复肾功能，而往往需要长期维持性肾脏替代治疗。

建议：本病一旦确诊就应立即开始治疗。甚至高度怀疑本病在等待确诊期间，即应开始大剂量糖皮质激素及血浆置换治疗(无证据等级)。

推荐：抗 GBM 新月体肾炎不用免疫抑制剂做维持治疗(1C)。

药物及血浆置换的具体应用方案如下。

糖皮质激素。第 0～2 周：甲泼尼龙 500～1 000 mg/d 连续 3 天静脉滴注，此后口服泼尼松 1 mg/(kg·d)，最大剂量 80 mg/d(国内最大剂量常为 60 mg/d)。第 2～4 周，0.6 mg/(kg·d)；第 4～8 周，0.4 mg/(kg·d)；第 8～10 周，30 mg/d；第 10～11 周，25 mg/d；第 11～12 周，20 mg/d；第 12～13 周，17.5 mg/d；第 13～14 周，15 mg/d；第 14～15 周，12.5 mg/d；第 15～16 周，10 mg/d；第 16 周，标准体重<70 kg者为 7.5 mg/d，标准体重≥70 kg者为 10 mg/d，服用 6 个月后停药。

环磷酰胺：2 mg/(kg·d)口服，3 个月。

血浆置换：每天用 5% 人血清蛋白置换患者血浆 4 L，共 14 天，或直至抗 GBM 抗体转阴。对有肺出血或近期进行手术(包括肾活检)的患者,可在置换结束时给予150~300 mL新鲜冰冻血浆。笔者认为,可根据病情调整血浆置换量(如每次2 L)、置换频度(如隔天1次)及置换液(如用较多的新鲜冰冻血浆)。有条件时,还可以应用免疫吸附治疗。此外,国内不少单位应用双重血浆置换,它也能有效清除抗GBM抗体,在血浆清蛋白及新鲜冰冻血浆缺乏时也可考虑应用。队列对照研究表明,用血浆置换联合激素及免疫抑制剂治疗能提高患者存活率。

英国(71例,2001年报道)和中国(176例,2011年报道)两个较大样本的回顾性研究显示,早期确诊、早期治疗是提高疗效的关键。影响预后的因素有抗GBM抗体水平、血肌酐水平及是否出现少尿或无尿等。

2.寡免疫复合物型(Ⅲ型)急进性肾炎

近10余年来,许多前瞻性多中心的随机对照临床研究已对本病的治疗积累了宝贵经验,本病治疗分为诱导缓解治疗和维持缓解治疗两个阶段。2012年KDIGO制定的《肾小球疾病临床实践指南》对于ANCA相关性RPGN治疗的推荐意见及建议如下。

(1)诱导期治疗。推荐:①用环磷酰胺及糖皮质激素作为初始治疗。②环磷酰胺禁忌的患者,可改为利妥昔单抗及糖皮质激素治疗。③对已进行透析或血肌酐上升迅速的患者,需同时进行血浆置换治疗。建议:①对出现弥漫肺泡出血的患者,宜同时进行血浆置换治疗。②ANCA小血管炎与抗GBM肾小球肾炎并存时,宜同时进行血浆置换治疗。

药物及血浆置换的具体应用方案如下。

环磷酰胺:①静脉滴注方案为0.75 g/m²,每3~4周静脉滴注1次;年龄>60岁或肾小球滤过率<20 mL/(min·1.73 m²)的患者,减量为0.5 g/m²。②口服方案为1.5~2 mg/(kg·d),年龄>60岁或肾小球滤过率<20 mL/(min·1.73 m²)的患者,应减少剂量。应用环磷酰胺治疗时,均需维持外周血白细胞计数>3×10⁹/L。

糖皮质激素:甲泼尼龙500 mg/d,连续3天静脉滴注;泼尼松1 mg/(kg·d)口服,最大剂量60 mg/d,连续服用4周。3~4个月内逐渐减量。

血浆置换:每次置换血浆量为60 mL/kg,两周内置换7次;如有弥漫性肺出血则每天置换1次,出血停止后改为隔天置换1次,总共7~10次;如果合并抗GBM抗体则每天置换1次,共14次或至抗GBM抗体转阴。

已有几个随机对照临床试验比较了利妥昔单抗与环磷酰胺治疗ANCA相关小血管炎的疗效及不良反应,两药均与糖皮质激素联合应用,所获结果相似,而利妥昔单抗费用昂贵。

当患者不能耐受环磷酰胺时,吗替麦考酚酯是一个备选的药物。小样本前瞻队列研究(17例)和随机对照研究(35例)显示,吗替麦考酚酯在诱导ANCA相关小血管炎缓解上与环磷酰胺疗效相近。

(2)维持期治疗:对诱导治疗后病情已缓解的患者,推荐进行维持治疗,建议至少治疗18个月;对于已经依赖透析的患者或无肾外疾病表现的患者,不做维持治疗。

维持治疗的药物如下:①推荐硫唑嘌呤1~2 mg/(kg·d)口服;②对硫唑嘌呤过敏或不耐受的患者,建议改用吗替麦考酚酯口服,剂量用至1 g每天2次(国内常用剂量为0.5 g,每天2次);③对前两药均不耐受且肾小球滤过率≥60 mL/(min·1.73 m²)的患者,建议用甲氨蝶呤治疗,口服剂量每周0.3 mg/kg,最大剂量每周25 mg。④有上呼吸道疾病的患者,建议辅以复方甲硝唑口服治疗。⑤不推荐用依那西普(为肿瘤坏死因子α拮抗剂)做辅助治疗。

除上述指南推荐及建议的药物外,临床上还有用他克莫司或来氟米特进行维持治疗的报道。

ANCA 小血管炎有较高的复发率,有报道其 1 年复发率为 34％,5 年复发率为 70％。维持期治疗是为了减少疾病的复发,但是目前的维持治疗方案是否确能达到上述目的仍缺乏充足证据,而且长期维持性治疗是否会潜在地增加肿瘤及感染的风险也需要关注。已经启动的为期 4 年的 REMAIN 研究有可能为此提供新的循证证据。

3.免疫复合物型(Ⅱ型)急进性肾炎

Ⅱ型 RPGN(如 IgA 肾病新月体肾炎)可参照Ⅲ型 RPGN 的治疗方案进行治疗,即用甲泼尼龙冲击做强化治疗,并以口服泼尼松及环磷酰胺做基础治疗。对环磷酰胺不耐受者,也可以考虑换用其他免疫抑制剂。

总之,在治疗 RPGN 时,一定要根据疾病类型及患者具体情况(年龄、体表面积、有无相对禁忌证等)来个体化地制订治疗方案,而且在实施治疗过程中还要据情实时调整方案。另外,一定要熟悉并密切监测各种药物及治疗措施的不良反应,尤其要警惕各种病原体导致的严重感染,避免盲目"过度治疗"。最后,对已发生急性肾衰竭的患者,要及时进行血液净化治疗,以维持机体内环境平衡,赢得治疗时间。

(陈萍平)

第二节　急性肾小球肾炎

急性肾小球肾炎简称急性肾炎,是一种常见的原发性肾小球疾病。本病大多呈急性起病,临床表现为血尿、蛋白尿、高血压、水肿、少尿及氮质血症。因其表现为一组临床综合征,为此又称为急性肾炎综合征。急性肾小球肾炎常见于多种致病微生物感染之后发病,尤其是链球菌感染,但也有部分患者由其他微生物感染所致,如葡萄球菌、肺炎链球菌、伤寒杆菌、梅毒、病毒、原虫及真菌等引起。通常临床所指急性肾小球肾炎即指链球菌感染后肾小球肾炎,本节也以此为重点阐述。

一、急性肾小球肾炎发病机制与临床表现

(一)发病因素机制

本病发病与抗原抗体介导的免疫损伤密切相关。当机体被链球菌感染后,其菌体内某些有关抗原与相应的特异抗体于循环中形成抗原-抗体复合物,随血流抵达肾脏,沉积于肾小球而致病。但也可能是链球菌抗原中某些带有阳电荷的成分通过与肾小球基底膜(GBM)上带有阴电荷的硫酸类肝素残基作用,先植于 GBM,然后通过原位复合物方式而致病。当补体被激活后,炎症细胞浸润,导致肾小球免疫病理损伤而致疾病。肾小球毛细血管的免疫性炎症使毛细血管腔变窄,甚至闭塞,并损害肾小球滤过膜。可出现血尿、蛋白尿及管型尿等,并使肾小球滤过率下降。因而对水钠各种溶质(包括含氮代谢产物,无机盐)的排泄减少,而发生水、钠潴留,继而引起细胞外液容量增加。因此,临床上有水肿,尿少,全身循环充血状态和呼吸困难、肝大、静脉压增高等表现。本病引发的高血压目前认为是由于血容量增加所致,同时,也可能与肾素-血管紧张素-醛固酮系统活力增强有关。

本病急性期表现为弥漫性毛细血管内增生性肾小球肾炎、肾小球增大,并含有细胞成分,内

皮细胞肿胀,系膜细胞浸润。电镜下可见上皮下沉淀物呈驼峰状。免疫荧光检查可见弥漫的呈颗粒状的毛细血管襻或系膜区的 IgG、C3 和备解素的免疫沉着,偶有少量 IgM 和 C4。

(二)临床表现

急性肾小球肾炎可发生于各年龄组,但以儿童及青少年多见。本证起病较急,病情轻重不一,多数病例病前有链球菌感染史。感染灶以上呼吸道及皮肤为主,如扁桃体炎、咽炎、气管炎、鼻窦炎等。在上述前驱感染后,有 1～3 周无症状的间歇期而发病。间歇期后,即急性起病,首发症状多为水肿和血尿,是典型性急性肾炎综合征。重症者可发生急性肾衰竭。

1.全身症状

发病时症状轻重不一,患者常有头痛、食欲减退、恶心、呕吐、腰困、疲乏无力,部分患者先驱感染没有控制,可有发热、咽喉疼痛、咳嗽、体温一般在 38 ℃上下,发热以儿童多见。

2.水肿少尿

水肿少尿常为本病的首发症状,占患者的 80%～90%,在发生水肿之前,患者都有少尿水肿。轻者仅晨起眼睑水肿,或伴有双下肢轻度可凹性水肿,面色较苍白。重者可延及全身,体重增加。水肿出现的部位主要取决于两个因素,即重力作用和局部组织张力。儿童皮肤及皮下组织较紧密,则水肿的凹陷性不十分明显。另外,水肿的程度还与钠盐的食入量有密切关系。钠盐入量多则水肿加重,严重者可有胸腔积液、腹水。

3.血尿

几乎全部患者均有肾小球源性血尿,是本病常见的初起症状。尿是浑浊棕红色,洗肉水样色。一般数天内消失,也可持续 1～2 周转为镜下血尿。经治疗后一般镜下血尿多在 6 个月内完全消失。也可因劳累、紧张、感染后反复出现镜下血尿,也有持续 1～2 年才完全消失。

4.蛋白尿

多数患者有不同程度的蛋白尿,以白蛋白为主。极少数患者表现为肾病综合征。蛋白尿持续存在提示病情迁延或有转为慢性肾炎的可能。

5.高血压

大部分患者可出现一过性轻、中度高血压。收缩压舒张压均增高,往往与血尿、水肿同时存在。一般持续 2～3 周,多随水肿消退而降至正常。产生原因主要与水钠潴留、血容量扩张有关。经利尿消肿后血压随之下降,少数患者可出现重度高血压,并可并发高血压脑病,心力衰竭或视网膜病变,出现充血性心力衰竭,肺水肿等。

6.肾功能异常

少数患者可出现少尿(<400 mL/24 h),肾功能一过性受损,表现为轻度氮质血症。于 1～2 周后尿量增加,肾功能于利尿后数天内可逐渐恢复,仅有极少数患者可表现为急性肾衰竭。

二、急性肾小球肾炎的诊断与鉴别诊断

(一)诊断

1.前驱感染史

一般起病前有呼吸道或皮肤感染,也可能有其他部位感染。

2.尿常规及沉渣检查

(1)血尿:急性肾炎重要表现,肉眼血尿或镜下血尿,尿中红细胞多为严重变形红细胞。此系红细胞通过病变毛细血管壁和流经肾小管过程中,因渗透压改变而变形。此外,还可见红细胞管

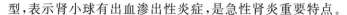

型,表示肾小球有出血渗出性炎症,是急性肾炎重要特点。

(2)管型尿:尿沉渣中常见有肾小管上皮细胞、白细胞,偶有白细胞管型及大量透明和颗粒管型,一般无蜡样管型及宽大管型,如果出现此类管型,提示原肾炎急性加重,或全身系统性疾病,如红斑狼疮或血管炎。

(3)尿蛋白:通常为＋～＋＋,24小时蛋白总量＜3.0 g,尿蛋白多属非选择性。

(4)尿少与水肿:本病急性发作期24小时尿量一般在1 000 mL以下,并伴有面部及下肢轻度水肿。

3.血常规检查

白细胞计数可正常或增加,此与原感染性是否仍继续存在有关。急性期血沉常增快,一般在30～60 mm/h,常见轻度贫血,此与血容量增大、血液稀释有关,于利尿消肿后即可恢复,但也有少数患者有微血管溶血性贫血。

4.肾功能及血生化检查

急性期肾小球滤过率(GFR)呈不同程度下降,但肾血浆流量常可正常。因此滤过分数常下降。与肾小球功能受累相比,肾小管功能相对良好,肾浓缩功能仍多保持正常。临床常见一过性氮质血症,血中尿素氮、肌酐轻度增高,尿钠和尿钙排出减少,不限进水的患者可有轻度稀释性低钠血症。此外,还可出现高血钾和代谢性酸中毒症。

5.有关链球菌感染的细胞学和血清学检查

链球菌感染后,机体对菌体成分及其产物相应的抗体,如抗链球菌溶血素O抗体(ASO),其阳性率可达50％～80％,常借助检测此抗体以证实前期的链球菌感染。通常在链球菌感染后2～3周出现,3～5周滴度达高峰,半年内可恢复正常,75％患者1年内转阴。在判断所测结果时应注意,ASO滴度升高仅表示近期内曾有链球菌感染,与急性肾炎发病之可能性及病情严重性不直接相关。经有效抗生素治疗者其阳性率低,皮肤感染灶患者阳性率也低。另外,部分患者起病早期循环免疫复合物及血清冷球蛋白可呈阳性,但应注意病毒所致急性肾炎者可能前驱期短,一般为3～5天,以血尿为主要表现,C3不降低,ASO不增高,预后好。

血浆补体测定除个别病例外,肾炎病程早期,血总补体及C3均明显下降,6～8周后可恢复正常,此规律性变化为急性肾炎的典型表现。血清补体下降程度与急性肾炎病情轻重无明显相关,但低补体血症持续8周以上者,应考虑有其他类型肾炎之可能,如膜增生性肾炎,冷球蛋白血症,或狼疮性肾炎等。

6.血浆蛋白和脂质测定

本证患者有少数血清蛋白常轻度降低,此系水、钠潴留的血容量增加和血液稀释造成,并不是由尿蛋白丢失而致,经利尿消肿后可恢复正常。有少数患者,伴有 α_2、β脂蛋白增高。

7.其他检查

如少尿一周以上,或进行性尿量减少伴肾功能恶化者,病程超过两个月而无好转趋势者、急性肾炎综合征伴肾病综合征者,应考虑进行肾活检以明确诊断,指导治疗。

8.非典型病例的临床诊断

最轻的亚临床病例可全无水肿、高血压和肉眼血尿,仅于链球菌感染后或急性肾炎紧密相接触者,行尿常规检查而发现镜下血尿,甚或尿检也正常,仅血中C3呈典型的规律性改变,即急性期明显降低,而6～8周恢复正常。此类患者如行肾活检可呈典型的毛细血管内增生及特征性驼峰病变。

(二)鉴别诊断

1.发热性尿蛋白

急性感染发热患者,可出现蛋白尿、管型及镜下血尿,极易与不典型或轻度急性肾炎患者相混淆,但前者无潜伏期,无水肿和高血压,热退后尿常规迅速恢复正常。

2.急进性肾炎

起病初与急性肾炎很难鉴别,本病在数天或数周内出现进行性肾功能不全,少尿无尿,可帮助鉴别,必要时需采用肾穿刺病理检查,如表现为新月体肾炎可资鉴别诊断。

3.慢性肾炎急性发作

大多数慢性肾炎往往隐匿起病,急性发作常继发感染后,前驱期往往较短,1～2天即出现水肿,少尿,氮质血症等,严重者伴有贫血、高血压,肾功能持续损害,常常可伴有夜尿增多,尿比重常低。

4.IgA肾病

IgA肾病主要以反复发作性血尿为主要表现,ASO、C3往往正常,肾活检可以明确诊断。

5.膜性肾炎

膜性肾炎常以急性肾炎样起病,但常常蛋白尿明显,血清补体持续下降＞8周,本病恢复不及急性肾炎明显,必要时于肾穿活检明确诊断。

6.急性肾盂肾炎或尿路感染

尿常规检查常有白细胞和脓细胞、红细胞,患者并有明显的尿路刺激症状和畏寒、发热,补体正常,中段尿培养可确诊。

7.继发性肾炎

如过敏性紫癜性肾炎,狼疮性肾炎,乙型肝炎病毒相关性肾炎等。本类肾炎原发病症状明显,不难诊断。

8.并发症

(1)循环充血状态:因水、钠潴留,血容量扩大,循环负荷过重,乃至表现循环充血性心力衰竭甚至肺水肿,此与病情轻重和治疗情况相关,临床表现为气急,不能平卧,胸闷、咳嗽,肺底湿性啰音,肝大压痛,心率快,奔马律等左右心衰竭症状。系因血容量扩大所致,而与真正心肌泵衰竭不同,且强心剂效果不佳,而利尿剂的应用常助其缓解。

(2)高血压脑病:是指血压急剧增高时(尤其是舒张压)伴发的中枢神经系统症状而言,一般儿童较成年人多见。一般认为:此证是在高血压的基础上,脑部小血管痉挛,导致脑缺氧、脑水肿而致。但也有人认为当血压急剧升高时,脑血管原具备的自动舒缩功能失调或失控,脑血管高度充血脑水肿而致。此外,急性肾炎时,水、钠潴留也在发病中起一定作用。此并发症多发生在急性肾炎起病后1～2周内。起病较急,临床表现为剧烈头痛,频繁恶心、呕吐,继之视力障碍,眼花,复视,暂时性黑蒙,并有嗜睡或烦躁。如不及时治疗则发生惊厥、昏迷,少数暂时偏瘫失语,严重时发生脑疝。神经系统多无局限性体征,浅反射及腱反射可减弱或消失,眼底检查常见视网膜小动脉痉挛,有时可见视盘水肿,脑脊液清亮,压力和蛋白正常或略高。当高血压伴视力障碍、惊厥、昏迷之一项,即可诊断。

(3)急性肾衰竭:急性肾炎患者中,有相当一部分病例有程度不一的氮质血症,但真正进展为急性肾衰竭者仅为极少数。由于防治及时,前两类并发症已大为减少,但合并急性肾衰竭尚无有效防止措施,已成为急性肾炎死亡的主要原因。临床表现为少尿或无尿,血尿素氮、肌酐升高,高

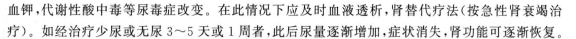

血钾、代谢性酸中毒等尿毒症改变。在此情况下应及时血液透析，肾替代疗法（按急性肾衰竭治疗）。如经治疗少尿或无尿 3～5 天或 1 周者，此后尿量逐渐增加，症状消失，肾功能可逐渐恢复。

（三）诊断标准

（1）起病较急，病情轻重不一，青少年儿童发病多见。

（2）前驱有上呼吸道及皮肤等感染史，多在感染后 1～4 周发病。

（3）多见血尿（肉眼或镜下血尿），蛋白尿，管型（颗粒管型和细胞管型）。

（4）水肿，轻者晨起双眼睑水肿，重者可有双下肢及全身水肿。

（5）时有短暂氮质血症，轻中度高血压，B 超双肾形态大小正常。

三、急性肾小球肾炎的治疗

本病的治疗以休息及对症治疗为主，纠正水、钠潴留，纠正血循环容量负荷重，抗高血压，防治急性期并发症，保护肾功能，如急性肾衰竭可行透析治疗。因本病属自限性疾病，一般不适宜应用糖皮质激素及细胞毒类药物。

（一）一般治疗

急性期应卧床休息 2～3 周，待肉眼血尿消失，水肿消退及血压恢复正常，然后逐渐增加室内活动量，3～6 个月内应避免较重的体力活动。如活动后尿改变加重者应再次卧床休息。急性期低钠饮食，每天摄入食盐 3 g 以下，保证充足热量。肾功能正常者不需限制蛋白质入量，适当补充优质蛋白质饮食，对有氮质血症者，应限制蛋白质入量，以减轻肾脏负担。水肿重尿少者，除限盐外还应限制水的入量。

（二）感染灶的治疗

对有咽部、牙周、鼻窦、气管、皮肤感染灶者应给予青霉素 1～2 周治疗。对青霉素过敏者可用大环内酯类抗生素。对于反复发作的慢性扁桃体炎，病证迁延 2～6 个月以上者，尿中仍有异常且考虑与扁桃体病灶有关时，待病情稳定后（尿蛋白少于＋），尿沉渣计数每高倍视野少于10 个者，可考虑做扁桃体切除术，术前术后需用 2～3 周青霉素。

（三）抗凝治疗

根据发病机制，且有肾小球内凝血的主要病理改变，主要为纤维素沉积及血小板聚集，因此，在临床治疗时并用抗凝降纤疗法，有助于肾炎的缓解和恢复，具体方法如下。

1.肝素

按成人每天总量 5 000～10 000 U 加入 5％葡萄糖注射液 250 mL 静脉滴注，每天 1 次，10～14 天为1 个疗程，间隔 3～5 天，再行下 1 个疗程，共用 2～3 个疗程。

2.丹红注射液

成人用量 20～40 mL，加入 5％葡萄糖注射液中，用法疗程同肝素，小儿酌减。或选择其他活血化瘀中成药注射剂，如血塞通、舒血通、川芎、丹参注射剂等。

3.尿激酶

成人每天 5～10 万单位，加入 5％葡萄糖 250 mL 中，用法疗程如丹红注射液，小儿酌减。注意肝素与尿激酶不要同时应用。

4.双嘧达莫

成人 50～100 mg，每天 3 次口服，可连服 8～12 周，小儿酌情服用。

(四)利尿消肿

急性肾炎的主要生理病理变化为钠潴留,细胞外液量增加导致临床上水肿,高血压,循环负荷过重及致心肾功能不全等并发症。应用利尿药不仅能达到消肿利尿作用,且有助于防治并发症。

1.轻度水肿

颜面部及双下肢轻度水肿(无胸腔积液、腹水者),常用噻嗪类利尿药。如氢氯噻嗪,成人25~50 mg,1~2次/天,口服,此类利尿药作用于远端肾小管。当 GFR 为 25 mL/min 时,常不能产生利尿效果,此时可用襻利尿剂。

2.中度水肿

伴有肾功能损害及少量胸腔积液或腹水者,先用噻嗪类利尿药,氢氯噻嗪 25~50 mg,1~2次/天。但当 GFR 为 25 mL/min 时,可加用襻利尿剂,如呋塞米每次 20~40 mg,1~3次/天,如口服效差,可肌内注射或静脉给药,30 分钟起效,但作用短暂,仅 4~6 小时,可重复应用。此两种药在肾小球滤过功能严重受损,肌酐清除率 5~10 mL/min 时,仍有利尿作用,应注意大剂量时可致听力及肾脏严重损害。急性肾炎一般不用汞利尿剂、保钾利尿剂及渗透性利尿剂。

3.重度水肿

当每天尿量<400 mL 时,并有大量胸腔积液,腹水,伴肾功能不全,甚至急性肾衰竭、高血压、心力衰竭并发症时,立即应用大剂量强利尿剂,如呋塞米 60~120 mg,缓慢静脉推注,但剂量不能>1 000 mg/d。因剂量过大,并不能增强利尿效果,反而使不良反应明显增加,导致不可逆性耳聋。应用后如利尿效果仍不理想,则应考虑血液净化疗法,如血液透析,腹膜透析等,而不应冒风险应用过大剂量的利尿药。此外,还可应用血管解痉药,如多巴胺以达利尿目的。

注意:其他利尿药不宜应用,如汞利尿药对肾实质有损害,渗透性利尿药如甘露醇可增加血容量,加重心脑血管负荷而发生意外。还有诱发急性肾衰竭的潜在危险。保钾利尿剂可致血钾升高,尿少时不宜使用。对高尿酸血症患者,应慎用利尿药。

(五)降压治疗

血压不超过 18.7/12.0 kPa(140/90 mmHg)者可暂缓治疗,严密观察。若经休息、限水盐、利尿治疗,血压仍高者,应给予降压药,可根据高血压的程度,起病缓急,首选一种品种和小剂量使用。

1.钙通道阻滞剂

如硝苯地平、尼群地平类。此类药品可通过阻断钙离子进入细胞内而干扰血管平滑肌的兴奋-收缩偶联,降低外阻血管阻力而使血压下降,并能较好地维持心、脑、肾血流量。口服或舌下含服均吸收良好,每次 10 mg,2~3次/天,用药后 20 分钟血压下降,1~2 小时作用达高峰,持续4~6 小时。控释片、缓释片按说明服用,与 β 受体阻滞剂合用可提高疗效,并可减轻硝苯地平引起的心率加快。

2.血管紧张素转化酶抑制剂

通过抑制血管紧张素转换酶的活性,而抑制血管紧张素扩张小动脉,适用于肾素-血管紧张素-醛固酮介导的高血压,也可应用于合并心力衰竭的患者,常用药物如卡托普利口服 25 mg,15 分钟起效,服用盐酸贝那普利 5~10 mg,每天 1 次服用,对肾素依赖性高血压效果更好。

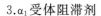

3.α₁受体阻滞剂

如哌唑嗪,具有血管扩张作用,能减轻心脏前后负荷,宜从小剂量开始逐渐加量,不良反应有直立性低血压、眩晕或乏力等。

4.硝普钠

硝普钠用于严重高血压者,用量为 $1\sim3$ $\mu g/(kg \cdot min)$,速度持续静脉滴注,数秒内即起作用。其常溶于 $200\sim500$ mL 的 5% 葡萄糖注射液中静脉滴注,先从小剂量开始,依血压调整滴数。此药物的优点是作用快、疗效高,且毒性小,既作用于小动脉阻力血管,又作用于静脉的血容量血管,能降低外周阻力,而不引起静脉回流增加,故尤适应于心力衰竭患者。

(六)严重并发症的治疗

1.急性循环充血性状态和急性充血性心力衰竭的治疗

当急性肾炎出现胸闷,心悸,肺底啰音,心界扩大等症状时,心排血量并不降低,射血指数并不减少,与心力衰竭的病理生理基础不同,而是水、钠潴留,血容量增加所致淤血状态。此时首先要绝对卧床休息,严格限制钠、水入量,同时应用强利尿药。硝普钠或酚妥拉明药物多能使症状缓解,发生心力衰竭时,可适当应用地高辛或毒毛花苷 K。危重患者可采用轮流束缚上下肢或静脉放血,每次 $150\sim300$ mL,以减轻心脏负荷和肺淤血。当保守治疗无效时,可采用血透脱水治疗。

2.高血压脑病治疗

出现高血压脑病时,应首选硝普钠,剂量为 5 mg 加入 10% 葡萄糖注射液 100 mL 中静脉滴注,4 滴/分开始。用药时应监测血压,每 $5\sim10$ 分钟测血压 1 次。根据血压变化情况调节滴数,最大 15 滴/分,为 $1\sim2$ $\mu g/(kg \cdot min)$,每天总剂量 <100 $\mu g/kg$。用药后如患者高血压脑病缓解,神志好转,停止抽搐,则应改用其他降压药维持血压。因高血压脑病可致生命危险,故应快速降压,争分夺秒。硝普钠起效快,半衰期短,$1\sim2$ 分钟可显效,停药 $1\sim10$ 分钟作用可消失,无药物依赖性。但应注意硝普钠可产生硫氰酸盐代谢产物,故静脉用药浓度应低,滴速应慢,应用时间要短(<48 小时),并应严密监测血压,如降压过度,可使有效循环血容量过低,而致肾血流量降低,灌注不足引起肾功能损害。应用硝普钠抢救急性肾炎高血压危象,疗效可靠安全,而且不良反应小。

当高血压伴有脑水肿时,宜采用强利尿药及脱水药以降低颅脑压力。降颅压和脱水治疗可应用 20% 甘露醇,每次 5 mL/kg,静脉注射或静脉快速滴注,视病情 $4\sim8$ 小时 1 次。呋塞米每次 1 mg/kg 静脉滴注,每 $6\sim8$ 小时 1 次。地塞米松 $0.3\sim0.5$ mg/kg(或 $5\sim10$ mg/次),每 $6\sim8$ 小时 1 次)。如有惊厥注意对症止痉。持续抽搐者,成人可用地西泮每次 0.3 mg/kg,总量不超过 $10\sim15$ mg 静脉给药,并可辅助吸氧等。

3.透析治疗

本病有以下两种情况时可采用透析治疗。

(1)少尿性急性肾衰竭,特别是有高血钾存在时。

(2)严重水、钠潴留引起急性左心衰竭者,应及时给予透析治疗,以帮助患者度过急性期。由于本病具有自愈倾向,肾功能多可逐渐恢复,一般不需要长期维持透析。

临床应注意在治疗本病时,不宜应用糖皮质激素及非甾体抗炎药和山莨菪碱类药物治疗。本病大多预后良好,部分病例可在数月内自愈。老年患者有持续性高血压,大量蛋白尿,或肾功能损害者预后较差,肾组织增生病变重,伴有较多新月体形成者预后较差。

(陈萍平)

第三节　慢性肾小球肾炎

慢性肾小球肾炎(CGN)简称慢性肾炎,系指尿蛋白、血尿、高血压、水肿为基本临床特点的一组肾小球疾病。起病方式各有不同,病理类型及病程不一,临床表现多样化。大部分患者病情隐匿迁延,病变缓慢进展,可有不同程度的肾功能损害,最终将发展为慢性肾衰竭。部分患者病变可呈急性加重和进展。由于本组疾病的病理类型及病期不同,主要临床表现各不相同,疾病表现呈多样化,治疗较困难,预后也相对较差。

一、慢性肾小球肾炎的病因病机与临床表现

(一)病因病机

1.发病原因

慢性肾炎是一组多病因的慢性肾小球病变为主的肾小球疾病,大多数患者的病因不十分明确。但经临床免疫病理和实验室的资料说明,慢性肾炎的发病原因与免疫机制关系密切,与链球菌感染无明确关系,15%～20%是从急性肾小球肾炎转变而来,大部分慢性肾炎患者无急性肾炎病史,可能是由于各种细菌、病毒、原虫、感染等因素通过诱导自身抗原耐受的丧失,炎症介质因子及非免疫机制等引起本病,而并非直接的免疫反应病因。感染因素及其后的刺激导致免疫复合物在肾小球内沉积,提示体液免疫反应是慢性肾小球肾炎损伤的主要原因。然而,在肾小球内及肾小球外引起针对靶抗原的、有细胞参与的免疫反应;单核巨噬细胞在诱发疾病中具有重要作用。

2.病理机制

(1)免疫机制的反应:主要发生在肾小球内,有较多的组织损伤介质被激活,有生长因子及补体产生趋化因子,引起白细胞募集。C 5b-9对肾小球细胞的攻击,纤维素沉积,甚至形成新月体。炎症介质的刺激使肾炎进入慢性期,随着许多氧化物及蛋白酶的产生,发生细胞增殖,表型转化,细胞外基质积聚,引起肾小球硬化和永久性肾功能损害。

(2)非免疫机制的参与:主要参与肾小球肾炎的慢性进展,如有效过滤面积减少,残余肾小球滤过率升高,肾缺血,各种因子细胞释放,以及肾小管中蛋白质成分增高造成的毒性作用,均可加重肾小球硬化和慢性肾间质纤维化。

(3)慢性肾炎的病理特点:慢性肾炎是由两侧肾脏弥漫性肾小球病变和多种病理类型引起的,因长期的反复发作,呈慢性肾炎过程,肾小球毛细血管逐渐破坏,纤维组织增生,肾小球纤维化,淋巴细胞浸润,玻璃样变,随之可导致肾小管肾间质继发性病变。后期肾皮质变薄,肾脏体积缩小,形成终末期固缩肾。在肾硬化的肾小球间有时可见肥大的肾小球。病理类型可见几种:系膜增生性肾炎,膜性肾病,系膜毛细血管性肾炎,局灶性节段性肾小球硬化,增生硬化型肾小球肾炎。

(二)临床表现

慢性肾炎可发生于任何年龄和性别,多数起病缓慢隐匿,临床以蛋白尿、血尿、高血压、水肿为基本特征,常有不同程度的肾功能损害。由于各种因素影响,病情时轻时重,反复发作,逐渐地

发展为慢性肾衰竭。

发病初早期患者可表现为乏力,劳倦,腰部隐痛、刺痛,困重,食欲减退,水肿可有可无,有水肿也不严重,部分患者可无明显的临床症状。尿检验蛋白尿持续存在,通常在非肾病综合征范围,并有不同程度的肾小球源性血尿及管型,多呈镜下血尿,肉眼血尿少见。血压可正常或轻度升高。肾功能正常或轻度损伤,肌酐清除率下降,或轻度氮质血症表现,可持续数年或数十年。肾功能逐渐恶化并出现相应的临床表现,如贫血,血压升高,酸中毒等,最终进展为尿毒症。

有部分慢性肾炎患者可以高血压为突出或首先发现,特别是舒张压持续性中等以上的程度上升,可有眼底出血、渗血,甚则视盘水肿。如果未有控制使血压持续稳定,肾功能恶化较快。未经治疗,多数患者肾功能呈慢性渐进性损害,预后较差。当患者因感染,过度疲劳,精神压力过大,或使用肾毒性药物等因素,常可使病情呈急性发作或急骤恶化,经及时治疗或驱除病因后病情可有一定程度的缓解,但也可能因此而进入不可逆的肾衰竭。肾功能损害程度和发展快慢主要与病理类型相关,同时也与合理治疗和认真的调护等因素关系密切。

二、慢性肾小球肾炎的分类与辅助检查

(一)分类

慢性肾炎临床表现多样,个体差异较大,中青年发病率高,易误诊。蛋白尿(一般在 1~3 g/24 h),血尿,管型尿,水肿及高血压;病史 1 年以上者,无论有无肾损害,均应考虑此病。在除外继发性肾小球肾炎及遗传性肾小球肾病后,临床上可诊断为慢性肾炎。根据临床表现,分为以下 5 型。

1.普通型

该类型较为常见,病程迁延,病情相对稳定,多表现为轻度至中度水肿,高血压和肾功能损害。尿蛋白定性+~+++,镜下呈肾小球源性血尿和管型尿等。病理改变以 IgA 肾病、非 IgA 系膜增生性肾炎即局灶系膜增生性较常见,也可见于局灶性节段性肾小球硬化早期和膜增生性肾炎等。

2.肾病性大量蛋白尿型

除具有普通型的表现外,部分患者可表现肾病性大量蛋白尿,病理分型以微小病变型肾病、膜增生性肾炎、局灶性肾小球硬化等多见。

3.高血压型

除上述表现外,以持续性中度血压增高为主,特别是舒张压持续增高,常伴有眼底视网膜动脉细窄、迂曲和动静脉交叉压迫现象,少数可有絮状物或出血,病理常以局灶节段性肾小球硬化和弥漫性增生为多见,或晚期多有肾小球硬化表现。

4.混合型

临床上既有肾病型表现,同时又有高血压型表现,多伴有不同程度肾功能减退征象,病理改变可为局灶性节段性肾小球硬化和晚期弥漫性增生性肾小球肾炎等。

5.急性发作型

在病情相对稳定或持续进展过程中,由于各种微生物感染,过度疲劳或精神打击等因素较短的潜伏期(一般 2~7 天)后,而出现类似急性肾炎的临床表现,经治疗和休息等调治后,可恢复原先水平,或病情恶化逐渐发展至尿毒症,或者是反复发作多次后,肾功能急剧减退而出现尿毒症一系列临床表现。病理改变为弥漫性增生,肾小球硬化基础上出现新月体和/或明显间质性

肾炎。

(二)辅助检查

1.尿液检查

尿异常是慢性肾炎的基本特点和标志,蛋白尿是诊断慢性肾炎的主要依据。尿蛋白一般在 $1\sim3~g/24~h$,尿沉渣可见颗粒管型和透明管型,多数可有肾小球源性镜下血尿,少数患者可有间发性肉眼血尿。

2.肾功能检查

多数慢性肾炎患者可有不同程度的肾小球滤过率(GFR)下降,早期表现为肌酐清除率下降,其后血肌酐、尿素氮升高,可伴不同程度的肾小管功能减退,如近端肾小管尿浓缩功能减退和/或近端小管重吸收功能下降。

3.影像学检查

B 超检查早期可显肾实质回声粗乱,晚期可有肾体积缩小等改变。

4.病理检查

肾活检有助于明确诊断,如无特殊禁忌证和有条件的医院,应强调所有慢性肾炎患者进行肾活检,肾活检有助于与继发性肾小球疾病的鉴别诊断。另外,可以明确肾小球病变的组织学类型和病理损害程度及活动性,从而指导合理的治疗,延缓慢性肾损害的进展。

三、慢性肾小球肾炎的鉴别诊断与诊断标准

(一)鉴别诊断

1.继发性肾小球疾病

如狼疮性肾炎,过敏性紫癜性肾炎,乙型肝炎相关性肾损害,以上可依据相应的系统表现及特异性实验室检查可资鉴别。

2.遗传性肾病

Alport 综合征常起病于青少年儿童,多在 10 岁之前起病,患者有眼(圆锥形或球形晶状体),耳(神经性耳聋),肾形态异常,并有阳性家族史(多为性连锁显性遗传、常染色体显性遗传及常染色体隐性遗传)。

3.其他原发性肾小球疾病

(1)隐匿性肾小球肾炎:主要表现为无症状性血尿和/或蛋白尿,无水肿、高血压和肾功能减退。

(2)感染后急性肾炎:有前驱感染,并以急性发作起病的慢性肾炎需与此病鉴别,二者的潜伏期不同,血清 C3 的动态变化有助于鉴别。另外,疾病的转归不同,慢性肾炎无自愈倾向,呈慢性进展,可资鉴别。

4.原发性高血压肾损害

先有较长期的高血压,然后出现肾损害,临床上近端肾小管功能损伤较肾小球功能损伤早,尿改变轻微,仅少量蛋白尿,常有高血压的其他靶器官并发症。

(二)诊断标准

参照中华内科杂志编委会肾脏病专业组 1992 年安徽太平会议拟定的标准。

(1)起病缓慢,病情迁延,临床表现可轻可重,或时轻时重,随着病情发展,可有肾功能减退,贫血,电解质紊乱等情况出现。

（2）可有水肿、高血压、蛋白尿、血尿及管型尿等表现中的一种或数种，临床表现多种多样，有时伴有肾病综合征或重度高血压。

（3）病程中可有急性发作，常因呼吸道及其他感染诱发，发作时有时类似急性肾炎之表现，有些病例可自动缓解，有些病例则出现病情加重。

四、慢性肾小球肾炎的治疗

慢性肾小球肾炎早期应该针对病理类型给予治疗，抑制免疫介导炎症，抑制细胞增生，减轻肾脏硬化；并应以防止或延缓肾功能进行性损害及恶化；改善临床症状及防治并发症为主要目的。强调综合整体调治，可采取下列综合措施。

（一）一般治疗

1.动静结合，以静和休息为主

避免劳累及精神压力过大。因上列因素可加重肾功能负荷，及加重高血压、水肿和尿检异常，这在治疗恢复过程中非常重要。

2.饮食调节

（1）蛋白质的摄入：慢性肾炎患者应根据肾功能减退程度决定蛋白质的入量。轻度肾功能减退者，蛋白食入量应 0.6 g/(kg·d)，以优质蛋白为主，适当辅以 α-酮酸或必需氨基酸，可适当增加碳水化合物的摄入，以满足机体能量需要，防止负氮平衡。如患者肾功能正常，可适当放宽蛋白入量，一般不易超过1.0 g/(kg·d)，以免加重肾小球高滤过等所致的肾小球硬化。慢性肾炎、肾功能损害患者，如长期限制蛋白质入量，势必导致必需氨基酸的缺乏。因此，补充 α-酮酸是必要的。α-酮酸含有多种必需氨基酸，摄入后经过转氨基作用形成相应的氨基酸，可使机体既获取必需氨基酸，又减少了不必要的氨基，还提供了一定量的钙。对肾性高磷酸盐血症和继发性甲状旁腺功能亢进起到良好的作用。

（2）盐的摄入：有高血压和水肿的慢性肾炎，盐的摄入一般控制在 3 g/d 以下。

（3）脂肪的摄入：高脂血症是促进肾脏病变加重的独立的危险因素，尤其是慢性肾炎大量蛋白尿的患者脂质代谢紊乱而出现的高脂血症。应限制脂肪摄入，限制含有大量饱和酸和脂肪酸的动物脂肪更为重要。

（二）药物治疗

1.积极控制高血压

高血压是加速肾小球硬化，促进肾功能恶化的重要危险因素，为此积极控制高血压是十分重要的环节。控制高血压可防止肾功能减退，或使已经受损的肾功能有所改善，并可防止心血管的并发症，改善近期预后，具体治疗原则如下。

（1）力争达到目标值，如尿蛋白<1 g/d 的患者，血压控制在 17.3/10.7 kPa(130/80 mmHg) 左右；如尿蛋白≥1.0 g/d 的患者，血压应控制在 16.7/10.0 kPa(125/75 mmHg) 以下水平。

（2）降压速度不能过低过快，使血压平稳下降。

（3）先以一种药物小剂量开始，必要时联合用药，直至血压控制满意。

（4）优选具有肾保护作用、能减缓肾功能恶化的降压药物。

（5）降压药物的选择：首选血管紧张素转换酶抑制剂（ACEI）、血管紧张素Ⅱ受体阻滞剂（ARB）；其次是长效钙通道阻滞剂（CCB）、β受体阻滞剂、血管扩张剂、利尿剂等。由于 ACEI 与 ARB 除具有降压作用外，还有减少尿蛋白和延缓肾功能恶化，保护肾的功能效应，应优先选用。

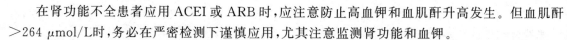

在肾功能不全患者应用 ACEI 或 ARB 时,应注意防止高血钾和血肌酐升高发生。但血肌酐>264 μmol/L时,务必在严密检测下谨慎应用,尤其注意监测肾功能和血钾。

2.严密控制蛋白尿

蛋白尿是慢性肾损害进程中独立危险因素,是肾功能渐进性恶化不利条件,控制蛋白尿可延缓疾病的进展。尿蛋白导致肾损害的机制有以下几点。

(1)导致肾小管上皮细胞重吸收蛋白过多而致细胞溶酶体破裂,释放溶酶体酶和补体引起组织损伤。

(2)肾小管上皮细胞摄取过多的蛋白和脂肪酸,导致脂质合成和释放,引起细胞浸润,并释放组织因子造成组织损伤。

(3)肾小管本身产生的 Tamm-Horsfall 蛋白与滤液中蛋白相互作用阻塞肾小管。

(4)尿中补体成分增加,特别是 C5b-9膜攻击复合物激活近曲小管上皮的补体替代途径。

(5)肾小管蛋白质产氨增多,以及活化的氨基化 C3 的相应产生。

(6)尿中转铁蛋白释放铁离子,产生游离-OH 损伤肾小管。

以上因素导致小管分泌内皮素引起间质缺氧,产生致纤维因子。

控制蛋白尿药物的选择:ACEI 与 ARB 具有降低尿蛋白的作用,这种减少尿蛋白的作用并不依赖其降压的作用。因此,对于非肾病综合征范围内的蛋白尿可使用 ACEI 和/或 ARB 控制蛋白尿治疗。因用这类药物减少蛋白尿与剂量相关,所以其用药剂量,常需要高于降压所需剂量,但应预防低血压的发生。如依那普利 20~30 mg/d 和/或氯沙坦 100~150 mg/d,才可发挥较好的降低蛋白尿和肾脏保护作用。

3.糖皮质激素和细胞毒类药物的应用

由于慢性肾炎是因多种因素引起的综合征表现,其病因、病理类型、病情变化和临床表现、肾功能损害程度等差异很大,故是否应用皮质激素、细胞毒类药物,应根据临床表现和病理类型不同,综合分析,予以确立是否应用。

(1)有大量蛋白尿伴或不伴肾功能轻度损害者,可考虑应用糖皮质激素,一般应用泼尼松 1 mg/(kg·d),治疗过程中严密观察血压和肾功能,一旦有肾功能损害应酌情撤减。

(2)肾功能进行性减退者,不宜继续使用常规的口服糖皮质激素治疗。

(3)根据病理检查结果应用:如为活动性病变为主,细胞增生,炎症细胞浸润等,伴有大量蛋白尿则应用激素及细胞毒类积极治疗。泼尼松 1 mg(/kg·d),环磷酰胺 2 mg(/kg·d)。若病理检查结果为慢性病变为主(肾小管萎缩,间质纤维化),则不考虑皮质激素等免疫抑制剂治疗。如果病理检查结果表现为活动性病变和慢性病变并存,肾功能已有轻度损害(Scr<256 μmol/L),伴有大量蛋白尿,这类患者也可考虑皮质激素与细胞毒类药物的治疗(剂量同上),并可加用雷公藤总苷 60 mg/d,分 3 次服用。需密切观察肾功能的变化。

4.抗凝和血小板解聚药物治疗

抗凝药和血小板解聚药有一定的稳定肾功能和减轻肾脏病理损伤,延缓肾病的进展作用。即使无高凝状态和各种病理类型表现者,也可常规较长时间的配合激素及细胞毒类,或单独应用此类药物。常用药物如下。

(1)低分子肝素:该药的抗凝活性在于与抗凝血酶Ⅲ的结合后肝素链上的五聚糖抑制剂凝血酶和凝血因子 Xa,结果抗栓效果优于抗凝作用,生物利用度高,出血倾向少,半衰期比普通肝素长 2~4 倍,常用剂量为 5 000 U/d,腹壁皮下注射或静脉滴注,一般 7~10 天为 1 个疗程。根据

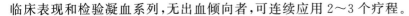

临床表现和检验凝血系列,无出血倾向者,可连续应用 2～3 个疗程。

（2）双嘧达莫:此为血小板解聚药,用量 200～300 mg/d,分 3 次口服,每月为 1 个疗程,可连续服用3～6 个月以上。

（3）阿司匹林:50～150 mg/d,每天 1 次,无出血倾向者可连续服用 6 个月以上。

（4）盐酸噻氯匹定 250～500 mg/d。西洛他唑 50～200 mg/d。

（5）华法林:4～20 mg/d,分 2 次服用,根据凝血酶原时间以 1 mg 为阶梯调整剂量。药物使用期间应定期检验凝血酶原时间(至少 3～4 周 1 次),防止出血,应严密观察。

以上的抗凝、溶栓、解聚血小板、扩张血管的中药、西药制剂,在应用时可选择 1～4 种,应注意有出血倾向者,或有过敏等不良反应者忌用或慎用,并要随时观察凝血酶时间。

5.降脂药物治疗

肾病并发脂质代谢紊乱,可加重肾功能的损害,并引起细胞凋亡,导致组织损伤。因此,当肾病并发脂质异常时,特别是低密度脂蛋白异常,应引起重视进而调节。他汀类药物不仅可以降血脂,更重要的是可以与肾脏纤维化有关分子的活性可逆性抑制系膜细胞,平滑肌细胞和小管上皮细胞对胰岛素样生长因子(PDGF)的增生反应。抑制单核细胞化学趋化蛋白和黏附因子的产生,减轻肾组织的损伤和纤维化。

6.避免加重肾损害的因素

在慢性肾炎的治疗恢复过程中,应积极预防感染,低血容量,腹水,水、电解质和酸碱平衡紊乱。避免过度劳累、妊娠和应用肾毒性药物,解除心理压力,如有血尿酸升高应积极治疗等。

（陈萍平）

第四节　急性肾盂肾炎

急性肾盂肾炎是由各种常见的革兰阴性杆菌或革兰阳性球菌引起的炎症性疾病,它是泌尿系感染疾病之一。泌尿系感染性疾病是内科疾病中最常见的感染性疾病之一。根据受侵犯的部位其分为上泌尿系感染和下泌尿系感染。前者包括输尿管炎,肾盂肾炎,肾多发性脓肿和肾周围脓肿;后者常包括膀胱炎和尿道炎。有时当泌尿系感染后较难准确的界定发病部位,为此,总称尿路感染。

一、病因病机

（一）发病原因

1.尿路梗阻性疾病引发

如结石、肿瘤、前列腺肥大、尿道狭窄、术后输尿管狭窄、神经源性膀胱等引发的排尿不畅,细菌不易被冲洗清除,细菌在梗阻部位大量繁殖生长而引起感染。

2.泌尿系解剖异常

如膀胱、输尿管反流症,输尿管、肾脏、肾盂畸形结构异常,尿液排泄不畅而致感染。

3.妇女易感因素

如妊娠期、月经期、产褥期等,由于妊娠早期孕酮分泌增加,使肾盂、肾盏、输尿管张力减退,妊娠后期扩大的子宫压迫输尿管,有利于细菌的繁殖。另外,分娩时膀胱受伤更易诱致上行性感染。

4.医源性作用引发

在疾病的诊治过程中,尿路手术器械的应用,膀胱镜检查逆行肾盂造影,妇科检查,留置导尿等易引起感染。

5.代谢疾病引发

最常见的是糖尿病患者引起的感染。因糖尿病糖代谢紊乱导致血糖浓度升高,白细胞功能缺陷,易于细菌生长繁殖,常易引起感染、肾乳头坏死、肾脓肿、肾盂肾炎。

6.其他因素

尿路感染是老年人的常见病,发病率仅次于呼吸道感染。其因是老年人的免疫功能低下,抗感染能力下降,特别是伴有全身疾病者,如高血压、糖尿病、长期卧床、营养不良等。更年期女性雌激素分泌降低;老年男性前列腺液分泌减少,因前列腺液有抗菌作用;老年性肾血管硬化,肾及膀胱黏膜相对处于缺血状态,骨盆肌肉松弛,局部黏膜血循环不良,使尿路黏膜抗病功能下降;老年人生理性口渴感下降,饮水量减少,尿路冲洗作用减弱;老年痴呆者,大小便失常,污染会阴等。

(二)感染途径与发病机制

1.上行性感染

绝大部尿路感染是上行性感染引发的。在正常人中,膀胱以上尿路是无菌的,后尿道也基本上是无菌的,而前尿道是有菌的。尿道黏膜有抵抗细菌侵袭的功能,且有尿液经常冲洗,故在正常情况下一般不会引起感染。当机体抵抗力下降,或外阴不洁,有粪便等感染,致病菌由前尿道通过后尿道、膀胱、输尿管、肾盂、只至肾髓质而引起急性肾盂肾炎。

2.血行感染

细菌从感染灶,如扁桃体炎、牙龈炎、皮肤病等感染性疾病,侵入血液循环到肾脏,先在肾皮质引起多发性小脓肿,沿肾小管向下扩展,引起肾盂肾炎。但炎症也可从肾乳头部向上、向下扩散。

3.淋巴道感染

下腹部和盆腔的器官与肾,特别是升结肠与右肾的淋巴管是沟通的。当盆腔器官、阑尾和结肠发生感染时,细菌也可通过淋巴道进入肾脏而引发,但临床少见。

4.直接感染

如果邻近肾脏的器官、组织、外伤、或有感染时,细菌直接进入肾脏引发感染。

(三)尿路感染的致病菌

1.细菌性病原体

任何细菌侵入尿路均可引起感染,最常见的致病菌是革兰阴性菌。大肠埃希菌是最常见的致病菌,占90%以上;也可见于克雷伯杆菌,产气杆菌等;其次是革兰阳性菌引起,主要是葡萄球菌和链球菌,占5%～10%;金黄色葡萄球菌较少见;腐生性葡萄球菌的尿路感染,常发生于性生活活跃的女性。妊娠期菌尿的菌种,以大肠埃希菌多见,占80%以上。

2.真菌性病原体

近年来真菌性尿路感染呈增多趋势,最常见的真菌感染由念珠菌引起。主要与长期应用糖皮质激素及细胞毒类药物和抗生素有关。糖尿病患者和长期留置导尿者也常见。

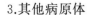

3.其他病原体

支原体、衣原体感染,多见于青年女性,一般同时伴有阴道炎。淋菌感染尿道致病也常见。另外,各种病毒也可能损害尿道感染。免疫缺陷患者,除上述病原菌外,尚可能有巨细胞病毒或疱疹病毒感染。已有证明腺苷病毒是引发学龄期儿童出血性膀胱炎的原因,但对成年人损害较少。

二、临床表现

典型的急性肾盂肾炎起病急骤,临床表现有严重的菌尿、肾系和全身症状。常见寒战、高热、腰痛或肋脊角叩痛和尿频、尿急、尿痛的一组综合征。通常还伴有腹部绞痛、恶心、呕吐等。急性肾盂肾炎年龄多见于20～40岁的女性,50岁以上的男性,女婴幼儿也常见,男女比约为1:10。任何致病菌皆可引起急性肾盂肾炎,但绝大多数为革兰阴性菌,如大肠埃希菌、副大肠埃希菌等,其中以大肠埃希菌为多见,占60%～70%,球菌主要为葡萄球菌,但较少见。

严重的急性肾盂肾炎可引起革兰阴性杆菌败血症中毒性休克。急性肾乳头坏死和发生急性肾衰竭。或感染性病灶穿破肾包膜引起肾周脓肿,或并发肾盂积液。非复杂急性肾盂肾炎90%以上可以治愈,而复杂性肾盂肾炎很难彻底治愈,需引起重视。

(一)全身表现

(1)寒战高热:体温多在38～39 ℃,也可高达40 ℃,热型不一,一般为弛张热型,也可为间歇热或稽留热,伴有头痛,全身酸痛,热退时有大汗等。

(2)腰痛、腹痛、恶心、呕吐、食欲缺乏:腰痛为酸胀刺痛,腹痛常表现为绞痛,或隐痛不一,多为输尿管炎症刺激向腹股沟反射而致。

(3)泌尿系统症状:尿频、尿急、尿痛症状。

(4)体征:肾区叩击痛,肋脊角压痛等。

(5)严重者烦躁不安,意识不清,血压下降,休克表现等。

(二)辅助检查

1.尿常规检测

肉眼观察尿色不清,浑浊,少数患者呈现肉眼血尿,并有腐败气味。40%～60%患者有镜下血尿。多数患者红细胞每高倍视野2～10个,少数患者镜下大量红细胞,常见白细胞或脓细胞,离心沉渣镜下每高倍视野>5个。急性期常呈白细胞满视野,若见到白细胞管型则为肾盂肾炎,诊断提供重要依据。尿蛋白可见24小时蛋白定量<1.0 g。

2.尿细菌培养

尿培养是确定尿路感染的重要指标。在有条件的情况下均应作尿细菌定量培养和药敏试验,中段尿培养,菌落数均≥10^2/mL即可诊断为尿路感染。

3.血常规检查

急性肾盂肾炎白细胞可轻或中度升高,中性粒细胞可增多,并有核左移,血沉可增快。急性膀胱炎时,常无上述表现。

4.肾功能测定

急性肾盂肾炎时,偶有一过性尿浓缩功能障碍,治疗后可恢复。在严重感染时,少数患者可见血肌酐升高,尿素氮升高,应引起重视。尿N-乙酰葡萄糖苷酶和半乳糖苷酶多升高,尿β_2微球蛋白多升高,而下尿路感染多正常。

5.影像学检查

B超检查,当急性肾盂肾炎多表现为不同程度增大或正常,回声粗乱,如有结石、肿瘤、脓肿、畸形、肾盂积脓等均可发现。

静脉肾盂造影、CT、等检查均可发现尿路梗阻或其他肾脏疾病。

三、诊断与鉴别诊断

(一)诊断

急性肾盂肾炎各年龄段男女均可发生,但常见于育龄女性。临床表现有两组症状群:①尿路局部表现,如尿频、尿急、尿痛等尿路刺激症状,多伴有腰痛,肾区压痛或叩击痛,或有各输尿管点压痛。如出现严重的腹痛,并向下腹部或腹股沟放射者,常提示有尿路梗阻伴感染。②全身感染表现,起病多急剧,寒战高热,全身酸痛不适,乏力,热退时大汗,约有 10% 的患者可表现为食欲减退、恶心、呕吐,腹痛或腹泻等消化道症状。如高热持续不退者,常提示有肾脓肿和败血症和中毒性休克可能。常伴有白细胞计数升高和血沉增快,一般无高血压表现,少数患者可有肾功能损害而肌酐升高。尿液外观浑浊,可见脓尿和血尿。但需注意部分患者临床表现与急性膀胱炎非常相似,有条件者应做定位确诊。另外,尿路感染也是小儿时期常见病。儿童急性感染多以全身症状为主,尿路刺激征随年龄增长逐渐明显。如反复感染者,多伴有泌尿系统解剖结构异常,应认真查找原因。

在经过对症及抗菌治疗后未见好转的患者,应注意做血尿细菌培养。如患者存在真菌的易感因素,尿中白细胞增多,而尿细菌培养阴性和/或镜检有真菌者,应确诊真菌感染存在。导尿标本培养菌落计数在 1 000/mL 以上有诊断价值。如导尿标本不离心,每高倍视野找到 1～3 个真菌,菌落计数多在 1.5×10^3/mL 以上,其正确性可达到 80%。血培养阳性有重要的诊断价值。血清抗念珠菌抗体的测定有助于诊断。

(二)鉴别诊断

有典型的临床表现及尿细菌学检查阳性者诊断不难。但在不典型的患者易误认为其他系统感染,应与以下疾病相鉴别。

1.其他发热性疾病

急性肾盂肾炎以发热等全身症状较突出者,但尿路的刺激症状不明显,常易与其他感染性疾病相混淆而被误诊,如流行性感冒、疟疾、败血症、伤寒等,如能详细询问病史,注意尿路感染的局部症状及肾区叩击痛,并作尿沉渣和细菌学检查,不难鉴别。

2.腹部器官炎症

部分患者急性肾盂肾炎表现为腹痛、恶心、呕吐、白细胞增高等消化道症状,而无尿路感染的局部症状,常易被误诊为急性胃肠炎、急性胆囊炎、阑尾炎、附件炎,但注意询问病史及尿沉渣镜检尿细菌培养不难鉴别。

3.肾结核

以血尿为主而伴有白细胞尿及尿路刺激征,易被误诊为肾结核,应予以排除。肾结核的主要表现,尿路刺激征更为明显,晨尿结核菌培养可阳性,而普通细菌培养阴性;尿沉渣可找到抗酸杆菌;尿结核杆菌 DNA 可阳性,部分患者可有肺、附睾等肾外和低热等表现。但需注意肾结核常与普通菌感染并存,如普通感染经抗生素治疗后,仍残留有尿路感染症状和尿沉渣异常者,应高度注意肾结核的可能性。

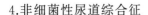

4.非细菌性尿道综合征

尿路刺激症状明显,但反复多次尿检及清洁中段尿培养均为阴性,多数患者不发热,体温正常。尿道刺激综合征的病因尚不明确。

四、诊断标准

诊断标准《参照 1985 年第二届肾脏病学术会议讨论通过的标准》。

(一)尿路感染的诊断标准

(1)正规清洁中段尿(要求尿液停留在膀胱中 4 小时以上)细菌定量培养,菌落数≥10^5/mL,2 天内应重复培养 1 次。

(2)参考清洁离心中段尿沉渣检查,白细胞每高倍视野>10 个,或有尿路感染症状者。

(3)或做膀胱穿刺尿培养,如细菌阳性(不论菌落数多少)也可确诊。

(4)做尿培养计算有困难者,可用治疗前清晨清洁尿(中段)(尿停留在膀胱 4~6 小时以上)正规方法的离心尿沉渣革兰染色找细菌,如细菌>1/油镜视野,结合临床尿路感染症状也可确诊。

(5)尿细菌数在 10^4~10^5/mL 之间者应复查。如仍为 10^4~10^5/mL,需结合临床表现来诊断或做膀胱穿刺尿培养来确诊。

(二)急性肾盂肾炎的诊断标准

结合尿路感染,尿检查阳性者,符合上述尿路感染标准者并有下列情况。

(1)尿抗体包裹细菌检查阳性者多为肾盂肾炎,阴性者多为膀胱炎。

(2)膀胱灭菌后的尿标本细菌培养结果阳性者为肾盂肾炎,阴性者多为膀胱炎。

(3)参考临床症状:有寒战、发热、体温>38 ℃,或伴有腰痛、腹痛、肾区叩击痛或压痛,尿中有白细胞尿和管型者多为肾盂肾炎。

(4)经治疗后症状已消失,但又复发者多为肾盂肾炎(多在停药后 6 周内);用单剂量抗生素治疗无效,或复发者多为肾盂肾炎。

(三)与慢性肾盂肾炎鉴别诊断

(1)尿路感染病史在 1 年以上,经抗菌治疗效果不佳,多次尿细菌定量培养均阳性或频频发作者,多为慢性肾盂肾炎。

(2)经治疗症状消失后,仍有肾小管功能(尿浓缩功能)减退,能排除其他原因所致的慢性肾盂肾炎。

(3)X 线造影证实有肾盂肾盏变形,肾影不规则,甚至缩小者,或 B 超检查肾、肾盏回声粗糙不均,或肾略有缩小者为慢性肾盂肾炎的表现。

五、治疗

因急性肾盂肾炎未能得到彻底痊愈时,或反复发作时,可终致慢性炎症,致肾衰竭日趋严重。为此,对于初发的急性肾盂肾炎或慢性尿路感染急性发作表现为急性肾盂肾炎患者,尽其找出基础原因,如结石、肿瘤、畸形等梗阻病因及感染致病菌,力求彻底治疗。

(一)一般治疗

(1)感染急性期:临床症状明显时,以卧床休息为主,尤其在急性肾盂肾炎发热时,更需卧床休息。

(2)祛除病因:如结石、输尿管狭窄、前列腺肥大、尿反流、畸形等。

(3)补充水分:摄入充分的水分,给予易消化又富含维生素的食品。

(4)排空尿液:定时排空尿液,减轻膀胱内压力及减少残余尿,减轻膀胱输尿管反流。

(5)讲卫生:注意会阴部清洁卫生,定期清洁坐浴,避免上行性感染。

(二)抗生素的应用

由于新的更为有效的抗生素不断问世,治疗尿路感染的效果不断提高。在临床中应合理选择使用以达到疗效最好,不良反应较小目的,需注意以下原则:

仅治疗有症状的细菌尿,使用抗生素最好行清洁中段尿培养,根据药敏结果选用抗生素。若发病严重,在来不及做尿培养时应选用对革兰阴性杆菌有效的抗菌药物,氨苄西林加氨基苷类加他唑巴坦。轻者可用复方磺胺甲噁唑、喹诺酮类、氨曲南等。在治疗 72 小时无效者,应按药敏结果用药。由于第一代头孢类如氨苄西林耐药菌球明显增加,故不宜作为治疗尿路感染的一线药物。复方磺胺甲噁唑和喹诺酮类对大多数尿感细菌敏感,可作为首选药物治疗。第三代头孢类如亚胺培南和氨基苷类抗生素可作为复杂性尿感的经验用药。氨基苷类抗生素有肾、耳毒性,一般采取单剂注射后,改为其他抗生素口服,可达到保持其疗效而减少不良反应。

联合用药:在病情较轻时,可选用一种药物。因病情危重,或治疗无明显好转,(通常 24～36 小时可好转),若 48 小时无效,病情难于控制,或有渐进加重时,采用药物或应用两种以上药物联合治疗。在联合用药时应严密检测观察肾功能的变化,年龄、体质和药物的相互作用,严重者取静脉给药和肌内注射为主,轻症者多采用内服给药。抗菌药物的应用通常为 2～3 周。若尿菌仍为阳性,应 4～6 周疗程。若积极的治疗后仍持续发热者,应注意肾盂积脓或肾脏肾周脓肿的可能。

(陈萍平)

第五节 慢性肾盂肾炎

慢性肾盂肾炎是指肾脏肾盂由细菌感染而引发的肾脏损害和由此产生的疾病。病程常超过 6～12 个月以上,具有独特的肾脏、肾盂病理改变。表现复杂,症状多端。若尿路感染持续反复发作半年以上,呈持续性或间断性菌尿,同时伴有肾小管间质持续性功能和结构的改变,即可诊断为慢性肾盂肾炎。慢性肾盂肾炎如不彻底祛除病因和积极治疗,可进一步发展而损伤肾实质,出现肾小球、肾小管间质功能障碍,而致肾衰竭。其所致的肾衰竭占慢性肾衰病例总数的 2%。

一、病因病机

(一)病因病机

尿路具有抵抗微生物感染的能力,其中最重要的作用是尿液冲刷的作用。如果这种作用受到影响而减弱,而容易引发细菌感染,难于控制而迁延不愈,反复发作。最终导致肾脏永久性损害。影响减弱尿路抵抗力的因素多为复杂因素。而在尿路无复杂情况下则极少发生慢性肾盂肾炎。

慢性肾盂肾炎多发生于尿路解剖结构异常,和异物长期阻塞。功能发生改变情况下,微生物尿路感染者,其细菌性尿感是在尿路解剖异常、异物长期阻塞、功能改变基础上发生的。引发慢性肾盂肾炎的因素有 3 种:①伴有慢性反流性肾盂肾炎(即反流性肾病);②伴有尿路梗阻的慢性肾盂肾炎(慢性梗阻性肾盂肾炎,如结石、肿瘤、前列腺肥大、膀胱源性、输尿管狭窄、尿道狭窄等);③为数极少的特发性慢性肾盂肾炎(即发病原因不明确者)。

(二)病理改变

慢性肾盂肾炎的病理改变除慢性间质性肾炎改变外,同时还有肾盏肾盂的炎症纤维化及变形。主要有肾盏肾盂的炎症表现:肾盂扩大、畸形,肾皮质及乳头部有瘢痕形成,肾脏较正常缩小;双侧肾的病变常不对称,肾髓质变形,肾盂肾盏黏膜及输尿管增厚,严重者肾实质广泛萎缩;光镜下肾小管萎缩及瘢痕形成,间质可有淋巴、单核细胞浸润,急性发作时可有中性粒细胞浸润;肾小球可正常或轻度小球周围纤维化,如有长期高血压,则可见肾小球毛细血管硬化,肾小囊内胶原沉着;其中肾盂、肾盏扩张或变形是慢性肾盂肾炎的特征性表现。

二、临床表现

慢性肾盂肾炎临床表现多隐匿,病程较长,缠绵不愈,反复发作。根据临床表现可分为两种类型。

(一)尿路感染表现

多数感染的症状不太明显,但有轻度尿频、排尿不适,腰部轻度隐痛或困重,下腹隐痛不适感,但更为常见的为间歇性、无症状性细菌尿和/或间歇性低热。

(二)慢性间质性肾炎损害的表现较突出

如尿浓缩功能减弱出现多尿,夜尿增多,尿比重或渗透压下降,脱水等。由于肾小管重吸收钠的能力下降而致低钠;并发生肾小管酸中毒和高钾血症;并可有肾性糖尿(血糖不高)和氨基酸尿;当炎症渐进侵犯肾实质时,可出现高血压、水肿、肾功能障碍。各种肾脏疾病的晚期,均可有上述表现。但在慢性肾盂肾炎或反流性肾脏病时,这些表现出现的早,通常在血肌酐 200～300 μmol/L 时已出现。

(三)特发性慢性肾盂肾炎

特发性慢性肾盂肾炎为数少的特发性慢性肾盂肾炎。

(四)实验室检查

1.尿检验

与一般间质性肾炎相同,但可间歇出现真性细菌尿;白细胞尿,或偶见白细胞管型;这是与一般间质性肾炎相鉴别所在。尿细菌培养可能阴性;在急性发作时,与急性肾盂肾炎表现相同,但尿培养多有真性细菌尿。慢性肾盂肾炎尿 β_2-微球蛋白常增高;尿蛋白通常不超过 1.0 g/24 h,少数患者尿蛋白量 24 小时超过 3.0 g 以上者,常提示预后不佳,或提示非本病的可能。

2.血生化检查

通常肾小管尿浓缩功能减低,可有尿钠、尿钾排出增多,代谢性酸中毒。尿少时血钾常增高,晚期出现肾小球功能障碍,血尿素氮、肌酐增高,肾小球滤过率下降,并导致尿毒症。

(五)影像学检查

1.X 线检查及 CT 检查

X 线检查及 CT 检查同时做肾盂静脉造影,诊断价值颇高。可以发现显示局灶的粗糙的皮质瘢痕,伴有邻近的肾盏变钝,或呈鼓槌状变形;肾盂扩大、积水等变形现象;发现瘢痕具有特征性意义。双肾病理变化多不对称。

2.B超

B超有一定的诊断价值,无创伤而操作简便,表现肾皮质变薄,回声粗乱,肾盂肾盏扩张,积水等。彩超检查多表现血流不畅,肾内血管粗细不等,双侧肾大小不等,表面不平。

三、诊断与鉴别诊断

本病常隐匿发病。少数有急性肾盂肾炎既往史,尿路感染的反复发作史,多在1年以上。一般多在泌尿系解剖异常或功能异常基础上发病。各种原因的尿路梗阻,或膀胱输尿管反流。如结石、肿瘤、输尿管狭窄、前列腺肥大增生;或放疗等因素引发的尿道狭窄。也可仅有尿路感染的病史,而无细菌学检查的证据。持续性肾小管功能损害,对诊断有参考价值。而影像学的改变是诊断的关键,如肾盂静脉造影、B超检查,显示局灶粗糙的肾皮质瘢痕,伴有相关肾乳头收缩,肾盏扩张变短。瘢痕常见于上下极,当久治不愈时,可出现夜尿增多,水肿,贫血,高血压及肾功能不全,主要体征有肋脊角压痛或双肾叩击痛等。

(一)诊断

1.反复发作型

该类型为典型的慢性肾盂肾炎,患者经常反复发生尿路刺激症状,伴有菌尿,白细胞尿,常有间歇性低热和中等热,肾区钝痛,诊断多不困难。

2.长期低热型

患者无尿路刺激症状,仅有较长时间低热,头晕,疲乏无力,体重减轻,食欲减退等一般症状,易误诊为神经性低热,结核病或其他慢性感染性疾病。

3.血尿型

少数患者以反复发作性血尿为特征,尿色略红而浑浊,多伴有腰脊酸痛,有轻度的尿路刺激症状,血尿可自行缓解。

4.无症状性菌尿(隐匿型菌尿)

患者既无全身症状,又无尿路刺激症状,而尿中常有多量的细菌,少量白细胞,偶见白细胞管型,此型多见于妊娠妇女及女孩。

5.高血压型

患者既往可有尿路刺激感染的病史。但临床表现是以头昏、头痛及疲乏为特征的高血压症状;或偶尔检查发现有高血压;而无尿路刺激症状,可间歇性菌尿。因此极易误诊为特发性高血压病。

本病是急进型高血压的基础病之一,当遇有青壮年妇女患高血压者,应考虑到慢性肾盂肾炎的可能,患者可伴有蛋白尿和贫血,肾小球滤过率降低。

(二)鉴别诊断

有典型的临床表现及尿细菌学检查阳性者,诊断不难。但在不典型的病例中,易误诊为其他疾病。诊断和漏诊的原因主要是对本病的临床表现多样化认识不够,对本病的流行病学及易感因素注意不够,以及未及时的做影像学检查及实验室检查有关。主要应与以下疾病相鉴别。

1.非细菌性尿道综合征

患者有尿频、尿急、尿痛等排尿困难的症状,少数伴有下腹隐痛不适,但尿常规检验多无明显变化。尿培养多阳性,或菌落计数多$<10^4/mL$,又称尿频-排尿困难综合征,也称症状性无菌尿。

2.肾结核

如尿道刺激症状逐渐加重时,伴有低热、盗汗,应考虑肾结核。同时肾结核多伴有生殖器结核,如附睾和睾丸,或有其他系统结核病史者。而且血尿多与尿路刺激同时出现。而膀胱炎时,血尿为"终末血尿"。尿结核菌阳性,影像学检查多有帮助。

3.慢性肾小球肾炎

本病无尿路刺激症状,无白细胞管型,或白细胞、尿菌阴性,尿蛋白含量多,常>1.0 g/24 h,肾小球功能损害较明显。

4.慢性肾盂肾炎的急性发作与急性肾盂肾炎

慢性肾盂肾炎急性发作,常有慢性肾盂肾炎的病史。而急性肾盂肾炎无慢性病史,而急骤发作,不难鉴别。

四、诊断标准

(1)尿路感染病史1年以上,而且经常反复发作。

(2)持续性细菌尿,尿白细胞或白细胞管型。

(3)X线造影或B超证实,有肾盂变形,肾影不规则,瘢痕形成,回声粗糙不均双肾形态不一致。

(4)经治疗症状消失后,仍有肾小管浓缩功能减退者,夜尿多,尿比重下降,肾小球滤过率下降。

五、治疗

对本病的治疗目的纠正尿路异常或反流,和控制感染,防止肾功能进一步恶化。选择对细菌敏感、毒性较小的抗生素,疗程要长,避免使用具有肾毒性药物。

(一)一般治疗

注意个人卫生,保持会阴清洁;摄入充足的水分,避免便秘;定期排空膀胱尿液,睡前排空膀胱以减轻膀胱内压及减少残余尿。注意休息,防过度疲劳;适当参加劳作和运动。

(二)祛除诱因

因本病迁延不愈,是有复杂因素的;因此要注意复杂因素的存在,如结石、输尿管反流、输尿管狭窄,尿道狭窄,前列腺增大,和耐药细菌的存在等。此类因素应寻求外科治疗,只有祛除了复杂因素,尿路感染才易控制痊愈。

(三)抗生素治疗

选择抗生素时,最好清洁中段尿细菌培养后做药敏试验,选择对细菌敏感的抗生素。如果需在培养结果前应用抗生素,需选择广谱抗生素和耐敏的抗生素,如氨苄西林、氨基苷类、他唑巴坦、复方磺胺甲噁唑等,疗程4~6周,以免复发。

(四)控制高血压

应引起重视的是慢性肾盂肾炎患者常引起高血压。而高血压又可进一步加重肾损害,因此,应严密控制高血压,尽量把血压控制在17.3/10.0 kPa(130/80 mmHg),可有效保护靶器官。

(五)对症治疗

控制清除体内感染病灶,如前列腺炎、慢性妇科炎症,对肾功能不全者,按肾功能不全治疗。注意维持体内水、电解质和酸碱平衡。

(陈萍平)

第六节　原发性肾病综合征

一、原发性肾病综合征的诊断

(一)肾病综合征的概念及分类

肾病综合征(nephrotic syndrome,NS)系指各种原因导致的大量蛋白尿(>3.5 g/d)、低清蛋白血症(<30 g/L)、水肿和/或高脂血症。其中大量蛋白尿和低清蛋白血症是诊断的必备条件,具备这两条再加水肿和/或高脂血症肾病综合征诊断即可成立。

肾病综合征可分为原发性、继发性和遗传性三大类(也有学者将遗传性归入继发性肾病综合征)。继发性肾病综合征很常见,在我国常由糖尿病肾病、狼疮性肾炎、乙肝病毒相关性肾炎、过敏性紫癜性肾炎、恶性肿瘤相关性肾小球病、肾淀粉样变性和汞等重金属中毒引起。遗传性肾病综合征并不多见,在婴幼儿主要见于先天性肾病综合征(芬兰型及非芬兰型),此外,少数 Alport 综合征患者也能呈现肾病综合征。

(二)原发性肾病综合征的诊断及鉴别诊断

原发性肾病综合征是原发性肾小球疾病最常见的临床表现。符合肾病综合征诊断标准,并能排除各种病因的继发性肾病综合征和遗传性疾病所致肾病综合征,方可诊断原发性肾病综合征。

如下要点能帮助原发性与继发性肾病综合征鉴别。

1.临床表现

应参考患者的年龄、性别及临床表现特点,有针对性地排除继发性肾病综合征,例如,儿童应重点排除乙肝病毒相关性肾炎及过敏性紫癜肾炎所致肾病综合征;老年患者则应着重排除淀粉样变性肾病、糖尿病肾病及恶性肿瘤相关性肾小球病所致肾病综合征;女性,尤其青中年患者均需排除狼疮性肾炎;对于使用不合格美白或祛斑美容护肤品病理诊断为肾小球微小病变病(minimal change disease,MCD)或膜性肾病(membranous nephropathy,MN)的年轻女性肾病综合征患者,应注意排除汞中毒可能。认真进行系统性疾病的有关检查,而且必要时进行肾穿刺病理活检可资鉴别。

2.病理表现

原发性肾病综合征的主要病理类型为 MN(常见于中老年患者)、MCD(常见于儿童及部分老年患者)及局灶节段性肾小球硬化(focal segmental glomerular sclerosis,FSGS),另外,某些增生性肾小球肾炎如 IgA 肾病、系膜增生性肾炎、膜增生性肾炎、新月体肾炎等也能呈现肾病综合征表现。各种继发性肾小球疾病的病理表现,在多数情况下与这些原发性肾小球疾病病理表现不同,再结合临床表现进行分析,鉴别并不困难。

近年,利用免疫病理技术鉴别原发性(或称特发性)MN 与继发性 MN(在我国常见于狼疮性MN、乙肝病毒相关性 MN、恶性肿瘤相关性 MN 及汞中毒相关性 MN 等)已有较大进展。现在认为,原发性 MN 是自身免疫性疾病,其中抗足细胞表面的磷脂酶 A2 受体(phospholipase A2 rreceptor,PLA2R)抗体是重要的自身抗体之一,它主要以 IgG4 形式存在,但是外源性抗原及非肾自身抗原诱发机体免疫反应导致的继发性 MN 却并非如此。基于上述认识,现在已用抗 IgG 亚类(包括 IgG1、IgG2、IgG3 和 IgG4)抗体及抗 PLA2R 抗体对肾组织进行免疫荧光或免疫组化检查,来帮助鉴别原、继发性 MN。

国内外研究显示,原发性 MN 患者肾小球毛细血管壁上沉积的 IgG 亚类主要是 IgG4,并常伴 PLA2R 沉积;而狼疮性 MN 及乙肝病毒相关性 MN、肾小球毛细血管壁上沉积的 IgG 主要是 IgG1、IgG2 或 IgG3,且不伴 PLA2R 沉积;恶性肿瘤相关性 MN 及汞中毒相关性 MN 毛细血管壁上沉积的 IgG 亚类也非 IgG4 为主,有否 PLA2R 沉积,目前尚无研究报道。不过,并非所有检测结果都绝对如此,文献报道原发性 MN 患者肾小球毛细血管壁上以 IgG4 亚类沉积为主者占 81%～100%,有 PLA2R 沉积者占 69%～96%,所以仍有部分原发性 MN 患者可呈阴性结果,另外阳性结果也与继发性 MN 存在一定交叉。为此 IgG 亚类及 PLA2R 的免疫病理检查结果仍然需要再进行综合分析,才能最后判断它在鉴别原、继发 MN 上的意义。

3.实验室检查

近年来,研究还发现一些原发性肾小球疾病病理类型的血清标志物,它们在一定程度上对鉴别原发性与继发性肾病综合征也有帮助。

(1)血清 PLA2R 抗体:美国 Beck 等研究显示 70% 的原发性 MN 患者血清中含有抗 PLA2R 抗体,而狼疮性肾炎、乙肝病毒相关性肾炎等继发性 MN 患者血清无此抗体,显示此抗体对于原发性 MN 具有较高的特异性。此后欧洲及中国的研究显示,原发性 MN 患者血清 PLA2R 抗体滴度还与病情活动度相关,病情缓解后抗体滴度降低或消失,复发时滴度再升高。不过,在原发性 MN 患者中,此血清抗体的阳性率为 57%～82%,所以阴性结果仍不能除外原发性 MN。

(2)可溶性尿激酶受体(soluble urokinase receptor,suPAR):Wei 等检测了 78 例原发性 FSGS、25 例 MCD、16 例 MN、7 例先兆子痫和 22 例正常人血清中 suPAR 的浓度,结果发现原发性 FSGS 患者血清 suPAR 浓度明显高于正常对照和其他肾小球疾病的患者,提示 suPAR 可能是原发性 FSGS 的血清学标志物。Huang 等的研究基本支持 Wei 的看法,同时发现随着 FSGS 病情缓解,血清 suPAR 水平也明显降低,但是他们的研究结果并不认为此检查能鉴别原发性及继发性 FSGS。为此,今后还需要更多的研究来进一步验证。就目前已发表的资料看,约 2/3 原发性 FSGS 患者血清 suPAR 抗体阳性,但是其检测结果与其他肾小球疾病仍有一定重叠,这些在分析试验结果时应该注意。

二、原发性肾病综合征的治疗原则、药物及措施

(一)治疗原则

原发性肾病综合征的治疗原则主要有以下内容。①主要治疗:原发性肾病综合征的主要治疗药物是糖皮质激素和/或免疫抑制剂,但是具体应用时一定要有区别地制订个体化治疗方案。原发性肾病综合征的不同病理类型在药物治疗反应、肾损害进展速度及肾病综合征缓解后的复发上都存在很大差别,所以,首先应根据病理类型及病变程度来有区别地实施治疗;另外,还需要参考患者年龄、体重、有无激素及免疫抑制剂使用禁忌证、是否有生育需求、个人意愿采取不同的用药。有区别地个体化地制订激素和/或免疫抑制剂的治疗方案,是现代原发性肾病综合征治疗的重要原则。②对症治疗:水肿(重时伴腹水及胸腔积液)是肾病综合征患者的常见症状,利尿治疗是主要的对症治疗手段。利尿要适度,以每天体重下降 0.5～1.0 kg 为妥。如果利尿过猛可导致电解质紊乱、血栓栓塞及肾前性急性肾损害(acute kidney injury,AKI)。③防治并发症:加强

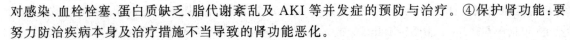

对感染、血栓栓塞、蛋白质缺乏、脂代谢紊乱及 AKI 等并发症的预防与治疗。④保护肾功能：要努力防治疾病本身及治疗措施不当导致的肾功能恶化。

(二)具体治疗药物及措施

1.免疫抑制治疗

(1)糖皮质激素：对免疫反应多个环节都有抑制作用。能抑制巨噬细胞对抗原的吞噬和处理；抑制淋巴细胞 DNA 合成和有丝分裂，破坏淋巴细胞，使外周淋巴细胞数量减少；抑制辅助性 T 细胞和 B 细胞，使抗体生成减少；抑制细胞因子如 IL-2 等生成，减轻效应期的免疫性炎症反应等。激素于 20 世纪 50 年代初开始应用于原发性肾病综合征治疗，至今仍是最常用的免疫抑制治疗药物。

我国在原发性肾病综合征治疗中激素的使用原则如下。①起始足量：常用药物为泼尼松(或泼尼松龙)每天 1 mg/kg(最高剂量 60 mg/d)，早晨顿服，口服 8～12 周，必要时可延长至 16 周(主要适用于 FSGS 患者)。②缓慢减药：足量治疗后每 2～3 周减原用量的 10% 左右，当减至 20 mg/d 左右肾病综合征易反复，应更缓慢减量。③长期维持：最后以最小有效剂量(10 mg/d 左右)再维持半年或更长时间，以后再缓慢减量至停药。这种缓慢减药和维持治疗方法可以巩固疗效、减少肾病综合征复发，更值得注意的是这种缓慢减药方法是预防肾上腺皮质功能不全或危象的较为有效方法。激素是治疗原发性肾病综合征的"王牌"，但是不良反应也很多包括感染、消化道出血及溃疡穿孔、高血压、水钠潴留、升高血糖、降低血钾、股骨头坏死、骨质疏松、精神兴奋、库欣综合征及肾上腺皮质功能不全等，使用时应密切监测。

(2)环磷酰胺：此药是烷化剂类免疫抑制剂。破坏 DNA 的结构和功能，抑制细胞分裂和增殖，对 T 细胞和 B 细胞均有细胞毒性作用，由于 B 细胞生长周期长，故对 B 细胞影响大。是临床上治疗原发性肾综合征最常用的细胞毒类药物，可以口服使用，也可以静脉注射使用，由于口服与静脉治疗疗效相似，因此治疗原发性肾病综合征最常使用的方法是口服。具体用法为，每天 2 mg/kg(常用 100 mg/d)，分 2～3 次服用，总量 6～12 g。用药时需注意适当多饮水及避免睡前服药，并应对药物的各种不良反应进行监测及处理。常见的药物不良反应有骨髓抑制、出血性膀胱炎、肝损伤、胃肠道反应、脱发与性腺抑制(可能造成不育)。

(3)环孢素 A：是由真菌代谢产物提取得到的 11 个氨基酸组成环状多肽，可以人工合成。能选择性抑制 T 辅助细胞及 T 细胞毒效应细胞，选择性抑制 T 辅助性细胞合成 IL-2，从而发挥免疫抑制作用。不影响骨髓的正常造血功能，对 B 细胞、粒细胞及巨噬细胞影响小。已作为 MN 的一线用药，以及难治性 MCD 和 FSGS 的二线用药。常用量为每天 3～5 mg/kg，分两次空腹口服，服药期间需监测药物谷浓度并维持在 100～200 ng/mL。近年来，有研究显示用小剂量环孢素 A(每天 1～2 mg/kg)治疗同样有效。该药起效较快，在服药 1 个月后可见到病情缓解趋势，3～6 个月后可以缓慢减量，总疗程为 1～2 年，对于某些难治性并对环孢素 A 依赖的病例，可采用小剂量每天 1～1.5 mg/kg 维持相当长时间(数年)。若治疗 6 个月仍未见效果，再继续应用患者获得缓解机会不大，建议停用。当环孢素 A 与激素联合应用时，激素起始剂量常减半如泼尼松或泼尼松龙每天 0.5 mg/kg。环孢素 A 的常见不良反应包括急性及慢性肾损害、肝毒性、高血压、高尿酸血症、多毛及牙龈增生等，其中造成肾损害的原因较多(如肾前性因素所致 AKI、慢性肾间质纤维化所致慢性肾功能不全等)，且有时此损害发生比较隐匿值得关注。当血肌酐(SCr)较基础值增长超过 30%，不管是否已超过正常值，都应减少原药量的 25%～50% 或停药。

(4)他克莫司：又称 FK-506，与红霉素的结构相似，为大环内酯类药物。其对免疫系统作用与环孢素 A 相似,两者同为钙调神经磷酸酶抑制剂,但其免疫抑制作用强,属高效新型免疫抑制剂。主要抑制IL-2、IL-3和干扰素 γ 等淋巴因子的活化和IL-2 受体的表达,对 B 细胞和巨噬细胞影响较小。主要不良反应是糖尿病、肾损害、肝损害、高钾血症、腹泻和手颤。腹泻可以致使本药血药浓度升高,又可以是其一种不良反应,需要引起临床医师关注。该药物费用昂贵,是治疗原发性肾病综合征的二线用药。常用量为每天0.05～0.1 mg/kg,分两次空腹服用。服药物期间需监测药物谷浓度并维持在 5～10 ng/mL,治疗疗程与环孢素 A 相似。

(5)吗替麦考酚酯:商品名骁悉。在体内代谢为吗替麦考酚酸,后者为次黄嘌呤单核苷酸脱氢酶抑制剂,抑制鸟嘌呤核苷酸的从头合成途径,选择性抑制 T、B 淋巴细胞,通过抑制免疫反应而发挥治疗作用。诱导期常用量为 1.5～2.0 g/d,分 2 次空腹服用,共用 3～6 个月,维持期常用量为 0.5～1.0 g/d,维持6～12 个月。该药对部分难治性肾病综合征有效,但缺乏随机对照试验(RCT)的研究证据。该药物价格昂贵,由于缺乏 RCT 证据,现不作为原发性肾病综合征的一线药物,仅适用于一线药物无效的难治性病例。主要不良反应是胃肠道反应(腹胀、腹泻)、感染、骨髓抑制(白细胞计数减少及贫血)及肝损害。特别值得注意的是,在免疫功能低下患者应用吗替麦考酚酯,可出现卡氏肺孢子虫肺炎、腺病毒或巨细胞病毒等严重感染,甚至威胁生命。

(6)来氟米特:是一种有效的治疗类风湿关节炎的免疫抑制剂,在国内其适应证还扩大到治疗系统性红斑狼疮。此药通过抑制二氢乳清酸脱氢酶活性,阻断嘧啶核苷酸的生物合成,从而达到抑制淋巴细胞增殖的目的。国外尚无使用来氟米特治疗原发性肾病综合征的报道,国内小样本针对 IgA 肾病合并肾病综合征的临床观察显示,激素联合来氟米特的疗效与激素联合吗替麦考酚酯的疗效相似,但是,后者本身在 IgA 肾病治疗中的作用就不肯定,因此,这个研究结果不值得推荐。新近一项使用来氟米特治疗 16 例难治性成人 MCD 的研究显示,来氟米特对这部分患者有效,并可以减少激素剂量。由于缺乏 RCT 研究证据,指南并不推荐用来氟米特治疗原发性肾病综合征。治疗类风湿关节炎等病的剂量为 10～20 mg/d,共用6 个月,以后缓慢减量,总疗程为 1～1.5 年。主要不良反应为肝损害、感染和过敏,国外尚有肺间质纤维化的报道。

2.利尿消肿治疗

如果患者存在有效循环血容量不足,则应在适当扩容治疗后再予利尿剂治疗;如果没有有效循环血容量不足,则可直接应用利尿剂。

(1)利尿剂治疗:轻度水肿者可用噻嗪类利尿剂联合保钾利尿剂口服治疗,中、重度水肿伴或不伴体腔积液者,应选用襻利尿剂静脉给药治疗(此时肠道黏膜水肿,会影响口服药吸收)。襻利尿剂宜先从静脉输液小壶滴入一个负荷量(如呋塞米 20～40 mg,使髓襻的药物浓度迅速达到利尿阈值),然后再持续泵注维持量(如呋塞米 5～10 mg/h,以维持髓襻的药物浓度始终在利尿阈值上),如此才能获得最佳利尿效果。每天呋塞米的使用总量不超过 200 mg。"弹丸"式给药间期髓襻药物浓度常达不到利尿阈值,此时会出现"利尿后钠潴留"(髓襻对钠重吸收增强,出现"反跳"),致使襻利尿剂的疗效变差。另外,现在还提倡襻利尿剂与作用于远端肾小管及集合管的口服利尿药(前者如氢氯噻嗪,后者如螺内酯及阿米洛利)联合治疗,因为应用襻利尿剂后,远端肾单位对钠的重吸收会代偿增强,使襻利尿剂利尿效果减弱,并用远端肾单位利尿剂即能克服这一缺点。

(2)扩容治疗:对于合并有效血容量不足的患者,可静脉输注胶体液提高血浆胶体渗透压扩容,从而改善肾脏血流灌注,提高利尿剂疗效。临床常静脉输注血浆代用品右旋糖酐来进行扩容治疗,应用时需注意:①用含糖而不用含钠的制剂,以免氯化钠影响利尿疗效。②应用相对分子质量为 20～40 kDa 的制剂(即低分子右旋糖酐),以获得扩容及渗透性利尿双重疗效。③用药不宜过频,剂量不宜过大。一般而言,可以一周输注 2 次,每次输注 250 mL,短期应用,而且如无利尿效果就应及时停药。盲目过大量、过频繁地用药可能造成肾损害(病理显示近端肾小管严重空泡变性呈"肠管样",化验血清肌酐增高,原来激素治疗敏感者变成激素抵抗,出现利尿剂抵抗)。④当尿量<400 mL/d 时禁用,此时药物易滞留并堵塞肾小管,诱发急性肾衰竭。

由于人血制剂(血浆及清蛋白)来之不易,而且难以完全避免变态反应及血源性感染,因此在一般情况下不提倡用人血制剂来扩容利尿。只有当患者尿量<400 mL/d,又必须进行扩容治疗时,才选用血浆或清蛋白。

(3)利尿治疗疗效不好的常见原因如下:①有效血容量不足的患者,没有事先静脉输注胶体液扩容,肾脏处于缺血状态,对襻利尿剂反应差;而另一方面滥用胶体液包括血浆制品及血浆代用品导致严重肾小管损伤(即前述的肾小管呈"肠管样"严重空泡变性)时,肾小管对襻利尿剂可完全失去反应,常需数月时间,待肾小管上皮细胞再生并功能恢复正常后,才能重新获得利尿效果。②呋塞米的血浆蛋白(主要为清蛋白)结合率高达 91%～97%。低清蛋白血症可使其血中游离态浓度升高,肝脏对其降解加速;另外,结合态的呋塞米又能随清蛋白从尿排出体外。因此,低清蛋白血症可使呋塞米的有效血浓度降低及作用时间缩短,故而利尿效果下降。③襻利尿剂没有按前述要求规范用药,尤其值得注意的是,中重度肾病综合征患者仍旧口服给药,肠黏膜水肿致使药物吸收差;间断静脉"弹丸"式给药,造成给药间期"利尿后钠潴留";不配合服用作用于远端肾单位的利尿药,削弱了襻利尿剂疗效。④肾病综合征患者必须严格限盐(摄取食盐 2～3 g/d),而医师及患者忽视限盐的现象在临床十分普遍,不严格限盐上述药物的利尿效果会显著减弱。临床上,对于少数利尿效果极差的难治性重度水肿患者,可采用血液净化技术进行超滤脱水治疗。

3.血管紧张素Ⅱ拮抗剂治疗

大量蛋白尿是肾病综合征的最核心问题,由它引发肾病综合征的其他临床表现(低蛋白血症、高脂血症、水肿和体腔积液)和各种并发症。此外,持续性大量蛋白尿本身可导致肾小球高滤过,增加肾小管蛋白重吸收,加速肾小球硬化,加重肾小管损伤及肾间质纤维化,影响疾病预后。因此减少尿蛋白在肾病综合征治疗中十分重要。

近年来,常用血管紧张素转化酶抑制剂(ACEI)或血管紧张素 AT1 受体阻断剂(ARB)作为肾病综合征患者减少尿蛋白的辅助治疗。研究证实,ACEI 或 ARB 除具有降压作用外,还有确切的减少尿蛋白排泄(可减少 30%)和延缓肾损害进展的肾脏保护作用。其独立于降压的肾脏保护作用机制包括:①对肾小球血流动力学的调节作用。此类药物既扩张入球小动脉,又扩张出球小动脉,但是后一作用强于前一作用,故能使肾小球内高压、高灌注和高滤过降低,从而减少尿蛋白排泄,保护肾脏。②非血流动力学的肾脏保护效应。此类药能改善肾小球滤过膜选择通透性,改善足细胞功能,减少细胞外基质蓄积,故能减少尿蛋白排泄,延缓肾小球硬化及肾间质纤维化。因此,具有高血压或无高血压的原发性肾病综合征患者均宜用 ACEI 或 ARB 治疗,前者能获得降血压及降压依赖性肾脏保护作用,而后者可以获得非降压依赖性肾脏保护效应。

应用 ACEI 或 ARB 应注意如下事项:①肾病综合征患者在循环容量不足(包括利尿、脱水造成的血容量不足,及肾病综合征本身导致的有效血容量不足)情况下,应避免应用或慎用这类药物,以免诱发 AKI。②肾功能不全和/或尿量较少的患者服用这类药物,尤其与保钾利尿剂(螺内酯等)联合使用时,要监测血钾浓度,谨防高钾血症发生。③对激素及免疫抑制剂治疗敏感的

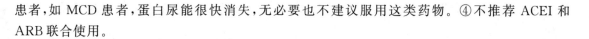

患者,如 MCD 患者,蛋白尿能很快消失,无必要也不建议服用这类药物。④不推荐 ACEI 和 ARB 联合使用。

三、不同病理类型的治疗方案

(一)MN

应争取将肾病综合征治疗缓解或者部分缓解,无法达到时,则以减轻症状、减少尿蛋白排泄、延缓肾损害进展及防治并发症作为治疗重点。MN 患者尤应注意防治血栓栓塞并发症。

本病不提倡单独使用激素治疗;推荐使用足量激素(如泼尼松或泼尼松龙始量每天 1 mg/kg)联合细胞毒类药物(环磷酰胺)治疗,或较小剂量激素(如泼尼松或泼尼松龙始量每天 0.5 mg/kg)联合环孢素 A 或他克莫司治疗;激素相对禁忌或不能耐受者,也可以单独使用环孢素 A 或他克莫司治疗。对于使用激素联合环磷酰胺治疗无效的病例可以换用激素联合环孢素 A 或他克莫司治疗,反之亦然;对于治疗缓解后复发病例,可以重新使用原方案治疗。

2012 年改善全球肾脏病预后组织(KDIGO)制定的《肾小球肾炎临床实践指南》,推荐 MN 所致肾病综合征患者应用激素及免疫抑制剂治疗的适应证如下:①尿蛋白持续超过 4 g/d,或是较基线上升超过 50%,经抗高血压和抗蛋白尿治疗 6 个月未见下降(1B 级证据);②出现严重的、致残的、或威胁生命的肾病综合征相关症状(1C 级证据);③诊断 MN 后的 6~12 个月内 SCr 上升≥30%,能除外其他原因引起的肾功能恶化(2C 级证据)。

出现以下情况时建议不用激素及免疫抑制剂治疗:①SCr 持续>3.5 mg/dL(>309 μmol/L)或估算肾小球滤过率(eGFR)<30 mL/(min · 1.73 m²);②超声检查肾脏体积明显缩小(如长径<8 cm);③合并严重的或潜在致命的感染。

(二)微小病变肾病

应力争将肾病综合征治疗缓解。本病所致肾病综合征对激素治疗十分敏感,治疗后肾病综合征常能完全缓解,但是缓解后肾病综合征较易复发,而且多次复发即可能转型为 FSGS,这必须注意。

初治病例推荐单独使用激素治疗;对于多次复发或激素依赖的病例,可选用激素与环磷酰胺联合治疗;担心环磷酰胺影响生育者或者经激素联合环磷酰胺治疗后无效或仍然复发者,可选用较小剂量激素(如泼尼松或泼尼松龙始量每天 0.5 mg/kg)与环孢素 A 或他克莫司联合治疗,或单独使用环孢素 A 或他克莫司治疗;对于环磷酰胺、环孢素 A 或他克莫司等都无效或不能耐受的病例,可改用吗替麦考酚酯治疗。对于激素抵抗型患者需重复肾活检,以排除 FSGS。

(三)局灶节段性肾小球硬化

应争取将肾病综合征治疗缓解或部分缓解,但是无法获得上述疗效时,则应改变目标将减轻症状、减少尿蛋白排泄、延缓肾损害进展及防治并发症作为治疗重点。既往认为本病治疗效果差,但是,近年来的系列研究显示约有 50% 患者应用激素治疗仍然有效,但显效较慢。其中,顶端型 FSGS 的疗效与 MCD 相似。

目前,推荐使用足量激素治疗,如果肾病综合征未缓解,可持续足量服用 4 个月,完全缓解后逐渐减量至维持剂量,再服用 0.5~1 年;对于激素抵抗或激素依赖病例可以选用较小剂量激素(如泼尼松或泼尼松龙始量每天 0.5 mg/kg)与环孢素 A 或他克莫司联合治疗,有效病例环孢素 A 可在减量至每天 1~1.5 mg/kg 后,维持服用 1~2 年。激素相对禁忌或不能耐受者,也可以单独使用环孢素 A 或他克莫司治疗。不过对 SCr 升高及有较明显肾间质的患者,使用环孢素 A 或

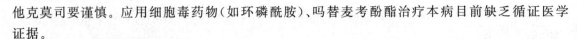

他克莫司要谨慎。应用细胞毒药物(如环磷酰胺)、吗替麦考酚酯治疗本病目前缺乏循证医学证据。

(四)系膜增生性肾炎

非 IgA 肾病的系膜增生性肾炎在西方国家较少见,而我国病例远较西方国家多。本病所致肾病综合征的治疗方案,要据肾小球的系膜病变程度,尤其是系膜基质增多程度来决定。轻度系膜增生性肾炎所致肾病综合征的治疗目标及方案与 MCD 相同,且疗效及转归与 MCD 也十分相似;而重度系膜增生性肾炎所致肾病综合征可参考原发性 FSGS 的治疗方案治疗。

(五)膜增生性肾炎

原发性膜增生性肾炎较少见,疗效很差。目前并无循证医学证据基础上的有效治疗方案可被推荐,临床上可以试用激素加环磷酰胺治疗,无效者还可试用较小量糖皮质激素加吗替麦考酚酯治疗。如果治疗无效,则应停用上述治疗。

(六)IgA 肾病

约 1/4IgA 肾病患者可出现大量蛋白尿(>3.5 g/d),而他们中仅约 1/2 患者呈现肾病综合征。现在认为,部分呈现肾病综合征的 IgA 肾病实际为 IgA 肾病与 MCD 的重叠(免疫荧光表现符合 IgA 肾病,而光镜及电镜表现支持 MCD),这部分患者可参照 MCD 的治疗方案进行治疗,而且疗效及转归也与 MCD 十分相似;而另一部分患者是 IgA 肾病本身导致肾病综合征(免疫荧光表现符合 IgA 肾病,光镜及电镜表现为增生性肾小球肾炎或 FSGS),这部分患者可参照相应的增生性肾小球肾炎及 FSGS 的治疗方案进行治疗。

应当指出的是,上述多数治疗建议是来自于西方国家的临床研究总结,值得从中借鉴,但是是否完全符合中国情况,这还必须通过我们自己的实践来进一步验证及总结,不应该教条地盲目应用。同时还应指出,上述治疗方案是依据疾病普遍性面对群体制订的,而在临床实践中患者情况多种多样,必须具体问题具体分析,个体化地实施治疗。

四、难治性肾病综合征的治疗

(一)难治性肾病综合征的概念

目前,尚无难治性肾病综合征一致公认的定义。一般认为,难治性肾病综合征包括激素抵抗性、激素依赖及频繁复发性的原发性肾病综合征。激素抵抗性肾病综合征系指用激素规范化治疗 8 周(FSGS 病例需 16 周)仍无效者;激素依赖性肾病综合征系指激素治疗缓解病例,在激素撤减过程中或停药后14 天内肾病综合征复发者;频繁复发性肾病综合征系指经治疗缓解后半年内复发≥2 次,或 1 年内复发≥3 次者。难治性肾病综合征的患者由于病程较长,病情往往比较复杂,临床治疗上十分棘手。

(二)难治性肾病综合征的常见原因

遇见难治性肾病综合征时,应仔细寻找原因。可能存在如下原因。

1.诊断错误

误将一些继发性肾病(如淀粉样变性肾病等)和特殊的原发性肾病(如脂蛋白肾病、纤维样肾小球病等)当成了普通原发性肾小球疾病应用激素治疗,当然不能取得满意疗效。

2.激素治疗不规范

(1)重症肾病综合征患者仍然口服激素治疗,由于肠黏膜水肿药物吸收差,激素血浓度低影响疗效。

（2）未遵守"足量、慢减、长期维持"的用药原则，如始量不足、"阶梯式"加量、或减药及停药过早过快，都会降低激素疗效。

（3）忽视药物间相互作用，如卡马西平和利福平等药能使泼尼松龙的体内排泄速度增快，血药浓度降低过快，影响激素治疗效果。

3.静脉输注胶体液不当

前文已叙，过频输注血浆制品或血浆代用品导致肾小管严重损伤（肾小管呈"肠管样"严重空泡变性）时，患者不但对利尿剂完全失去反应，而且原本激素敏感的病例（如 MCD）也可能变成激素抵抗。

4.肾脏病理的影响

激素抵抗性肾病综合征常见于膜增生性肾炎及部分 FSGS 和 MN；频繁复发性肾病综合征常见于 MCD 及轻度系膜增生性肾炎（包括 IgA 肾病及非 IgA 肾病），而它们多次复发后也容易变成激素依赖性肾病综合征，甚至转换成 FSGS 变为激素抵抗。

5.并发症的影响

肾病综合征患者存在感染、肾静脉血栓、蛋白营养不良等并发症时，激素疗效均会降低。年轻患者服激素后常起痤疮，痤疮上的"脓头"就能显著影响激素疗效，需要注意。

6.遗传因素

近 10 余年研究发现，5%～20% 的激素抵抗性肾病综合征患者的肾小球足细胞存在某些基因突变，它们包括导致 nephrin 异常的 *NPHS1* 基因突变、导致 podocin 异常的 *NPHS2* 基因突变、导致 CD2 相关蛋白异常的 *CD2AP* 基因突变、导致细胞骨架蛋白 α-辅肌动蛋白 4 异常的 *ACTIN4* 基因突变，以及导致 WT-1 蛋白异常的 *WT-1* 基因突变等。

（三）难治性肾病综合征的治疗对策

难治性肾病综合征的病因比较复杂，有的病因如基因突变难以克服，但多数病因仍有可能改变，从而改善肾病综合征难治状态。对难治性肾病综合征的治疗重点在于明确肾病诊断，寻找可逆因素，合理规范用药。现将相应的治疗措施分述如下。

1.明确肾病诊断

临床上常见的误诊原因：①未做肾穿刺病理检查；②进行了肾穿刺活检，但是肾组织未做电镜检查（如纤维样肾小球病等将漏诊）及必要的特殊组化染色（如刚果红染色诊断淀粉样变病）和免疫组化染色检查（如载脂蛋白 ApoE 抗体染色诊断脂蛋白肾病）；③病理医师与临床医师沟通不够，没有常规进行临床-病理讨论。所以，凡遇难治性肾病综合征，都应仔细核查有无病理诊断不当或错误的可能，必要时应重复肾活检，进行全面的病理检查及临床-病理讨论，以最终明确疾病诊断。

2.寻找及纠正可逆因素

某些导致肾病综合征难治的因素是可逆的，积极寻找及纠正这些可逆因素，就可能改变"难治"状态。①规范化应用激素和免疫抑制剂：对于激素使用不当的 MCD 患者，在调整激素用量和/或改变给药途径后，就能使部分激素"抵抗"患者变为激素有效。MN 应避免单用激素治疗，从开始就应激素联合环磷酰胺或环孢素 A 治疗；多次复发的 MCD 也应激素联合环磷酰胺或环孢素 A 治疗。总之，治疗规范化极重要。②合理输注胶体液：应正确应用血浆代用品或血浆制剂扩容，避免滥用导致严重肾小管损伤，而一旦发生就应及时停用胶体液，等待受损肾小管恢复（常需数月），只有肾小管恢复正常后激素才能重新起效。③纠正肾病综合征并发症：前文已述，感染、肾静脉血栓、蛋白营养不良等并发症都可能影响激素疗效，应尽力纠正。

3.治疗无效病例的处置

尽管已采取上述各种措施,仍然有部分难治性肾病综合征患者病情不能缓解,尤其是肾脏病理类型差(如膜增生性肾炎和部分 MN 及 FSGS)和存在某些基因突变者。这些患者应该停止激素及免疫抑制剂治疗,而采取 ACEI 或 ARB 治疗及中药治疗,以期减少尿蛋白排泄及延缓肾损害进展。大量蛋白尿本身就是肾病进展的危险因素,因此,对这些患者而言,能适量减少尿蛋白就是成功,就可能对延缓肾损害进展有利。而盲目地继续应用激素及免疫抑制剂,不但不能获得疗效,反而可能诱发严重感染等并发症,危及生命。

五、对现有治疗的评价及展望

综上所述,实施有区别的个体化治疗是治疗原发性肾病综合征的重要原则及灵魂所在。首先应根据肾病综合征患者的病理类型及病变程度,其次要考虑患者年龄、体重、有无用药禁忌证、有无生育需求及个人用药意愿,来有区别地个体化地制订治疗方案。现在国内肾穿刺病理检查已逐渐推广,这就为实施有区别的个体化的治疗,提高治疗效果奠定了良好基础。

激素及免疫抑制剂用于原发性肾病综合征治疗已经 60 余年,积累了丰富经验。新的药物及制剂不断涌现,尤其环磷酰胺、环孢素 A、他克莫司、吗替麦可酚酯等免疫抑制剂的先后问世,也为有区别地进行个体化治疗提供了更多有效手段。

尽管原发性肾病综合征的治疗取得了很大进展,但是,治疗药物至今仍主要局限于激素及某些免疫抑制剂。用这样的治疗措施,不少病理类型和病变程度较重的患者仍不能获得良好的治疗效果,一些治疗有效的患者也不能克服停药后的疾病复发,而且激素及免疫抑制剂都有着各种不良反应,有些不良反应甚至可以致残或导致死亡。所以开发新的治疗措施及药物,提高治疗疗效,减少治疗不良反应仍是亟待进行的工作,且任重而道远。

继续深入研究阐明不同类型肾小球疾病的发病机制,进而针对机制的不同环节寻求相应干预措施,是开发新药的重要途径。例如,近年已发现肾小球足细胞上的 PLA2R 能参与特发性MN 发病,而 suPAR 作为血清中的一种通透因子也能参与 FSGS 致病,如果今后针对它们能够发掘出有效的干预方法及治疗药物,即可能显著提高这些疾病的治疗疗效。最近已有使用利妥昔单抗(抗 CD20 分子的单克隆抗体)治疗特发性 MN 成功的报道,经过利妥昔单抗治疗后,患者血清抗 PLA2R 抗体消失,MN 获得缓解,而且不良反应少。

治疗措施和药物的疗效及安全性需要高质量的临床 RCT 试验进行验证。但是在治疗原发性肾病综合征上我国的 RCT 试验很少,所以我国肾病学界应该联手改变这一状态,以自己国家的多中心 RCT 试验资料,来指导医疗实践。

六、原发性肾病综合征的常见并发症

原发性肾病综合征的常见并发症包括感染、血栓和栓塞、急性肾损伤、高脂血症及蛋白质代谢紊乱等。所有这些并发症的发生都与肾病综合征的核心病变——大量蛋白尿和低清蛋白血症具有内在联系。由于这些并发症常使患者的病情复杂化,影响治疗效果,甚至危及生命,因此,对它们的诊断及防治也是原发性肾病综合征治疗中非常重要的一部分。

(一)感染

感染是原发性肾病综合征的常见并发症,也是导致患者死亡的重要原因之一。随着医学的进展,现在感染导致患者死亡已显著减少,但在临床实践中它仍是我们需要警惕和面对的重要问题。特别是对应用激素及免疫抑制剂治疗的患者,感染常会影响治疗效果和整体预后,处理不好仍会危及生命。

原发性肾病综合征患者感染的发生主要与以下因素有关:①大量蛋白尿导致免疫球蛋白及部分补体成分从尿液丢失,如出现非选择性蛋白尿时大量 IgG 及补体 B 因子丢失,导致患者免疫功能受损。②使用激素和/或免疫抑制剂治疗导致患者免疫功能低下。③长期大量蛋白尿导致机体营养不良,抵抗力降低。④严重皮下水肿乃至破溃,细菌容易侵入引起局部软组织感染;大量腹水容易发生自发性腹膜炎。它们严重时都能诱发败血症。

常见的感染为呼吸道感染、皮肤感染、肠道感染、尿路感染和自发性腹膜炎,病原微生物有细菌(包括结核菌)、真菌、病毒、支原体和卡氏肺孢子虫等。

有关预测原发性肾病综合征患者发生感染的临床研究还很缺乏。一项儿科临床观察显示,若患儿血浆清蛋白<15 g/L,其发生感染的相对危险度(relative risk,RR)是高于此值患儿的9.8 倍,因此尽快使肾病综合征缓解是预防感染发生的关键。一项日本的临床研究表明,成人肾病综合征患者感染发生率为 19%,其危险因素是血清 IgG<6 g/L(RR=6.7),SCr>176.8 μmol/L(2 mg/dL)(RR=5.3)。对于血清 IgG<600 mg/dL 的患者,每 4 周静脉输注丙种球蛋白 10~15 g,可以明显地预防感染发生。

需要注意,正在用激素及免疫抑制剂治疗的患者,其发生感染时临床表现可能不典型,患者可无明显发热,若出现白细胞计数升高及轻度核左移也容易被误认为是激素引起,因此对这些患者更应提高警惕,应定期主动排查感染,包括一些少见部位的感染如肛周脓肿。

感染的预防措施包括:①注意口腔护理,可以使用抑制细菌及真菌的漱口液定时含漱,这对使用强化免疫抑制治疗(如甲泼尼龙冲击治疗)的患者尤为重要。对于严重皮下水肿致皮褶破溃渗液的患者,需要加强皮肤护理,防治细菌侵入。②使用激素及免疫抑制剂时,要严格规范适应证、药量及疗程,并注意监测外周血淋巴细胞及 CD4$^+$ 淋巴细胞总数的变化,当淋巴细胞计数<600/μL 和/或 CD4$^+$ 淋巴细胞计数<200/μL 时,可以给予复方磺胺甲硝唑(即复方新诺明)预防卡氏肺孢子虫感染,具体用法为每周两次,每次两片(每片含磺胺甲硝唑 400 mg 和甲氧苄啶80 mg)。③对于血清 IgG<6 g/L 或反复发生感染的患者,可以静脉输注丙种球蛋白来增强体液免疫;对于淋巴细胞计数<600/μL 和/或 CD4$^+$ 淋巴细胞计数<200/μL 的患者,可以肌内注射或静脉输注胸腺肽来改善细胞免疫。④对于反复发生感染者,还可请中医辨证施治,予中药调理预防感染。虽然在临床实践中,发现中药调理能够发挥预防感染的作用,但是,目前还缺乏循证医学证据支持。

需要指出的是,若使用激素及免疫抑制剂患者发生了严重感染,可以将这些药物尽快减量或者暂时停用,因为它们对控制感染不利,而且合并感染时它们治疗 NS 的疗效也不佳。但是,某些重症感染如卡氏肺包虫肺炎却不宜停用激素,因为激素能减轻间质性肺炎,改善缺氧状态,降低病死率。

(二)血栓和栓塞

肾病综合征合并血栓、栓塞的发生率为 10%~42%,常见肾静脉血栓(RVT)、其他部位深静脉血栓和肺栓塞。动脉血栓较为少见。血栓和栓塞的发生率与肾病综合征的严重程度、肾小球疾病的种类有关,但检测手段的敏感性也影响本病的发现。

1.发病机制

肾病综合征易并发血栓、栓塞主要与血小板活化、凝血及纤溶异常、血液黏稠度增高相关。

临床观察发现：①肾病综合征患者血小板功能常亢进，甚至数量增加，患者血清血栓素（TXA2）及血管假性血友病因子（vWF）增加，可促使血小板聚集、黏附功能增强并被激活。②低清蛋白血症刺激肝脏合成蛋白，导致血中大分子的凝血因子Ⅰ、Ⅱ、Ⅴ、Ⅶ、Ⅷ、Ⅹ浓度升高；而内源性抗凝物质（凝血酶Ⅲ及蛋白C、S）因相对分子质量小随尿丢失至血浓度降低。③纤溶酶原相对分子质量较小随尿排出，血清浓度降低，而纤溶酶原激活物抑制物PAI-1及纤溶酶抑制物α2-巨球蛋白血浓度升高。上述变化导致血栓易于形成而不易被溶解。④肾病综合征患者有效血容量不足血液浓缩及出现高脂血症等，致使血液黏稠度增高，也是导致血栓发生的危险因素。此外，不适当地大量利尿及使用激素治疗也能增加血栓形成的风险。

肾小球疾病的病理类型也与血栓、栓塞并发症有关：MN的发生率最高，为29%～60%，明显高于MCD和FSGS（分别为24.1%和18.8%），MN合并血栓的风险是IgA肾病的10.8倍，并易发生有临床症状的急性静脉主干血栓如肾静脉、肺血管主干血栓，原因至今未明。

研究认为，能预测肾病综合征患者血栓、栓塞并发症风险的指标：①血浆清蛋白<20 g/L，新近发现MN患者血浆清蛋白<28 g/L血栓栓塞风险即明显升高；②病理类型为MN；③有效血容量明显不足。

2.临床表现与影像学检查

血栓、栓塞并发症的临床表现可能非常不明显，以肾静脉血栓为例，多数分支小血栓并没有临床症状。因此，要对肾病综合征患者进行认真细致地观察，必要时及时做影像学检查，以减少漏诊。患者双侧肢体水肿不对称，提示水肿较重的一侧肢体有深静脉血栓可能；腰痛、明显血尿、B超发现一侧或双侧肾肿大及不明原因的AKI，提示肾静脉血栓；胸闷、气短、咯血和胸痛提示肺栓塞。

在肾静脉血栓诊断方面，多普勒超声有助于发现肾静脉主干血栓，具有方便、经济和无损伤的优点，但是敏感性低，而且检查准确性较大程度地依赖操作者技术水平。CT及磁共振肾静脉成像有较好的诊断价值，而选择性肾静脉造影仍是诊断的"金标准"。在肺栓塞诊断上，核素肺通气/灌注扫描是较为敏感、特异的无创性诊断手段。CT及磁共振肺血管成像及超声心动图也可为诊断提供帮助，后者可发现肺动脉高压力、右心室和/或右心房扩大等征象。肺动脉造影是诊断肺栓塞的"金标准"，发现栓塞后还可以局部溶栓。上述血管成像检查均需要使用对比剂（包括用于X线检查的碘对比剂及用于磁共振检查的钆对比剂），故应谨防对比剂肾损害，尤其是对已有肾损害的患者。

3.预防与治疗

原发性肾病综合征并发血栓、栓塞的防治至今没有严格的RCT临床研究报道，目前的防治方案主要来自小样本的临床观察。

（1）血栓、栓塞并发症的预防：比较公认的观点是，肾病综合征患者均应服用抗血小板药物，而当血浆清蛋白<20 g/L时即开始抗凝治疗。对于MN患者抗凝指征应适当放宽一些。Lionaki S等研究显示，MN患者血浆清蛋白≤28 g/L深静脉血栓形成的风险是>28 g/L者的2.5倍，血浆清蛋白每降低10 g/L，深静脉血栓的风险增加2倍，因此，目前有学者建议MN患者血浆清蛋白<28 g/L即应予预防性抗凝治疗。抗凝药物常采用肝素或低分子肝素皮下注射或口服华法林。口服华法林时应将凝血酶原时间的国际标准化比率（INR）控制在1.5～2.0，华法林与多种药物能起相互反应，影响（增强或减弱）抗凝效果，用药时需要注意。

（2）血栓、栓塞并发症的治疗：血栓及栓塞并发症一旦发生即应尽快采用如下治疗。

溶栓治疗：引起急性肾衰竭的急性肾静脉主干大血栓，或导致收缩压下降至＜12.0 kPa（90 mmHg）的急性肺栓塞，均应考虑进行溶栓治疗。既往常用尿激酶进行溶栓，最适剂量并未确定，可考虑用 $6×10^4$～$20×10^4$ U 稀释后缓慢静脉滴注，每天 1 次，10～14 天 1 个疗程；现在也可采用重组人组织型纤溶酶原激活剂治疗，它能选择性地与血栓表面的纤维蛋白结合，纤溶效力强，用量 50 mg 或 100 mg，开始时在 1～2 分钟静脉推注 1/10 剂量，剩余的 9/10 剂量稀释后缓慢静脉滴注，2 小时滴完。使用重组人组织型纤溶酶原激活剂要监测血清纤维蛋白原浓度，避免过低引起出血。国内多中心研究结果显示，50 mg 和/或 100 mg 两种剂量的疗效相似，而前者出血风险明显降低。

抗凝治疗：一般而言，原发性肾病综合征患者出现血栓、栓塞并发症后要持续抗凝治疗半年，若肾病综合征不缓解且清蛋白仍＜20 g/L 时，还应延长抗凝时间，否则血栓、栓塞并发症容易复发。用口服华法林进行治疗时，由于华法林起效慢，故需在开始服用的头 3～5 天，与肝素或低分子肝素皮下注射重叠，直至 INR＞2.0 后才停用肝素或低分子肝素。在整个服用华法林期间都一定要监测 INR，控制 INR 在 2.0～2.5 范围。若使用重组人组织型纤溶酶原激活进行溶栓治疗，则需等血清纤维蛋白原浓度回复正常后，才开始抗凝治疗。

（三）急性肾损伤

由原发性肾病综合征引起的 AKI 主要有如下 2 种：①有效血容量不足导致的肾前性 AKI，常只出现轻、中度氮质血症。②机制尚不清楚的特发性 AKI，常呈现急性肾衰竭（ARF）。至于肾小球疾病本身（如新月体性肾小球肾炎）引起的 AKI、治疗药物诱发的 AKI（如药物过敏所致急性间质性肾炎或肾毒性药物所致急性肾小管坏死），以及肾病综合征并发症（如急性肾静脉主干血栓）所致 AKI，均不在此讨论。

1.急性肾前性氮质血症

严重的低清蛋白血症导致血浆胶体渗透压下降，水分渗漏至皮下及体腔，致使有效循环容量不足，肾灌注减少，而诱发急性肾前性氮质血症。临床上出现血红蛋白增高、体位性心率及血压变化（体位迅速变动如从卧到坐或从坐到站时，患者心率加快，血压下降，重时出现直立性低血压，乃至虚脱）、化验血尿素氮（BUN）与 SCr 升高，但是 BUN 升高幅度更大（两者均以 mg/dL 作单位时，BUN 与 SCr 之比值＞20∶1，这是由于肾脏灌注不足时，原尿少在肾小管中流速慢，其中尿素氮被较多地重吸收入血所致）。急性肾前性氮质血症者应该用胶体液扩容，然后利尿，扩容利尿后肾功能即能很快恢复正常。盲目增加襻利尿剂剂量，不但不能获得利尿效果，反而可能造成肾素-血管紧张素系统及交感神经系统兴奋，进一步损害肾功能。而且，这类患者不能用 ACEI 或 ARB 类药物，它们也会加重肾前性氮质血症。

2.特发性急性肾衰竭

特发性 ARF 最常见于复发性 MCD，也可有时见于其他病理类型，机制不清，某些病例可能与大量尿蛋白形成管型堵塞肾小管和/或肾间质水肿压迫肾小管相关。患者的临床特点是：年龄较大（有文献报道平均 58 岁），尿蛋白量大（常＞10 g/d），血浆清蛋白低（常＜20 g/L），常在肾病综合征复发时出现 AKI（经常为少尿性急性肾衰竭）。特发性 ARF 要用除外法进行诊断，即必须一一排除各种病因所致 ARF 后才能诊断。对特发性 ARF 的治疗措施包括：①积极治疗基础肾脏病。由于绝大多数患者的基础肾脏病是 MCD，故应选用甲泼尼龙冲击治疗（每次 0.5～1.0 g 稀释后静脉滴注，每天或隔天 1 次，3 次为 1 个疗程），以使 MCD 尽快缓解，患者尿液增多冲刷掉肾小管中管型,使肾功能恢复。②进行血液净化治疗。血液净化不但能清除尿毒素、纠正水电解质酸碱平衡紊乱,维持生命赢得治疗时间;而且还能通过超滤脱水,使患者达到干体重,减轻肾间质水肿,促肾功能恢复。③口服或输注碳酸氢钠。可碱化尿液,防止肾小管中蛋白凝固成管型,并可纠正肾衰竭时的代谢性酸中毒。大多数患者经上述有效治疗后肾功能可完全恢复正常,但往往需要较长恢复时间(4~8周)。必须注意,此 AKI 并非有效血容量不足引起,盲目输注胶体液不但不能使 AKI 改善,反而可能引起急性肺水肿。

(四)脂肪代谢紊乱

高脂血症是肾病综合征的表现之一。统计表明约有 80% 的患者存在高胆固醇血症、高低密度脂蛋白血症及不同程度的高甘油三酯血症。高脂血症不仅可以进一步损伤肾脏,而且还可使心脑血管并发症增加,因此,合理有效地控制血脂,也是原发性肾病综合征治疗的重要组成部分。

肾病综合征合并高脂血症的机制尚未完全阐明,已有的研究资料提示:高胆固醇血症发生的主要原因是肾病综合征时肝脏脂蛋白合成增加(大量蛋白尿致使肝脏合成蛋白增加,合成入血的脂蛋白因相对分子质量大不能从肾滤过排除,导致血浓度增高),而高甘油三酯血症发生的主要原因是体内降解减少(肾病综合征时脂蛋白脂酶从尿中丢失,使其在活性下降,导致甘油三酯的降解减少)。

对于激素治疗反应良好的肾病综合征病理类型(如 MCD),不要急于应用降脂药,肾病综合征缓解后数月内血脂往往即能自行恢复正常,这样可使患者避免发生不必要的药物不良反应及增加医疗花费。若应用激素及免疫抑制剂治疗,肾病综合征不能在短期内缓解甚至无效时(如某些 MN 患者),则应予降脂药物治疗。以高胆固醇血症为主要表现者,应选用羟甲基戊二酰辅酶A(HMG-CoA)还原酶抑制剂,即他汀类药物,每晚睡前服用,服药期间要注意肝及肌肉损害(严重者可出现横纹肌溶解)不良反应。以高甘油三酯血症为主要表现者,应选用纤维酸衍生物类药,即贝特类药物,用药期间注意监测肝功能。另外,所有高脂血症患者均应限制脂肪类食物摄入,高甘油三酯血症患者还应避免糖类摄入过多。

(五)甲状腺功能减退

相当一部分原发性肾病综合征患者血清甲状腺素水平低下,这是由于与甲状腺素结合的甲状腺结合球蛋白(相对分子质量 60 kDa)从尿液中大量丢失而导致。观察表明,约 50% 的患者血中的总 T_3 及总 T_4 下降,但是游离 T_3(FT_3)、游离 T_4(FT_4)及促甲状腺素(TSH)正常。患者处于轻度的低代谢状态,这可能有利于肾病综合征患者的良性调整,避免过度能量消耗,因此不需要干预。

不过个别患者可出现甲状腺功能减退症的表现,以致使本来激素敏感的病理类型使用激素治疗不能获得预期效果。这时需要仔细监测患者的甲状腺功能,若 FT_3、FT_4 下降,特别是 TSH 升高时,在认真排除其他病因导致的甲状腺功能减退症后,可给予小剂量甲状腺素治疗(左甲状腺素 25~50 μg/d),常能改善患者的一般状况及对激素的敏感性。虽然这种治疗方法尚缺乏 RCT 证据,但在临床实践中具有一定效果。这一经验治疗方法还有待于今后进一步的临床试验验证。

(陈萍平)

第五章

血液内科疾病

第一节　缺铁性贫血

缺铁性贫血是指由于体内储存铁消耗殆尽,不能满足正常红细胞生成的需要而发生的贫血。在红细胞的产生受到限制之前,体内的铁储存已耗尽,此时称为缺铁。缺铁性贫血的特点是骨髓及其他组织中缺乏可染铁,血清铁蛋白及转铁蛋白饱和度均降低,呈现小细胞低色素性贫血。

一、流行病学

缺铁性贫血在生育年龄的妇女和婴幼儿中发病较多。据 WHO 1985 年报告,全球约30％的人患有贫血,其中至少半数(即 5 亿~6 亿)为缺铁性贫血。在大多数发展中国家里约有 2/3 的儿童和育龄妇女缺铁,其中 1/3 为缺铁性贫血。在发达国家也有 20％的育龄妇女及 40％左右的妊娠妇女患缺铁性贫血。北京协和医院于 1986－1990 年对河北、陕西、广东三省 1851 名7 岁以下儿童的调查发现缺铁及缺铁性贫血的发生率分别为 49.0％和 15.3％。

二、铁的代谢

铁是人体必需的微量元素,存在于所有细胞内。在体内除主要参与血红蛋白的合成与氧的输送外,还参加体内的一些生物化学过程,包括线粒体的电子传递、儿茶酚胺代谢及 DNA 的合成。此外,约半数参加三羧酸循环的酶和辅酶均含有铁或需铁的存在。如铁缺乏,将会影响细胞及组织的氧化还原功能,造成人体多方面的功能紊乱。

(一)铁的分布

正常人体内铁的总量为 3~5 g(男性约为 50 mg/kg,女性约为 40 mg/kg)。其中近 2/3 为血红蛋白铁,与肌红蛋白、各种酶和辅酶因子中含的铁和血浆中运输的铁均是执行生理功能的铁。

1.血红蛋白铁

血红蛋白的功能是将氧从肺运送到体内各组织中及将各组织中的二氧化碳运送到肺。血红蛋白铁约占体内全部铁的 67.0％。铁在血红蛋白中的重量约占 0.34％,每 2 mL 血约含1 mg 铁。

2.肌红蛋白铁

肌红蛋白铁约占全部铁的 4%。肌红蛋白的结构类似血红蛋白,见于所有的骨骼肌和心肌。肌红蛋白作为氧的储存所,保护肌细胞免受缺氧的损伤。

3.转运铁

转运中的铁是全身量最少(总量为 4 mg)然而也是最活跃的部分。转铁蛋白(Tf)24 小时内至少转运 8～10 次。转铁蛋白是由肝细胞及单核-巨噬细胞合成的 β_1 球蛋白,相对分子质量约为 $(75\,000～80\,000)\times10$,其 678 个氨基酸序列已被阐明,基因位于 3 号染色体上。每个转铁蛋白可结合 2 个铁原子(Fe^{3+})。正常情况下,仅 1/3 转铁蛋白的铁结合点被占据。血浆中所有转铁蛋白结合点构成血浆总铁结合力(TIBC)。转铁蛋白的功能是将铁输送到全身各组织,将暂不用的铁送到储存铁处。

4.各种酶及辅酶因子中的铁

包括细胞色素 C、细胞色素 C 氧化酶、过氧化氢酶、过氧化物酶、色氨酸吡咯酶、脂氧化酶等血红素蛋白类及铁黄素蛋白类,包括细胞色素 C 还原酶、NADH 脱氢酶、黄嘌呤氧化酶、琥珀酸脱氢酶和酰基辅酶 A 脱氢酶等。这部分铁虽然含量仅 6～8 mg,但对每一个细胞的代谢至关重要。这些酶的功能大多是可逆的转运或接受电子,是维持生命所需的重要物质。

5.易变池铁

易变池铁指铁离开血浆进入组织或细胞间,短暂结合于细胞膜或细胞间蛋白的铁容量。正常人易变池中铁的含量为 80～90 mg,占全部铁的 2.2%。

6.储存铁

包括铁蛋白和含铁血黄素。其功能是储存体内多余的铁,当身体需要时,仍可动用为功能铁。

铁蛋白为水溶性的氢氧化铁磷酸化合物与去铁蛋白结合而成,呈球形结构共 6 条通道使铁原子能出入,其内部可容纳 2 000 个铁原子。当铁最大饱和时其重量约为 800 000。去铁蛋白单体分重(H)型(分子量为 21 000)和轻(L)型(相对分子质量为 19 000)两种,混合组成去铁蛋白壳。H 型单体的去铁蛋白摄取铁较 L 型为快,但保留较少。血浆中、心脏及胎盘的去铁蛋白是以 H 型为主。L 型单体的去铁蛋白则相反,摄取铁较慢而保留较久,在肝及脾内的去铁蛋白主要是由 L 型单体组成。目前,人类铁蛋白的 H 型单体和 L 型单体的氨基酸序列均已被确定,其染色体位置分别在 11 号染色体及 19 号染色体上。铁蛋白的基因 DNA 位置也已阐明。

含铁血黄素是变性式聚合的铁蛋白,在显微镜下呈金黄色折光的颗粒或团块状,也可用瑞氏或普鲁氏蓝染色。含铁血黄素难溶于水,主要存在于单核-巨噬细胞中,其含铁量占其重量的 25%～30%,如果含铁血黄素大量堆积于体内其他的组织内,会损伤各系统组织的功能。

(二)铁的吸收

正常情况下,人体铁主要来源于食物。多数食物中都含有铁,以海带、木耳、香菇、肝、肉类、血制品及豆类中较丰富。成年人每天应从食物中摄取 1～2 mg 铁(食物铁的含量应为 10～20 mg)。铁的吸收部位主要在十二指肠和空肠上段的黏膜。当缺铁时,空肠远端也可以吸收。

铁经肠黏膜上皮的吸收是主动的细胞内运转。但当口服大量铁剂时,铁也可被动地弥散进入肠黏膜,故在误服大量铁剂时,肠道对铁的吸收会失去控制而发生急性铁中毒。极少量的肌红蛋白或血红蛋白铁可被直接吸收。大部分的血红蛋白须先经血红素加氧酶分解成铁及四吡咯后才被吸收。非血红素铁以二价的铁离子(Fe^{2+})形式或与铁螯合物结合(防止铁变成不易溶解的沉淀)而被吸收。这种与铁螯合物结合的铁在进入碱性环境中会重新解离出来而被吸收。

目前,对铁在肠道黏膜如何被吸收还不是十分清楚。一般认为食物进入肠道后,肠道黏膜细胞内的转铁蛋白分泌至肠腔内先与食物中的铁结合后,再与肠黏膜微绒毛上的转铁蛋白受体结合而进入肠黏膜细胞。在黏膜细胞内,Fe^{2+}被铜蓝蛋白及其他亚铁氧化酶氧化为Fe^{3+}后,与细胞内的转铁蛋白结合,越过肠黏膜细胞细胞膜进入毛细血管网,剩余部分铁与细胞内的去铁铁蛋白结合形成铁蛋白,存留于细胞中。3~5天后随肠黏膜细胞的更新脱落而排出体外。最近的研究认为,铁的吸收可能通过DMT1(十二指肠金属转移蛋白,或DCT1,十二指肠阳离子转移蛋白,负责将铁及其他重金属从肠腔转移到肠黏膜细胞内)及HFE(位于十二指肠隐窝细胞膜上的转铁蛋白,与转铁蛋白受体结合存在,负责将铁从肠黏膜细胞转移到血浆)。

(三)铁的运转

进入血浆中的铁,与转铁蛋白结合后被带到骨髓及其他组织中去。血浆转铁蛋白是由肝细胞合成的β_1球蛋白,在血浆中的半衰期为8~10.4天。血中浓度为2.5 g/L。转铁蛋白在氨基酸及碳酸盐的协同作用下,当pH>7时才能与铁结合。每个转铁蛋白有两个结合铁的位点,可结合1个或2个铁离子(Fe^{3+})。带高铁的转铁蛋白在幼红细胞表面与转铁蛋白受体结合,通过胞饮作用进入细胞内。在pH条件改变成酸性(pH=5)时,再度还原成Fe^{2+},与转铁蛋白分离。Fe^{2+}在线粒体上与原卟啉、珠蛋白合成血红蛋白,多余的铁以铁蛋白形式存于细胞内,可用亚铁氰化钾染成蓝色,这类幼红细胞称为铁粒幼细胞。与铁分离后的转铁蛋白及转铁蛋白受体接着被排出细胞外。转铁蛋白回到血浆后可再度行使转运铁的功能。转铁蛋白携带的是单铁或双铁、钙离子、细胞的磷酸化、细胞膜的胆固醇含量均可影响转铁蛋白与转铁蛋白受体的结合。

转铁蛋白受体(TfR)是一种细胞膜受体,在调节细胞铁的摄取中发挥着关键的作用,目前已可以用酶联法检测,是了解骨髓红系细胞增生的重要指标。正常人80%以上的TfR存在于骨髓红系细胞上,红系各阶段细胞所表达的TfR数各不相同。原红细胞上可有800 000个TfR,到网织红细胞逐渐减少到每个细胞上只有100 000个,成熟红细胞上则无TfR。TfR是由二硫键联结的双链跨膜糖蛋白,相对分子质量约为18 000。其基因位于第3号染色体的长臂。TfR与转铁蛋白的亲和力与转铁蛋白所结合的铁原子数和pH有关。当pH为7.0时,转铁蛋白结合两个铁原子时,TfR对转铁蛋白的亲和力最大。

(四)铁的储存

铁以铁蛋白和含铁血黄素的形式储存在骨髓、肝和脾的单核巨噬细胞中。在铁代谢平衡的情况下,每天进入和离开储存池的铁量很少。铁蛋白的铁(Fe^{3+})当机体需要时,先还原成Fe^{2+},与络合剂结合后,从铁蛋白中释放出来。当体内铁负荷过多时,则以含铁血黄素的形式存在。含铁血黄素内的铁是以缓慢而不规则的方式重新返回细胞内铁代谢循环。

巨噬细胞有两型:一是肺泡型,它吞噬红细胞后即改变其中铁的储存形式,但不能把铁返回血液循环。这些铁永久储存或从肠道排出;另一种是网状内皮细胞型,多存在于肝、脾等器官中,这类吞噬细胞在吞噬红细胞后,红细胞中的铁很快又进入血浆中。

(五)铁的排泄

铁每天主要随胃肠道上皮细胞、胆汁等排出,泌尿生殖道及皮肤、汗液、脱落细胞也可丢失极少量的铁,总量约为1 mg。生育年龄妇女每天排出的铁为1.5~2.0 mg。当体内铁负荷过多时,每天可排出4 mg的铁。而在缺铁时,铁的排泄可减少50%。

三、病因

人体内的铁是呈封闭式循环的。正常情况下,铁的吸收和排泄保持着动态的平衡,人体一般不会缺铁,只在需要增加、铁的摄入不足及慢性失血等情况下造成长期铁的负平衡才致缺铁。造成缺铁的病因可分为铁摄入减少和丢失过多两大类。

(一)铁摄入不足

成年男人及绝经后妇女每天铁的需要量约为 1 mg,生育年龄的妇女(2~3 mg)及生长发育的青少年(1.5~2 mg)铁的需要增多。如膳食中铁含量丰富而体内储存铁量充足,一般极少会发生缺铁。铁摄入不足最常见的原因是食物中铁的含量不足、偏食或吸收不良。食物中的血红素铁容易被吸收,且不受食物组成及胃酸的影响。非血红素铁则需要先变成 Fe^{2+} 才能被吸收。蔬菜、谷类、茶叶中的磷酸盐、植酸、丹宁酸等可影响铁的吸收,如膳食中的结构不合理,容易造成铁摄入不足。

造成铁摄入不足的其他原因是药物或胃肠疾病影响了铁的吸收,某些金属如镓、镁的摄入,制酸剂中的碳酸钙和硫酸镁,溃疡病时服用的 H_2 受体抑制剂等,均可抑制铁的吸收。萎缩性胃炎、胃及十二指肠手术后胃酸减少影响铁的吸收等,均是造成铁摄入不足的原因。

(二)铁丢失过多

正常人每天从胃肠道、泌尿道及皮肤上皮细胞中丢失的铁约为 1 mg。妇女在月经期、分娩和哺乳时有较多的铁丢失。临床上铁丢失过多在男性常是由于胃肠道出血,而女性则常是由于月经过多。

胃肠道出血常见原因是膈疝、食管静脉曲张、胃炎(药物及毒素引起)、溃疡病、溃疡性结肠炎、痔、动静脉畸形、息肉、憩室炎、肿瘤及钩虫感染。酗酒、服用阿司匹林及类固醇和非类固醇消炎药者,以及少见的血管性紫癜、遗传性毛细血管扩张症及维生素 C 缺乏病等,也常会有胃肠道的小量慢性失血。

其他系统的出血,见于泌尿系统肿瘤、子宫肌瘤、反复发作的阵发性睡眠性血红蛋白尿症和咯血、止血凝血障碍性疾病或服用抗凝剂等。

此外,妊娠期平均失血 1 300 mL(约 680 mg 铁)需每天补铁 2.5 mg。在妊娠的后 6 个月,每天需要补铁 3~7 mg。哺乳期铁的需要量增加 0.5~1 mg/d。如补充不足均会导致铁的负平衡。如多次妊娠则铁的需要量更要增加。

献血员每次献血 400 mL 约相当于丢失铁 200 mg。约 8% 的男性献血员及 23% 女性献血员的血清铁蛋白降低。如在短期内多次献血,情况会加重。

四、发病机制

铁是人体必需的微量元素,存在于所有生存的细胞内。铁除参与血红蛋白合成外,还参加体内的一些生物化学过程,如缺乏,将影响细胞的氧化还原功能,造成多方面的功能紊乱。

含铁酶的活性下降,影响细胞线粒体的氧化酵解循环。使更新代谢快的上皮细胞角化变性,消化系统黏膜萎缩,胃酸分泌减少。缺铁时,骨骼肌中的 2,3-磷酸甘油脱氢酶减少,易引起运动后乳酸堆积增多,使肌肉功能及体力下降。含铁的单胺氧化酶对一些神经传导剂(如多巴胺、去甲肾上腺素及 5-羟色胺等)的合成、分解起着重要的作用。缺铁时,单胺氧化酶的活性降低,可使神经的发育及智力受到影响。缺铁时过氧化氢酶和谷胱甘肽过氧化物酶活性降低,易致细胞膜氧化损伤,红细胞的变形性差,寿命缩短。此外,缺铁时血小板的黏附功能降低,抗凝血酶Ⅲ和纤维蛋白裂解物增加,严重时可影响止血功能。

发育中的红细胞需要铁、原卟啉和珠蛋白以合成血红蛋白。血红蛋白合成不足造成低色素性贫血。

五、临床表现

缺铁性贫血的临床表现是由贫血、缺铁的特殊表现及造成缺铁的基础疾病所组成。

(一)贫血症状

贫血的发生是隐伏的。症状进展缓慢,轻症患者常能很好地适应,并能继续从事工作。贫血的常见症状是头晕、头痛、乏力、易倦、心悸、活动后气短、眼花、耳鸣等。

(二)非贫血症状

缺铁的非贫血症状表现:儿童生长发育迟缓或行为异常,表现为烦躁、易怒、上课注意力不集中及学习成绩下降。异食癖是缺铁的特殊表现,也可能是缺铁的原因,其发生的机制不清楚。患者常控制不住地仅进食一种"食物",如冰块、黏土、淀粉等。铁剂治疗后可消失。

(三)缺铁的特殊表现

缺铁的特殊表现有口角炎、舌乳突萎缩、舌炎,严重的缺铁可有匙状指甲(反甲),食欲缺乏、恶心及便秘。欧洲的患者常有吞咽困难、口角炎和舌异常,称为 Plummer-Vinson 或 Paterson-Kelly 综合征,这种综合征可能与环境及基因有关。吞咽困难是由于在下咽部和食管交界处有黏膜网形成,偶可围绕管腔形成袖口样的结构,束缚着食管的开口。常需要手术破除这些网或扩张狭窄,单靠铁剂的补充无济于事。

(四)体征

体征除皮肤黏膜苍白、毛发干枯、口唇角化、指甲扁平、失光泽、易碎裂外,约18%的患者有反甲,约10%缺铁性贫血患者脾脏轻度肿大,其原因不清楚,患者脾内未发现特殊的病理改变,在缺铁纠正后可消失。少数严重贫血患者可见视网膜出血及渗出。

六、实验室检查

(一)血常规

呈现典型的小细胞低色素性贫血(MCV<80 fl、MCH<27 pg、MCHC<30%)。红细胞指数改变的程度与贫血的时间和程度相关。红细胞宽度分布(RDW)在缺铁性贫血的诊断中意义很难定,正常为13.4±1.2%,缺铁性贫血为16.3%(或>14.5%),特殊性仅为50%～70%。血片中可见红细胞染色浅淡,中心淡染区扩大,大小不一。网织红细胞大多正常或轻度增多。白细胞计数正常或轻度减少,分类正常。血小板计数在有出血者常偏高,在婴儿及儿童中多偏低。

(二)骨髓细胞学检查

骨髓检查不一定需要,除非是需要与其他疾病的贫血相鉴别时。骨髓涂片表现增生活跃,幼红细胞明显增生。早幼红及中幼红细胞比例增高,染色质颗粒致密,胞质少,血红蛋白形成差。粒系和巨核细胞系正常。铁粒幼细胞极少或消失。细胞外铁阙如。

(三)生化检查

1.血清铁测定

血清铁降低[<8.95 $\mu mol/L(50\ \mu g/dL)$],总铁结合力增高[>64.44 $\mu mol/L(360\ \mu g/dL)$],

故转铁蛋白饱和度降低。由于血清铁的测定波动大,影响因素较多,在判断结果时,应结合临床考虑。在妇女月经前 2～3 天、妊娠的后 3 个月,血清铁和总铁结合力均会降低,但不一定表示缺铁。

2.血清铁蛋白测定

血清铁蛋白低于 14 $\mu g/L$。但在伴有炎症、肿瘤及感染时可以增高,应结合临床或骨髓铁染色加以判断。缺铁性贫血患者骨髓红系细胞内及细胞外铁染色均减少或阙如。

3.红细胞游离原卟啉(FEP)测定

FEP 增高表示血红素合成有障碍,用它反映缺铁的存在,是较为敏感的方法。但在非缺铁的情况如铅中毒及铁粒幼细胞贫血时,FEP 也会增高。应结合临床及其他生化检查考虑。

4.红细胞铁蛋白测定

用放射免疫法或酶联免疫法可以测定红细胞碱性铁蛋白,反映体内铁储存的状况,如 <6.5 μg/红细胞,表示铁缺乏。此结果与血清铁蛋白相平行,受炎症、肿瘤及肝病的影响较小是其优点。但操作较复杂,尚不能作为常规使用。

(四)其他检查

为明确贫血的病因或原发病,尚需进行多次大便潜血、尿常规检查,必要时还应进一步做肝肾功能检查,胃肠 X 线检查、胃镜检查及相应的生化、免疫学检查等。

七、诊断及鉴别诊断

(一)诊断

仔细询问及分析病史,加上体格检查可以得到诊断缺铁性贫血的线索,确定诊断还须有实验室证实。临床上将缺铁及缺铁性贫血分为缺铁、缺铁性红细胞生成及缺铁性贫血 3 个阶段。其诊断标准分别如下。

1.缺铁或称潜在缺铁

此时仅有体内储存铁的消耗。符合下列(1)再加上(2)或(3)中任何一条即可诊断。

(1)有明确的缺铁病因和临床表现。

(2)血清铁蛋白<14 $\mu g/L$。

(3)骨髓铁染色显示铁粒幼细胞<15%,细胞外铁阙如。

2.缺铁性红细胞生成

指红细胞摄入铁较正常时为少,但细胞内血红蛋白的减少尚不明显。符合缺铁的诊断标准,同时有以下任何一条者即可诊断。

(1)转铁蛋白饱和度<15%。

(2)红细胞游离原卟啉>0.9 $\mu mol/L$ 或>4.5 $\mu g/g$ Hb。

3.缺铁性贫血

红细胞内血红蛋白减少明显,呈现小细胞低色素性贫血。诊断依据包括以下几点。

(1)符合缺铁及缺铁性红细胞生成的诊断。

(2)小细胞低色素性贫血。

(3)铁剂治疗有效。

(二)鉴别诊断

主要与其他小细胞低色素性贫血相鉴别。

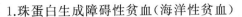

1.珠蛋白生成障碍性贫血(海洋性贫血)

常有家族史,血片中可见多数靶形红细胞,血红蛋白电泳中可见胎儿血红蛋白(HbF)或血红蛋白 A_2(HbA$_2$)增加。患者的血清铁及转铁蛋白饱和度、骨髓可染铁均增多。

2.慢性病性贫血

血清铁虽然降低,但总铁结合力不会增加或有降低,故转铁蛋白饱和度正常或稍增加。血清铁蛋白常有增高。骨髓中铁粒幼细胞数量减少,巨噬细胞内铁粒及含铁血黄素颗粒明显增多。转铁蛋白受体(TfB)正常或减少(缺铁性贫血时是增多的)。

3.铁粒幼细胞性贫血

临床上不多见。好发于老年人。主要是由于铁利用障碍。常为小细胞正色素性贫血。血清铁增高而总铁结合力正常,故转铁蛋白饱和度增高。骨髓中铁颗粒及铁粒幼细胞明显增多,可见到多数环状铁粒幼细胞。血清铁蛋白的水平也增高。

八、治疗

(一)病因治疗

应尽可能地去除导致缺铁的病因。单纯的铁剂补充只能使血象恢复。如对原发病忽视,贫血不能得到彻底的治疗。

(二)补充铁剂

铁剂的补充治疗以口服为宜,每天元素铁 $150\sim200$ mg 即可。常用的是亚铁制剂(琥珀酸亚铁或富马酸亚铁)。于进餐时或餐后服用,以减少药物对胃肠道的刺激。铁剂忌与茶同服,否则易与茶叶中的鞣酸结合成不溶解的沉淀,不易被吸收。钙盐及镁盐也可抑制铁的吸收,应避免同时服用。

患者服铁剂后,自觉症状可以很快地恢复。网织红细胞一般于服后 $3\sim4$ 天上升,7 天左右达高峰。血红蛋白于 2 周后明显上升,$1\sim2$ 月达正常水平。在血红蛋白恢复正常后,铁剂治疗仍需继续服用,待血清铁蛋白恢复到 $50\ \mu g/L$ 再停药。如果无法用血清铁蛋白监测,则应在血红蛋白恢复正常后,继续服用铁剂 3 个月,以补充体内应有的储存铁量。

如果患者对口服铁剂不能耐受,不能吸收或失血速度快须及时补充者,可改用胃肠外给药。常用的是右旋醣酐铁或山梨醇铁肌内注射。治疗总剂量的计算方法:所需补充铁 mg 数=(150-患者 Hbg/L)×3.4(按每 1 000 Hb 中含铁 3.4 g)×体重(kg)×0.065(正常人每 kg 体重的血量约为 65 mL)×1.5(包括补充储存铁)。上述公式可简化为所需补充铁的 mg=(150-患者 Hbg/L)×体重(kg)×0.33。首次给注射量应为 50 mg,如无不良反应,第 2 次可增加到 100 mg,以后每周注射 $2\sim3$ 次,直到总剂量用完。有 $5\%\sim13\%$ 的患者于注射铁剂后可发生局部肌肉疼痛、淋巴结炎、头痛、头晕、发热、荨麻疹及关节痛等,多为轻度及暂时的。偶尔(约 2.6%)可出现变应性休克,会有生命危险,故给药时应有急救的设备(肾上腺素、氧气及复苏设备等)。

如果治疗一个月后血红蛋白上升不满意,应该检查原因。治疗失败的原因:①诊断错误,贫血不是由缺铁所致。②合并慢性疾病(如感染、炎症、肿瘤或尿毒症等)干扰了铁剂的治疗。③造成缺铁的病因未消除,铁剂的治疗未能补偿丢失的铁量。④同时合并有叶酸或维生素 B_{12} 缺乏,影响血红蛋白的恢复。⑤铁剂治疗中的不恰当(包括每天剂量不足,疗程不够,未注意食物或其他药物对铁吸收的影响等)。

(张婷婷)

第二节　再生障碍性贫血

一、病因和发病机制

(一)病因

约半数以上患者无明确病因可寻,称为原发性再障。以下所述为继发性再障的可能病因。

1.化学因素

包括种类繁多的化学物质和药物。职业暴露是继发性再障经常关联的病因。近年来苯及其相关制剂引起的再障病例有所增多,且屡有职业群体发病的情况。其他危险暴露包括除草剂和杀虫剂及长期染发(氧化染发剂和金属染发剂)等。化学物质引发的骨髓增生不良可呈剂量相关性和剂量非相关性(个体敏感性)。药物是另一类诱发再障的可疑危险因素,但往往难以确定其因果关系。细胞毒化疗药物引起预期和可控的骨髓抑制,很少导致不可逆的骨髓衰竭和永久性再障。

2.物理因素

γ射线和X射线等高能射线产生的离子辐射能造成组织细胞损伤,阻止DNA复制。骨髓是放射敏感组织,其后抑制程度与放射呈剂量依赖性效应。全身放射$1\sim2.5$ Gy剂量可造成骨髓增生不良,4.5 Gy半数受照者死亡,10 Gy全部死亡。

3.生物因素

流行病学调查和研究表明,再障发病可能与多种病毒感染有关,其中以病毒性肝炎最为重要。肝炎相关性再障(hepatitis associated aplastic anemia,HAAA)多继发于非甲非乙型肝炎,发病率<1.0%,约占再障患者的3%。发病机制可能与病毒抑制造血细胞或免疫因素有关。HAAA患者多为青年男性,在肝炎恢复期发病,常表现为重型再障,预后较差。其他可疑相关病毒尚有EB病毒、微小病毒B19、巨细胞病毒、登革热病毒及HIV病毒等。

(二)发病机制

再障的发病机制尚未完全阐明。现有的证据表明,再障的发病机制呈明显异质性和重叠性的特征。

1.造血干细胞缺陷

包括造血干细胞质的异常和量的减少,以后者的证据更为充分。造血干细胞(hematopoietic stem cell,HSC)数量减少是各型再障的恒定结果,CD34阳性细胞和长期培养原始细胞明显减少或阙如可以证明。

2.造血微环境缺陷和造血生长因子异常

再障造血微环境缺陷的证据主要来源于动物模型,Sl/Sld小鼠缺乏kit配基也称干细胞因子,出现再障表型。然而,在人类再障中并未发现Sl/Sld样的基因缺陷。由于造血微环境构成和功能的极端复杂性和体外不可模拟性,尽管有一些支持再障微环境异常的资料,但均不足以证实其在再障发病中居重要地位。相反,不少证据表明,再障造血微环境的功能并无明显受损。异基因干细胞移植后,患者造血重建可转换为供者型,但作为造血微环境基础的骨髓基质仍为受者

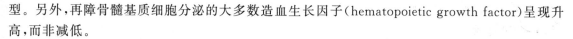

型。另外,再障骨髓基质细胞分泌的大多数造血生长因子(hematopoietic growth factor)呈现升高,而非减低。

3.免疫功能紊乱

越来越多的证据表明,再障患者 T 细胞异常活化,造成 Th1/Th2 平衡向 Th1 方向偏移,结果造成 Th1 产生的造血抑制因子或负调节因子增多,包括 γ-干扰素(interferon-γ)、α-肿瘤坏死因子(tumor necrosis factor-α)和白细胞介素-2(interleukin-2)等,导致患者 CD34$^+$ 造血干/祖细胞 Fas 依赖性凋亡增加。临床上直接而有说服力的证据是免疫抑制治疗对大部分患者有效。因此,目前普遍认为获得性再障是一种 T 细胞异常活化介导的自身免疫性疾病,免疫攻击的特定靶细胞是骨髓造血干/祖细胞,最终导致骨髓衰竭。目前对于再障异常免疫攻击的始动阶段及造血细胞的受击靶点仍所知甚少。

4.遗传学因素

再障的发病可能与某些遗传学背景有关。部分再障患者的 HLA-DR2(HLADRB1 * 1501)过表达,可能造成抗原递呈异常,并呈现对环孢素的耐药性;患者的细胞因子基因多态性(TNF2 促进子、IFN-g 编码基因)可能与免疫反应亢进有关;多数患者有调节 Th$_1$ 偏移的转录调节因子-Tbet 的表达和穿孔素及 SAP 蛋白(抑制 IFN-γ 产生)水平降低,从而推测编码这些因子的基因是再障发病的危险因素。范可尼贫血的遗传背景异常提示干细胞的内在质量缺陷也可能参与再障的发病。

二、临床表现

非重型再障多呈慢性发病(国内以往称为慢性再障)。重型患者可呈急性发病(国内以往称为急性再障)也可由非重型再障进展而来。再障的临床表现与受累细胞系的减少及其程度有关。贫血和出血是再障就诊的常见原因。患者就诊时多呈中至重度贫血。患者的出血倾向主要因血小板计数减少所致。常见皮肤黏膜出血,如出血点、鼻出血、齿龈出血、血尿及月经过多等。严重者可发生颅内出血,是主要的死亡原因。患者如有发热,提示并发感染。感染的危险程度与粒细胞减少的程度相关,粒细胞<1×10^9/L 时感染概率增加,严重者可发生系统感染如肺炎和败血症,以细菌感染为常见,也可发生侵袭性真菌感染。如无感染,再障不出现淋巴结和肝大、脾大。

三、实验室和辅助检查

(一)血常规

特点是全血细胞减少(pancytopenia),多数患者就诊时呈三系细胞减少。少数患者表现为二系细胞减少,但无血小板减少时再障的诊断宜慎重。网织红细胞计数降低。贫血一般为正细胞正色素性,但大细胞性者并非少见。淋巴细胞计数无明显变化,但因髓系细胞减少,其比例相对升高。血涂片人工镜检对诊断和鉴别诊断均有所帮助。

(二)骨髓细胞学检查

包括穿刺和活检。穿刺涂片的特点是脂肪滴增多,骨髓颗粒减少。多部位穿刺涂片增生不良,三系造血有核细胞均减少,早期细胞少见,非造血细胞成分如淋巴细胞、浆细胞、组织嗜碱性细胞和网状细胞增多。骨髓颗粒细胞构成分析也属重要内容。再障一般无明显病态造血现象,偶见病态造血者,也仅见于红系且为轻度。非重型病例骨髓中仍可残存造血增生灶,该部位穿刺涂片可见有核细胞增生良好,但伴有巨核细胞减少。在判断造血功能上,骨髓活检的主要特点是

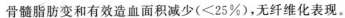

骨髓脂肪变和有效造血面积减少(＜25％),无纤维化表现。

(三)其他检查

对疑难病例,为明确诊断和鉴别诊断,有时还需要:①细胞遗传学检查:包括染色体分析和荧光原位杂交(fluorescence in situ hybridization,FISH),有助于发现异常克隆。②骨髓核素扫描:选用不同放射性核素,可直接或间接判断骨髓的整体造血功能。③流式细胞术分析:计数 $CD4^+$造血干/祖细胞,检测膜锚连蛋白。有助于区别 MDS 和发现血细胞膜锚连蛋白阴性细胞群体。④体外造血祖细胞培养:细胞集落明显减少或阙如。⑤其他:T 细胞亚群分析($CD4^+$/$CD8^+$ 倒置;Th1/Th2 倒置)、粒细胞碱性磷酸酶(活性升高),以及血液红细胞生成素水平(升高)等。

四、诊断和分型

(一)诊断

病史询问中应注意既往用药史及可疑化学和物理因素接触史。根据周围血全血细胞减少,骨髓增生不良,再障的诊断不难确立,但应排除其他表现为周围血全血细胞减少的疾病。体检如发现淋巴结或脾大,再障的诊断宜慎重。

(二)分型

再障是一组异质性疾病,不同类型的治疗原则及预后各异,故诊断确立后应根据病情进行分型。目前,主要依靠外周血细胞计数和骨髓形态学进行分型,其标准列于表 5-1。

表 5-1 获得性再障的临床分型

特 征	非重型再障	重型再障*	极重型再障
临床症状	较轻	重	重
血常规★			
网织红细胞($\times10^9$/L)	≥15	＜15	＜15
中性粒细胞($\times10^9$/L)	≥0.5	＜0.5	＜0.2
血小板($\times10^9$/L)	≥20	＜20	＜20
骨髓细胞学检查	增生低下	重度低下	重度低下
预后	较好	不良	不良

*国内将重型再障分为 2 型:急性发病者为 SAA I 型,由非重型再障发展成重症者为 SAA II 型。

★3 项指标中需有 2 项达到标准

五、鉴别诊断

主要与外周血血细胞减少尤其是全血细胞减少的疾病相鉴别。

(一)阵发性睡眠性血红蛋白尿症

阵发性睡眠性血红蛋白尿症(paroxysmal nocturnal hemoglobinuria,PNH)是一种获得性克隆性红细胞膜缺陷溶血病,与再障关系密切,可相互转变。临床上可有血红蛋白尿(酱油色尿)发作,实验室检查酸溶血试验阳性。血细胞(粒细胞和红细胞)免疫表型分析出现补体调节蛋白(如CD55 和 CD59)阴性表达细胞增多(＞10％)有助于明确诊断。部分再障患者有小的 PNH 克隆细胞群体(＜5％)。

(二)骨髓增生异常综合征

骨髓增生异常综合征是一种造血干细胞克隆性疾病。周围血常规可呈全血细胞减少,也可

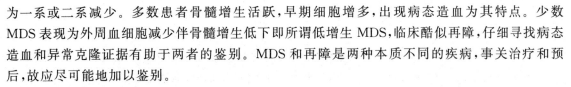

为一系或二系减少。多数患者骨髓增生活跃,早期细胞增多,出现病态造血为其特点。少数MDS表现为外周血细胞减少伴骨髓增生低下即所谓低增生MDS,临床酷似再障,仔细寻找病态造血和异常克隆证据有助于两者的鉴别。MDS和再障是两种本质不同的疾病,事关治疗和预后,故应尽可能地加以鉴别。

(三)非白血性白血病

典型急性白血病外周血和骨髓可见大量白血病细胞,不难区分。部分急性白血病(尤其是急性早幼粒细胞白血病)表现为外周血全血细胞减少,幼稚细胞少见,称为非白血性白血病,可能与再障混淆,但骨髓中仍可见多数原始细胞,可资鉴别。值得注意的是少数急性淋巴细胞白血病发病早期表现为类似再障的骨髓衰竭,造成诊断上的困难,应予注意。患者在短期内会毫无例外地出现白血病的表现。

(四)急性造血停滞

急性造血停滞是一种骨髓突然停止造血的现象。发病因素包括感染(尤其是微小病毒B19)和药物。急性造血停滞(acute arrest of hematopoiesis)多见于慢性溶血性贫血的患者,称为再障危象,但也可偶见于无溶血性贫血史的患者。发病较急,贫血迅速发生或加重。血象以贫血为主,网织红细胞明显减少或阙如,少数也可有白细胞和/或血小板计数的减少,类似急性再障表现。骨髓增生度自活跃至减低不等,以红细胞系减少为著,偶可伴有其他细胞系的降低,病程中可出现特征性的巨大原始红细胞。本病呈自限性经过,多数在1个月内恢复。

(五)范可尼贫血

范可尼贫血(Fanconi anemia,FA)又称为先天性再生障碍性贫血,系少见病,但为所有遗传性骨髓衰竭综合征(inherited bone marrow failure syndrome,IBMFS)中最常见者。FA发病机制与范可尼基因突变有关,呈常染色体隐性遗传。FA的主要临床特征包括:早发的进行性骨髓衰竭、发育异常或畸形(约75%)及肿瘤易发倾向。骨髓衰竭多发生于儿童期(5~10岁),并呈进行性加重。发生骨髓衰竭时与获得者相似,单纯形态学无法鉴别。发育异常表现形式多样,可累及各个系统,包括显性和隐性躯体畸形。患者的肿瘤发生率明显高于正常人群,包括血液系统肿瘤(MDS和急性髓系白血病常见)和实体瘤(头颈部鳞癌、妇科肿瘤),且发病年龄较早。染色体断裂试验和流式细胞术DNA含量和细胞周期检测有助于确立诊断。FA基本属于儿科范畴,其中位诊断年龄为7岁。有躯体发育畸形者易于早期确立诊断。获得性再障与FA鉴别的意义在于约1/4的FA患者无躯体畸形且至成年才发病(约10%),易误诊。鉴于两者的预后和处理原则均有所不同,故对年轻的再障患者应仔细查找有无躯体畸形,必要时进行诊断性筛查实验,以免贻误诊断。

此外,还应与其他遗传性骨髓衰竭综合征如先天性角化不良症等迟发患者相鉴别,年轻再障患者约10%有遗传背景。

其他需要鉴别的疾病还有淋巴瘤伴骨髓纤维化、大颗粒淋巴细胞白血病、多毛细胞白血病、恶性肿瘤骨髓转移和分枝杆菌感染等。

六、治疗

对获得性再障应仔细查找病因并加以去除,如避免与有害因素的进一步接触。再障治疗宜采用综合措施,并应强调早期正规治疗。根据分型,按照下列治疗原则进行治疗。

(一)支持治疗

适用于所有再障患者。应强调保持个人和环境卫生,减少感染机会。对有发热(>38.5℃)

和感染征象者,应及时经验性应用广谱抗生素治疗,然后再根据微生物学证据加以调整,同时应注意系统性真菌感染的预防和治疗。粒细胞缺乏患者的感染危险度明显增加,对粒细胞计数<0.5×10⁹/L者可预防性采用广谱抗生素和抗真菌药物。输血或成分输血是支持治疗的重要内容,严重贫血者给予红细胞输注。提倡采用去白细胞成分血,长期输血依赖者应注意铁过载,必要时进行祛铁治疗。血小板计数<(10～20)×10⁹/L或有明显出血倾向者应预防性输注血小板浓缩制剂,以减少致命性出血(颅内出血)的危险。排卵型月经过多可试用雄激素或炔诺酮控制。如拟行干细胞移植,则应尽可能减少术前输血,以提高植入成功率。

(二)非重型再障的治疗

国内治疗非重型再障仍以雄激素为首选,总有效率为50％～60％。作用机制包括提高体内红细胞生成素的水平和直接促进红系造血。雄激素类药物种类繁多,多选用口服剂型,如司坦唑醇和十一酸睾酮等。司坦唑醇2 mg或十一酸睾酮40 mg,口服,每天3次。一般需用药6个月才能判断疗效。部分患者可产生药物依赖性,故病情缓解后不宜突然停药,需进行维持治疗,以减少复发。雄激素治疗的主要不良反应是雄性化和肝功能损害。雄激素联合免疫抑制剂可望提高疗效,常用者为环孢素,剂量5 mg/kg,分2～3次口服,应较长时间的用药(>1年)并缓慢逐渐减量,以减少复发。部分患者对环孢素产生药物依赖性。长期应用环孢素可出现牙龈增生、手震颤和多毛症等特殊不良反应,停药后可消失。该药有肾毒性,用药期间应监测肾功能。

(三)重型再障的治疗

重型再障病情危重,应予以及时和积极的治疗,以求挽救患者生命。单用雄激素治疗重型再障效果不佳。近年来,随着对再障发病机制认识的深入,重型再障的治疗已取得了显著进展,极大地改善了患者的预后,根据情况可采用下列治疗措施。

1.异基因造血干细胞移植

年轻年龄(<40岁)的重型或极重型初诊再障患者如有HLA完全相合同胞供者,可考虑将异基因造血干细胞移植(allogeneic hematopoietic stem cell transplantation,allo-HSCT)作为一线治疗。约80％的患者移植后可获长期生存。鉴于再障是一种非恶性肿瘤性疾病和非亲缘供者移植的严重不良反应,对缺乏同胞供者的患者,考虑非亲缘供者移植作为首选治疗时宜持慎重态度。非清髓性移植毒副作用较小,已成功用于再障的治疗。影响异基因干细胞移植疗效的主要因素是排斥和移植物抗宿主病(graft versus host disease,GVHD)。反复输血增加排斥概率,故拟行allo-HSCT的患者应尽量减少术前输血。

2.免疫抑制治疗

对不适用allo-HSCT的重型或极重型再障患者可采用免疫抑制治疗(immuno-suppressive therapy,IST)。常用的免疫抑制剂有抗胸腺细胞球蛋白(antithymocyte globulin,ATG)或抗淋巴细胞球蛋白(antilymphocyte globulin,ALG)和环孢素。单独应用任一种免疫抑制剂的有效率约为50％。一种药物无效,换用另一种后,约半数患者仍可奏效。

其他免疫抑制剂如麦考酚吗乙酯和他克莫司等对再障的疗效仍缺乏有意义的循证医学数据。

除重型或极重型再障外,IST也可应用于输血依赖性或明显粒细胞减少反复感染的非重型再障患者。

(张婷婷)

第三节　巨幼细胞贫血

巨幼细胞贫血是由于细胞 DNA 合成障碍引起骨髓和外周血细胞特异性的巨幼细胞性改变。这种改变可涉及红细胞、粒细胞及巨核细胞三系。在我国，因叶酸缺乏所致的巨幼细胞贫血散见各地,在山西、陕西、河南、山东等地较多见,患病率可达 5.3％;而由维生素 B_{12} 缺乏所致者则很少见。本病预后良好,若是原发性内因属缺乏所致或合并严重感染、重度营养不良则预后较差。神经系统症状较严重者不易完全恢复。主要临床类型有以下几种。

营养性巨幼细胞贫血:以叶酸缺乏为主,我国以西北地区较多见,主要见于山西、陕西、河南,常有营养缺乏的病史,新鲜蔬菜摄入少又极少荤食,加上不良饮食和烹调习惯,因此常伴有复合性营养不良的表现,如缺铁,缺乏维生素 B_1、维生素 B_2、维生素 C 及蛋白质。本病好发于妊娠期和婴儿期。1/3 的妊娠妇女有叶酸缺乏,妊娠期营养不良性巨幼细胞贫血常发生于妊娠中末期和产后,感染、饮酒、妊娠期高血压疾病及合并溶血、缺铁及分娩时出血过多均可诱发本病。婴儿期营养不良性巨幼细胞贫血好发于 6 个月到 2 岁的婴幼儿,尤其应用山羊乳及煮沸后的牛奶喂养者,母亲有营养不良、患儿并发感染及维生素 C 缺乏易发生本病,维生素 C 有保护叶酸免受破坏的作用。

恶性贫血:系原因不明的胃黏膜萎缩导致的内因子分泌障碍,维生素 B_{12} 缺乏。好发于北欧斯堪的纳维亚人。多数病例发生在 40 岁以上,发病率随年龄而增高,但也有少数幼年型恶性贫血,后者可能和内因子先天性缺乏或异常及回肠黏膜受体缺陷有关。恶性贫血的发病可能和自身免疫有关,90％左右的患者血清中有壁细胞抗体,60％的患者血清及胃液中可找到内因子抗体,有的可找到甲状腺抗体,恶性贫血可见于甲状腺功能亢进、慢性淋巴细胞性甲状腺炎、类风湿关节炎等,胃镜检查可见胃黏膜显著萎缩,有大量淋巴、浆细胞的炎性浸润。本病和遗传也有一定关系,患者家族中患病率比一般人群高 20 倍。脊髓后侧索联合变性和周围神经病变发生于70％～95％的病例,也可先于贫血出现。胃酸缺乏显著,注射组胺后仍无游离酸。

药物性巨幼细胞贫血:这组药物包括前述干扰叶酸或维生素 B_{12} 吸收和利用的药物及抗代谢药等。

维生素 C 缺乏性贫血:缺乏维生素 C 时,叶酸不能形成有活性的四氢叶酸而引起巨幼红细胞性贫血。

一、营养性巨幼细胞贫血

(一)病因与发病机制

1.维生素 B_{12} 缺乏

(1)摄入不足:严格素食者缺乏维生素 B_{12}。

(2)吸收不良:①老年胃肠功能低下;②内因子缺乏;③慢性胰腺病;④竞争性寄生物;⑤肠道疾病。

(3)利用不良:先天性酶缺陷。

2.叶酸缺乏

(1)摄入不足:饮食质量差,缺乏新鲜蔬菜食物。

(2)吸收不良:①肠道短路;②热带性口炎性腹泻、腹病;③先天性吸收不良。

(3)利用障碍:先天性缺陷。

(4)需要增加叶酸摄入量大的人群如下。①妊娠者、婴幼儿;②甲状腺功能亢进者;③慢性溶血病者;④肿瘤性疾病、脱落性皮肤病者;⑤丢失增多者如血液透析。

(二)临床表现

(1)健康状况:长期营养缺乏史。

(2)一般的贫血症状,严重者可有轻度黄疸。可同时有白细胞和血小板减少,出现感染及出血倾向。

(3)胃肠道症状:舌面光滑,味觉消失,食欲缺乏。腹胀、腹泻及便秘偶见。

(4)神经系统症状:主要是脊髓后、侧索和周围神经受损所致。表现为四肢发麻、软弱无力、共济失调、站立和步态不稳,深部知觉减退至消失,可有健忘、易激动甚至精神失常。其中共济失调、站立和步态不稳、深部知觉异常主要见于维生素 B_{12} 缺乏者。有时可发生于贫血之前。

(三)实验室检查

(1)血常规:大细胞正色素性贫血,血常规往往呈现全血细胞减少,中性粒细胞分叶过多,网织红细胞计数正常或轻度增高。

(2)骨髓细胞学检查:骨髓呈增生活跃,红系细胞增生明显增多,各系细胞均有巨幼变,以红系细胞最为显著。

(3)生化检查:血清叶酸和/或维生素 B_{12} 低于正常范围。

(4)其他:血清间接胆红素轻度增多,血清铁及转铁蛋白饱和度增高。

(四)诊断

根据病史、临床表现、血常规和骨髓象可诊断。

(1)贫血症状:表现为乏力、头晕、心悸、耳鸣等,面色苍白逐渐加重。

(2)消化道症状:表现为舌痛、舌面光滑、舌乳头萎缩、口角炎、口腔黏膜小溃疡、食欲缺乏、食后腹胀。

(3)神经系统症状:如四肢发麻、软弱无力、共济失调、站立和步态不稳、深部知觉减退至消失等。

(4)大细胞性贫血:多数红细胞呈大细胞正色素性贫血。

(5)白细胞和血小板常减少:中性粒细胞核分叶过多,5 叶者>5%或 6 叶者>1%。

(6)骨髓中有核细胞明显增多,红系统呈典型巨幼红细胞生成,巨幼红细胞>10%。粒细胞系及巨核细胞系亦有巨型变。特别是晚幼粒细胞改变明显,巨核细胞有核分叶过多、血小板生成障碍。

(7)血清叶酸和/或维生素 B_{12} 低于正常范围。

(五)治疗

1.治疗

(1)治疗基础疾病,去除病因。

(2)纠正偏食和不良的烹调习惯。

(3)补充叶酸或维生素 B_{12}。

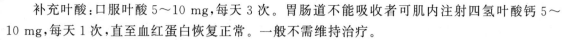

补充叶酸：口服叶酸 5～10 mg，每天 3 次，胃肠道不能吸收者可肌内注射四氢叶酸钙 5～10 mg，每天 1 次，直至血红蛋白恢复正常。一般不需维持治疗。

补充维生素 B_{12}：①肌内注射维生素 B_{12} 100 μg 每天 1 次（或 200 μg 隔天 1 次）直至血红蛋白恢复正常。②需终生治疗者，每月注射 100 μg 1 次。③对于伴有神经症状者，有时需加大剂量每周每次 500～1 000 μg，长时间（半年以上）治疗。

补充钾盐。

2.疗效评价

(1)治愈：①临床表现为贫血及消化道症状、神经系统症状消失。②血常规，血红蛋白恢复正常。白细胞＞$4×10^9$/L，粒细胞分叶过多及核肿胀等现象消失。血小板在 $100×10^9$/L 左右。③骨髓细胞学检查，粒细胞核肿胀、巨型变及红系巨型变消失，巨核细胞形态正常。

(2)好转：①临床症状明显改善。②血红蛋白增高 30 g/L 以上。③骨髓中粒系、红系的巨幼变基本消失。

(3)无效：经充分治疗后，临床症状、血常规及骨髓象无改变。

(六)预防

注重婴幼儿的喂养，妊娠、产褥期的饮食调整。注意改进营养，防止偏食，懂得正确的烹煮方法。胃大部切除、慢性萎缩性胃炎，老年人患急慢性胃肠炎后易出现维生素 B_{12}、叶酸缺乏而引起本病，应注意合理的饮食，补充适当量维生素 B_{12}。对已治愈的患者应定期随访，以防停药后复发。

二、药物所致巨幼细胞贫血

药物所致巨幼细胞贫血是指药物抑制或阻断 DNA 合成，有时同时影响 RNA 或蛋白质合成，从而导致骨髓和外周血细胞特异的巨幼细胞性改变。最常见的药物：苯妥英钠、羟基脲、复方磺胺甲噁唑、苯巴比妥、扑痫酮、地西泮、乙胺嘧啶、甲氨蝶呤、阿糖胞苷、氟尿嘧啶和酒精等。

(一)病因

根据作用机制的不同，可将此组药物分成以下几类。

(1)抑制 DNA 的聚合：如阿糖胞苷、环磷酰胺。

(2)核糖核苷酸还原抑制剂：如羟基脲。

(3)抑制脱氧胸腺嘧啶核苷酸的生物合成：如氟尿嘧啶、甲氨蝶呤、抗惊厥药、口服避孕药、酒精。

(4)干扰嘧啶的生物合成：如 5-氟-2-脱氧尿嘧啶核苷。

(5)干扰嘌呤的生物合成：如巯基嘌呤和 6-硫鸟嘌呤。

(6)机制不明：如四环素、砷剂等。

(二)临床表现

(1)有明确用药史。

(2)出现巨幼细胞贫血临床表现和实验室检查，贫血轻重不一。

(3)停药后巨幼细胞贫血改善。

(三)治疗

(1)停用致病药物。

(2)叶酸和维生素 B_{12} 治疗。

(3)合理调整饮食。

（张婷婷）

第四节 原发性免疫性血小板减少症

原发性免疫性血小板减少症(idiopathic thrombocytopenic purpura,ITP),也称特发性血小板减少性紫癜,是临床上最常见的一种血小板减少性疾病。主要由于抗自身血小板抗体与血小板结合,引起血小板破坏增加。ITP 的人群发病率估计约 1/10 000,女性∶男性比例为(2～3)∶1。临床上分为急性型和慢性型,慢性型多见于成人。

一、发病机制

(一)血小板抗体

ITP 的发病机制与血小板特异性自体抗体有关。在 ITP 患者,约 75% 可检测出血小板相关性自体抗体,自体抗体的免疫球蛋白类型多为 IgG 或 IgA 型抗体,少数患者为 IgM 型抗体。这类抗体通过其 Fab 片段与血小板膜糖蛋白结合。与血小板自体抗体结合的血小板膜糖蛋白抗原类型包括血小板 GPⅡb/Ⅲa,GPⅠb/Ⅸ,少数情况下,也可与 GPⅣ和Ⅰa/Ⅱb 结合。结合了自体抗体的血小板通过与单核-巨噬细胞表面的 Fc 受体结合,而易被吞噬破坏。在一些难治性 ITP,抗血小板抗体对巨核细胞分化抑制作用可影响血小板的生成。

(二)血小板生存期缩短

用 ^{51}Cr 或 ^{111}In 标志 ITP 患者血小板,测定血小板体内生存期,发现在 ITP 患者,血小板生存期明显缩短至 2 天甚或数分钟,并且静脉血血小板计数与其生存期呈密切相关性。血小板生存期缩短的主要原因是脾脏对包裹抗体的血小板的"扣押"。脾在 ITP 的发病机制中有两方面作用:①脾脏产生抗血小板抗体;②巨噬细胞介导的血小板破坏。由于大部分接受脾切除的 ITP 患者,血小板计数在切脾后快速上升,因此认为血小板在髓外破坏增加是 ITP 血小板数量减少的主要原因。

二、临床表现

(一)起病情况

急性型 ITP 多见于儿童,起病突然,大多在出血症状发作前 1～3 周有感染病史。包括病毒性上呼吸道感染、风疹、水痘、麻疹病毒或 EB 病毒感染等,也可见于接种疫苗后。常常起病急,可有畏寒、发热等前驱症状。慢性 ITP 起病隐袭,以中青年女性多见。

(二)出血症状

ITP 的出血常常是紫癜性,表现为皮肤黏膜瘀点、瘀斑。紫癜通常分布不均。出血多位于血液淤滞部位或负重区域的皮肤,如手臂压脉带以下的皮肤,机体负重部位如踝关节周围皮肤,以及易于受压部位包括腰带及袜子受压部位的皮肤。皮损压之不褪色。黏膜出血包括鼻出血、牙龈出血、口腔黏膜出血及血尿;女性患者可以月经增多为唯一表现。严重的血小板数量减少可导致颅内出血,但发生率<1%。急性型 ITP 病情多为自限性,一般在 4～6 周,95% 的病例可自行缓解。慢性型 ITP 呈反复发作过程,自发性缓解少见,即使缓解也不完全,每次发作可持续数周或数月,甚至迁延数年。

（三）其他表现

除非有明显的大量出血，一般不伴有贫血。ITP 患者一般无脾大，脾大常常提示另一类疾病或继发性血小板减少症。

（四）实验室和特殊检查

1.血常规

外周血血小板数目明显减少，急性型发作期血小板计数常 $<20 \times 10^9/L$，甚至 $<10 \times 10^9/L$；慢性型常为 $(30 \sim 80) \times 10^9/L$。血小板体积常常增大（直径 $3 \sim 4\ \mu m$）。当用自动血细胞计数仪测定，平均血小板体积增大，血小板分布宽度增加，反映了血小板生成加速和血小板大小不均的异质程度。红细胞计数一般正常。如有贫血，通常为正细胞性，并与血液丢失程度平行。白细胞计数与分类通常正常。

2.止血和血液凝固试验

出血时间延长，血块退缩不良，束臂试验阳性见于 ITP。而凝血机制及纤溶机制检查正常。

3.骨髓细胞学检查

巨核细胞数目增多或正常，形态上表现为体积增大，可呈单核，胞浆量少，缺乏颗粒等成熟障碍改变。红细胞系和粒细胞系通常正常。

4.抗血小板抗体

在大部分 ITP 患者的血小板或血清，可检测出抗血小板膜糖蛋白（GP）复合物的抗体，包括抗 GPⅡb/Ⅲa、Ⅰb/Ⅸ、Ⅰa/Ⅱa、Ⅴ、Ⅳ抗体等。抗血小板抗体的检测通常是基于"抗原捕获"原理。如单克隆特异性捕获血小板抗原试验（monoclonal antibody immobilization of platelet antigen assay，MAIPA）可用于检测抗原特异性抗血小板自身抗体。该方法具有较高特异性，对鉴别免疫性与非免疫性血小板数量减少有帮助，但仍不能鉴别。特发性（免疫性）血小板减少性紫癜与继发性（免疫性）血小板减少症，即使采用此类敏感的检测方法，仍有 20% 的典型 ITP 无法检出抗血小板抗体。而且在继发于其他疾病引起的血小板数量减少，如系统性红斑狼疮、肝病、HIV 感染等，抗血小板抗体也可阳性。由于血小板抗体分析存在假阴性和假阳性结果，加之现行抗体分析技术复杂、烦琐，临床应用不广泛，故 ITP 的诊断目前仍应以临床排除诊断为主。

三、诊断和鉴别诊断

（1）根据多次化验证实血小板数量减少（技术上排除了假性血小板减少症）；脾不增大；骨髓巨核细胞数增多或正常伴成熟障碍，可考虑 ITP 的诊断。

（2）ITP 的诊断做出之前，需仔细排除是否存在使血小板数量减少的其他疾病或因素，如先天性血小板减少、脾功能亢进、系统性红斑狼疮、甲状腺疾病、炎症性肠病、肝炎、药物性血小板减少症、HIV 感染、淋巴增殖性疾病（淋巴瘤、慢性淋巴细胞白血病）等。在妊娠期妇女，需排除妊娠期血小板减少症及妊娠高血压病合并血小板数量减少。在老年病例，需慎重排除骨髓增生异常综合征。

（3）少数情况下，ITP 可同时伴有 Coombs 试验阳性的自身免疫性溶血性贫血，称之为Evans 综合征。总之，ITP 的诊断除了结合该病的自身特点外，仍以排除诊断法为主。

四、治疗

治疗上遵循个体化原则，应结合患者的年龄、血小板减少的程度、出血的程度及预期的自然病情予以综合考虑。

对于出血严重,血小板计数$<10\times10^9$/L甚或$<5\times10^9$/L者,应入院接受治疗。对于危及生命的严重出血,如颅内出血,应迅速予以糖皮质激素、静脉内输入免疫球蛋白、输入血小板作为一线治疗。同时,避免使用任何引起或加重出血的药物,禁用血小板功能拮抗剂,有效地控制高血压及避免创伤等。

(一)紧急治疗

ITP患者发生危及生命的出血(如颅内出血)或需要急症手术时,应迅速提升血小板计数至安全水平。可采用选用免疫球蛋白、甲泼尼龙和重组人血小板生成素的治疗措施:①静脉注射免疫球蛋白1 g/(kg·d),1~2天;②静脉用甲泼尼龙1 000 mg/d,3天;③皮下注射重组人血小板生成素300 U/(kg·d)。上诉措施可单用或联合应用,及时予以血小板输注。

(二)一线治疗

1.糖皮质激素

(1)地塞米松:40 mg/d,4天;口服或静脉用药。无效或复发者可重复使用1个周期。治疗过程中需检测血压、血糖水平,预防感染及消化道溃疡。高龄、糖尿病、高血压、青光眼等患者应慎用。应用可给予抗病毒药物,预防疱疹病毒、乙型肝炎病毒(HBV)等再激活。

(2)泼尼松:1 mg/(kg·d),最大不超过80 mg/d,顿服。泼尼松不宜长期应用,应在6~8周停药,停药后不能维持疗效者考虑二线治疗。泼尼松维持治疗量在5 mg/d以下,维持时间不超过2周。

大剂量地塞米松治疗方案7天内反应率明显高于泼尼松,但持续反应率、严重出血改善无明显差异。长期应用糖皮质激素可发生高血压、高血糖、急性胃黏膜病变等不良反应,部分患者可出现骨质疏松、股骨头坏死。

2.免疫球蛋白

免疫球蛋白适用于紧急治疗、糖皮质激素不耐受或有禁忌证者、妊娠或分娩前。推荐用量为400 mg/(kg·d),5天;或1 g/(kg·d),1~2天。有条件者可行血小板糖蛋白特异性自身抗体检测,有助于IVIg的疗效预判。IgA缺乏和肾功能不全患者应慎用。

(三)二线治疗

1.促血小板生成药物

包括重组人血小板生成素、艾曲泊帕等。此类药物于1~2周起效,有效率可达60%以上,停药后多不能维持疗效,需进行个体化维持治疗。①重组人血小板生成素:300 U/(kg·d),14天,皮下注射给药,有效患者行个体化维持。治疗14天仍未起效的患者应停药。②艾曲泊帕:25 mg/d空腹顿服,治疗2周无效者加量至50 mg/d(最大剂量75 mg/d),进行个体化药物调整,维持血小板计数$\geq50\times10^9$/L。最大剂量应用2~4周无效者停药。对于1种促血小板生成药物无效或不耐受患者,可尝试更换其他促血小板生成药物或采用序贯疗法。

2.利妥昔单抗

利妥昔单抗有效率在50%左右,长期反应率为20%~25%。有以下2种常用给药方案。①标准剂量方案:375 mg/m²静脉滴注,每周1次,共4次,通常在首次用药后4~8周起效。②小剂量方案:100 mg静脉滴注,每周1次,共4次,或375 mg/m²静脉滴注1次,起效时间略长。利妥昔单抗原则上禁用于活动性乙型肝炎患者。

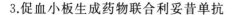

3.促血小板生成药物联合利妥昔单抗

推荐方案:促血小板生成药物 300 U/(kg·d),14 天;利妥昔单抗 100 mg 静脉滴注,每周 1 次,共 4 次。对糖皮质激素无效或复发患者总有效率为 79.2%,中位起效时间为 7 天,6 个月持续反应率为 67.2%。

4.脾切除术

脾切除术适用于糖皮质激素正规治疗无效、泼尼松安全剂量不能维持疗效及存在糖皮质激素应用禁忌证的患者。脾切除应在 ITP 确诊 12～24 个月后进行,术中留意有无副脾,如发现则应一并切除。术前须对 ITP 的诊断进行重新评估,建议行单克隆抗体俘获血小板抗原技术(MAIPA)和 TPO 水平检测。推荐对术后血小板计数上升过高、过快者进行血栓风险评估,对中高危患者给予血栓预防治疗。有条件的患者脾切除 2 周前可行疫苗接种(肺炎双球菌、脑膜炎奈瑟菌、流感嗜血杆菌)。

(四)三线治疗

目前,有设计良好的前瞻性多中心临床试验支持的三线治疗方案包括以下几种。①全反式维甲酸(ATRA)联合达那唑:ATRA 20 mg/d(分 2 次口服),达那唑 400 mg/d(分 2 次口服),二者联合应用 16 周。糖皮质激素无效或复发患者的 1 年持续有效率约为 62%,中位起效时间为 5 周,患者耐受性良好。②地西他滨:3.5 mg/(m²·d),3 天,静脉滴注,间隔 3 周后再次给药,共 3～6 个周期,治疗 3 个周期无效患者应停用。总有效率约为 50%,6 个月持续反应率约为 40%,不良反应轻微。

(五)其他药物

其他药物如硫唑嘌呤、环孢素 A、达那唑、长春碱类等缺乏足够的循证医学证据,可根据医师经验及患者状况进行个体化选择。

(六)疗效判断

1.完全反应(CR)

治疗后血小板计数≥100×10⁹/L 且无出血表现。

2.有效(R)

治疗后血小板计数≥30×10⁹/L,比基础血小板计数增加至少 2 倍,且无出血表现。

3.无效(NR)

治疗后血小板计数<30×10⁹/L,或血小板计数增加不到基础值的 2 倍,或有出血。

4.复发

治疗有效后,血小板计数降至 30×10⁹/L 以下,或降至不到基础值的 2 倍,或出现出血症状。

5.持续有效

患者疗效维持至开始治疗后 6 个月及以上。

6.早期反应

治疗开始 1 周达到有效标准。

7.初步反应

治疗开始 1 个月达有效标准。

8.缓解

治疗开始后 12 个月时血小板计数≥100×10⁹/L。在定义 CR 或 R 时,应至少检测 2 次血小板计数,间隔至少 7 天。定义复发时至少检测 2 次,其间至少间隔 1 天。

五、预后

大多患者预后良好,部分易于复发。约 5% 的成人 ITP 死于慢性、难治性 ITP。

（张婷婷）

第五节　红细胞酶缺乏所致红细胞疾病

红细胞的功能和结构完整需要众多的酶类,如果红细胞酶缺乏,可导致红细胞疾病。

一、丙酮酸激酶缺乏症

丙酮酸激酶(pyruvate kinase,PK)缺乏症为常染色体隐性遗传。纯合子或复合杂合子会出现溶血,杂合子患者尽管红细胞中有葡萄糖中间产物改变,但无贫血。

(一)病因与发病机制

PK 缺乏患者的确切溶血机制尚不清楚。PK 的主要功能是将磷酸烯醇式丙酮酸中的磷酸传递给 ADP,使后者磷酸化为 ATP。PK 缺乏时,ATP 生成减少,即可导致以下几种疾病。

(1)ATP 的生成减少,阳离子泵衰竭,红细胞球形变,引起渗透性溶血。

(2)可塑性降低,易被脾阻留而破坏。

(3)红细胞内糖酵解通路中间产物的异常堆积,导致红细胞寿命缩短,产生溶血性贫血。

(二)临床表现

(1)慢性溶血的表现:病情轻重不一,重者可发生严重的新生儿黄疸甚至核黄疸,轻者直到成人或老年发现贫血或无贫血表现。但 PK 缺乏患者对贫血的耐受力较强,因为 PK 缺乏时红细胞含有高浓度的2,3-DPG,故血液流经组织时释放的氧量就更多,有助于减轻贫血对组织氧合作用的影响。

(2)脾大:大部分成人 PK 患者,贫血较轻,但查体时往往发现脾大。

(3)胆石症:胆石症为较常见的并发症。

(4)少见并发症:继发于胆道疾病的急性胰腺炎、核黄疸、慢性腿部溃疡、游走性静脉炎、脾脓肿和髓外造血组织的脊髓压迫。

(5)溶血危象:妊娠或急性感染可以使慢性溶血过程加剧而出现。

(6)血常规与其他慢性溶血性贫血类似:贫血轻重不一,一般为正常细胞正色素型。白细胞计数正常或稍增加,白细胞分类正常。血片见红细胞大小不均与异形。多染性红细胞、球形细胞、不规则固缩细胞、叶缘状细胞和幼红细胞等。

(7)Hb 电泳及热变性试验正常。

(8)PK 荧光斑点试验:荧光持续>25~45 分钟。

(9)PK 活性减低:为正常的 5%~40%。

(三)诊断

(1)呈慢性非球形细胞性溶血性贫血。

(2)红细胞渗透脆性正常。

(3)自体溶血试验明显增强,加葡萄糖后不被纠正,但可被 ATP 纠正。

(4)PK 酶活性测定明显降低,为正常的 5%～40%。

(5)红细胞寿命不定,可以正常、中度缩短或明显缩短。

(四)鉴别诊断

1.与其他慢性先天性溶血性贫血的鉴别

如遗传性球形细胞增多症、珠蛋白生成障碍性贫血。需要进行病史调查,PK 缺乏属常染色体隐性遗传性疾患,患者的兄妹常可罹患,但双亲与子女可属正常表现型。

2.与获得性溶血性贫血的鉴别

如自身免疫性溶血性贫血、阵发性睡眠性血红蛋白尿。通过 Coombs 试验、酸溶血试验和蔗糖溶血试验可鉴别。

3.与"获得性"PK 缺乏的鉴别

获得性 PK 缺乏时,骨髓增生活跃,以红系增生为显著。红细胞内的 PK 活性有不同程度的降低。当将患者的红细胞与同系正常血浆孵育后,或于测定前将红细胞置于缓冲液内,则 PK 活性即恢复正常。推测获得性 PK 缺乏的发生,可能与血浆内存在一种至今未明性质的"小分子"物质有关。

(五)治疗

(1)轻症者无需特殊治疗。

(2)重症者需输血,但应尽量避免输血过频、过多。对反复输血患者,应酌情给予去铁胺。

(3)补充叶酸,每天 1～5 mg,口服,尤其在合并感染时更应补充叶酸。

(4)脾切除 多数病例切脾后症状改善,血红蛋白量和血细胞比容升高,对输血的需求显著减少。其机制与脾窦窦壁孔隙阻留重度 PK 缺乏的红细胞,导致红细胞破坏有关。切脾后,此种红细胞仍能较长期存活。

二、葡萄糖-6-磷酸脱氢酶缺乏症

葡萄糖-6-磷酸脱氢酶(G-6-PD)缺乏症是遗传性红细胞 G-6-PD 显著缺乏所引起的溶血性贫血。伴性不完全显性遗传,女性遗传但不发病,男性发病。目前全球有超过 2 亿 G-6-PD 缺乏者,我国发病以南方诸省为高。

(一)病因与发病机制

G-6-PD 缺乏,引起还原型辅酶Ⅱ(NADPH)减少和还原型谷胱甘肽(GSH)缺乏,红细胞内的巯基降低,导致血红素自珠蛋白上释放,引起珠蛋白变性,形成海因小体(Heinz),附着在红细胞膜上,致使膜变僵硬,可塑性和变形性降低,在经脾窦时,红细胞不易变形而被阻留破坏。此外,某些药物、蚕豆等可直接破坏红细胞膜的完整性,促使红细胞溶解,表现为血管内溶血。可见,G-6-PD 缺乏性溶血,既要有红细胞缺乏 G-6-PD 的"内因",也要有应用氧化性药物或蚕豆等"外因"。二者同时存在时,易发病。而单纯伴有 G-6-PD 缺乏的人群,不一定表现有 G-6-PD 溶血的发病。

多数 G-6-PD 缺乏婴儿引起的新生儿黄疸常无确切的诱因,可能与新生红细胞内酶功能尚未完善、新生儿期血糖较低及"隐性"感染等应激因素的存在有关。

G-6-PD 缺乏不是单一性疾患。目前,所报道的 G-6-PD 变异型(同工酶)已达 150 多种,新的变异型还在不断发现。其中,仅 20 余型不能发生溶血与贫血。

根据酶活性降低程度及临床表现,G-6-PD变异型可分以下五大类。

(1)酶活性严重缺乏,伴先天性非球形细胞性溶血性贫血。

(2)酶活性严重缺乏(小于正常的10%),不伴先天性非球形细胞性溶血性贫血。

(3)酶活性中度至轻度缺乏(相当于正常的10%~60%)。

(4)酶活性极轻度或无缺乏(相当于正常的60%~100%)。

(5)酶活性增加(超过正常2倍)。

(二)临床表现

大部分G-6-PD缺乏患者可以无任何临床症状。主要临床表现是溶血性贫血,多数贫血发作急骤,但少数G-6-PD亚型也可以先天性非球形细胞性溶血性贫血为主要表现。溶血与应激状态有关,主要与新生儿期、药物、感染或服用蚕豆有关。

1.常见表现

(1)新生儿黄疸:①出生后多在24~72小时发病,也可迟至1周后。②黄疸出现的高峰在生后4~7天,也可迟至2周后。③自限性溶血性贫血,持续约1周。④重者可出现核黄疸,发生率为10.5%~15.4%。⑤Hb电泳、热变性试验均正常。⑥无Rh、ABC血型不合。⑦生理性低血糖、酸中毒、低氧血症等新生儿体内代谢异常,可加重新生儿黄疸。

(2)药物性溶血:在G-6-PD缺乏症时,红细胞的防御功能降低,许多药物和化学品均能诱使G-6-PD缺乏红细胞发生氧化性溶血。如抗疟类药、磺胺类药、解热镇痛类药、某些抗生素类药及抗过敏类药物等。

其临床特点:①溶血在服药后1~3天开始出现。②在4~6天之内,一般会有网织红细胞计数的增高。③严重病例可出现腰背疼痛。④小便呈酱油色或葡萄酒色。⑤Heinz小体,发病初期红细胞中出现Heinz小体,血红蛋白浓度下降,随着溶血的发展,Heinz小体在血中消失,可能与脾清除有关。⑥发病过程呈自限性,一般病程为2周左右。

(3)感染性溶血:最常见,可发生于伤寒、大叶性肺炎、肝炎、流感、传染性单核细胞增多症、钩端螺旋体病、水痘、腮腺炎、坏死性肠炎、沙门菌属、大肠杆菌、β溶血性链球菌、结核杆菌和立克次体感染。①在G-6-PD缺乏症患者患发热性感染后几天内可以出现贫血。②贫血相对较轻。③黄疸不明显。④自限性;⑤其溶血机制与在感染过程中白细胞吞噬细菌后所产生的H_2O_2导致缺乏G-6-PD红细胞破坏、病毒诱发暂时性红细胞生成停滞和红细胞寿命缩短有关。

(4)蚕豆病:常见于儿童,小于5岁者占88.7%,成人患病较少。男性与女性的比例为7:1。性别差异的原因,可能与G-6-PD缺乏的女性纯合子少见,而女性杂合子仅1/3与发病有关。

新鲜蚕豆比干蚕豆易致病。原因是蚕豆皮中有更多的毒性物质,晒干时,皮中的蚕豆嘧啶核苷和多巴被氧化,故毒性减弱。多发生于4~5月蚕豆收获期。

临床表现从进食蚕豆到发病的潜伏期长短不一,一般发病在24~48小时。

临床表现:发热,伴畏寒与寒战,一般持续2~3天,超过5天需考虑有无感染,黄疸,一般较轻,4~5天即可消退。消化系统:以恶心、呕吐、食欲减退、腹痛、腹胀为常见,肝大、脾大。泌尿系统:出现血红蛋白尿,典型经过浓茶色→血红色→茶色→深黄色→淡黄色,提示溶血在减轻。一般持续1~3天。神经系统:主要表现有精神萎靡、头晕、头痛、嗜睡,严重者可出现昏迷、抽搐、牙关紧闭和病理反射等。

(5)慢性非球形红细胞溶血性贫血:①发病机制与体内G-6-PD变异型酶活性低或显著不稳有关;②常见于新生儿期。③溶血发生无明显启动因素。④脸色苍白少见,可间断出现巩膜黄

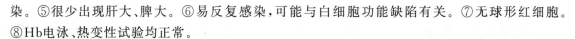

染。⑤很少出现肝大、脾大。⑥易反复感染,可能与白细胞功能缺陷有关。⑦无球形红细胞。⑧Hb电泳、热变性试验均正常。

2.临床分型

(1)重型:血红蛋白在 30 g/L 以下;血红蛋白在 31~40 g/L,尿潜血在+++以上或无尿;伴严重并发症,如肺炎、心力衰竭、酸中毒、精神异常、偏瘫或双眼同向偏斜等。

(2)中型:血红蛋白在 31~40 g/L,尿潜血在++以下;血红蛋白在 41~50 g/L;血红蛋白在 51 g/L 以上,尿潜血在++++。

(3)轻型:血红蛋白在 51 g/L,尿潜血在+++以下。

(4)隐匿型:血红蛋白及红细胞数正常或轻度下降,外周血可见 Heinz 小体,患者食用蚕豆发病。

(三)诊断与鉴别诊断

1.诊断标准

(1)临床表现为慢性溶血性贫血。

(2)大多数只有在某些诱发因素作用下才会出现溶血,如有半个月内食用蚕豆史或 2 天内有服用可疑药物史或感染、糖尿病酸中毒等诱因存在。

(3)常有家族史。

(4)G-6-PD 缺乏的实验室依据:高铁血红蛋白还原试验<75%,硝基四氮唑蓝纸片试验为淡蓝色-红色(正常紫蓝色),荧光斑点试验<10 分钟或不出现荧光点,G-6-PD 活性测定减低。

2.鉴别诊断

(1)不稳定血红蛋白相关药物诱导的溶血性贫血:Hb 电泳、热变性试验异常可与 G-6-PD 缺乏症区别。

(2)药物引起的自身免疫性溶血性贫血:Coombs 试验/冷凝集试验阳性可与 G-6-PD 缺乏症区别。

(3)阵发性睡眠性血红蛋白尿:酸溶血试验阳性,红(白)细胞 CD55/CD59 减低可与 G-6-PD 缺乏症区别。

(4)G-6-PD 缺乏可与其他红细胞酶缺乏性溶血区别。

(四)治疗

(1)该病属于遗传性缺陷,目前尚无根治办法。

(2)以预防为主:G-6-PD 缺乏症患者或杂合子妊娠或哺乳期妇女应避免服用可以诱导溶血发作的药物和蚕豆制品。

(3)急性溶血发生时,应输浓缩红细胞,有核黄疸表现时需血液置换疗法,并注意维持足够的尿量,以免发生肾损害。

(4)该病往往有自限性。

(5)切脾:尽管偶尔可使血红蛋白浓度轻度增高,但基本无效。

三、嘧啶 5'-核苷酸酶缺乏症

嘧啶 5'-核苷酸酶(primidine5'-nucleotidase,P5'N)能催化嘧啶 5'-核苷酸水解而脱磷酸化,当 P5'N 缺乏时,即可导致细胞内嘧啶 P5'N 核苷酸的堆积。核苷酸代谢受阻,引起红细胞的能源危机,红细胞寿命缩短。P5'N 缺乏症是除 G-6-PD、PK 缺乏症之后第三种常见的红细胞酶缺乏性疾病。

(一)病因发病机制

P5'N 缺乏症为常染色体隐性遗传。P5'N-1 基因定位于染色体 7p15~p14 位,基因全长约 50 kb,带 11 个外显子。

红细胞中 P5'N 严重缺乏时嘧啶类核苷酸堆积,使红细胞内 pH 下降,并通过竞争性抑制 ATP 酶和 ATP 生成相关酶,干扰 ATP 产生。从而使红细胞寿命缩短,表现为慢性非球形红细胞溶血性贫血。

(二)临床表现与实验室检查

(1)P5'N 缺乏症杂合子血常规正常:纯合子或复合杂合子 P5'N 活性仅为正常的 5%~10%,血红蛋白浓度一般为 80~100 g/L。网织红细胞计数可达 10%。外周血的特征性改变是可见大量嗜碱性点彩红细胞。

(2)伴脾大和间断黄疸。

(3)终身溶血性贫血。

(4)感染、应激和妊娠可以使贫血加重。

(三)诊断

(1)凡是慢性中度以上溶血性贫血患者,外周血有显著嗜碱性点彩红细胞,除外红细胞膜的异常、红细胞内血红蛋白异常、慢性铅中毒等,应怀疑 P5'N 缺乏。

(2)若同时伴有智力障碍和红细胞内嘧啶核苷酸增高,则可能性更大。

(3)P5'N 缺乏症的确诊有赖于红细胞 P5'N 活性的测定。

(四)治疗

无特殊治疗,切脾后部分患者血红蛋白升高。

(张婷婷)

第六节　阵发性睡眠性血红蛋白尿

阵发性睡眠性血红蛋白尿(paroxysmal nocturnal hemoglo binuria,PNH)是一种因红细胞、白细胞和血小板表面膜性糖苷磷脂酰肌醇(GPI)-连接蛋白的缺乏而引起的一种获得性克隆性干细胞病,其突出表现为红细胞膜缺陷,致使对血清补体的溶解作用异常敏感的慢性血管内溶血。常在睡眠时加重,可伴发作性血红蛋白尿和全血细胞减少症,并有向再生障碍性贫血、白血病或骨髓增生异常综合征转化的可能。溶血性贫血、全血细胞减少及血栓形成是本病的三大特点。

一、病因与发病机制

本病是一种与遗传无关的后天获得性疾病,是一种获得性多能造血干细胞疾病,致病因素可能有化学药物、放射线或病毒感染等,致染色体突变,发生异常干细胞株,其增殖、分化生成的红细胞、粒细胞和血小板都有共同缺陷。PNH 异常血细胞的共同特点是细胞膜表面缺乏一组膜蛋白,这种膜蛋白通过糖肌醇磷脂(GPI)连接在膜上,统称为糖肌醇磷脂连接蛋白(GPI 连接蛋白）。PNH 患者定位于 X 染色体上 PIGA（磷酸脂酰肌醇聚糖-A 类）基因突变,致 GPI 合成障碍,使 GPI 锚连蛋白缺乏,而致包括红细胞在内的血细胞膜上 CD_{55}、CD_{59} 等缺乏,使红细胞等血细胞易遭补体的破坏。它们对补体的溶血作用具有不同的敏感性。PNH I 型:该细胞群对补体溶血作用的易感性正常或接近正常。PNH II 型:其时红细胞群对补体的溶血作用呈中度敏感（比正常敏感 1.5～5 倍）。PNH III 型:其时红细胞群对补体的溶血作用显著敏感（比正常敏感 20 倍）。以上三类红细胞群既在某一 PNH 患者的血液中单独存在,也以不同形式联合出现。此外,患者病程中所存在的细胞类型可以不同。用流式细胞仪检测 GPI 连接蛋白 CD_{55}、CD_{59} 的表达,发现 PNH III 型红细胞 CD_{55}、CD_{59} 完全缺失,PNH II 型红细胞部分缺失,PNH I 型红细胞有正常量 CD_{55}、CD_{59} 的表达。另外,PNH 异常红细胞的变形性减低,容易遭受氧化损伤,而加重溶血。

二、临床表现

(一)临床表现

1.血红蛋白尿

血红蛋白尿是 PNH 的典型临床表现,尿色可呈酱油或浓茶色,常与睡眠有关,感染、劳累、药物等可诱发。一般持续 2～3 天,自行消退。急性发作与缓解交替发生。缓解时间不一,其中 25％的患者在很长病程或观察期内从无发作。本症每例均有慢性血管内溶血,含铁血黄素尿。

2.贫血

贫血为首发症状,多数伴有黄疸,部分患者有发热,慢性患者可出现皮肤色素沉着。

3.出血

可出现皮肤、牙龈出血、月经量过多,重者有大量鼻出血、眼底出血、术后大出血等。

4.肝大、脾大

脾常轻至中度肿大,肝亦可有轻至中度肿大,长期发作者可有胆石症。

5.血栓形成

本病较易并发静脉血栓形成。欧美患者常合并血栓形成,以肝静脉血栓形成比较常见,亚洲患者常与再生障碍性贫血有关,若形成血栓,以下肢静脉血栓形成比较多见。还可出现脑静脉血栓形成,脾静脉、门静脉及周围静脉的血栓形成。关于 PNH 并发血栓形成的机制,尚未完全明了。可能与下列三种因素有关,即血小板质的异常、PNH 红细胞的血管内破坏、血浆凝血因子活性的增高。

6.感染

半数患者易继发感染,以呼吸道、泌尿道感染为主。感染常为本病致死原因。

7.疼痛

不同部位的疼痛很常见,呈发作性,可有局部触痛与肌痉挛现象,但脊柱 X 线检查无特殊异常。

(二)转化

(1)在 PNH 患者中约有 20％与再生障碍性贫血相互转化。绝大多数再生障碍性贫血过程中或痊愈后患者,经过一段时间转为 PNH,约 5％PNH 患者经过一段时间转为再障,另有一些患者同时具有 PNH 和再生障碍性贫血两者的特点。以上情况统称为 PNH-再障综合征。

(2)个别患者可转为白血病,其中以急性髓细胞白血病为主。

(三)分类

1.溶血性 PNH

溶血性 PNH 以频繁的或持续的溶血为主要表现。

2.低增生性 PNH

低增生性 PNH 以显著的全血细胞减少或骨髓增生低下为主要表现,可见正常的造血细胞增生不良。

三、实验室检查

(一)血常规

全血细胞减少,网织红细胞轻度升高,血红蛋白尿频繁者,呈小细胞低色性贫血。

(二)骨髓细胞学检查

增生活跃或异常活跃,髓象显示红系、粒系和巨核系细胞增生明显,多数幼红细胞增高,部分骨髓增生低下,中性粒细胞碱性磷酸酶(NAP)降低。

(三)尿液检查

根据血红蛋白尿的发作与否,尿潜血呈阳性或阴性。多数患者尿中含铁血黄素(Rous 试验)呈持续阳性。临床上,如果 Rous 试验呈阴性,PNH 的可能性不大。

(四)补体敏感性增高试验

1.酸溶血试验

酸溶血试验也称 Ham 试验。PNH 病态红细胞在 pH 6.4 的条件下易被替代途径激活的补体溶破。特异性高,敏感性低,本病患者中约 79% 本试验阳性。

2.蔗糖溶血试验

蔗糖溶血试验也称糖水试验。当红细胞与少量血清在等渗低离子溶液中进行温育后,PNH 红细胞即被溶解破坏,而正常红细胞则否。本试验的溶血程度较酸溶血试验为高,故可作为 PNH 红细胞的简单筛选试验。敏感性高,特异性差。

3.菊糖溶血试验

菊糖是一种补体活化剂,当在患者的血液中加入菊糖后,即可表现溶血的增强。本试验对 PNH 红细胞也具一定的特异性。

4.热溶血试验

热溶血试验为本病的简单筛选试验。利用患者的红细胞在自身血清中(含补体)于 37 ℃下温育,葡萄糖分解产酸,使血清酸化,从而导致溶血。PNH 患者本试验均阳性,但敏感性较差。

5.蛇毒因子溶解试验

蛇毒因子是从眼镜蛇毒中提取出一种物质,它本身没有溶血作用,但可在血清成分的协同下通过替代途径激活补体,使 PNH 红细胞溶破,正常红细胞则否。特异性高,敏感性略低。

(五)CD_{55}、CD_{59} 单抗

CD_{55}、CD_{59} 单抗是检查诊断 PNH 最特异、最敏感指标。PNH 患者红细胞 CD_{55} 阳性率明显降低,PNH 粒细胞、淋巴细胞 CD_{55}、CD_{59} 表达亦不同程度降低。CD_{59} 单抗比 CD_{55} 单抗在诊断室更敏感。

(六)抗人球蛋白试验(Coombs 试验)

抗人球蛋白试验(Coombs 试验)阴性。

（七）冷凝集素试验

冷凝集素试验阴性。

四、诊断

（一）诊断

（1）有 PNH 临床表现。

（2）实验室检查：Ham 试验、糖水试验、蛇毒因子试验、Rous（或尿潜血）试验 4 项试验中 2 项阳性；或 1 项连续 2 次阳性，或只一次阳性而结果可靠（操作正规、有阳性及阴性对照、即时重复仍阳性）；或有肯定的血红蛋白尿发作或有血管内溶血的直接或间接证明；能除外其他溶血，特别是遗传性球形红细胞增多症、自身免疫溶血性贫血、G-6-PD 缺乏、阵发性冷性血红蛋白尿等。

（3）Coombs 试验/CA 试验阴性。

（4）有条件可直接做红（白）细胞 CD55/CD59，阳性细胞＞10％。

凡具备 1、2、3 或 1、3、4 项即可确诊。仅具备 4 提示有 PNH 克隆或可能为早期 PNH。

（二）PNH-再障综合征的诊断

1.再障-PNH

再障-PNH 指原有肯定的再障后转变为 PNH，而再障的表现不存在。

2.PNH-再障

PNH-再障指原有肯定的 PNH 后转变为再障，而 PNH 的表现不存在。

3.PNH 伴再障

PNH 伴再障以 PNH 为主但伴有一处或一处以上骨髓增生低下，巨核细胞减少，网织红细胞数不高等再障表现。

4.再障伴 PNH

再障伴 PNH 以再障为主，但出现 PNH 异常血细胞。

五、鉴别诊断

本病需与再生障碍性贫血，其他原因引起的慢性溶血性贫血，如遗传性球形红细胞增多症、自身免疫溶血性贫血、G-6-PD 缺乏、阵发性冷性血红蛋白尿等相鉴别。

六、治疗

（一）骨髓移植

骨髓移植是唯一可以治愈本病的方法，但骨髓移植有一定的风险。

（二）免疫抑制剂治疗

其目的主要为消除异常造血干/祖细胞。单独或联合应用 ATG、ALG、环孢素等同再障的治疗，对伴有骨髓增生不良的患者有一定疗效，对以溶血为主的 PNH 无效。

（三）减轻溶血发作

1.肾上腺皮质激素

于溶血期间给予肾上腺皮质激素可使溶血改善。以泼尼松为常用，30 mg/d，分次口服。病情缓解后减量，维持用药 2～3 个月。

2.维生素 E

维生素 E 能与红细胞膜结合,从而有稳定与保护红细胞膜、抑制溶血的作用。每天 300 mg,分 3 次服用。

(四)贫血的治疗

(1)雄激素:雄激素不仅能刺激红细胞的生成,且对溶血有抑制作用。主要药物有司坦唑醇、丙酸睾酮和达那唑等。应用雄激素后贫血可获显著改善,对输血的需求也明显减少。雄激素不仅能刺激红细胞的生成,且对溶血有抑制作用。治疗期间需注意肝功能变化。

(2)铁剂:若有缺铁的实验室证据,可给予小剂量的铁(普通剂量的 $1/5 \sim 1/10$)。不能应用大剂量,原因与铁能刺激骨髓产生大量的补体敏感红细胞有关,并尽量避免肌内注射给药法。如于补充铁剂的同时,酌情给予输注经生理盐水洗涤的红细胞,赖以阻抑红细胞的生成,即可防止溶血的加重。

(3)缺乏叶酸应补充。

(4)促红细胞生成素:重组人促红细胞生成素可选择性刺激红系祖细胞,提高 PNH 患者的血红蛋白浓度。剂量为 $100 \sim 150$ U/(kg·d),疗程 $2 \sim 4$ 周。也有用大剂量重组人促红细胞生成素,剂量为 500 U/kg,每周 3 次,用药半年,疗效不肯定。

(5)输血。本病输血的目的有二:一是提高 Hb 浓度;二是输血能抑制红细胞的生成,间接减少补体敏感红细胞的形成。

(五)并发症的处理

1.抗凝治疗

口服双香豆素对防止血栓形成具有一定效果。尤其在外科手术或分娩时,给予双香豆素可预防血栓形成和痛性危象的发作。

2.深静脉血栓形成

急性期需使用肾上腺皮质激素和抗凝药物或溶栓药,常用低分子肝素。$3 \sim 5$ 天后改用双香豆素口服。溶栓剂可选用尿激酶。

七、预后

本病属良性慢性病,进展缓慢,病情轻重及其预后不一。10% 的患者最终获缓解或治愈。少数 PNH 患者可向急性髓细胞白血病转化。PNH 患者主要死于并发症,在国内首位死因是感染,其次是血管栓塞,而欧美本病的首位死因是重要脏器静脉栓塞。

(张婷婷)

第七节 血 友 病

血友病是一组遗传性凝血功能障碍的出血性疾病,包括血友病甲,即因子Ⅷ缺乏症;血友病乙,即因子Ⅸ缺乏症;血友病丙,即因子Ⅺ缺乏症。其发病率为 $(5 \sim 10)/10$ 万,以血友病甲较为常见(占 $80\% \sim 85\%$),血友病乙次之,血友病丙罕见。血友病甲和乙为隐性遗传,由女性传递、男性发病。血友病丙为常染色体不完全性隐性遗传,男、女均可发病或传递疾病。因子Ⅷ、Ⅸ、Ⅺ

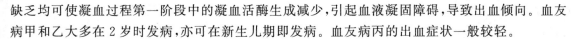

缺乏均可使凝血过程第一阶段中的凝血活酶生成减少,引起血液凝固障碍,导致出血倾向。血友病甲和乙大多在 2 岁时发病,亦可在新生儿期即发病。血友病丙的出血症状一般较轻。

一、临床特点

(一)皮肤、黏膜出血
皮下组织、口腔、齿龈黏膜为出血好发部位。幼儿亦常见于头部碰撞后出血和血肿。

(二)关节积血
关节积血是血友病最常见的临床表现之一,多见于膝关节,其次为踝、髋、肘、肩关节等。①急性期:关节腔内及周围组织出血,引起局部红肿、热痛和功能障碍。②关节炎期:反复出血、血液不能完全被吸收,刺激关节组织,形成慢性炎症,滑膜增厚。③后期:关节纤维化、强硬、畸形、肌肉萎缩、骨质破坏,导致功能丧失。

(三)肌肉出血和血肿
重型血友病甲常发生创伤或活动过久后,多见于用力的肌群。

(四)创伤或手术后出血及其他部位的出血
如鼻出血、咯血、呕血、黑便和血尿等;也可发生颅内出血,是最常见的致死原因之一。

二、治疗原则

(一)预防出血
减少和避免创伤出血。

(二)局部止血
对表面创伤、鼻或口腔出血可局部压迫止血,或用纤维蛋白泡沫、吸收性明胶海绵蘸组织凝血活酶或巴曲酶敷于伤口处。

(三)替代疗法
(1)凝血因子Ⅷ制剂:凝血因子Ⅷ每 12 小时输注一次,每输入 1 U/kg 可提高血浆凝血因子Ⅷ活性约 2%;每 24 小时输注一次,每输入 1 U/kg 可提高血浆凝血因子Ⅷ活性约 1%。

(2)冷沉淀物:冷沉淀制剂含凝血因子Ⅷ和因子ⅩⅢ各 80~100 U、纤维蛋白原 250 mg 及其他沉淀物,用于血友病甲和血管性血友病等的治疗。

(3)巴曲酶原复合物:含有凝血因子Ⅱ、Ⅶ、Ⅸ、Ⅹ,可用于血友病乙的治疗。

(4)输血浆或新鲜全血。

(四)药物治疗
去氨加压素有提高血浆内因子Ⅷ活性和抗利尿作用,常用于治疗轻型血友病甲患者。此药能激活纤溶系统,故需与氨基己酸或氨甲环酸联用。

三、常用药物

(一)凝血因子
1.凝血因子Ⅷ

(1)其他名称:冻干人凝血因子Ⅷ,浓缩第八因子,抗血友病因子

(2)药效学与药动学:在内源性血凝过程中,凝血因子Ⅷ作为一辅助因子,在 Ca^{2+} 和磷脂存在下,与激活的凝血因子Ⅸ参与凝血因子Ⅹ激活凝血酶原,形成巴曲酶,从而使凝血过程正常进

行。输用每千克体重 1 U 的人凝血因子Ⅷ,可使循环血液中的凝血因子Ⅷ水平增加 2%～2.5%。

(3)注射 10 分钟后,凝血因子Ⅷ平均恢复率为 $(2.1\pm0.3)\%/(U \cdot kg)$,平均生物 $t_{1/2}$ 为 13 小时,与从血浆中提纯的抗血友病因子(AHF)$t_{1/2}$ 相似。

(4)适应证:对缺乏人凝血因子Ⅷ所致的凝血功能障碍具有纠正作用,用于防治甲型血友病出血症状及这类患者的手术出血治疗。

(5)用法用量如下。静脉滴注:给药剂量必须参照体重、是否存在抑制物、出血的严重程度等因素。所需凝血因子Ⅷ单位(IU)/次=0.5×患者体重(kg)×需提升的凝血因子Ⅷ活性水平(正常的%)。

一般推荐剂量如下。①轻度至中度出血:单一剂量 10～15 U/kg,将凝血因子Ⅷ水平提高到正常人水平的 20%～30%。②较严重出血或小手术:需将凝血因子Ⅷ水平提高到正常人水平的 30%～50%,通常首次剂量 15～25 U/kg。如需要,每隔 8～12 小时给予维持剂量 10～15 U/kg。③大出血:危及生命的出血如口腔、泌尿道及中枢神经系统出血或重要器官如颈、喉、腹膜后、髂腰肌附近的出血:首次剂量 40 U/kg,然后每隔 8～12 小时给予维持剂量 20～25 U/kg。疗程需由医生决定。④手术:只有当凝血因子Ⅷ抑制物水平无异常增高时,方可考虑择期手术。手术开始时血液中因子Ⅷ浓度需达到正常水平的 60%～120%。通常在术前按 30～40 U/kg 给药。术后 4 天内因子Ⅷ最低应保持在正常人水平的 60%,接下去的 4 天减至 40%。

用法:本品专供静脉输注,用前应先以 25～37 ℃灭菌注射用水或 5%葡萄糖注射液按瓶签标示量注入瓶内,轻轻摇动,使制品完全溶解,然后用带有滤网装置的输血器进行静脉滴注,滴注速度一般以每分钟 60 滴左右为宜。制品溶解后应立即使用,并在 1 小时内输完,不得放置。

(6)不良反应:不良反应包括寒战、恶心、头晕或头痛,这些症状通常是暂时的。有可能发生变态反应。

(7)禁忌证:对本品过敏者禁用。

(8)特别注意:①大量反复输入本品时,应注意出现变态反应、溶血反应及肺水肿的可能性,有心脏病的患者尤应注意。②本品溶解后,一般为澄清略带乳光的溶液,允许微量细小蛋白颗粒存在,为此用于输注的输血器必须带有滤网装置,但如发现有大块不溶物时,则不可使用。③本品对于因缺乏凝血因子Ⅸ所致的乙型血友病,或因缺乏凝血因子Ⅺ所致的丙型血友病均无疗效,故在用前应确诊患者系属凝血因子Ⅷ缺乏,方可使用本品。④本品不得用于静脉外的注射途径。⑤本品一旦被溶解后应立即使用。未用完部分必须弃去。

2.人凝血酶原复合物

(1)其他名称:冻干人凝血酶原复合物,凝血酶原复合物

(2)药效学与药动学:本品含有维生素 K 依赖的在肝脏合成的 4 种凝血因子Ⅱ、Ⅶ、Ⅸ、Ⅹ。维生素 K 缺乏和严重肝脏疾患均可造成这 4 个因子的缺乏。而上述任何一个因子的缺乏都可导致凝血障碍。输注本品能提高血液中凝血因子Ⅱ、Ⅶ、Ⅸ、Ⅹ的浓度。

(3)适应证:用于凝血因子Ⅱ、Ⅶ、Ⅸ、Ⅹ缺乏症,包括乙型血友病。

(4)用法用量:静脉滴注:使用剂量随因子缺乏程度而异,一般 10～20 血浆当量单位/kg,以后凝血因子Ⅶ缺乏者每隔 6～8 小时,凝血因子Ⅸ缺乏者每隔 24 小时,凝血因子Ⅱ和凝血因子Ⅹ缺乏者,每隔 24～48 小时,可减少或酌情减少剂量输用,一般 2～3 天。出血量较大或大手术时可根据病情适当增加剂量。

用前应先将本品和灭菌注射用水或5％葡萄糖注射液预温至20～25 ℃,按瓶签标示量注入预温的灭菌注射用水或5％葡萄糖注射液,轻轻转动直至本品完全溶解;用氯化钠注射液或5％葡萄糖注射液稀释成50～100 mL,然后用带有滤网装置的输血器进行静脉滴注。滴注速度开始要缓慢,15分钟后稍加快滴注速度,一般每瓶200血浆当量单位(PE)在30～60分钟滴完。

(5)不良反应:一般无不良反应,快速滴注时可引起发热、潮红、头疼等不良反应,减缓或停止滴注,上述症状即可消失。偶有大量输注导致弥散性血管内凝血、深静脉血栓、肺栓塞等。

(6)禁忌证:在严格控制适应证的情况下,无已知禁忌证。

(7)特别注意:①除肝病出血患者外,一般在用药前应确诊患者是缺乏凝血因子Ⅱ、Ⅶ、Ⅸ、Ⅹ方能对症下药。②本品不得用于静脉外的注射途径。③瓶子破裂、过有效期、溶解后出现摇不散沉淀等不可使用。④有血栓形成史患者接受外科手术时应权衡利弊,慎用本品。⑤滴注时,若发现弥散性血管内凝血或血栓的临床症状和体征,要立即终止使用。并用肝素拮抗。⑥不可与其他药物合用。

(二)抗利尿药(去氨加压素)

(1)其他名称:的斯加压素,醋酸去氨加压素。

(2)药效学与药动学:血管升压素衍生物,具有较强的抗利尿作用及较弱的加压作用。其抗利尿作用/加压作用比是加压素的2 000～3 000倍,作用维持时间也较加压素长(可达6～24小时)。对神经垂体功能不足引起的中枢性尿崩症具有良好的抑制作用,可减少尿量,提高尿渗透压,降低血浆渗透压。血友病A患者缺乏FⅧ:C,血管性血友病患者缺乏vWF抗原缺乏(或结构异常)。本药可促进内皮细胞释放FⅧ:C,也可促进vWF释放而增加FⅧ:C的稳定性,使FⅧ:C活性升高,故可用于治疗血友病A和血管性血友病。

本药经鼻、舌下、口腔或口服给药均能迅速吸收,皮下或肌内注射吸收迅速而完全。血药浓度达峰时间分别为口服54～90分钟、经鼻给药30～240分钟、皮下给药87分钟。经鼻给药的生物利用度为10％～20％;口服给药后,大部分药物在胃肠道内被破坏,生物利用度仅为0.5％,但能产生足够的抗利尿作用,达到临床治疗效果。经鼻给药后的血浆$t_{1/2}$变化较大,为24～240分钟,平均90分钟;静脉注射本药2～20 μg后,血浆$t_{1/2}$为50～158分钟,呈剂量依赖性。

(3)适应证:用于治疗血友病A(FⅧ:C缺乏症)、血管性血友病(vWD)。

(4)用法用量:静脉注射:一次0.2～0.3 μg/kg,溶于20 mL生理盐水中缓慢注射。

(5)不良反应:①常见头痛、恶心、胃痛。还可见鼻充血、鼻出血、鼻炎、子宫绞痛、低血钾、变态反应。②偶见血压升高、发绀、心肌缺血、面部潮红、皮肤红斑、肿胀、烧灼感等,极少数患者可引起脑血管或冠状血管血栓形成、血小板减少等。③大剂量可见疲劳、短暂的血压降低、反射性心跳加快及眩晕。④此外,注射给药时,可致注射部位疼痛、肿胀。

(6)禁忌证:对本药过敏者,对防腐剂过敏者,B型血管性血友病患者,习惯性或精神性烦渴症患者,心功能不全者,不稳定性心绞痛患者,因其他疾病需服利尿药的患者。

(7)特别注意:①慎用电解质紊乱者,颅内压易升高的患者,高血压性心血管病者,冠状动脉疾病者,婴儿。②用药期间需监测患者的尿量、渗透压和体重,必要时需监测血浆渗透压。用于治疗或控制出血时,需密切观察患者的血压。③辛伐他汀、吲哚美辛增强患者对本药的反应,但不影响本药作用持续时间。④与利尿药、三环类抗抑郁药、氯丙嗪、氯磺丙脲、氯贝丁酯和卡马西平等合用可增加水潴留或抗利尿作用,应避免合用。必须合用时,本药的剂量要从较小剂量开始,逐渐调整至最适剂量。⑤格列本脲可抑制本药效应。

（三）止血药

1.氨基己酸

（1）其他名称:6-氨基己酸,抗血纤溶酸,安命。

（2）药效学与药动学:本品是抗纤维蛋白溶解药。纤维蛋白原通过其分子结构中的赖氨酸结合部位特异性地与纤维蛋白结合,然后在激活物作用下变为纤溶酶,该酶能裂解纤维蛋白中精氨酸和赖氨酸肽链,形成纤维蛋白降解产物,使血凝块溶解。本品能定性阻抑纤溶酶原与纤维蛋白结合,防止其激活,从而抑制纤维蛋白溶解,高浓度(100 mg/L)则直接抑制纤溶酶活力,达到止血效果。

本品分布于血管内外间隙,并迅速进入细胞、胎盘。本品在血中以游离状态存在,不与血浆蛋白结合,在体内维持时间短,不代谢,给药后 12 小时,有 40%～60% 以原形从尿中迅速排泄。$t_{1/2}$ 为 61～120 分钟。

（3）适应证:适用于预防及治疗血纤维蛋白溶解亢进引起的各种出血;弥散性血管内凝血(DIC)晚期,以防继发性纤溶亢进症;可作为血友病患者的辅助治疗。

（4）用法用量:静脉给药:每次 80～120 mg/kg,缓慢静脉注射或静脉滴注。

（5）不良反应:本药有一定的不良反应,剂量增大,不良反应增多,症状加重。①常见的不良反应为恶心、呕吐和腹泻,其次为眩晕、瘙痒、头晕、耳鸣、全身不适、鼻塞、皮疹、红斑、不泄精等。快速静脉注射可出现低血压、心动过速、心律失常,少数人可发生惊厥及心脏或肝脏损害。大剂量或疗程超过 4 周可产生肌痛、软弱、疲劳、肌红蛋白尿,甚至肾衰竭等,停药后可缓解恢复。②本品从尿排泄快,尿浓度高,能抑制尿激酶的纤溶作用,可形成血凝块,阻塞尿路。③易发生血栓和心、肝、肾功能损害。

（6）禁忌证:有血栓形成倾向或过去有血管栓塞者忌用。

（7）特别注意:①尿道手术后出血的患者慎用;肾功能不全者慎用。②本品排泄快,需持续给药,否则难以维持稳定的有效血浓度。③有报道认为本品与肝素并用可解决纤溶与弥散性血管内凝血(DIC)同时存在的矛盾。相反的意见则认为两者并用有拮抗作用,疗效不如单独应用肝素者。近来认为,两者的使用应按病情及化验检查结果决定。在 DIC 早期,血液呈高凝趋势,继发性纤溶尚未发生,不应使用抗纤溶药。DIC 进入低凝期并有继发性纤溶时,肝素与抗纤溶药可考虑并用。④链激酶或尿激酶的作用可被氨基己酸对抗,故前者过量时亦可使用氨基己酸对抗。⑤本品不能阻止小动脉出血,术中有活动性动脉出血,仍需结扎止血。⑥本品静脉注射过快可引起明显血压降低、心动过速和心律失常。

2.氨甲环酸

（1）其他名称:凝血酸,止血环酸,氨甲基环己酸。

（2）药效学与药动学:血液循环中存在各种纤溶酶(原)的天然拮抗物,如抗纤溶酶素等。正常情况时,血液中抗纤溶活性比纤溶活性高很多倍,所以不致发生纤溶性出血。但这些拮抗物不能阻滞已吸附在纤维蛋白网上的激活物(如尿激酶等)所激活而形成纤溶酶。纤溶酶是一种肽链内切酶,在中性环境中能裂解纤维蛋白(原)的精氨酸和赖氨酸肽链,形成纤维蛋白降解产物,并引起凝血块溶解出血。纤溶酶原通过其分子结构中的赖氨酸结合部位而特异性地吸附在纤维蛋白上,赖氨酸则可以竞争性地阻抑这种吸附作用,减少纤溶酶原的吸附率,从而减少纤溶酶原的激活程度,以减少出血。本品的化学结构与赖氨酸相似,因此也能竞争性阻抑纤溶酶原在纤维蛋白上吸附,从而防止其激活,保护纤维蛋白不被纤溶酶所降解和溶解,最终达到止血效果。本品尚能直接抑制纤溶酶活力，减少纤溶酶激活补体(C1)的作用，从而达到防止遗传性血管神经性水肿的发生。

静脉注射后能透过血-脑脊液屏障，脑脊液内药物浓度可达有效药物浓度水平，可使脑脊液中纤维蛋白降解产物降低到给药前的50%左右。如静脉注射10 mg/kg，则血清抗纤溶活力可维持7～8小时，组织内可维持17小时。静脉注射量的90%于24小时内经肾排出。

(3)适应证：用于急性或慢性、局限性或全身性原发性纤维蛋白溶解亢进所致的各种出血。弥散性血管内凝血所致的继发性高纤溶状态，在未肝素化前，一般不用本品。血友病患者发生活动性出血，可联合应用本药。

(4)用法用量：静脉注射或滴注：一次0.25～0.50 g，一天0.75～2 g。静脉注射液以25%葡萄糖液稀释，静脉滴注液以5%～10%葡萄糖液稀释。

(5)不良反应：①偶有药物过量所致颅内血栓形成和出血。②可有腹泻、恶心及呕吐。③较少见的有经期不适。④由于本品可进入脑脊液，注射后可有视物模糊、头痛、头晕、疲乏等中枢神经系统症状，特别与注射速度有关，但很少见。

(6)禁忌证：对本品过敏者禁用。

(7)特别注意。①有血栓形成倾向者(如急性心肌梗死)慎用，血友病或肾盂实质病变发生大量血尿时慎用。②本品与其他凝血因子(如因子Ⅸ)等合用，应警惕血栓形成。一般认为在凝血因子使用后8小时再用本品较为妥当。③本品一般不单独用于弥散性血管内凝血所致的继发性纤溶性出血，以防进一步血栓形成，影响脏器功能，特别是急性肾衰竭时。如有必要，应在肝素化的基础上才应用本品。④慢性肾功能不全时，本品用量应酌减，因给药后尿液中药物浓度常较高。⑤本品与青霉素或输注血液有配伍禁忌。⑥必须持续应用本品较久者，应作眼科检查监护(如视力测验、视觉、视野和眼底)。

四、误区防范

血友病是一组遗传性出血性疾病，由于血浆中缺乏凝血因子Ⅷ和Ⅸ，导致凝血障碍而终生存在出血的倾向。长期反复发生轻重不同的出血，不仅给患者生理和心理上带来极大的痛苦，甚至可以造成终身残疾或者死亡。目前，唯一有效的治疗方法就是替代治疗。但是若血友病防护知识宣教到位，预防、护理措施得当，患者早期得到安全、有效的药物治疗，则可以减少出血或避免出血的发生，降低患病率，改善患者的生存质量。因此如何做好血友病的护理、减少出血对血友病患者来说是很重要的。

(一)预防出血的护理

1.宣教

血友病的专业护士应对患者进行血友病护理的专业辅导，包括血友病的概念、血友病是怎样遗传来的、血友病出血时的症状、治疗方法、家庭治疗、血友病最重要的注意事项及适合的体育活动等。尤其要强调增强肌肉及关节的体育锻炼的重要性，也要强调对所有血液制品的安全性的认识。还要传播有关肝炎的知识。血友病高质量的全面治疗通常包括在患者和家庭及血友病专业人员之间建立一种密切关系。同时，通过血友病的社会组织，获得来自其他血友病家庭的帮助也同样重要。

2.尽量消除出血的诱发因素

虽然血友病患者存在出血倾向，但一些诱发因素可以导致或加重患者出血，如过度劳累或跌、摔、碰、扭伤等外力引起身体局部或内脏出血;手术、拔牙、注射、针刺等治疗也可引起出血;饮食不当,如大量饮酒或食用有骨刺、粗糙、坚硬的食物及其他刺激性食物,引起口腔或消化道出血;鼻干舌燥、咽喉肿、牙龈炎等也会引发出血;儿童换牙出血。血友病患者要了解和认识这些诱发出血的因素,在工作、生活中注意排除,就可能减少和避免出血的发生。

3.不要隐瞒病情

隐瞒病情易导致延误治疗。在生活中,患者或患儿的亲人有必要向所在幼儿园、学校、工作单位说明病情、出血的处理及有关防护知识,以便家庭与之协同照顾、关注患者。患者及其家属要牢记:无论在何地、因何种疾病就医,都不要疏忽向诊治的医护人员说明自己存在血友病的实情,以提示选用安全、合理的诊疗方法,防止意外出血。以往有的患者知情而未及时说明,造成拔甲、开刀、针刺、注射引发出血,甚至危及生命,要引以为戒,高度重视。另外,对血友病患儿的家长特别一提的是,患儿在每次出血后,其家长不要过分责怪孩子,因为过分的责怪会导致患儿很容易在出血时因怕批评而隐瞒病情,其后果不堪设想。

4.避免过度疲劳和外伤

对于血友病患儿的活动应有约束,不宜爬高、蹦跳、踢球、长跑等剧烈运动,力戒打架斗殴行为。生活起居规律,按时作息,保证充足的睡眠,即使节假日也不要因贪图快乐而熬夜劳神,以免过度疲劳而诱发出血。

5.禁用阿司匹林

在任何情况不要用阿司匹林或含有阿司匹林的药物。阿司匹林的化学名为乙酰水杨酸,这种药物可以阻止血小板聚集,阻止血凝块形成;损伤胃黏膜,引起出血。

6.预防治疗

预防治疗是预防血友病性关节病的最好治疗。对处于儿童及青少年期的重型血友病患者,如果经济条件允许,预防治疗可以使其血液中的凝血因子Ⅷ或Ⅸ保持一稳定水平,阻止血友病性关节炎的发生。

(二)家庭治疗

1.越早治疗越好

早期治疗可减轻出血对周围组织的压迫,防止组织破坏。迅速止血有利于快速恢复正常功能,且不发生长期并发症。早期治疗还可以减少凝血因子的用量。为了更形象的说明出血,我们把出血比喻为火灾。在火势比较小时,一桶水就可扑灭。如果让火势蔓延,就需要更多的水将火扑灭。如果扑灭不及时,发生大面积的森林火灾,往往需要消防人员及专业设备,消耗大量水才能把火扑灭。这也使人们长时间处于危险境地。出血和火灾一样,当少量出血时早期及时治疗,很少量的凝血因子就能止血;如果让出血蔓延,则不容易止血且需要更多的治疗,而且会给患者造成长期的损害。在出血体征出现之前,血友病患者凭经验就知道出血的发生。血友病患者出血的先兆因人而异,一般为发热、发胀感觉。

2.家庭治疗

在提倡早期治疗的同时,不能不提到家庭治疗。作为家庭治疗,早期输注对控制出血非常有效。治疗开始越早越好。在家里治疗的出血较轻,每次出血使用的凝血因子量较小。家庭治疗在医疗卫生设施、人力和资金有限的中国非常重要,甚至更必要。血友病是要伴随患者一生的疾病,自我注射也是血友病患者走向独立的最重要的一步。一旦学会了家庭治疗,就会发现:出血将不会扰乱患者的日常生活,且为早期治疗赢得了时间,也节省了经费。多数重型及有些轻、中型血友病都可采用家庭治疗方法。而那些具有高滴度抑制物的患者,以及一些静脉输注困难的婴幼儿则不适宜家庭治疗。是否适合家庭治疗,应由专业医生与患者及其家庭接触了解情况后作出决定。

家庭治疗对象的选择:家庭内有冰箱,所在地区供电正常,能保证冻干 FⅧ、凝血酶原复合物的有效保存。患者或亲属具备一定的文化知识,通过培训能正确理解和掌握家庭治疗的目的和方法。患者年龄一般在 5 周岁以上,血管条件较好,治疗时较配合。

家庭治疗实施的方法如下。①健康教育:向患者和亲属宣传家庭治疗的目的和意义,使之树立"我要学,我能行"的信心。把血友病的遗传特点、治疗护理、康复锻炼及相关内容以简明通俗的语言、图文并茂的形式编辑成《血友病防治手册》,患者人手一册,随时指导治疗护理。②注射培训:一名护士全程陪伴患者(或亲属)指导注射的方法和技巧,直至能独立熟练地完成。同时在《血友病防治手册》内,配有自我注射程序图和相关的文字解释,通俗易懂,便于掌握。大多数患者(或亲属)通过 3~5 次培训即可独立完成静脉注射。家庭治疗的培训可以在血友病患儿还很小时就开始。随着患儿的成长,其父母及自己就会知道哪一种出血需要治疗,熟知相应的凝血因子制剂的配置及注射方法。在自信心增强的同时,患者会承担越来越多的实施治疗的直接责任。当他们准备充分后,就可以在家里注射凝血因子制剂。

(张婷婷)

第八节　获得性凝血因子异常

一、严重肝病所致的获得性凝血因子异常症

除钙离子及 TF 外,其他凝血因子几乎都在肝内合成。多种抗凝因子、纤溶酶原及其抑制剂也由肝合成,肝还是上述多种因子的主要灭活器官。重症肝病时,血小板减少、DIC 等也很常见。因此,严重肝病时可产生复杂的止血、凝血功能紊乱,出血也成为其常见而重要的临床表现。止血功能异常的程度通常与肝功能障碍的程度相关,对有出血或需要接受手术治疗的肝病患者,对止血系统进行仔细的实验室检查是非常必要的。治疗止血功能障碍的方法主要包括输注血浆、冷沉淀和血小板,其他的治疗方案还包括凝血因子浓缩物的输注和抗纤溶药物的应用,但二者均有促进血栓形成的风险。

(一)病因与发病机制

肝在止血过程中具有重要作用。肝实质细胞可合成许多凝血因子,也是生理性凝血抑制物(如蛋白 C、蛋白 S 和 AT-Ⅲ)和纤溶系统主要成分合成的场所(如纤溶酶原、抗纤溶酶)。肝还可通过清除循环中的活化凝血因子和纤溶酶原激活物,调节止血和纤溶之间的平衡。当肝功能严重受损时,通常会引起出血倾向,这与促凝因子水平下降而纤溶增强有关。凝血因子抑制物合成下降导致的血栓形成,尽管理论上存在,但实际上非常少见。出血倾向也可归于血小板因子减少、血小板功能障碍、维生素 K 利用下降、异常纤维蛋白原血症及 DIC 引起的继发性纤溶亢进。

急性病毒性或中毒性肝炎患者通常不表现出血倾向,除非是暴发性的,相反慢性肝病患者常常自发性或损伤后出血。

肝病出血的常见机制有毒素作用(如肝解毒能力下降时)或内毒素血症(如肠内毒素经侧支循环直接入血)造成的内皮损伤;脾功能亢进、DIC等造成血小板减少或血小板功能异常、FDP增多、异常纤维蛋白原形成等;凝血因子原料不足、肝合成能力下降、消耗增加(如DIC等)、降解加速等机制造成的凝血因子减少;DIC、纤溶酶灭活减慢、肥大细胞产生肝素增多、肝素酶生成减少、对肝素灭活能力下降等机制形成的纤溶亢进。

(二)临床表现

除肝病本身的表现外,患者的临床表现主要有皮肤、黏膜出血,如紫癜、瘀斑、鼻出血、牙龈出血,可见到月经量过多、血尿等,严重者可因食管静脉曲张破裂而出现呕血、黑便。可见手术、外伤后出血增多,但未见到深部血肿和关节腔出血。新生儿出血多于出生后2~3天脐带残端及胃肠道出血。轻症者4~5天自愈,重者可发生颅内出血甚至死亡。

(三)实验室检查

有关血管内皮、血小板质与量、凝血、抗凝、纤溶等方面的检查均可能出现异常。

常用检查:PT、APTT、TT、血小板计数,纤维蛋白原含量,全血或优球蛋白凝块溶解时间,D-二聚体和FDP。PT、APTT、TT均可延长,可有血小板减少。进行性血小板减少,PT延长,纤维蛋白原降低和3P试验阳性,均提示并发DIC,需进一步检查。通过试验结果应可以判断出是否存在纤溶、DIC或凝血因子缺乏,还可进行更加详细的分析。例如:在血浆纤维蛋白原和FDP正常的情况下,TT延长,提示存在异常纤维蛋白原血症。分析Ⅴ、Ⅶ和Ⅷ有助于进一步评估止血异常,Ⅴ和Ⅶ水平降低伴正常或Ⅷ增加符合肝功能障碍的特点。Ⅴ水平降低伴Ⅴ和Ⅷ水平正常,符合维生素K缺乏的特点,而Ⅴ、Ⅶ、Ⅷ和纤维蛋白水平都降低则提示DIC的存在。

(四)诊断与鉴别诊断

严重肝病所致凝血异常主要通过实验室检查诊断。由于这些患者不一定有出血表现,因而在临床上易于被忽略,如果在手术前没有充分了解凝血因子的异常,容易出现严重并发症。

实验室检查应包括血小板计数、凝血酶原时间、活化部分凝血激酶时间,凝血酶时间和纤维蛋白原定量,必要时应检测因子Ⅴ的活性和FDP含量。

鉴别凝血酶原,因子Ⅶ、Ⅸ、Ⅹ的缺乏,可用凝血酶原时间纠正试验和蝰蛇毒时间。注射维生素K_1 5~10 mg后24~48小时,测定凝血酶原时间,有助于鉴别肝病及维生素K缺乏症。后者凝血酶原时间有明显改善,而前者改善不明显或无改善。一些患者需与DIC鉴别。

(五)治疗

1.肝病治疗

慢性肝病引起的多种止血功能缺陷是自发性和损伤相关出血的主要原因,还可加重食管静脉曲张、侵蚀性胃炎及痔的出血。治疗方案要在仔细分析临床出血原因及评估主要止血障碍的基础上制订。因此,对于食管静脉曲张患者,硬化疗法或其他可减低门脉压力的治疗是主要的,而纠正止血功能异常则是次要的。对于自发性出血和创伤后出血及手术后预期会发生出血的患者,纠正止血功能异常则是治疗的首要目标。

2.一般止血治疗

维生素K静脉滴注等。当患者有肝内或肝外胆汁淤积,或接受抗生素治疗很长时间,就要考虑维生素K利用减少,需要补充维生素K,静脉注射用的维生素K,可在8~24小时纠正,改善PT和APTT,可重复使用直到维生素K缺乏完全被纠正。如果缺乏原因未能去除,还需要维持治疗。

3.止血、凝血因子的补充

由于肝病出血涉及血小板及多种凝血因子缺乏,故以补充新鲜冷冻血浆为最佳。输注新鲜冷冻血浆可补充所有缺乏的凝血因子及凝血和纤溶系统中所有正常的生理性抑制因子。但是,这种纠正是短暂的,因为某些因子半衰期很短,因此可重复输注大剂量冷冻血浆以达到能维持止血的目的。

4.其他治疗

(1)有纤溶亢进者,进行纤溶抑制剂治疗。

(2)有肝素样物质过多者,可用鱼精蛋白静脉注射。

(3)并发 DIC 者,应行相关治疗,但肝素抗凝治疗需慎用。

二、获得性依赖维生素 K 凝血因子异常症

(一)病因与发病机制

维生素 K 在凝血过程中起重要作用,缺乏时可引起维生素 K 依赖性凝血因子(凝血酶原、因子Ⅶ、Ⅸ和Ⅹ)缺乏,这些因子,需有维生素 K 参与,在肝合成,通过细胞膜释放至细胞外。严重缺乏时常出现自发性出血。

维生素 K 可分为 K_1(天然产物,来源于绿叶蔬菜)、K_2(由寄生于小肠或结肠内的细菌合成)和 K_3(人工合成)。人体对维生素 K 的需要量每天约 $1\ \mu g/kg$,婴儿每天仅需 $1\ \mu g$。维生素 K 在肠道吸收需要胆盐的帮助,吸收后的维生素 K 在肝细胞微粒体环氧化酶作用下转化为活化的环氧化物(环氧化叶绿醌),又在微粒体还原酶作用下还原为维生素 K;此氧化还原过程有助于微粒体内羧基化酶将维生素 K 依赖因子前体中的谷氨酸转化为 γ 羧基谷氨酸,促使依赖维生素 K 凝血因子的生成。故当维生素 K 缺乏时将影响维生素 K 依赖因子的合成。

维生素 K 缺乏有三个主要原因:①食物摄入不足;②胆盐缺乏所致吸收不良见于完全阻塞性黄疸,胆道手术后引流或瘘管及长期口服抗生素使肠道细菌群受抑制等;③口服与维生素 K 有拮抗作用的抗凝剂,如香豆素类可使环氧化叶绿醌积聚,不能还原为维生素 K。或长期口服抗生素使肠道细菌群受抑制致维生素 K 合成减少。

(二)临床表现

(1)原发病的症状、体征。

(2)出血:维生素 K 缺乏累及凝血因子异常者,临床上不一定有出血倾向。实验研究表明,凝血因子的止血水平不一,凝血酶原为 30%,因子Ⅶ和因子Ⅹ为 10%。①皮肤、黏膜出血:如皮肤紫癜、瘀斑、鼻出血、牙龈出血等,程度一般较轻。②内脏出血:如呕血、黑便、血尿及月经过多等,严重者可致颅内出血。③外伤或手术后渗血。④新生儿出血症:多见于出生后 2~3 天,常表现为脐带出血、消化道出血等。本病出血一般较轻,罕有肌肉、关节及其他深部组织出血的发生。

(三)实验室检查

筛选试验:PT 延长、APTT 延长。

确诊试验:FⅩ、FⅨ、FⅦ、凝血酶原抗原及活性降低。

(四)治疗

治疗首先应解除引起维生素 K 缺乏的各种原因或治疗原发疾病,积极补充维生素 K。

补充维生素 K:①出血较轻者,维生素 K_1 25~50 mg/d,分次口服,持续半个月以上;②出血

严重或有胆道疾病者,维生素 K_1 120～140 mg/d,加入 250～500 mL 葡萄糖溶液中静脉滴注,3～5 天后改用口服制剂。

凝血因子补充:本病如出血严重,维生素 K_1 难以快速止血。可用冷沉淀物 10～20 U/kg,静脉滴注,每 4 小时一次,连用 2～3 天。亦可输注新鲜冷冻血浆。对凝血功能明显障碍有出血症状,或做外科手术前准备时,可输凝血酶原复合物,以补充凝血因子不足。

新生儿出血症并发出血时,可肌肉或静脉注射维生素 K_1 0.5～1.0 mg,每天一次,连续 3～4 天。对出血严重的病例应立即输新鲜血浆或凝血酶原复合物 10 U/kg,每 4～6 小时输注一次。

对于双香豆素类药物过量引起的出血者,应立即停用抗凝剂,静脉或肌内注射维生素 K_1 10～15 mg/d,至出血控制为止。严重出血者,应输新鲜血浆和凝血酶原复合物,以迅速止血。

三、获得性凝血因子Ⅷ抑制物

获得性凝血因子抑制物也称为循环抗凝物质,指一些出现于血液中的病理性大分子,可直接作用于某一特异的凝血因子,影响血液凝固反应。这些抑制物通常属于 IgG 属的抗体,可以中和某个凝血因子的凝血活性。由于多次接受异体血制品所产生的特异性抗凝血因子抗体,称异型抗体;而由于某些免疫异常患者体内所产生的抗凝血因子,称自身抗体。常见的有因子Ⅷ抑制物,少数报道还有Ⅸ、Ⅺ、Ⅴ和Ⅻ等抑制物。

获得性因子Ⅷ抑制物是一种可以中和凝血因子Ⅷ凝血活性的同种抗体或自身免疫抗体。同种抗体多见于血友病 A 患者输血治疗后,发病率占血友病患者的 5%～10%,多是替补疗法的并发症;自身免疫性抗体见于非血友病患者,发病率为 1/10 万。发病患者中 8%～15% 见于产后或妊娠妇女、类风湿关节炎、系统性红斑狼疮、药物变态反应、皮肤疾病及不同类型的肿瘤患者。而约 50% 的患者发病为特发性,没有其他基础疾病存在的证据。其中约 38% 的患者其抑制物会自行消失,尤其是产后妇女。总死亡率约为 22%。

(一)病因及机制

因子Ⅷ缺乏和输注含有因子Ⅷ的血制品,是导致血友病患者因子Ⅷ抑制物形成的主要原因,与抑制物形成相关的因素还包括患者因子Ⅷ基因变异情况、免疫反应状态、血制品的纯度和输注治疗的强度等。有 20%～25% 的重症血友病 A 患者产生因子Ⅷ的抗体,这是替补疗法的并发症。

(二)临床表现

当血友病患者接受因子Ⅷ输注治疗后,如果疗效维持时间缩短或出血症状没有减轻时,尤其是出现严重的关节出血时,应当考虑有因子Ⅷ抑制物存在的可能。而自发获得性因子Ⅷ抑制物患者常表现为自发的血肿和瘀斑,较少出现关节出血,但也有些患者即使受到轻微创伤都可能导致严重的肌肉内出血,因此对既往无出血性疾病的患者,更应怀疑自发获得的因子Ⅷ抑制物的可能。

(三)实验室检查

一般患者初次出血的年龄偏大,若出现不可解释的活化部分凝血酶原时间(APTT)延长,而血小板计数、凝血酶原时间(PT)、凝血酶时间(TT)、纤维蛋白原(FIB)常正常,对常规治疗反应差,应怀疑是否有因子Ⅷ抑制物存在。若用于 FⅧ:C 活性低下,vWF 抗原活性(vWF:Ag)正常,抑制物筛选试验阳性基本可确定诊断。有报道抑制物滴度与 FⅧ:C 活性非线性相关。

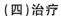

（四）治疗

对血友病 A 中的获得性凝血因子Ⅷ抑制物患者和自发获得的因子Ⅷ抑制物患者的治疗原则，均是控制出血和降低抑制物水平。

伴有抑制物 HA 的治疗原则为迅速止血＋去除抗体。

自发获得的因子Ⅷ抑制物患者接受因子Ⅷ治疗时，不同于血友病患者的是它不具有免疫记忆反应，常常表现为"低反应者"，因此因子Ⅷ达到相对较低浓度时就能取得有效止血。

四、获得性其他凝血因子抑制物

（一）凝血酶原抑制物

该抑制物非常少见，抑制物为 IgG。临床表现可有小手术后伤口出血和胃肠道出血。实验室检查凝血酶和凝血酶原时间均延长，抗凝血酶Ⅲ：Ag 正常。泼尼松和硫唑嘌呤治疗有效，疗程大约 6 周。

（二）获得性因子Ⅴ抑制物

获得性因子Ⅴ抑制物有三种主要的产生方式：自发产生，输入因子Ⅴ缺乏症患者血后，接触牛凝血酶抑制剂后。第一种方式产生的是自发出现的抑制物，原因不明，这种方式产生的抑制物是 IgG 型或 IgM 型的。具有这种抑制物的患者不是表现为临床症状，就是表现为严重的出血倾向。大多数病例中这些抑制物会自然消失。第二种方式产生的抑制物在两例遗传性因子Ⅴ缺乏症患者中有报道，是在输血浆后产生的，其中一例患者的抑制物消失，而另外一位患者持续存在低滴度的抑制物。第三种方式产生的抑制物由局部接触牛凝血酶患者产生的抗体组成。

实验室可见凝血酶原时间延长，正常血浆不能纠正。

治疗可输新鲜血浆或血小板，应用免疫抑制剂环磷酰胺和激素可能有效。据报道，因子Ⅴ抑制物的存在仅 8～10 周。

（三）因子Ⅸ抑制物

研究者认为其发病机制与血友病 B 接受外源性因子Ⅸ有关，抑制物的形成可能与因子Ⅸ基因的缺失有关。偶见于系统性红斑狼疮及其他自身免疫性疾病。临床表现与血友病 A 相似。实验室检查可见部分凝血活酶时间延长，正常血浆不能纠正。治疗应输凝血酶原复合物或冷藏的新鲜血浆。抑制物滴度非常高的可用葡萄球菌 A 蛋白体外吸附治疗；同时可用免疫球蛋白、环磷酰胺和因子Ⅸ联合治疗。

（四）因子Ⅹ抑制物

因子Ⅹ抑制物目前仅见于淀粉样变的患者。当抑制物使因子Ⅹ活性严重减少时可有出血症状，切脾治疗可能有效。

（五）获得性因子Ⅺ抑制物

获得性因子Ⅺ抑制物见于先天性因子Ⅺ缺乏症患者在外伤或手术时接受外源性因子Ⅺ输注而引起因子Ⅺ抑制物，或继发于系统性红斑狼疮等自身免疫性疾病。实验室检查可见部分凝血活酶时间延长，正常血浆不能纠正，凝血酶原时间正常。治疗多输新鲜血浆或凝血酶原复合物浓缩制剂。

（六）因子Ⅻ抑制物

因子Ⅻ抑制物极少见，曾有关于肾病综合征及白血病患者发生因子Ⅻ抑制物的报道。泼尼松治疗可能有效。

(七)获得性因子ⅩⅢ抑制物

获得性因子ⅩⅢ抑制物可发生于先天性因子ⅩⅢ缺乏症患者接受外源性因子ⅩⅢ者,以及用异烟肼、青霉素和普鲁卡因胺者。特点是可发生自发性出血,特别是外伤和手术后的切口。容易反复出血。抑制物滴度往往较高。治疗困难。对因可用环磷酰胺治疗,对症可用新鲜血浆止血。

(张婷婷)

第九节　遗传性凝血因子异常

一、遗传性凝血酶原缺乏症

遗传性凝血酶原缺乏症或因子Ⅱ缺乏症,指凝血酶原合成障碍所致数量的减少或缺乏。由 Quiek 于 1955 年首先报道。本病因功能正常的蛋白质合成降低所引起者又称低凝血酶原血症,因异常蛋白质分子合成引起者称为异常凝血酶原血症。目前认为异常凝血酶原血症的病例多于低凝血酶原血症。

(一)临床表现

本症为常染色体(不完全性)隐性遗传疾病,男女均可遗传,也均可发病,近亲婚配的家族中发病率高。临床表现为程度不同的出血症状,出血倾向的严重性和血浆凝血酶原活性含量相关。凝血酶原活性在 50% 左右的杂合子型者,一般无临床出血表现,少数患者偶有鼻出血,拔牙后出血略多于正常人等症状。凝血酶原活性在 2%~10% 的纯合子型者有较严重的出血倾向。鼻出血、月经量过多、皮肤瘀斑、血尿、拔牙后出血、创伤或手术后出血较常见。可发生血肿、脐带出血及关节出血,但少见。

(二)实验室检查

典型实验室检查结果为 PT 延长,APTT 延长,蛇毒时间延长,但凝血酶时间(TT)正常。PT 延长和 APTT 延长用血清或吸附血浆均不能纠正,用正常新鲜血浆或贮存血浆均能纠正。用特殊的实验进行凝血酶原活性测定(凝血酶原时间二期法)具有诊断意义。纯合子患者 FⅡ:C 水平为正常人水平的 2%~20%,杂合子患者 FⅡ:C 为 40%~75%,其 PT、APTT 正常。用免疫学方法测定抗原,FⅡ:Ag 和 FⅡ:C 平行明显降低者为低凝血原血症;FⅡ:Ag 正常或略低,而 FⅡ:C 显著降低者为异常凝血酶原血症。

(三)诊断

本病的诊断应根据病史包括家族史、临床表现和实验室检查结果,除凝血酶原外的其他维生素 K 依赖因子均应正常。一期法 PT 延长,APTT 延长。PT、APTT 的纠正试验敏感性及特异性较差,故不能作出精确可靠的诊断和鉴别诊断。目前可应用 FⅡ:C 和 FⅡ:Ag 的检测,纯合子型 FⅡ:C 多数在 10%~20%,杂合子型多数在 20%~50%。这不仅有助于诊断,而且有助于与其他依赖维生素 K 因子缺乏症的鉴别。

(四)鉴别诊断

在诊断本病前,应排除由维生素 K 缺乏引起的获得性凝血酶原缺乏,肝病、双香豆素类药物

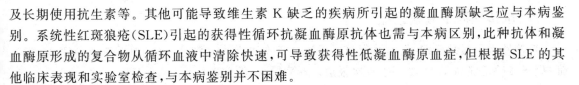

及长期使用抗生素等。其他可能导致维生素 K 缺乏的疾病所引起的凝血酶原缺乏应与本病鉴别。系统性红斑狼疮(SLE)引起的获得性循环抗凝血酶原抗体也需与本病区别,此种抗体和凝血酶原形成的复合物从循环血液中清除快速,可导致获得性低凝血酶原血症,但根据 SLE 的其他临床表现和实验室检查,与本病鉴别并不困难。

(五)治疗

对出血患者用替代治疗。凝血酶原在体内半衰期约为 60 小时。

1.新鲜血浆

对出血不严重的病例可输注新鲜冰冻血浆或 4 ℃保存血浆。

2.凝血酶原复合物

严重出血或手术患者可用凝血酶原复合物。应注意凝血酶原复合物可能引起血栓和 DIC 并发症,在达到有效止血条件下剂量宜小。一般输注凝血酶原复合物 20 U/kg 或血浆 20 mL/kg,可使凝血酶原水平达到正常人的 40%~50%。由于半衰期长,偶尔使用血浆的患者常可达到预防的目的,但一般不需要预防治疗。对严重创伤或手术的患者,血浆凝血酶原水平应提高并维持在40%以上,直到伤口愈合。维生素 K 对本病无治疗作用。预后取决于出血倾向的严重性,以及是否发生输注治疗引起的并发症,如肝炎和艾滋病等。

二、遗传性因子Ⅴ缺乏症

Owren 于 1947 年首先报道此病。有时被称为副血友病。本病罕见。

(一)病因与发病机制

人血浆因子Ⅴ是一种高分子量(M_r 约 300 000)的单链糖蛋白,因子Ⅴ缺乏症以常染色体隐性方式遗传。杂合子的血浆因子Ⅴ活性范围为正常值的 26%~60%,通常无临床症状。

(二)临床表现

遗传性因子Ⅴ缺乏症仅纯合子患者有出血症状,其 FV:C 常小于 10%,表现为皮肤瘀斑、鼻出血、牙龈出血,月经量过多、创伤或拔牙后出血、局部肌内注射后出现血肿,手术后可出现严重出血,血尿和消化道出血也有发生。肌肉和关节出血少见,但也有发生,脑出血罕见。部分患者的出血症状随年龄增加而减轻。杂合子患者无明显出血症状。

(三)实验室检查

约 1/3 的患者出血时间延长,凝血酶原时间延长,部分凝血活酶生成时间延长,蛇毒及正常血清不能纠正凝血缺陷,但能被正常硫酸钡吸附新鲜血浆纠正。诊断需测定其促凝活性(FV:C)。出血严重的纯合子常低于正常人的 1%,有出血症状者常低于 10%,纯合子 FV:C 可达 20%。杂合子 FV:C 常为 30%~60%。

(四)诊断与鉴别诊断

根据病史,临床表现和实验室检查可诊断本病,FV:C 测定具有诊断意义。

本病应与联合 FV 和 FⅧ缺乏症鉴别。获得性因子Ⅴ抑制物可发生于手术后和用抗生素治疗的患者中。常呈暂时性,但可引起出血症状。在严重肝病和 DIC 的病例也可发生 FV 缺乏,也需与遗传性 FV 缺乏症鉴别。

(五)治疗

出血严重的病例需进行替代治疗。目前尚不明确血浆 FV 水平需多少才能维持正常止血机制。一般认为 FV 达到 25%可进行手术。

三、遗传性因子Ⅶ缺乏症

遗传性因子Ⅶ缺乏症,指血浆凝血因子Ⅶ合成障碍所致的数量减少(因子Ⅶ减少症)和缺乏症(因子Ⅶ缺乏症);于1951年被首次报道。本病罕见,发病率估计为1/50万。

(一)临床表现

本病呈常染色体隐性遗传,男、女均可患病,约有18％的病例其双亲有血缘关系。纯合子患者FⅦ:C常小于10％,杂合子接近正常的一半。杂合子患者一般无出血症状,出血严重程度常与FⅦ水平成比例。

临床上有无出血表现取决于血浆因子Ⅶ:C的水平。

轻症患者,因子Ⅶ:C常小于10％,可无出血倾向。

重症患者,因子Ⅶ:C常大于10％,且有出血表现,尤其是纯合子型患者。

(二)实验室检查

本病患者的活化部分凝血激酶时间(APTT)和凝血酶时间(TT)均正常;凝血酶原时间(PT)延长,可被正常血清纠正,蛇毒时间(RVVT)正常,FⅦ:C测定可明确诊断,并可区别纯合子与杂合子。患者因子Ⅶ:C水平减低,纯合子型患者常在5％～10％。

(三)诊断与鉴别诊断

根据出血病史,临床表现和实验室检查,诊断并不困难。FⅦ:C测定具诊断意义。

应排除获得性FⅦ缺乏症、肝病、香豆素类药物、继发于吸收障碍或长期使用抗生素引起的维生素K缺乏。

(四)治疗

治疗原则与血友病B相似。目前治疗可首选凝血酶原复合物(PCC)或新鲜冷冻血浆。由于因子Ⅶ止血水平为10％左右,故一次输注PCC 5～10 U/kg即可使血浆FⅦ维持在15％以上,足以达到有效止血的目的。但由于因子Ⅶ的生物学半衰期为4～6小时,所以需每4～6小时进行1次替代治疗。应选择病毒灭活的制剂进行替代治疗。国外已有重组FⅦ和FⅦa浓缩物。维生素K治疗无效。

四、遗传性因子Ⅹ缺乏症

(一)临床表现

本病为常染色体隐性遗传,男女均可患病,部分病例双亲有血缘关系。因子Ⅹ缺乏症与因子Ⅶ相似,在临床上很难鉴别。因子Ⅹ:C大于15％,一般无临床出血表现;因子Ⅹ:C小于10％,可见程度不一的出血倾向。常见有脐带、消化道、泌尿道、阴道等出血。成人多为创伤、手术后渗血,鼻出血、牙龈出血、皮肤瘀斑和月经量过多等,偶见关节腔、肌肉和颅内出血。

(二)实验室检查

APTT和PT均为延长,它们均可被正常血清纠正,但不被蛇毒纠正,FⅩ:C测定水平降低,纯合子型常小于10％,杂合子型多在40％～60％;因子Ⅹ:Ag水平降低。

(三)治疗

本病出血的治疗为替代治疗,首选PCC、新鲜血浆、新鲜冰冻血浆、去冷沉淀上清血浆。由于因子Ⅹ止血水平为10％,所以每天输注血浆15～25 mL/kg或PCC 15 U/kg足以达到止血目的。手术患者应使因子Ⅹ达到40％～50％,由于因子Ⅹ的生物学半衰期为24～48小时,所以每天输入1次即可。同样应用维生素K治疗无效。尽管十分少见，但仍应注意PCC已有引起血栓形成和DIC的报道。治疗的不良反应主要为血液传播病毒，如各型肝炎和艾滋病病毒等的传染。

（张婷婷）

第十节　弥散性血管内凝血

弥散性血管内凝血（disseminated intravascular coagulation，DIC）是以血管内凝血活化和微血管系统纤维蛋白沉积为特征的一种获得性综合征，导致器官缺血和梗死。在急性DIC中，弥散分布的血栓消耗凝血因子和血小板，引起出血倾向，病死率极高。患有败血症、癌症或产科意外的低血压患者若同时存在出血和血栓，应怀疑发生DIC，需经血涂片和凝血试验检查确诊。近年来，DIC的发病机制与诊治观念均有重大更新，本文综述如下。

一、DIC常见病因

急性DIC可发生于内毒素血症、广泛性组织创伤及妊娠合并先兆子痫、胎盘早剥或羊水栓塞的患者，也可见于各种原因导致的低血压或休克患者，如复杂手术、大面积卒中或心脏病发作过程中均可发生急性DIC。

慢性DIC与恶性肿瘤、主动脉瘤和巨大血管瘤相关，也见于死胎滞留患者。恶性肿瘤患者主要危险因素是高年、男性、晚期癌症和肿瘤坏死。多数患者患有肺、乳腺、前列腺或结、直肠等部位的腺瘤。合并DIC的癌症患者较不合并DIC者生存率减低。

二、DIC病理生理改变

近年来随着研究的深入，对DIC的发病机制有了更为准确的理解。现在认为导致DIC的始动因素是组织因子（TF）过度表达。败血症患者单核细胞和巨噬细胞表面可见TF大量表达，过度表达的TF最终导致DIC发生。此外，在DIC患者中由活化单核细胞合成的促炎细胞因子（如白介素IL-1和肿瘤坏死因子TNF-α）浓度增高，可使血管内皮细胞表达TF而介导凝血。严重组织创伤，尤其是颅脑损伤后，TF释放于血液循环。输血反应或恶性疟疾发作导致的血管内溶血也可引起TF释放。胎盘早剥患者子宫内压增高可促使富含TF的蜕膜碎片进入母体血液循环。羊水栓塞时，含TF的羊水和组织也可进入母体循环。

广泛暴露于TF的结果使凝血系统极度活化并产生大量凝血酶，凝血酶过量生成是DIC发展的关键环节。凝血酶促使血小板活化聚集，堵塞微血管，致血小板减少。过量的凝血酶还可结合于抗凝血酶和凝血酶调节蛋白，导致抗凝血酶和凝血酶调节蛋白迅速消耗，抗凝活性下降。凝血酶与凝血酶调节蛋白结合后还可活化蛋白C，造成蛋白C耗竭，有利于微血管血栓形成。

此外，凝血系统一旦被激活，炎症和凝血通路就会相互作用，并进一步放大彼此的反应。凝血酶能够与细胞表面的蛋白酶活化受体相互作用，进一步活化细胞并扩大炎症反应；而作为急性炎症反应的一部分，C4B结合蛋白血浆浓度增高，能结合更多的血浆游离蛋白S，使蛋白S不能作为蛋白C的辅助因子，从而导致蛋白C抗凝活性降低。炎症反应还可使纤溶酶原激活剂抑制物-1(PAI-1)升高,PAI-1 与组织型纤溶酶原激活剂(tPA)比例失调,从而抑制了纤溶活性。

在这种条件下纤维蛋白形成而纤溶活性下降致其清除受损,导致中、小血管内血栓形成。当红细胞通过部分堵塞的血管及伴随 DIC 出现的巨噬细胞活化,导致红细胞破碎和微血管病性溶血性贫血。

三、DIC 诊断

急性 DIC 时,血小板、凝血因子(尤其是 FV 和 FⅧ)及纤维蛋白原被迅速消耗,并产生纤维蛋白降解产物(FDPs),如 X 碎片和 E 碎片。它们结合于纤维蛋白,增强 tPA 活性,使血凝块快速溶解。血小板和凝血因子的消耗加之纤溶活性增强,引起胃肠道、泌尿生殖道、静脉穿刺部位等持续出血。因微血管或大血管内血栓形成,也可出现器官缺血的征象。

在慢性 DIC 中,某些凝血因子产生增加的速度超过其消耗的速度,致纤维蛋白原和 FⅧ等浓度不降反而增高,但血小板水平持续减低。纤维蛋白原和 FⅧ 水平增高而凝血因子抑制物及纤溶系统组成成分(纤溶酶原和 tPA)消耗,使体内凝血与抗凝血系统的平衡向有利于血栓形成的方向偏移。

目前尚无单一指标可确诊 DIC。任何患有败血症、休克、广泛性组织损伤或产科意外的患者若出现出血征象,应考虑并发急性 DIC,应进行血小板计数、APTT、PT、纤维蛋白原和 FDPs 等检测。基于以上检测指标,国际血栓与止血学会 DIC 分会为显性 DIC 制定了一个评分系统,并为慢性 DIC 制定了一个包括检测抗凝血酶、蛋白 C 及凝血活化分子标志物的评分系统。对于识别早期非显性 DIC,不仅要注意那些异常结果,更要注意那些异常结果的变化趋势。

四、DIC 治疗

DIC 临床表现复杂而多变,应根据 DIC 的性质、患者的年龄、引起 DIC 的原因、出血或血栓的部位及严重度、血流动力学及其他临床参数对 DIC 患者进行个体化治疗。DIC 的治疗最主要的是消除引起 DIC 的基础疾病。

(一)急性 DIC

原发病的治疗是一项根本措施,同时应加强支持治疗。如应用抗生素控制感染,给予休克患者扩充血容量治疗,低氧血症时给予供氧;产科意外患者清除子宫内容物。另外要控制异常的止、凝血状态。急性 DIC 患者常因低纤维蛋白原血症而出现严重出血,给予纤维蛋白原输注以提高纤维蛋白原水平。严重血小板减少及 FDPs 增高导致的血小板功能异常可引起持续出血,输注血小板可提高血小板计数,有利于控制出血。血小板输注也可提供 FV,FV 存在于血小板颗粒中。目前还没有临床或实验室的资料显示血小板和血浆等的替代治疗。

因 DIC 源于凝血系统活化,DIC 时应用抗凝剂是否有益一直是热点问题。最初应用肝素治疗急性 DIC 证实是有害的,它可使出血加重、死亡率增加。然而近来有实验表明,肝素至少可部分抑制败血症或其他原因 DIC 的凝血系统活化,但对有出血倾向的患者应用肝素治疗的安全性仍存有争议。另有报道指出,肝素虽然可以抑制凝血酶的过度生成,但目前尚无临床对照试验显示它对 DIC 患者的临床转归有益。

一项对伴有多器官功能障碍的败血症患者进行的大规模临床试验证实,应用重组人活化蛋白 C(raPC)24 μg/(kg·h)共 96 小时,可将死亡率由 30.8% 降至 24.7%($P=0.005$)。严重出血仅由 2.0% 轻微增加至 3.5%($P=0.06$)。另有报道指出,活化蛋白 C 兼有抗凝和抗炎作用,故对败血症引起的 DIC 效果较好。

一项对败血症合并 DIC 患者应用抗凝血酶浓缩制剂治疗的研究显示,死亡率由 47％降至 32％。出血率未见报道。

(二)慢性 DIC

慢性 DIC 的治疗首先也在于控制原发病,如对死胎滞留的患者进行宫腔清理。但慢性 DIC 最常见原因是癌症,并且许多肿瘤对治疗反应差。肝素可用来控制 DIC 的某些表现,如移行性血栓性静脉炎、静脉血栓栓塞和肺纤维蛋白沉积。以往普通肝素的用法是 500 U/h 持续静脉输注或每 8 小时 10 000 U 皮下注射。最近证实,皮下应用低分子量肝素(LMWH)是安全有效的。用药剂量需根据临床反应及纤维蛋白原和血小板计数的实验室检测结果进行相应调整。

综上所述,DIC 的研究进展主要有以下几点:在发病机制方面强调绝大多数 DIC 的发生是通过组织因子途径实现的,组织因子是启动凝血的主要因素;在诊断上,DIC 专业委员会一致主张 DIC 的诊断应当以血小板及基本凝血指标检查为主,进行量化计分;治疗 DIC 的关键是特异有效地治疗引起 DIC 的基础疾病,控制凝血活化,急性 DIC 时输注血小板、纤维蛋白原等替代治疗是必要的;因无临床对照研究证明肝素对急性 DIC 的确切疗效,故对于急性 DIC 目前不主张应用肝素治疗,或者仅在败血症等引起的 DIC 中试用低分子量肝素。应当强调的是,DIC 的发病机制错综复杂,应根据具体情况,采取综合措施,才有可能达到较满意的效果,提高 DIC 的存活率。

(张婷婷)

第十一节　急性白血病

急性白血病(AL)是一组起源于造血干细胞的恶性克隆性疾病。不成熟的造血细胞大量增殖并蓄积于骨髓和外周血,导致正常造血受抑,同时可浸润肝、脾、淋巴结等组织器官,临床表现为一系列浸润征象。病情发展迅速,如不及时治疗,通常数月内死亡。

一、分类

AL 分为急性髓系白血病(AML)和急性淋巴细胞白血病(ALL)两大类。

(一)AL 法美英(FAB)分型

1.AML 的 FAB 分型

M_0(急性髓系白血病微分化型,minimally differentiated AML):骨髓原始细胞＞30％,无嗜天青颗粒及 Auer 小体,核仁明显,髓过氧化物酶(MPO)及苏丹黑 B 阳性细胞＜3％;电镜下 MPO 阳性;CD_{33} 或 CD_{13} 等髓系标志可呈阳性,淋巴抗原常为阴性,血小板抗原阴性。

M_1(急性粒细胞白血病未分化型,AML without maturation):原粒细胞(Ⅰ型＋Ⅱ型,原粒细胞质中无颗粒为Ⅰ型,出现少数颗粒为Ⅱ型)占骨髓非红系有核细胞(NEC,指不包括浆细胞、淋巴细胞、组织嗜碱性细胞、巨噬细胞及所有红系有核细胞的骨髓有核细胞计数)的 90％以上,其中至少 3％以上的细胞为 MPO 阳性。

M_2(急性粒细胞白血病部分分化型,AML with maturation):原粒细胞占骨髓 NEC 的

30%～89%，其他粒细胞＞10%，单核细胞＜20%。

我国将 M_2 又分为 M_{2a} 和 M_{2b}，后者由我国学者提出，特点为骨髓中原始及早幼粒细胞增多，但以异常的中性中幼粒细胞为主，有明显的核浆发育不平衡，核仁常见，此类细胞＞30%。

M_3（急性早幼粒细胞白血病，acute promyelocytic leukemia，APL）：骨髓中以颗粒增多的早幼粒细胞为主，此类细胞在 NEC 中＞30%。

M_4（急性粒-单核细胞白血病，acute myelomonocytic leukemia，AMML）：骨髓中原始细胞占 NEC 的 30%以上，各阶段粒细胞占 30%～80%，各阶段单核细胞＞20%。

M_4Eo（AML with eosinophilia）：除上述 M_4 型的特点外，嗜酸性粒细胞在 NEC 中＞5%。

M_5（急性单核细胞白血病，acute monocytic leukemia，AMoL）：骨髓 NEC 中原单核、幼单核及单核细胞≥80%。原单核细胞≥80%为 M_{5a}，＜80%为 M_{5b}。

M_6（红白血病，erythroleukemia，EL）：骨髓中幼红细胞≥50%，NEC 中原始细胞（Ⅰ型＋Ⅱ型）≥30%。

M_7（急性巨核细胞白血病，acute megakaryoblastic leukemia，AMeL）：骨髓中原始巨核细胞≥30%。血小板抗原阳性，血小板过氧化物酶阳性。

2.ALL 的 FAB 分型

L_1：原幼淋巴细胞以小细胞（直径≤12 μm）为主，细胞质少，核型规则，核仁小而不清楚。

L_2：原幼淋巴细胞以大细胞（直径＞12 μm）为主，细胞质较多，核型不规则，常见凹陷或折叠，核仁明显。

L_3：原幼淋巴细胞以大细胞为主，大小一致，胞浆多，内有明显空泡，细胞质嗜碱性，染色深，核型规则，核仁清楚。

（二）AL 世界卫生组织（WHO）分型

WHO 分型是基于 FAB 分型，结合形态学（morphology）、免疫学（immunology）、细胞遗传学（cytogenetics）和分子生物学（molecular biology）制订而成的，即所谓的 MICM 分型，其更能适合现代 AL 治疗策略的制定。

1.AML 的 WHO 分型（2008 年）

（1）伴重现性遗传学异常的 AML：①AML 伴 t（8；21）（q22；q22）；RUNX1-RUNX1T1；②AML 伴 inv（16）（p13.1q22）或 t（16；16）（p13.1；q22）；CBFβ-MYH11；③APL 伴 t（15；17）（q22；q12）；PML-RARα；④AML 伴 t（9；11）（p22；q23）；MLL-MLLT3；⑤AML 伴 t（6；9）（p23；q34）；DEK-NUP214；⑥AML 伴 inv（3）（q21q26.2）或 t（3；3）（q21；q26.2）；RPN1-EVI1；⑦AML（原始巨核细胞性）伴 t（1；22）（p13；q13）；RBM15-MKL1；⑧AML 伴 NPM1 突变（暂命名）；⑨AML 伴 CEBPA 突变（暂命名）。

（2）AML 伴骨髓增生异常相关改变。

（3）治疗相关的 AML。

（4）非特殊类型 AML（AML，NOS）：①AML 微分化型；②AML 未分化型；③AML 部分分化型；④急性粒单核细胞白血病；⑤急性单核细胞白血病；⑥急性红白血病；⑦急性巨核细胞白血病；⑧急性嗜碱性粒细胞白血病；⑨急性全髓增生伴骨髓纤维化。

（5）髓系肉瘤。

（6）Down 综合征相关的髓系增殖：①短暂性异常骨髓增殖（TAM）；②Down 综合征相关的髓系白血病。

（7）母细胞性浆细胞样树突细胞肿瘤。

2.ALL 的 WHO 分型（2008 年）

（1）前体 B 细胞 ALL（B-ALL）①非特殊类型的 B-ALL（B-ALL，NOS）；②伴重现性遗传学异常的 B-ALL：B-ALL 伴 t（9；22）（q34；q11），BCR/ABL；B-ALL 伴 t（v；11q23），MLL 重排；B-ALL伴 t（12；21）（p13；q22），TEL-AML1（ETV6-RUNX1）；B-ALL 伴超二倍体；B-ALL 伴亚二倍体；B-ALL 伴 t（5；14）（q31；q32），IL3-IGH；B-ALL 伴 t（1；19）（q23；p13），E2A-PBX1（TCF3-PBX1）。

（2）前体 T 细胞 ALL（T-ALL）。

（3）Burkitt 型白血病。

二、临床表现

起病急缓不一。临床表现主要与正常造血受抑和白血病细胞浸润有关，多无特异性。

（一）正常骨髓造血功能受抑表现

白血病细胞大量增殖后，抑制了骨髓中正常白细胞（WBC）、血小板（PLT）和红细胞的生成，从而引起相关表现。

1.发热

半数患者以发热为早期表现，主要与粒细胞缺乏所致的感染或白血病本身发热有关，但后种情况多≤38.5 ℃。热度从低热至高热不等，热型不定。常见感染部位有上呼吸道、肺部、口腔、肛周及全身（败血症）等。因正常 WBC 减少，局部炎症症状可以不典型。最常见的致病菌为革兰阴性杆菌，其次为革兰阳性球菌。因伴有免疫功能缺陷，还可能出现病毒、真菌及卡氏肺孢子菌感染等。

2.出血

40％患者以出血为早期表现，主要与 PLT 减少和凝血功能异常有关。表现为皮肤瘀点瘀斑、鼻出血、牙龈出血、月经过多等。颅内出血可出现头痛、呕吐、双侧瞳孔不对称，甚至昏迷、死亡。约62％AL 患者死于出血，其中87％为颅内出血。弥散性血管内凝血（DIC）常见于 APL，表现为全身广泛性出血；ALL 少见。

3.贫血

半数患者就诊时已有重度贫血，尤其是继发于骨髓增生异常综合征（MDS）者。多呈正常细胞性贫血，进行性加重。表现为面色苍白、虚弱、头昏甚至呼吸困难等。年老体弱患者可诱发心血管症状。

（二）白血病细胞增殖浸润表现

1.淋巴结和肝大、脾大

淋巴结肿大多见于 ALL。以颈、腋下和腹股沟等处多见，一般无触痛和粘连，质地中等。可有轻至中度肝大、脾大，除非是继发于骨髓增殖性肿瘤（如慢性髓性白血病，CML），否则巨脾罕见。

2.骨骼和关节

常有胸骨下端的局部压痛，提示骨髓腔内白血病细胞过度增殖，具有一定特异性。白血病细胞浸润至骨膜、骨和关节会造成骨骼和关节疼痛，儿童多见。骨髓坏死时可引起骨骼剧痛。

3.粒细胞肉瘤

2％～14％的 AML 患者出现粒细胞肉瘤,又称绿色瘤,因原始细胞聚集于某一部位,富含的 MPO 使切面呈绿色而得名。常累及骨膜,尤其是眼眶部,引起眼球突出、复视或失明。

4.口腔和皮肤

牙龈浸润时会出现牙龈增生和肿胀;皮肤浸润时呈蓝灰色斑丘疹或皮肤粒细胞肉瘤,局部皮肤隆起变硬,多见于 M_4 和 M_5。部分患者具有 Sweet 综合征表现:发热、肢端皮肤红色斑丘疹或结节,皮肤组织病理检查见皮层大量成熟中性粒细胞浸润。

5.中枢神经系统白血病(central nervous system leukemia,CNSL)

多见于儿童、高白血病细胞、ALL 和 M_5 患者,常发生在缓解期,少数以 CNSL 为首发表现。临床无症状或出现头痛、恶心、呕吐、颈项强直、抽搐及昏迷等。脊髓浸润可发生截瘫,神经根浸润可产生各种麻痹症状。由于化疗药物难以透过血脑屏障,隐藏于 CNS 的白血病细胞不能有效杀灭,从而导致髓外复发。

6.胸腺

约 10％的 ALL 患者有前纵隔(胸腺)肿块,多见于 T-ALL。巨大的前纵隔肿块压迫大血管和气管,还会引起上腔静脉压迫综合征或上纵隔综合征,出现咳嗽、呼吸困难、发绀、颜面水肿、颅内压增高等表现。

7.睾丸

常为单侧、无痛性肿大,多见于 ALL 化疗缓解后的男性幼儿或青年,是除 CNSL 外又一重要的髓外复发的部位。

8.其他

胸膜、肺、心、消化道、泌尿系统等均可受累,可无临床表现。儿童患者的扁桃体、阑尾或肠系膜淋巴结被浸润时,常误诊为外科疾病。

三、实验室检查

(一)血常规

大部分患者 WBC 数增高。$>10×10^9/L$ 者称为白细胞增多性白血病;$>100×10^9/L$ 称高白细胞性白血病。也有不少患者 WBC 计数正常或减少,低可 $<1.0×10^9/L$,称为白细胞不增多性白血病。血片分类检查常见原始和/或幼稚细胞,但白细胞不增多性病例可能阙如。伴有不同程度的贫血,少数病例血片上红细胞大小不等,可找到幼红细胞。约 50％患者 PLT $<60×10^9/L$。

(二)骨髓细胞学检查

骨髓细胞形态学检查是诊断 AL 的基础。骨髓增生多明显活跃或极度活跃,约 10％的 AML 增生低下,称为低增生性 AL。原始细胞占全部骨髓有核细胞 $≥30％$(FAB 分型标准)或 $≥20％$(WHO 分型标准)。多数病例骨髓象中白血病性的原幼细胞显著增多,而较成熟的中间阶段细胞阙如,并残留少量成熟粒细胞,形成"裂孔"现象。正常的巨核细胞和幼红细胞减少。Auer 小体常见于急性髓系白血病,有时可见于 AML M_4 和 M_5 白血病细胞,但不见于 ALL。

(三)细胞化学

将细胞学和化学相结合,在结构完整的白血病细胞中原位显示其化学成分和分布状况,为鉴别各类 AL 提供重要依据。常见反应见表 5-2。

表 5-2　常见 AL 类型鉴别

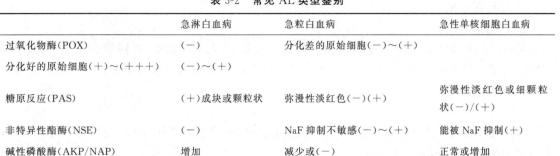

	急淋白血病	急粒白血病	急性单核细胞白血病
过氧化物酶(POX)		分化差的原始细胞(－)～(＋)	
	分化好的原始细胞(＋)～(＋＋＋)	(－)～(＋)	
糖原反应(PAS)	(＋)成块或颗粒状	弥漫性淡红色(－)(＋)	弥漫性淡红色或细颗粒状(－)/(＋)
非特异性酯酶(NSE)	(－)	NaF 抑制不敏感(－)～(＋)	能被 NaF 抑制(＋)
碱性磷酸酶(AKP/NAP)	增加	减少或(－)	正常或增加

(四)免疫学

根据白血病细胞表达的系列相关抗原确定其来源,如淋巴系 T/B、粒-单系、红系、巨核系,后三者统称为髓系。白血病免疫分型欧洲组(EGIL)提出了免疫学积分系统,将 AL 分为四型:①急性未分化型白血病(AUL),髓系和 T 或 B 系抗原积分均≤2;②急性混合细胞白血病或急性双表型(白血病细胞同时表达髓系和淋巴系抗原)或双克隆(两群来源于各自干细胞的白血病细胞分别表达髓系和淋巴系抗原)或双系列(除白血病细胞来自同一干细胞外余同双克隆型)白血病,髓系和 B 或 T 淋巴系积分均>2;③伴有髓系抗原表达的 ALL(My＋ALL),T 或 B 淋巴系积分>2 同时髓系抗原表达,但积分≤2,和伴有淋巴系抗原表达的 AML(Ly＋AML);髓系积分>2 同时淋巴系抗原表达,但积分≤2;④单表型 AML,表达淋巴系(T 或 B)者髓系积分为 0,表达髓系者淋巴系积分为 0。

特定的免疫表型与细胞形态、染色体改变存在一定的相关性:如高表达 CD_34 和 CD117 的白血病细胞往往分化较差;伴 t(8;21)的 AML 常伴有 B 细胞表面标志 CD19 和 CD79a;M3 细胞 CD_{13} 和 CD_{33} 强阳性,而 HLA-DR 表达缺失。

(五)细胞遗传学和分子生物学

半数以上 AL 患者存在染色体核型异常。AML 最常见的染色体改变为 t(15;17)、t(8;21)、inv(16)、＋8、＋21 等;而成人 ALL 中最常见的是 Ph 染色体。许多染色体异常伴有特定基因的改变。例如M3t(15;17)(q22;q21)系 15 号染色体上的 PML(早幼粒白血病基因)与 17 号染色体上 RARα(维 A 酸受体基因)形成 PML/RARα 融合基因。此外,某些 AL 还存在 N-RAS 癌基因点突变、活化,抑癌基因 P53、Rb 失活等。

(六)血液生化改变

血清乳酸脱氢酶可增高,AML 中 M_4 和 M_5 多见,但增高程度不如 ALL。血和尿中尿酸浓度增高,尤其是化疗期间。M_5 和 M_4 血清和尿溶菌酶活性增高,而 ALL 常降低。如发生 DIC 或纤溶亢进,则相应的凝血检测异常。合并 CNSL 时,脑脊液压力增高,WBC 数增多($>0.01\times10^9$/L),蛋白质增多(>450 mg/L),而糖定量减少,涂片中可找到白血病细胞。脑脊液清浊度随所含的细胞数而异。

四、诊断和鉴别诊断

(一)诊断

根据临床表现、血象和骨髓象特点诊断 AL 一般不难。但应尽可能完善初诊患者的 MICM 检查,综合判断患者预后并制定相应的治疗方案。

(二)鉴别诊断

1.类白血病反应

类白血病反应表现为外周血 WBC 增多,涂片可见中、晚幼粒细胞;骨髓粒系左移,有时原始细胞会增多。但类白血病有原发病,血液学异常指标随原发病的好转而恢复;NAP 活力显著增高;无 Auer 小体。

2.MDS

MDS 的 RAEB 型外周血和骨髓中均可出现原始和/或幼稚细胞,但常伴有病态造血,骨髓中原始细胞<20%,易与 AL 鉴别。

3.再生障碍性贫血(AA)及特发性血小板减少性紫癜(ITP)

主要与 WBC 不增多性白血病相区别。根据 AL 的临床浸润征象和骨髓检查不难鉴别。

4.传染性单核细胞增多症(infectious monocytosis,IM)

临床表现类似,如发热、淋巴结和肝大、脾大等。外周血出现大量异形淋巴细胞,但形态不同于原始细胞;血清中嗜异性抗体效价逐步上升;可检测出 EB 病毒标志物;病程短,为自限性疾病。

五、治疗

AL 确诊后根据 MICM 结果进行预后分层,结合患者基础状况、自身意愿和经济能力等,制定个体化治疗方案并及早治疗。治疗期间,建议留置深静脉导管。适合造血干细胞移植(HSCT)的患者尽早行 HLA 配型。

(一)抗白血病治疗

1.治疗策略

诱导缓解治疗:抗白血病治疗的第一阶段,主要是联合化疗使患者迅速获得完全缓解(complete remission,CR)。CR 定义为白血病的症状和体征消失,外周血中性粒细胞绝对值$\geq 1.5 \times 10^9$/L,PLT$\geq 100 \times 10^9$/L,白细胞分类中无白血病细胞;骨髓原粒细胞(原单+幼单核细胞或原淋+幼淋巴细胞)$\leq 5\%$,M_3 则要求原粒+早幼粒细胞$\leq 5\%$且无 Auer 小体,红细胞及巨核细胞系正常,无髓外白血病。理想的 CR 状态,白血病免疫学、细胞遗传学和分子生物学异常均应消失。

缓解后治疗:争取患者的长期无病生存(DFS)和痊愈。初治时体内白血病细胞数量 $10^{10} \sim 10^{12}$,诱导缓解达 CR 时,体内仍残留白血病细胞,称为微小残留病(minimal residual disease,MRD),数量为$10^8 \sim 10^9$,所以必须进行 CR 后治疗,以防复发。包括巩固强化治疗和维持治疗。

2.AML 的治疗

诱导缓解(除 M_3):最常用的是阿糖胞苷(Ara-C)联合蒽环/蒽醌类药物组成的"3+7"方案:蒽环/蒽醌类药物,静脉注射,第 1~3 天;联合 Ara-C 100~200 mg/(m² · d),静脉滴注,第1~7 天。蒽环/蒽醌类药物主要有柔红霉素(DNR)、米托蒽醌(MIT)和去甲氧柔红霉素(IDA),其中 DNR 最为常用。提高蒽环/蒽醌类药物剂量或采用高剂量 Ara-C(HD Ara-C)不能提高 CR率,但对延长缓解期有利。国内采用生物酯碱-高三尖杉酯碱(HHT)联合 Ara-C 诱导治疗AML,CR 率为 60%~65%(表 5-3)。

表 5-3 急性白血病常用联合化疗方案

方案	药物	剂量和用法
DA	柔红霉素	45 mg/(m² · d),静脉注射,第 1~3 天
	阿糖胞苷	Ara-C 100~200 mg/(m² · d),静脉滴注,第 1~7 天
MA	米托蒽醌	8~12 mg/(m² · d),静脉注射,第 1~3 天
	阿糖胞苷	Ara-C 100~200 mg/(m² · d),静脉滴注,第 1~7 天
IA	去甲氧柔红霉素	12 mg/(m² · d),静脉注射,第 1~3 天
	阿糖胞苷	Ara-C 100~200 mg/(m² · d),静脉滴注,第 1~7 天
HA	高三尖杉酯碱	3~4 mg/(m² · d),静脉滴注,第 5~7 天
	阿糖胞苷	Ara-C 100~200 mg/(m² · d),静脉滴注,第 1~7 天
VP	长春新碱	2 mg,每周静脉注射 1 次
	泼尼松	1 mg/(kg · d),分次口服,连用 2~3 周
DVLP	柔红霉素	30 mg/(m² · d),静脉滴注,每 2 周第 1~3 天,共 4 周
	长春新碱	2 mg,每周第 1 天静脉注射,共 4 周
	左旋门冬酰胺酶	10 000 U/d,静脉滴注,第 19 天开始,连用 10 天
	泼尼松	1 mg/(kg · d),分次口服,连用 4 周
Hyper-CVAD		
A 方案	环磷酰胺	300 mg/(m² · 12 小时),静脉注射 3 小时,第 1~3 天
	长春新碱	2 mg/d,静脉注射,第 4 天、11 天
	阿霉素	50 mg/(m² · d),静脉注射,第 4 天
	地塞米松	40 mg,口服或静脉滴注,第 1~4 天、第 11~14 天
B 方案	甲氨蝶呤	1 g/m²,静脉滴注,第 1 天
	阿糖胞苷	3 g/m²,每 12 小时 1 次,共 4 次,第 2~3 天

诱导化疗后早期(+7 天)复查骨髓象,根据残留白血病水平和骨髓增生程度及时调整治疗强度,有利于提高诱导缓解率。

1 个疗程获 CR 者 DFS 高,而 2 个疗程诱导才达 CR 者 5 年 DFS 仅 10%。2 个标准疗程仍未 CR 者,提示患者存在原发耐药,需更换方案,是进行异基因 HSCT 的适应证。

M₃诱导缓解治疗:全反式维 A 酸(ATRA)25~45 mg/(m² · d)口服直至缓解。治疗机制与 ATRA 诱导带有 PML-RARα 融合基因的早幼粒白血病细胞分化成熟有关。ATRA 联合化疗可提高 CR 率、降低维 A 酸综合征(retinoic acid syndrome,RAS)的发生率和病死率。RAS 多见于 M₃单用 ATRA 诱导过程中,发生率 3%~30%,可能与细胞因子大量释放和黏附分子表达增加有关。临床表现为发热、体重增加、肌肉骨骼疼痛、呼吸窘迫、肺间质浸润、胸腔积液、心包积液、水肿、低血压、急性肾衰竭等。初诊时 WBC 较高或治疗后迅速上升者易发生 RAS。治疗包括暂停 ATRA、吸氧、利尿、高剂量地塞米松(10 mg,静脉注射,每天 2 次)和化疗等。M₃合并出血者可输注新鲜冰冻血浆和血小板。国内 ATRA+砷剂±化疗也可作为 M₃一线诱导治疗。

缓解后治疗:①初诊时白血病细胞高,伴髓外病变,M₄/M₅,存在 t(8;21)或 inv(16)、CD₇⁺和 CD₅₆⁺,或有颅内出血者,应在 CR 后做脑脊液检查并鞘内预防性用药。②AML 比 ALL 的治疗时段明显缩短。但 M_3 用 ATRA 获得 CR 后,仍需化疗、ATRA 及砷剂等药物交替维持治疗 2~3 年。AML CR 后可采用 HD Ara-C 方案($2~3 g/m^2$,每 12 小时 1 次,静脉滴注 3 小时)巩固强化,连用 6~8 个剂量,单用或与安吖啶、MIT、DNR、IDA 等联用。伴有累及 CBF 融合基因的 AML 适用 HD Ara-C 巩固强化至少 3~4 个疗程,长期维持治疗已无必要。建议:①高危组首选异体 HSCT;②低危组首选 HD AraC 为主的联合化疗;③中危组,HSCT 和化疗均可采用。自体 HSCT(auto-HSCT)适用于部分中低危组患者。

通过多色流式细胞术、定量 PCR 等技术监测患者体内 MRD 水平是预警白血病复发的重要方法。巩固治疗后 MRD 持续高水平或先降后升,往往提示复发高风险。

复发、难治性 AML 的治疗:约 20% 患者标准方案不能获得 CR1,同时很多患者 2 年内会复发,此类患者仍缺乏有效的治疗方式。异基因 HSCT(allo-HSCT)是唯一可能获得长期缓解的治疗措施,移植前通过挽救方案获得缓解有利于提高移植疗效。具体方案选择:①HD Ara-C 联合化疗:年龄 55 岁以下,身体状况及支持条件较好者,可选用。②新型药物联合化疗:新型烷化剂-cloretazine、核苷酸类似物-氯法拉滨、髓系单克隆抗体,以及靶向药物如 FLT-3 抑制剂等。③年龄偏大或继发性 AML 可采用预激方案化疗(如粒细胞集落刺激因子 G-CSF+阿克拉霉素+Ara-C)。M_3 复发者用砷剂治疗仍有效。allo-HSCT 后复发患者可尝试供体淋巴细胞输注(DLI)、二次移植等。

3.ALL 的治疗

诱导缓解:长春新碱(VCR)和泼尼松(P)组成的 VP 方案(参见表 5-3),仍是 ALL 诱导缓解的基本方案,能使 50% 成人 ALL 获得 CR,但易复发,CR 期 3~8 个月。DVLP 方案现为 ALL 诱导的推荐标准方案[DNR+VCR+左旋门冬酰胺酶(L-ASP)+P],CR 率为 75%~92%。DVLP 加用环磷酰胺(CTX)或 Ara-C,可提高 T-ALL 的 CR 率和 DFS。CTX 会致出血性膀胱炎,临床上常用美司钠预防。hyper-CVAD 作为 ALL 的诱导治疗,CR 率也可达 90%。高剂量甲氨蝶呤(HD-MTX)+高剂量 CHOP(COPADM 方案)治疗成熟 B-ALL,CR 率为 70%~80%,DFS 为 50%。对于很高危的 Ph+ALL 患者,诱导化疗期间联合伊马替尼,不仅提高 CR 率,还可减少继发耐药的发生。青少年和年轻成人 ALL 按照儿童治疗方案,酌情增加化疗药物的剂量会疗效更好。

缓解后治疗:缓解后的巩固强化和维持治疗十分必要。高危或很高危组 ALL 应首选 allo-HSCT。如未行 allo-HSCT,ALL 总疗程一般需 3 年。为克服耐药并在脑脊液中达到治疗药物浓度,HD AraC($1~3 g/m^2$)和 HD MTX($2~3 g/m^2$)已广为应用。HD MTX 可致严重的黏膜炎,故治疗的同时需加用亚叶酸钙解救。巯嘌呤(6-MP)和 MTX 联用是普遍采用的有效维持方案。30%~40% 的成人 ALL 可生存 5 年以上。

CNSL 的防治:ALL 患者 CNSL 较常见,是最常见的髓外白血病。CNSL 防治措施有头颅放疗、鞘内注射化疗药物和高剂量全身化疗。预防一般采用后两种,通常在 ALL 缓解后开始鞘内注射 MTX。对未曾接受过照射的 CNSL 采用 HD Ara-C(或 HD MTX)化疗联合 CNS 照射(12~18 Gy),至少半数病例有效;或者可联合鞘内注射地塞米松、MTX 和/或 Ara-C。不过先前有照射史的 CNSL,鞘内给药的有效率仅 30%。

睾丸白血病治疗:药物疗效不佳,必须进行放射治疗,即使仅有单侧睾丸肿大也要进行双侧照射和全身化疗。

HSCT:auto-HSCT 复发率较高,对总体生存(OS)的影响并不优于高剂量巩固化疗,现正在被替代中。allo-HSCT 是目前唯一可能治愈 ALL 的手段,40%~65% 患者长期存活。主要适应证为:①复发难治性 ALL。②第二次缓解期(CR2)ALL:CR1 持续时间<30 个月或者 CR1 期 MRD 持续高水平。③CR1期高危或很高危 ALL:指伴有染色体畸变如 t(9;22)、t(4;11)、+8;初诊时 WBC>30×10^9/L 的前 B-ALL 和>100×10^9/L 的 T-ALL;达 CR 时间>4~6 周;诱导化疗 6 周后 MRD>10^{-2}且在巩固维持期持续存在或不断增高者。

ALL 复发治疗:骨髓复发最常见,髓外复发多见于 CNS 和睾丸。单纯髓外复发者多能同时检出骨髓 MRD,随之出现血液学复发;因此髓外局部治疗的同时,需进行全身化疗。ALL 一旦复发,不管采用何种化疗方案,CR2期通常都较短暂(中位时间 2~3 个月),长期生存率<5%,应尽早考虑 allo-HSCT 或二次移植。

4.老年 AL 的治疗

>60 岁的 AL 中,由 MDS 转化而来、继发于某些理化因素、耐药、重要器官功能不全、不良核型者多见,疗效近 30 年来未能取得明显进步,治疗更应强调个体化。多数患者化疗需减量用药,有条件的单位应鼓励患者加入临床研究。有 HLA 相合的同胞供体者可行降低强度预处理HSCT(RIC-HSCT)。

(二)一般治疗

1.紧急处理高白细胞血症

循环血液中 WBC 数>200×10^9/L 时,患者可产生白细胞淤滞症,表现为呼吸困难、低氧血症、言语不清、颅内出血、阴茎异常勃起等,病理学显示白血病血栓梗死与出血并存。当血 WBC>100×10^9/L 时可使用血细胞分离机(APL 除外),快速清除过高的 WBC,同时给以化疗药物及水化碱化处理,预防高尿酸血症、酸中毒、电解质紊乱、凝血异常等并发症,减少肿瘤溶解综合征的发生风险。化疗药物可选用所谓化疗前短期预处理方案:AML 用羟基脲 1.5~2.5 g/6 h(总量 6~10 g/d),约 36 小时;ALL 用地塞米松 10 mg/m^2,静脉注射,联合或不联合其他化疗药物(如 CTX)。

2.防治感染

AL 患者常伴有粒细胞减少,特别是在化、放疗后,可持续相当长时间,同时化疗常致黏膜损伤,故患者宜住消毒隔离病房或层流病房,所有医护人员和探访者在接触患者之前应洗手、消毒。G-CSF或粒-单核系集落刺激因子(GM-CSF)可缩短粒细胞缺乏期,适用于 ALL;对于老年、强化疗或伴感染的 AML 也可使用。如有发热,应积极寻找感染源并迅速经验性抗生素治疗,待病原学结果出来后调整抗感染药物。

3.成分输血

严重贫血可吸氧、输浓缩红细胞,维持 Hb 含量>80 g/L;但白细胞淤滞时不宜马上输注,以免增加血黏度。PLT 过低会引起出血,需输注单采血小板,维持 PLT 数≥10×10^9/L;合并发热和感染者可适当放宽输注指征。为预防输血反应及输血后移植物抗宿主病(GVHD)的发生,建议成分血经白细胞过滤并经辐照(约 25 Gy)处理灭活淋巴细胞后再输注。

4.代谢并发症

白血病细胞负荷较高者,尤其是在化疗期间,容易产生高尿酸血症、高磷血症和低钙血症等代谢紊乱,严重者会合并高钾血症和急性肾功能损害。因此临床上应充分水化(补液量>3 L/d,每小时尿量>150 mL/m^2)、碱化尿液,同时予别嘌醇(每次 100 mg,每天 3 次)降低尿酸。无尿和少尿患者按急性肾衰竭处理。

(张婷婷)

第十二节　恶性淋巴瘤

恶性淋巴瘤(malignant lymphoma,ML)是发生于淋巴结和/或结外淋巴组织或器官的免疫细胞肿瘤,来源于淋巴细胞或组织细胞的恶变。按组织病理学改变,目前国际上统一分为霍奇金淋巴瘤(Hodgkin lymphoma,HL)和非霍奇金淋巴瘤(non-Hodgkin lymphoma,NHL)两大类。

淋巴结和淋巴组织遍布于全身并与单核—吞噬细胞系统、血液系统相互沟通,血液和淋巴液可在全身循环,因此淋巴瘤可发生在身体的任何部位。其中淋巴结、扁桃体、脾和骨髓最易受累。临床以无痛性进行性淋巴结肿大和局部肿块为特征性表现,同时可有相应器官压迫症状,肝、脾常肿大,晚期有恶病质、发热及贫血等表现。由于不同患者的病变部位和范围都不相同,因此淋巴瘤的临床表现具有多样性。

恶性淋巴瘤在世界各地均可见,并有逐年增多的趋势,全世界有 450 万以上患者。同时,恶性淋巴瘤在世界范围内的分布也不一致,现已发现几个著名的高发区,如 Burkitt 淋巴瘤发病率较高的中非;成人 T 细胞淋巴瘤发病率高的日本九州和加勒比海等。发达国家的发病率高于发展中国家,城市高于农村。恶性淋巴瘤是淋巴造血系统发病居首位的恶性肿瘤,在我国经标化后淋巴瘤的总发病率男性为 1.39/10 万,女性为 0.84/10 万,男性发病率明显高于女性,但均低于欧美各国及日本。发病年龄最小为 3 个月,最大为 82 岁,以 20 岁~40 岁多见,约占 50%。我国恶性淋巴瘤的死亡率为 1.5/10 万,排在恶性肿瘤的第 11~13 位。虽然本病在我国的发病率和死亡率较低,但由于人口众多,患者总数并不少。与欧美国家相比恶性淋巴瘤在我国具有以下特点:①中部和沿海地区的发病率和死亡率高于内地;②发病年龄曲线为单峰,高峰在 40 岁左右,不同于欧美国家的双峰曲线;③HL 所占比例低于欧美国家;④在 NHL 中滤泡型所占比例很低,弥漫型占大多数;⑤近十年的资料表明,我国的 T 细胞淋巴瘤占 34%,与日本相近,远高于欧美国家,但蕈样真菌病和 Sezary 综合征较少,淋巴母细胞(成淋巴细胞)性淋巴瘤/白血病及发生于咽淋巴环伴消化道受侵的病例较多。

一、病因和发病机制

恶性淋巴瘤的病因和发病机制迄今尚不清楚,其中病毒学说颇受重视。

(一)病毒学说

有关病因的研究大多数从高发区或高发人群开始。1964 年 Epstein 等首先从非洲儿童 Burkitt 淋巴瘤组织传代培养中分离出 Epstein-Barr(EB)病毒后,发现这种 DNA 疱疹型病毒可引起人类 B 淋巴细胞恶变而致 Burkitt 淋巴瘤。Burkitt 淋巴瘤有明显的地方流行性,这类患者 80% 以上血清中 EB 病毒抗体滴定度明显增高,而非 Burkitt 淋巴瘤患者血清 EB 病毒抗体滴定度增高者仅占 14%。普通人群滴定度高者发生 Burkitt 淋巴瘤的机会也明显增多。上述研究均提示 EB 病毒可能是 Burkitt 淋巴瘤的病因。用免疫荧光法检测 HL 患者的血清,部分患者有高效价的 EB 病毒抗体,通过电子显微镜观察 HL 患者淋巴结可以发现 EB 病毒颗粒。在 20%HL 的 R-S 细胞中可找到 EB 病毒,EB 病毒与 HL 的关系极为密切。同时 EB 病毒也可能是移植后淋巴瘤和 AIDS 相关淋巴瘤的病因。但我国为 EB 病毒的高感染区,正常人群 EB 病毒的感染率很高,与淋巴瘤患者无明显区别。

近年来另一项重要发现是 T 细胞淋巴瘤的病毒病因。1976 年日本学者发现成人 T 细胞淋巴瘤/白血病有明显的家族集中趋势,且呈季节性和地区性流行。美国的 Gallo 和日本的 Yoshida 发现逆转录病毒,称之为 T 细胞淋巴瘤/白血病病毒(HTLV-Ⅰ)。HTLV-Ⅰ 被证明是这类 T 细胞淋巴瘤的病因。另一逆转录病毒 HTLV-Ⅱ 近来被认为与 T 细胞皮肤淋巴瘤(蕈样真菌病)的发病有关。Kaposi 肉瘤病毒也被认为是原发于体腔的淋巴瘤的病因。

(二)免疫缺损

淋巴瘤的发生与免疫抑制密切相关,宿主的免疫功能决定宿主对淋巴瘤的易感性。近年来的研究发现遗传性或获得性免疫缺陷伴发淋巴瘤者较正常人多;器官移植后长期应用免疫抑制剂而发生的恶性肿瘤中 1/3 为淋巴瘤;干燥综合征患者中淋巴瘤发病率高于普通人群。在免疫缺陷下,反复感染、异体器官移植及淋巴细胞对宿主的抗原刺激等均可引起淋巴组织的增殖反应,由于 T 抑制细胞缺失或功能障碍,机体缺少自动调节的反馈控制,淋巴组织无限增殖,最终导致淋巴瘤的发生。

(三)化学和物理因素

美国早年曾报告美国中西部农民由于使用杀虫剂和农药,其淋巴瘤的发病率高于正常人数倍,但其机制尚不明了。曾接受 1 Gy 以上辐射的广岛原子弹受害者及曾因脊柱炎进行照射治疗的患者,ML 的发生率均高于正常人群 2 倍。化学药物、苯、石棉和砷等均可导致 ML 发病率增加。

(四)其他

长期服用某些药物可引发淋巴瘤,如苯妥英钠可诱发 ML 等。幽门螺杆菌的慢性感染与胃黏膜相关淋巴组织淋巴瘤的关系密切,不仅能从血清和胃镜检查中找到细菌的证据,还可通过抗生素治疗使大部分幽门螺杆菌阳性的胃黏膜相关淋巴组织淋巴瘤获得良好的治疗效果。

二、病理和分型

恶性淋巴瘤的病理分型包括霍奇金淋巴瘤和非霍奇金淋巴瘤。

(一)霍奇金淋巴瘤

1.大体改变

受累淋巴结肿大,相邻的肿大淋巴结彼此粘连、融合,最长径可达 10 cm 及以上,不活动。颈淋巴结累及者,有时可形成包绕颈部的巨大肿块。肿块常呈结节状,切面为灰白色,呈鱼肉样,可伴坏死。

2.组织学表现

霍奇金淋巴瘤的组织学特征是在以淋巴细胞为主的多种炎性细胞混合浸润的背景上,有具有特殊形态的肿瘤细胞,即 Reed-Sternberg(R-S)细胞的散在分布。典型的 R-S 细胞是一种直径为 20~50 μm 的双核瘤巨细胞,瘤细胞呈圆形或椭圆形,细胞质丰富,细胞核为圆形或椭圆形,两个细胞核呈面对面排列,彼此对称,又称"镜影细胞"。细胞核内有一大而醒目的嗜酸性核仁。除典型 R-S 细胞外,尚可见其他几种 R-S 细胞的衍生细胞,如霍奇金细胞、陷窝细胞、L&H 型细胞(亦称"爆米花"细胞)及多核瘤巨细胞等。

WHO(2008 年)分类中,将 HL 分为五种亚型,其中结节硬化型(NS)、混合细胞型(MC)、淋巴细胞丰富型(LR)和淋巴细胞消减型(LD)四个亚型属经典型霍奇金淋巴瘤(CHL)。结节性淋巴细胞为主型(NLPHL)的瘤细胞特征性地表达 B 细胞的免疫表型而单独列出,以区别于 CHL。HL 各组织学型别及其主要特点见表 5-4。

表 5-4　HL 病理学分类及特征

组织学型别	R-S 细胞	淋巴细胞	特征性表现	预后
NLPHL	+	+++	模糊结节构象,"爆米花"细胞,瘤细胞表达 CD20	好
CHL-NS	++	++	纤维结节分隔,陷窝细胞	好
CHL-MC	++	++	瘤细胞表达 CD15 和 CD30	中等
CHL-LR	+	+++	瘤细胞表达 CD15 和 CD30	较好
CHL-LD	+++	+	瘤细胞表达 CD15 和 CD30	不良

3.病理诊断

典型的 R-S 细胞对 HL 具有诊断价值;陷窝细胞的存在对 HLNS 亦具有诊断意义。当病变组织中缺乏诊断性 R-S 细胞或主要是各种变异型肿瘤细胞时,需借助免疫组织化学染色来协助诊断。CD15 是髓-单核细胞分化抗原,约 70% 的 HL 病例的瘤细胞表达该抗原;CD30 是一种活化淋巴细胞抗原,80%~90% 的病例的瘤细胞该抗原呈阳性。CD15 和 CD30 是最常用于 HL 诊断和鉴别诊断的抗原标记。CD20 是 B 淋巴细胞分化抗原,NLPHL 瘤细胞该抗原呈阳性,且可表达 CD30。

(二)非霍奇金淋巴瘤

非霍奇金淋巴瘤(NHL)占所有淋巴瘤的 80%~90%,其中 2/3 原发于淋巴结,1/3 原发于淋巴结外部位,如消化道、呼吸道、肺、皮肤、涎腺、甲状腺和中枢神经系统等。NHL 与 HL 的不同之处在于其发病部位的随机性或不定性、肿瘤扩散的不连续性、组织学分类的复杂性和临床表现的多样性。在某些 NHL,淋巴瘤与淋巴细胞白血病有重叠,二者为同一疾病的不同发展阶段,并形成一连续谱系,即淋巴瘤为一极,表现为局限占位性病变;而淋巴细胞白血病为另一极,表现为骨髓和外周血的累及。从细胞属性来看,在所有 NHL 中,B 细胞肿瘤占 70% 以上,其次是 T 细胞肿瘤,而 NK 细胞肿瘤则较少见。在我国,成人 NHL 以弥漫大 B 细胞淋巴瘤为多,儿童和青少年则以急性前体淋巴母细胞白血病/淋巴瘤和 Burkitt 淋巴瘤为多。最常见的淋巴结外淋巴瘤主要有黏膜相关淋巴组织淋巴瘤和鼻型 NK/T 细胞淋巴瘤,前者主要发生在胃肠道、涎腺和肺等,后者主要发生于上呼吸道、消化道和皮肤等器官。下面将对几个比较常见的 NHL 的组织学特点及其病理诊断等问题进行简要介绍。

1.前体 B 细胞和 T 细胞肿瘤

前体 B 细胞和 T 细胞肿瘤(precursor B-and T-cell neoplasm)即急性淋巴母细胞性白血病/淋巴瘤(acute lymphoblastic leukemia/lymphoma,ALL)是不成熟的前体 B 或 T 淋巴细胞,即淋巴母细胞来源的一类高侵袭性肿瘤。约 85% 的 ALL 是前体 B 细胞来源,患者多为儿童,常表现为白血病象,即广泛的骨髓累及和外周血白细胞数量增加。约 15% 的 ALL 是前体 T 细胞来源,多见于成年男性,表现为局部包块,常累及胸腺。该肿瘤的基本病理改变是单一形态、中等偏小的肿瘤性淋巴细胞弥漫性增生和浸润,核分裂相多见。一些良性的细胞质淡染的巨噬细胞散在分布于肿瘤细胞之间形成"满天星"图像。B 和 T 淋巴母细胞在形态学上不能区分,必需借助于免疫表型检测。免疫表型检测:该肿瘤除了细胞表达 T 或 B 细胞分化抗原和高 Ki-67 指数外,还特征性表达末端脱氧核苷酸转移酶(TdT)。尚未发现特征性遗传学改变。

2.弥漫大 B 细胞淋巴瘤

弥漫大 B 细胞淋巴瘤(diffuse large B-cell lymphoma,DLBCL)是一组异质性侵袭性或高侵袭性 B 细胞淋巴瘤,约占所有 NHL 的 40%,是最常见的 NHL 类型。60%~70%的侵袭性淋巴组织肿瘤为 DLBCL,约 5%的儿童淋巴瘤为 DLBCL。大多数 DLBCL 原发于淋巴结,部分病例原发于淋巴结外的器官和组织,如胃肠、脾、中枢神经系统、乳腺、骨和软组织,以及睾丸和卵巢等。该肿瘤有六个组织学变型,即中心母细胞性、免疫母细胞性、富于 T 细胞和组织细胞性、间变性、浆母细胞性及表达全长 ALK 性;四个临床亚型,即血管内大 B 细胞淋巴瘤、原发渗出性淋巴瘤、纵隔(胸腺)大 B 细胞淋巴瘤和脓胸相关淋巴瘤等。免疫表型检测:DLBCL 肿瘤细胞表达B 细胞分化抗原 CD19、CD20 和 CD79a,多数表达表面免疫球蛋白(Ig)。根据肿瘤基因表达谱的研究结果可将 DLBCL 分为两类,一是生发中心 B 细胞来源 DLBCL,其肿瘤细胞表达生发中心标记 $BcL-6$ 和 CD10,不表达 MUM_1;二是活化 B 细胞来源 DLBCL,其肿瘤细胞不表达 $BcL-6$ 和CD10,表达 MUM_1。统计学分析表明,前者的预后明显优于后者,故在该肿瘤的病理诊断时需予以区别。

3.Burkitt 淋巴瘤

Burkitt 淋巴瘤(BL)是淋巴滤泡生发中心细胞来源的高侵袭性 B 细胞肿瘤。BL 有三种临床类型:一是地方性 BL,二是散发性 BL,三是免疫缺陷相关性 BL。这三种 BL 的组织学改变相似,但在某些临床表现、基因型和病毒学方面有所不同。EB 病毒潜伏感染与地方性 BL 的发病密切相关,在免疫缺陷相关性 BL 中 EB 病毒也有较高的阳性检出率,而在散发性 BL 中则较低。BL 主要发生于淋巴结外的器官和组织,特别是颌面部、回盲部肠管和肠系膜,以及乳腺等。BL的组织学特征为中等大小、相对单一形态的淋巴细胞弥漫性浸润。高分裂指数和高凋亡是该肿瘤特征性的表现。瘤细胞间散在分布着吞噬有核碎片的巨噬细胞,形成满天星图像。免疫表型检测显示,瘤细胞表达 B 抗原,如 CD19、CD20 和 CD79a;表达滤泡生发中心细胞标记 $BcL-6$ 和CD10。Ki-67 抗体指数高,几乎为 100%。该肿瘤特征性的遗传学改变是涉及第 8 号染色体MYC 基因的异位,最常见的是 t(8;14),少数为 t(2;8)或 t(8;22)。

4.慢性 B 淋巴细胞白血病/小 B 淋巴细胞淋巴瘤

慢性 B 淋巴细胞白血病/小 B 淋巴细胞淋巴瘤(B-CLL/SLL)是成熟 B 细胞来源的惰性肿瘤。15%~30%的患者可转化为前淋巴细胞白血病,约 10%的患者可转化为弥漫性大 B 细胞淋巴瘤,即 Richter 综合征。该肿瘤的基本病理改变为单一形态的小淋巴细胞的弥漫性增生和浸润,核分裂相少见。有时可见前淋巴细胞灶性聚集性分布,形成增殖中心,又称"假滤泡",这种病理改变对 B-CLL/SLL 具有一定的诊断意义。免疫表型检测显示,B-CLL/SLL 有明确的免疫表型,肿瘤细胞表达 B 细胞抗原 CD19 和 CD20 的同时,还表达 CD23 和 CD5,CD43 和 $BcL-2$ 表达也常见,但不表达 CD10 和 cyclin D1。Ki-67 抗体指数低。遗传学常见的是染色体 13q12-14 缺失、11q 缺失和 17p 缺失,染色体易位罕见。

5.滤泡淋巴瘤

滤泡淋巴瘤(follicular lymphoma,FL)是淋巴滤泡生发中心细胞来源的惰性 B 细胞肿瘤。在西方国家 FL 约占所有 NHL 的 50%,在中国 FL 约占 NHL 的 13%。FL 的组织学特征是在低倍镜下肿瘤细胞成明显的结节状生长。肿瘤性滤泡主要由不同比例的中心细胞和中心母细胞组成。约 10%的患者因外周血的累及可致白细胞总数升高(但常低于 $20×10^9/L$)。约 85%的患者有骨髓累及。脾的白髓和肝脏的汇管区也常有肿瘤细胞浸润。免疫表型检测显示,FL 的肿瘤细胞具有正常生发中心细胞的免疫表型,表达 CD19、CD20、CD10 和单克隆性表面免疫球蛋白。约 90% 病例的肿瘤细胞表达 *BcL-2*,而正常滤泡生发中心 B 细胞为 *BcL-2* 阴性;几乎所有肿瘤细胞都表达 *BcL-6*。FL 的特征性细胞遗传学改变是 t(14;18),其结果是 14 号染色体上的 *IgH* 基因和 18 号染色体上的 *BCL-2* 基因拼接,*BcL-2* 基因的活化,以及 BcL-2 蛋白的高表达。因此,BcL-2 蛋白也是区别反应性增生滤泡和 FL 肿瘤性滤泡的有用标记。

6.套细胞淋巴瘤

套细胞淋巴瘤(mantle cell lymphoma,MCL)是滤泡套区 B 淋巴细胞来源的侵袭性小 B 细胞肿瘤,约占所有 NHL 的 4%。发病时,大多数患者都有骨髓累及,约 20% 的患者有外周血累及。发生于胃肠道的该肿瘤常表现为多发性黏膜息肉,又称淋巴瘤样息肉病。病理形态学上,该肿瘤可表现为结节性,套区增生或弥漫浸润性生长。瘤细胞中等偏小,细胞质少,细胞核形状不规则,核仁不明显,核分裂少。有的患者瘤细胞形似淋巴母细胞。免疫表型检测显示,肿瘤细胞表达 B 细胞抗原 CD19 和 CD20,还表达 CD5、*BcL-2* 和 CD43,特征性表达 cyclin D1,不表达 CD23 和 CD10。普通型 MCL 的 Ki-67 抗体指数低,而母细胞型 MCL 的 Ki-67 抗体指数可与淋巴母细胞淋巴瘤(LBL)相当。MCL 有特征性的遗传学改变,即 t(11;14),其可导致 cyclin D1 蛋白过表达,尽管其生物学意义尚不明了,但却有助于该肿瘤的诊断。

7.边缘区淋巴瘤

边缘区淋巴瘤(marginal zone lymphoma,MZL)是一组异质性的惰性小 B 细胞肿瘤,为生发中心记忆 B 细胞来源。该肿瘤可原发于淋巴结、脾和淋巴结外组织。由于该肿瘤最初在黏膜部位被认识,故又称黏膜相关淋巴组织(mucosa associated lymphoid tissue,MALT)淋巴瘤,即 MALToma。该肿瘤的发生常与机体免疫功能异常和某些感染有关,如在涎腺 Sjogren 综合征(干燥综合征)、甲状腺的 Hashimoto 甲状腺炎,以及幽门螺杆菌性胃炎疾病等的基础上发生该肿瘤。病理形态学上,该肿瘤主要的细胞成分形似正常的边缘区 B 细胞,即所谓中心细胞样细胞(centrocyte like cells,CLC),还有不等数量的小淋巴细胞、浆细胞,以及淋巴浆细胞等;发生于黏膜部位者,还可见淋巴上皮病损(lymphoepithelial lesion,LEL)。LEL 对该肿瘤有一定的诊断价值。MZL 的病理诊断是在排除其他组织学类型的小 B 细胞肿瘤(B-CLL/SLL、FL、MCL、毛细胞白血病和淋巴浆细胞淋巴瘤等)的基础上进行的。免疫表型检测显示,肿瘤细胞表达 B 细胞分化抗原,如 CD19、CD20 和 CD79a,不表达 CD10、*BcL-2*、cyclin D1、CD5、CD23 和 HCL 等,一般不表达 CD43。Ki-67 抗体指数低。约 60% 的 MZL 患者存在 3 号染色体三体,25%～50% 的 MZL 患者存在 t(11;18)。

8.非特指外周 T 细胞淋巴瘤

非特指外周 T 细胞淋巴瘤(peripheral T-cell lymphoma,unspecified,PTCL-U)是胸腺后成熟 T 淋巴细胞来源的肿瘤。在 WHO 分类(2008)中,除已单列的、有独特的临床病理表现的 T 细胞淋巴瘤(如血管免疫母细胞性 T 细胞淋巴瘤、间变大细胞淋巴瘤、皮下脂膜炎样 T 细胞淋巴瘤及蕈样真菌病等)以外的所有外周(成熟)T 细胞淋巴瘤均归于此类。因此,PTCL-U 是一组异质性的侵袭性肿瘤。PTCL-U 约占所有淋巴瘤的 7.6%,占所有外周 T 细胞淋巴瘤的 50%。病理形态学上,PTCL-U 的组织学表现多样,瘤细胞在副皮质区或呈弥漫性浸润,有较多的高内皮血管,其中可见淋巴细胞穿行;瘤细胞的大小和形态各异,核分裂多。背景中见混合性炎性细胞浸润,部分患者还可见肉芽肿病变。免疫表型检测显示,瘤细胞表达 T 细胞分化抗原,如

CD2、CD3、CD45RO 和 CD43 等,但约 80％的患者有部分 T 细胞抗原丢失,如 CD5 和 CD7。
CD4 表型的 PTCL-U 多于 CD8 表型的 PTCL-U。该类肿瘤缺乏特征性的细胞遗传学改变。

9.结外 NK/T 细胞淋巴瘤,鼻型

结外 NK/T 细胞淋巴瘤,鼻型(extranodal natural killer/T-cell lymphoma,nasaltype,ENK-TCL-N)被认为是自然杀伤细胞(natural killer,NK)来源的侵袭性肿瘤。约 2/3 的该肿瘤发生于上呼吸道、消化道,1/3 发生于其他部位(如皮肤和睾丸等)。该肿瘤在亚洲太平洋地区相对多见,而在欧洲及北美地区则罕见。在中国,该肿瘤约占所有 NHL 的 17％,是淋巴结外最常见的非 B 细胞淋巴瘤。该肿瘤的基本病理改变是在凝固性坏死和混合炎性细胞浸润的背景上,肿瘤性淋巴细胞散布或呈弥漫性浸润。瘤细胞大小不等、形态多样,可见瘤细胞的血管中心性和血管破坏性浸润现象。免疫表型检测显示,肿瘤细胞表达部分 T 细胞分化抗原,如 CD2、CD45RO、胞浆型 CD3(CD3ε),一般不表达膜型 CD3 抗原;表达 NK 细胞相关抗原 CD56,以及细胞毒性颗粒相关抗原,如 T 细胞内抗原 1(T-cell intracellular antigen 1,TIA-1)、穿孔素和粒酶 B(granzyme B)等。T 细胞受体基因重排检测呈胚系构型。几乎所有患者均可检出 EB 病毒编码的小分子 mRNA(EBER)。该肿瘤可出现多种染色体畸变,其中最常见的是 6q 缺失。

WHO 关于淋巴组织肿瘤的分类详见表 5-5。

表 5-5　WHO 关于淋巴组织肿瘤的分类

前体 B 和 T 细胞淋巴瘤

　B 淋巴母细胞白血病/淋巴瘤,非特指

　B 淋巴母细胞白血病/淋巴瘤,有特殊遗传异常

　　B 淋巴母细胞白血病/淋巴瘤,t(9：22)(q34;q11.2);BCR-ABL1

　　B 淋巴母细胞白血病/淋巴瘤,t(v：11q23);MLL 重排

　　B 淋巴母细胞白血病/淋巴瘤,t(12：21)(p13;q11.2);TEL-AML1(ETV6-RUNX1)

　　B 淋巴母细胞白血病/淋巴瘤,超倍体

　　B 淋巴母细胞白血病/淋巴瘤,超倍体(超倍体急性淋巴细胞白血病)

　　B 淋巴母细胞白血病/淋巴瘤,t(5：14)(q31;q32);IL3-IGH

　　B 淋巴母细胞白血病/淋巴瘤,t(1：19)(q23;p13.3);E2A-PBX1(TCF3-PBX1)

　T 淋巴母细胞白血病/淋巴瘤

成熟 B 细胞肿瘤

　慢性淋巴细胞白血病/小淋巴细胞淋巴瘤

　B 细胞幼淋巴细胞白血病

　脾边缘区淋巴瘤

　毛细胞白血病

　脾 B 细胞淋巴瘤/白血病,不能分类

　　脾弥漫红髓小 B 细胞淋巴瘤

　　毛细胞白血病-变异型

　淋巴浆细胞淋巴瘤

　重链病

　　γ 重链病

μ 重链病

α 重链病

浆细胞肿瘤

浆细胞骨髓瘤

骨孤立性浆细胞瘤

髓外浆细胞瘤

单克隆性免疫球蛋白沉积病

黏膜相关淋巴组织结外边缘区 B 细胞淋巴瘤（MALT 淋巴瘤）

结内边缘区淋巴瘤

滤泡淋巴瘤

皮肤原发滤泡中心淋巴瘤

套细胞淋巴瘤

弥漫大 B 细胞淋巴瘤，非特指

富于 T 细胞和组织细胞的弥漫大 B 细胞淋巴瘤

原发中枢神经系统的弥漫大 B 细胞淋巴瘤

原发皮肤的弥漫大 B 细胞淋巴瘤

老年性 EBV 阳性弥漫大 B 细胞淋巴瘤

慢性炎症相关的弥漫大 B 细胞淋巴瘤

意义未定的单克隆 γ 病（MGUS）

淋巴瘤样肉芽肿

原发纵隔（胸腺）大 B 细胞淋巴瘤

血管内大 B 细胞淋巴瘤

ALK 阳性大 B 细胞淋巴瘤

浆母细胞淋巴瘤

HHV8 相关的多中心性巨大淋巴结增殖症发生的大 B 细胞淋巴瘤

原发渗出性淋巴瘤

伯基特淋巴瘤

B 细胞淋巴瘤，不能分类，介于 DLBCL 和 Burkitt 淋巴瘤之间

B 细胞淋巴瘤，不能分类，介于 DLBCL 和经典型霍奇金淋巴瘤之间

成熟 T 和 NK 细胞淋巴瘤

T 细胞幼淋巴细胞性白血病

T 细胞大颗粒淋巴细胞白血病

NK 细胞慢性淋巴增殖性疾病

侵袭性 NK 细胞白血病

儿童 EBV 阳性 T 细胞淋巴增殖性疾病

系统性 EBV 阳性 T 细胞淋巴增殖性疾病

种痘水疱病样淋巴瘤

成人 T 细胞白血病/淋巴瘤

结外 NK/T 细胞淋巴瘤,鼻型

肠病型 T 细胞淋巴瘤

肝脾 T 细胞淋巴瘤

皮下脂膜炎样 T 细胞淋巴瘤

蕈样真菌病

Sezary 综合征

皮肤原发 CD30 阳性 T 细胞淋巴增生性疾病

皮肤原发外周 T 细胞淋巴瘤,罕见型

　皮肤原发 γδT 细胞淋巴瘤

　皮肤原发 CD8 阳性侵袭性嗜表皮性细胞毒性 T 细胞淋巴瘤

　皮肤原发中、小细胞性 T 细胞淋巴瘤

外周 T 细胞淋巴瘤,非特指

血管免疫母细胞性 T 细胞淋巴瘤

间变大细胞淋巴瘤,ALK 阳性

间变大细胞淋巴瘤,ALK 阴性

霍奇金淋巴瘤

结节性淋巴细胞为主型霍奇金淋巴瘤

经典型霍奇金淋巴瘤

结节硬化型经典型霍奇金淋巴瘤

混合细胞型经典型霍奇金淋巴瘤

淋巴细胞丰富型经典型霍奇金淋巴瘤

淋巴细胞削减型经典型霍奇金淋巴瘤

三、临床表现及诊断

(一)临床表现

淋巴瘤细胞增生引起淋巴结肿大和压迫症状,侵犯组织器官引起各系统症状,是非霍奇金淋巴瘤(NHL)和霍奇金淋巴瘤(HL)共同之处,但由于二者病理组织学变化的不同形成了各自不同的临床特点。

恶性淋巴瘤可以仅有单组淋巴结肿大而不伴有全身症状,也可无浅表淋巴结肿大而有全身浸润,并伴有相应症状和体征。HL 常以浅表淋巴结肿大为首发症状,原发在淋巴结以外组织器官者仅 9%;而 NHL 可以多中心发源,所以疾病早期常已全身播散,原发在淋巴结以外者较多见,也可转化为白血病。

1.局部表现

临床上大多数首先侵犯表浅和/或纵隔、腹膜后、肠系膜淋巴结,少数首先侵犯结外器官。表浅淋巴结受侵占 60%～80%。

(1)浅表淋巴结肿大:浅表淋巴结的无痛性、进行性肿大常是恶性淋巴瘤的首发表现,尤以颈部淋巴结多见,其次为腋窝淋巴结,首发于腹股沟或滑车上的情况较少。HL首发于颈部淋巴结者占60%～70%。肿大的淋巴结可活动,也可互相粘连、融合成块,触诊有软骨样感觉。少数患者仅有深部淋巴结肿大。NHL以浅表淋巴结肿大起病者占56%,半数好发于颈部,但更易累及咽淋巴环、肠系膜和腹股沟。淋巴结肿大可压迫临近器官,如压迫神经可引起疼痛;纵隔淋巴结肿大可引起咳嗽、胸闷、气促、肺不张、颈交感神经麻痹综合征、上腔静脉压迫综合征等症状;肝门淋巴结肿大压迫胆总管可引起黄疸和肝大;腹膜后淋巴结肿大可引起背痛及下肢、会阴部或阴囊水肿,压迫输尿管引起肾盂积水。

(2)咽淋巴环病变:口咽、舌根、扁桃体和鼻咽部组成咽淋巴环,又称韦氏环。其黏膜和黏膜下具有丰富的淋巴组织,是恶性淋巴瘤的好发部位。咽淋巴环淋巴瘤约占淋巴结外NHL的1/3。扁桃体淋巴瘤常伴有颈部淋巴结增大,有时扁桃体肿块可以阻塞整个口咽,影响进食和呼吸;扁桃体淋巴瘤还可同时或先后合并胃肠侵犯。

(3)鼻腔病变:鼻腔原发淋巴瘤绝大多数为NHL,患者常有相当长时间的流鼻涕、鼻塞,或过敏性鼻炎病史,进而可有鼻出血,直至鼻腔出现肿块,影响呼吸。鼻咽部淋巴瘤则以耳鸣、听力减退等症状较显著。

(4)胸部病变:纵隔是恶性淋巴瘤的好发部位,常见前中纵隔、气管旁及气管支气管淋巴结,双侧多于单侧。初期常无明显症状,当肿瘤增大到一定程度时压迫周围组织或器官引起相应症状。肺原发恶性淋巴瘤仅占NHL的0.5%～2%。

(5)腹部病变。①胃肠道病变:以胃原发淋巴瘤较多,绝大多数为NHL。肠道以小肠,尤以十二指肠、回肠和回盲部多见。早期无症状,随病变进展可出现消化不良、上腹不适等非特异性症状,病变进展可出现呕血、黑便、上腹包块、贫血、消瘦、肠穿孔及肠梗阻等症状。②肝脾病变:肝脾原发恶性淋巴瘤少见,多见于病情进展中的肝脾受侵。恶性淋巴瘤的肝受侵多继发于脾受侵或晚期患者,病变多为弥漫性,肝穿刺活检有助于诊断。肝实质受侵引起肝大,活体组织检查25%～50%的NHL有肝累及。脾浸润大多由腹部淋巴结病灶经淋巴管扩散而来。HL早期脾大不常见,但随着病程进展而增多,一般在10%左右。③腹膜后、肠系膜及盆腔淋巴结病变:ML常累及腹膜后、肠系膜及髂窝淋巴结。肿大的淋巴结可相互融合成块,腹部可扪及肿块或伴疼痛。腹膜后淋巴结肿大的NHL,易有发热症状。有时受累淋巴结很少,仅腹部探查时可见。腹腔淋巴结受累常提示恶性程度高,预后不良。

(6)骨骼病变:ML侵犯骨骼可有局部压痛、病理性骨折。HL骨骼累及者占10%～35%;而NHL骨骼累及更多,以胸椎、腰椎最常受累,股骨、肋骨、骨盆及头颅骨次之。骨髓受侵犯多属疾病晚期,表现为骨髓受侵或合并白血病。

(7)皮肤病变:恶性淋巴瘤可原发或继发皮肤侵犯,多见于NHL。特异性皮肤损害多见于T细胞成人白血病/淋巴瘤综合征或蕈样真菌病,其表现多样化,包括肿块、皮下结节、浸润性斑块、溃疡、丘疹等,常见于头颈部。5%～16%的HL患者可见带状疱疹。

(8)神经系统病变:原发于中枢神经系统的恶性淋巴瘤很少见,一般在1%左右。但ML引起的神经系统并发症却较常见,约见于10%的NHL。在临床上多由于出现压迫症状而引起重视。

(9)其他:ML尚可浸润胰腺,发生吸收不良综合征。浸润乳腺、甲状腺、泪腺、膀胱、睾丸和卵巢等组织或器官而引起相应症状者很罕见。

2.全身表现

恶性淋巴瘤患者的全身表现因病理类型及所处的时期不同而存在很大差异,部分患者可无全身症状。

(1)全身症状:全身症状常见的有发热、消瘦(体重减轻10％以上)、盗汗,其次有食欲减退、易疲劳、瘙痒等。全身症状和发病年龄、肿瘤范围、机体免疫力等因素有关。老年患者、免疫功能差或多灶性起病患者全身症状显著,预后不良。

(2)全身非特异性病变:恶性淋巴瘤可伴有一系列的皮肤、神经系统非特异性表现。皮肤病变可表现为糙皮病样丘疹、色素沉着、鱼鳞癣、剥脱性皮炎、带状疱疹、荨麻疹、结节性红斑、皮肌炎等,发生率为13％～53％。神经系统病变可表现为运动性周围神经病变、多发性肌病、进行性多灶性脑白质病、亚急性坏死性脊髓病等。

(3)免疫、血液系统表现:10％～20％的患者可有贫血,部分患者可有白细胞、血小板增多,红细胞沉降率增快;个别患者可有类白血病反应,中性粒细胞明显增多。乳酸脱氢酶的升高与肿瘤负荷有关。部分患者,尤其晚期患者表现为免疫功能异常,如自身免疫性溶血性贫血、Coombs试验阳性、血清单克隆免疫球蛋白峰、细胞免疫功能受损(包括淋巴细胞转化率、巨噬细胞吞噬率降低)等。

(二)诊断及鉴别诊断

1.诊断

恶性淋巴瘤主要依靠临床表现、影像学及病理学检查结果作出诊断。病理组织学诊断和分型是制订治疗原则和判断预后的重要依据,是必不可少的步骤。

(1)临床特点:凡无明显原因的进行性无痛性淋巴结肿大,都应及早切除肿大淋巴结行病理检查,即使肿大淋巴结经抗炎、抗结核等治疗后暂时缩小。如果淋巴结再次增大,也应及时进行病理活检;如果肿大的淋巴结经多次活检均为反应性增生,则应密切随访。对只有纵隔、腹腔或腹膜后淋巴结肿大的患者,在进行全面检查后,应及时进行腔镜检查,必要时可采取开胸、开腹探查术获取病变组织,进行病理诊断。对有较长时间发热、盗汗及消瘦等症状者,即使不伴有体表淋巴结肿大,也应注意有无淋巴瘤可能。

(2)病理诊断:结合组织形态学、免疫组织化学和分子生物学等技术,绝大多数患者可明确诊断和分型。体表淋巴结活检时应尽量完整切除,不选用穿刺活检;尽量选择受炎症干扰小的部位,如锁骨上、腋下、颈部、滑车上等;术中避免挤压组织,切取后尽快固定。

(3)影像学诊断:根据患者病情选择X线摄影、超声、CT、MRI、胃肠造影等手段,了解肿瘤侵犯部位、程度,进行临床分期诊断、判断预后。放射性核素镓扫描对治疗后纤维化和肿瘤残存或复发病变起鉴别作用;近几年,正电子发射体层摄影(positron emission tomography,PET)在临床诊断中的应用受到越来越多的肯定。

(4)实验室检查:血常规、血生化和红细胞沉降率等实验室检查,对了解患者病情、判断机体状况和预后也有价值。

2.鉴别诊断

淋巴瘤须与其他淋巴结肿大性疾病相区别。局部淋巴结肿大要排除淋巴结炎和恶性肿瘤转移。以发热为主要表现的淋巴瘤须与结核病、败血症、结缔组织病等疾病鉴别。淋巴结外淋巴瘤须与相应器官的恶性肿瘤相鉴别。HL和NHL的治疗原则和预后不同,故需加以鉴别。HL和NHL临床特点的比较详见表5-6。

表 5-6　HL 和 NHL 临床特点的比较

临床特点	HL	NHL
首发表现	常用淋巴结肿大	常有淋巴结外病变
发展速度	较慢	较快(惰性淋巴瘤除外)
扩散方式	通过淋巴道向临近淋巴结扩散	通过淋巴道和/或血行跳跃式扩散
全身症状	30%~35%	10%~15%
全身衰竭	少见	多见
受侵部位	常局限于淋巴结	侵犯范围广泛
咽淋巴环	很少	多见
滑车上淋巴结	少见	多见
纵隔	约50%	<20%(淋巴母细胞淋巴瘤除外)
肝	少见	多见
脾	多见	少见
淋巴结外病变	少见,发生较晚	多见,发生较早
胃肠	很少	多见
肠系膜淋巴结	少见	多见
中枢神经系统	很少	可见
皮肤	很少	可见

四、临床分期

目前,对于恶性淋巴瘤采用 Ann Arbor-Cotswolds 分期系统(表 5-7)。

表 5-7　Ann Arbor-Cotswolds 分期

分期	侵犯范围
Ⅰ	病变仅限于单个淋巴结区或淋巴样组织(如脾、咽淋巴环、胸腺)(Ⅰ)或单个淋巴结外器官局部受累(Ⅰe)
Ⅱ	病变累及膈同侧 2 个或更多的淋巴结区(Ⅱ)或病变局限侵犯淋巴结外器官及膈同侧 1 个以上淋巴结区(Ⅱe)
Ⅲ	病变累及膈两侧淋巴结区(Ⅲ)。可伴有脾累及(Ⅲs)、结外器官局限受累(Ⅲe),或脾与淋巴结外器官局限受累(Ⅲse)
Ⅳ	1 个或多个淋巴结外器官受到广泛性或播散性侵犯,伴或不伴淋巴结肿大。肝或骨髓只要受累均属Ⅳ期。

五、治疗

目前,恶性淋巴瘤的治疗强调治疗前病理诊断、分型和分期的重要性,强调基于病理分型的个体化综合治疗方案,包括手术、化疗、放疗、生物治疗、造血干细胞移植等治疗手段。近年来疗效取得了明显的进步。

(一)手术治疗

除了为了明确恶性淋巴瘤的病理类型和分期,需要做浅表或深部淋巴造血组织的活检外,一般情况下不需做手术。但是,临床上某些情形下建议手术治疗。

　　原发于脾的淋巴瘤,或合并脾功能亢进者均有切脾指证;部分淋巴瘤,如脾边缘区 B 细胞淋巴瘤,切脾术后疗效较好。切脾后可改善血常规,为以后化疗创造有利条件。

　　原发于胃肠的恶性淋巴瘤应强调手术治疗。可明确病变部位、切除病变组织和制订后期治疗计划。淋巴瘤的切除率较癌肿高。胃淋巴瘤可行胃次全切除,全胃切除应慎用。肠淋巴瘤则可切除局部病灶肠管及相应系膜。对于切除不尽的瘤体,可于术中置银夹固定,以便术后放疗。若胃肠淋巴瘤存在巨大溃疡、累及范围较广泛,常常导致消化道大出血、急性穿孔或肠梗阻等急腹症,应行急诊手术进行治疗。

　　发生于肺、涎腺、甲状腺等处的黏膜相关淋巴组织淋巴瘤(MALT 淋巴瘤)属于惰性淋巴瘤,局部手术切除后,不做任何治疗,随访多年可以没有病情变化。

　　原发于肾脏、膀胱、睾丸、卵巢和子宫等泌尿生殖系统器官的恶性淋巴瘤均宜早期手术切除,术后再予放疗或化疗。

　　恶性淋巴瘤可累及骨骼和关节,若累及胸腰椎椎体,可导致身体畸形,影响运动系统的稳定性和活动,或压迫椎管引起神经症状(疼痛、截瘫),可以先选择手术治疗。

(二)化学药物治疗和放射治疗

　　以化疗为主,结合放疗的联合治疗方式是恶性淋巴瘤治疗的基本策略。霍奇金淋巴瘤和非霍奇金淋巴瘤的治疗原则和方案不同。

　　1.霍奇金淋巴瘤

　　1902 年 Pusey 首先对 HL 使用放疗。后经研究得出 HL 的播散模式为从原发部位向临近淋巴结依次转移,少数患者淋巴结肿大的区间有跳跃。因而放疗区域不仅仅是受累野的放疗(involved field radiation),还应包括可能侵及的淋巴结和组织,实施扩野照射(extended field radiation)。病变在膈上采用"斗篷式"(mantle field),照射部位包括两侧从乳突端至锁骨上下、腋下、肺门、纵隔至膈的淋巴结。要保护肱骨头、喉部及肺部免受照射。膈下采用"倒 Y 字式"(inverted Y field)照射,包括从膈下淋巴结到腹主动脉旁、盆腔及腹股沟淋巴结,同时照射脾区(脾切除者除外)。剂量为 30~40 Gy,3~4 周为 1 个疗程。随机对照临床试验表明,扩野照射可治愈早期局限性 HL,如Ⅰa 和Ⅱa 期(表 5-8)。

表 5-8　霍奇金淋巴瘤治疗方案的选择

临床分期	治疗选择
Ⅰa,Ⅱa	受累野照射加减量联合化疗(如 4 个疗程 ABVD)或扩野照射(膈上用"斗篷式",膈下用"倒 Y 字式")
Ⅰb,Ⅱb,Ⅲa,Ⅲb,Ⅳ	联合化疗＋受累野或扩野照射

　　20 世纪 70 年代以前,临床常用的 HL 化疗方案为 MOPP 方案,至少 6 个疗程,或完全缓解(CR)后再额外给 2 个疗程。CR 率 80%,5 年生存率达 75%,长期无疾病进展生存率(disease-free survival,DFS)达 50%。首批 CR 后长期生存的 HL 患者其 DFS 已延续 35 年以上。HL 是第一种用化疗能治愈的恶性肿瘤。用 MOPP3 个月内获 CR 的患者缓解期比较长。CR 后复发的患者再用 MOPP 方案,59%可获得第二次缓解。第一次缓解期超过 1 年,复发后经 MOPP 方案治疗,93%有两次 CR 希望。MOPP 主要不良反应是对生育功能的影响及引起继发性肿瘤。治疗延续 3 个月以上第二种肿瘤发生率为 3%~5%,不孕率为 50%。

　　20 世纪 70 年代提出的 ABVD 方案(表 5-9),是目前临床常用的一线联合化疗方案。有对比研究表明其缓解率和 5 年无疾病进展生存率优于 MOPP 方案,包括对于晚期患者和对 MOPP

耐药者仍保持较高的 CR 率。ABVD 方案对生育功能影响小,较少引起继发性肿瘤。由于维持治疗不延长生存期,而且增加化疗毒性并抑制免疫功能,故主张 ABVD 方案完全缓解后巩固 2 个疗程(总的不少于 6 个疗程,不超过 8 个疗程)。如果 ABVD 方案失败,可考虑大剂量化疗或自体造血干细胞移植。

表 5-9　霍奇金淋巴瘤常用联合化疗方案

方案	药物	用量和用法	备注
MOPP	(M)氮芥	6 mg/m² 静脉注射,第 1 天及第 8 天	如氮芥改为环磷酰胺 600 mg/m² 静脉注射,即为 COPP 方案。疗程间休息 2 周
	(O)长春新碱	1.4 mg/m² 静脉注射,第 1 天及第 8 天	
	(P)甲基苄肼	100 mg/(m²·d)口服,第 1 天至第 14 天	
	(P)泼尼松	40 mg/(m²·d)口服,第 1 天至第 14 天	
ABVD	(A)多柔比星	25 mg/m²	疗程间休息 2 周
	(B)博来霉素	10 mg/m²	
	(V)长春碱	6 mg/m²	
	(D)达卡巴嗪	375 mg/m²	
	达卡巴嗪	均在第 1 天与第 15 天静脉注射 1 次	

对照研究认为,联合化疗对 HL 的疗效不逊于放疗。放疗会造成儿童发育延迟的永久性损害,而化疗不会影响儿童发育,化疗也避免了剖腹探查病理分期对患者的损害。故 HL 的 Ⅰb、Ⅱb 和Ⅲ期~Ⅳ期患者,即使纵隔有大肿块,或属淋巴细胞消减型者均应采用化疗。巨大肿块或化疗后残留的肿块可联合应用受累野照射或扩野照射。

2.非霍奇金淋巴瘤

NHL 没有沿淋巴结区域依次转移,而是跳跃性播散,且有较多结外侵犯,这种多中心发生的倾向使 NHL 临床分期的价值和扩野照射的治疗作用不如 HL,决定其治疗策略应以联合化疗为主。

(1)惰性淋巴瘤:B 细胞惰性淋巴瘤包括小淋巴细胞淋巴瘤、边缘区淋巴瘤和滤泡细胞淋巴瘤等,T 细胞惰性淋巴瘤主要指蕈样真菌病/Sezary 综合征。惰性淋巴瘤发展较慢,对化放疗有效,但不易缓解。该组Ⅰ期和Ⅱ期放疗或化疗后存活可达 10 年,部分患者有自发性肿瘤消退。Ⅲ期和Ⅳ期患者化疗后,虽会多次复发,但中位生存期也可达 10 年。故对该病主张姑息性治疗原则,尽可能推迟化疗。如果患者病情有所发展,可单独给以苯丁酸氮芥 4~12 mg 每天 1 次口服或环磷酰胺 100 mg 每天 1 次口服。联合化疗可用 COP 方案。临床试验表明无论单药或联合化疗,强烈化疗效果差,不能改善生存。惰性淋巴瘤治疗的新药还有氟达拉滨、克拉屈滨、喷司他丁等。

(2)侵袭性淋巴瘤:B 细胞侵袭性淋巴瘤包括套细胞淋巴瘤、大 B 细胞淋巴瘤等,T 细胞侵袭性淋巴瘤包括血管免疫母细胞性 T 细胞淋巴瘤、间变性大细胞淋巴瘤和周围 T 细胞淋巴瘤等。侵袭性淋巴瘤不论分期均应以化疗为主,对化疗残留肿块、局部巨大肿块或中枢神经系统累及者可行局部放疗扩野照射(25 Gy)作为化疗的补充。

CHOP 方案的疗效与其他治疗 NHL 的化疗方案类似而毒性较低。因此,该方案为侵袭性 NHL 的标准治疗方案。方案第 3 天开始 G-CSF 5 μg/kg,5 天~8 天,可减少白细胞下降。CHOP 方案每 3 周 1 个疗程,4 个疗程不能缓解者,应改变化疗方案。完全缓解后巩固 2 个疗程,就可结束治疗,但化疗不应少于 6 个疗程。长期维持治疗并无好处。本方案 5 年无疾病进展生存率达 41%~80%。

新一代化疗方案,如 m-BACOB(表 5-10),骨髓抑制药与非抑制药交替使用,所以缓解率较高。使长期无疾病进展生存率增加到 55%～60%。其中,中等剂量甲氨蝶呤还可防治中枢神经系统淋巴瘤。更强烈的方案 COP-BLAM 可使长期无疾病进展生存率增至 60%～70%,但因毒性过大,不适合于老年及体弱者。

表 5-10　非霍奇金淋巴瘤常用联合化疗方案

方案	药物	用量和用法
COP	环磷酰胺	750 mg/m², 静脉注射, 第 1 天
	长春新碱	1.4 mg/m²(最大 2 mg), 静脉注射, 第 1 天
	泼尼松	100 mg/m², 每天口服, 第 1 天～第 5 天(每 21 天为 1 个周期)
CHOP	环磷酰胺	750 mg/m², 静脉注射, 第 1 天
	多柔比星	50 mg/m², 静脉注射, 第 1 天
	(或米托蒽醌)	(12～14 mg/m², 静脉注射, 第 1 天)
	长春新碱	1.4 mg/m²(最大 2 mg), 静脉注射, 第 1 天
	泼尼松	100 mg/m², 每天口服, 第 1 天～第 5 天(每 21 天为 1 个周期)
m-BACOB	博来霉素	4 mg/m², 静脉注射, 第 1 天
	多柔比星	45 mg/m², 静脉注射, 第 1 天
	环磷酰胺	600 mg/m², 静脉注射, 第 1 天
	长春新碱	1 mg/m², 静脉注射, 第 1 天
	地塞米松	6 mg/m², 每天口服, 第 1 天～第 5 天
	甲氨蝶呤	200 mg/m², 静脉注射, 第 8 天及第 15 天
	四氢叶酸	10 mg/m², 口服, 间隔 6 小时 1 次, 连用 6 次, 第 9 天及第 16 天开始(每 21 天为 1 个周期)
COP-BLAM	环磷酰胺	400 mg/m², 静脉注射, 第 1 天
	长春新碱	1 mg/(m²·d)
	泼尼松	40 mg/m², 口服, 第 1 天～第 10 天
	博来霉素	15 mg, 静脉注射, 第 14 天
	多柔比星	40 mg/m², 静脉注射, 第 1 天
	甲基苄肼	100 mg/m², 口服, 第 1 天～第 10 天(每 21 天为 1 个周期)
Hyper-CVAD/HD-TX-Ara-C		A 方案, 第 1、3、5、7 个疗程
	环磷酰胺	300 mg/m², 静脉滴注 3 小时, 间隔 12 小时 1 次, 第 1 天～第 3 天
	美司钠	与环磷酰胺等量, 持续静脉滴注 24 小时, 第 1 天～第 3 天; 持续静脉滴注 6 小时, 第 4 天
	长春新碱	2 mg, 静脉注射, 第 4 天、第 11 天
	多柔比星	50 mg/m², 静脉注射, 第 4 天
	地塞米松	40 mg, 静脉滴注, 第 1 天～第 4 天, 第 11 天～第 14 天
		B 方案, 第 2、第 4、第 6、第 8 个疗程
	甲氨蝶呤	1 g/m², 持续静脉滴注, 第 1 天
	阿糖胞苷	3 g/m², 静脉滴注 2 小时, 间隔 12 小时 1 次, 第 2 天～第 3 天
	四氢叶酸	25 mg, 肌内注射, 间隔 6 小时 1 次, 连用 8 次, 甲氨蝶呤结束后 24 小时开始
	甲泼尼龙	50 mg, 静脉滴注, 间隔 12 小时 1 次, 第 1 天～第 3 天

续表

方案	药物	用量和用法
ESHAP (用于复发 淋巴瘤)	依托泊苷	40 mg/m²,静脉滴注 2 小时,第 1 天～第 4 天
	甲泼尼龙	500 mg/m²,静脉滴注,第 1 天～第 4 天
	阿糖胞苷	2 g/m²,静脉滴注 3 小时,第 5 天
	顺铂	25 mg/m²,静脉滴注,第 1 天～第 4 天(每 21 天为 1 个周期)
ICE (用于复发 淋巴瘤)	异环磷酰胺	5 g/m²,持续静脉滴注 24 小时,第 2 天
	卡铂	600 mg/m²,静脉滴注,第 2 天
	依托泊苷	100 mg/m²,静脉滴注,第 1 天～第 3 天

注:上述方案中药物剂量摘自原文献,仅供参考,实际应用按具体情况酌情增减。

淋巴母细胞淋巴瘤、Burkitt 淋巴瘤属于高度侵袭性淋巴瘤,进展迅猛,若不积极治疗,几周或几个月内即会死亡。对于该类淋巴瘤应采用强烈的化疗方案,如 Hyper-CVAD/HD-MTX-Ara-C 方案,该方案可以明显改善预后,部分患者可望治愈。

全身广泛播散的淋巴瘤或有白血病发展倾向者,或已转化成白血病的患者,可按照治疗淋巴细胞白血病的化疗方案,如 VDLP 方案(长春新碱、柔红霉素、门冬酰胺酶、泼尼松)治疗。ESHAP、ICE 方案对复发淋巴瘤的完全缓解率可达 30%。

(三)生物治疗

1.单克隆抗体

NHL 大部分为 B 细胞性,后者 90%的肿瘤细胞表达 CD20 抗原。HL 的淋巴细胞为主型也高密度表达 CD20。凡 CD20 阳性的 B 细胞淋巴瘤均可用 CD20 单抗(rituximab,利妥昔单抗)治疗。CD20 单抗通过抗体依赖细胞的细胞毒作用(antibody-dependent cellular cytotoxicity,AD-CC)、补体依赖的细胞毒作用(complement-dependent cytotoxicity,CDC)、诱导凋亡等机制杀灭肿瘤细胞。利妥昔单抗是第一个被美国食品药品管理局(FDA)批准的抗肿瘤的人鼠嵌合 CD20 单抗。已有临床研究报告 CD20 单抗与 CHOP、Hyper-CVAD 方案等联合,即生物-化学药物治疗,治疗惰性或侵袭性淋巴瘤可明显提高 CR 率和延长无疾病生存期,对复发、难治病例也有效。现在 CD20 单抗既被用于初始治疗阶段,也被单独用于维持治疗阶段以减少复发、提高治愈率。此外,B 细胞淋巴瘤在造血干细胞移植前加用 CD20 单抗做体内净化可以提高移植治疗的疗效。CD20 单抗有发热、寒战、肌肉疼痛等不良反应。目前还开发出放射性核素如碘-131、钇-90 等与CD20 单抗耦联的放射免疫治疗,对部分复发、难治病例有效。

2.干扰素

干扰素对蕈样真菌病和滤泡型、小 B 细胞性淋巴瘤有部分缓解作用。

3.抗生素

胃黏膜相关淋巴组织淋巴瘤(MALT 淋巴瘤)可使用规范的抗幽门螺杆菌(helicobacter pylori,Hp)的药物杀灭 Hp 治疗,不做放化疗,仅经抗菌治疗后,部分患者淋巴瘤消退或改善,甚至长期处于 CR。有研究显示,BcL 核表达可能与肿瘤对抗 Hp 治疗不反应密切相关。

4.蛋白酶体抑制剂

针对泛素-蛋白酶体通路开发出的蛋白酶体抑制剂,如硼替佐米,商品名万珂,体内外研究均有抗骨髓瘤、淋巴瘤等多种血液肿瘤的作用。目前与 CHOP 等方案联合,对部分复发、难治病例有效。

（四）造血干细胞移植

如果患者年龄在 55 岁以下，重要器官功能正常，且属缓解期短、难治易复发的侵袭性淋巴瘤，4 个疗程的 CHOP 能使淋巴结缩小大于 3/4 者，可考虑全身淋巴结放疗（即"斗篷式"合并"倒 Y 字式"扩野照射）及大剂量联合化疗后进行自体骨髓/外周血造血干细胞或异基因干细胞移植（stem cell transplantation，SCT），以期最大限度地杀灭肿瘤细胞，取得较长缓解和无病存活期。

自体造血干细胞移植治疗侵袭性淋巴瘤取得了令人鼓舞的结果，其中 40％以上获得肿瘤负荷缩小，18％～25％复发病例被治愈，较常规化疗增加长期生存率 30％以上。自体移植前可以采用单克隆抗体、细胞毒药物和物理方法做肿瘤细胞的体内和体外净化处理。而较之于骨髓，自体外周血造血干细胞移植用于淋巴瘤治疗时，移植物受淋巴瘤细胞污染机会小，造血功能恢复快，并适用于骨髓受累或经过盆腔照射的患者。

血管免疫母细胞性淋巴瘤、套细胞淋巴瘤、淋巴母细胞性淋巴瘤和 Burkitt 淋巴瘤如果经化疗和放疗无缓解，则考虑行异基因造血干细胞移植。异基因移植可以避免自身肿瘤细胞"沾染"，减少复发，诱导移植物抗淋巴瘤效应（graft-versus lymphoma effect，GVT），有利于清除微小残留病灶（minimal residual disease，MRD），减少移植后骨髓增生异常综合征（MDS）、继发性急性白血病的发生率。近年来发展的非清髓性异基因造血干细胞移植（nonmyeloablative allogeneic SCT）则减少了移植相关的死亡率，而自体移植前后采用免疫治疗清除 MRD 也在临床试验中。

（五）心理治疗

恶性淋巴瘤患者承受着来自病情本身的症状、选择治疗方案的艰难和高昂的治疗费用等多重心理压力。这类患者合并情绪障碍的比率非常高，与患者的病症严重程度、患者的社会经济状况、家庭成员对患者的支持等关系密切。所以，这类患者的心理干预涉及对患者本人和对家属两方面。

针对患者的干预：对于那些心理承受能力较好的患者，可以让患者充分地了解疾病的特点、严重程度、可选择的治疗方案和相应的费用，引导患者平稳渡过心理应激反应的各个时期，最终以平静的心态接受和做出适宜的选择。"尊重"是医护人员最为恰当的态度。那些心理承受能力较差的患者，可以适当地减缓患者了解病情的进程，以支持鼓励为主，可以通过患者家属以较为含蓄的方式向患者本人交代病情。

针对家属的干预：尊重和理解仍然是最重要的支持。对于家属来说，做出治疗方案的选择，一定意义上是将患者的性命交由他们来决定，这是一件压力很大的事情。医护人员需要引导各家属内部进行协调、相互理解，指导他们对患者的护理和对疾病的自我监测，同时调整好自己的生活和情绪。

六、预后

在 20 世纪中后叶，HL 和 NHL 的治疗已取得很大的进步，现在 HL 和 NHL 的某些亚型已有用化放疗治愈的可能。HL 是化疗可治愈的肿瘤之一，其预后与组织类型及临床分期紧密相关。淋巴细胞为主型（包括 WHO 分类的 NLPHL 和 LRCHL）预后最好，5 年生存率可达 94.3％，但 NLPHL 和 LRCHL 的预后差异有待进一步研究；而淋巴细胞消减型预后最差，5 年生存率仅为 27.4％。HL 临床分期中Ⅰ期与Ⅱ期 5 年生存率在 90％以上，Ⅳ期为 31.96％；有全身症状较无全身症状者预后为差;儿童及老年患者预后一般比中青年患者为差;女性患者预后较男性患者为好。

1993 年 Shipp 等提出了 NHL 的国际预后指标(international prognostic index,IPI),将预后分成低危、低中危、高中危及高危四组(表 5-11)。年龄大于 60 岁、分期为Ⅲ期或Ⅳ期、淋巴结外病变 2 处以上、需要卧床或生活需要别人照顾(行为指数≥2)、血清乳酸脱氢酶(1actate dehy-drogenase,LDH)浓度升高是 5 个预后不良的 IPI,可根据患者具有的 IPI 值来判断 NHL 的预后。

表 5-11　NHL 的国际预后指标

分组	不良预后因子数	CR 率(%)	2 年生存率(%)	5 年生存率(%)
低危	0 或 1	87	84	73
低中危	2	67	66	50
高中危	3	55	54	43
高危	4 或 5	44	34	26

(张婷婷)

第六章

儿内科疾病

第一节　先天性脑积水

脑积水是儿科常见疾病,因脑脊液容量过多导致脑室扩大、皮层变薄,颅内压升高。先天性脑积水的发生率为(0.9~1.8)/1 000,每年死亡率约为1%。

一、脑脊液的产生、吸收和循环

脑脊液(CSF)的形成是一个能量依赖性的,而非颅内压力依赖性的过程,每天产生450~500 mL,或每分钟产生0.3~0.4 mL。50%~80%的脑脊液由侧脑室、第三脑室和第四脑室里的脉络丛产生,其余的20%~50%的脑脊液由脑室的室管膜和脑实质作为脑的代谢产物而产生。

与脑脊液的形成相反,脑脊液的吸收是非能量依赖性的过程,以大流量的方式进入位于蛛网膜下腔和硬膜内静脉窦之间的蛛网膜颗粒内。脑脊液的吸收依赖于从蛛网膜下腔通过蛛网膜颗粒到硬膜静脉窦之间的压力梯度。当颅内压力正常时[如<0.7 kPa(5 mmHg)],脑脊液以0.3 mL/min的速率产生,此时脑脊液还没有被吸收。颅内压增高,脑脊液吸收开始,其吸收率与颅内压成比例。此外,还有一些其他的可能存在的脑脊液吸收途径,如淋巴系统、鼻黏膜、鼻窦及颅内和脊神经的神经末梢,当颅内压升高时,它们也可能参与脑脊液的吸收。

脑脊液的流向是从头端向尾端,流经脑室系统,通过正中孔(Luschka孔)和左右侧孔(Mágendie孔)流至枕大池、桥小脑池和脑桥,最后,CSF向上流至小脑蛛网膜下腔,经环池、四叠体池、脚间池和交叉池,至大脑表面的蛛网膜下腔;向下流至脊髓的蛛网膜下腔;最后被大脑表面的蛛网膜颗粒吸收入静脉系统。

二、发病机制

脑脊液的产生与吸收失平衡可造成脑积水,脑积水的产生多数情况下是由于脑脊液吸收功能障碍引起。只有脉络丛乳头状瘤,至少部分原因是脑脊液分泌过多引起。脑脊液容量增加引起继发性脑脊液吸收功能损伤,和/或脑脊液产生过多,导致脑室进行性扩张。在部分儿童,脑脊液可通过旁路吸收,从而使得脑室不再进行性扩大,形成静止性或代偿性脑积水。

三、病理表现

脑室通路的阻塞或者吸收障碍使得颅内压力增高，梗阻近端以上的脑室进行性扩张。其病理表现为脑室扩张，通常以枕角最先扩张，皮层变薄，室管膜破裂，脑脊液渗入到脑室旁的白质内，白质受损瘢痕增生，颅内压升高，脑疝，昏迷，最终死亡。

四、病因与分类

脑积水的分类是根据阻塞的部位而定。如果阻塞部位是在蛛网膜颗粒以上，则阻塞部位以上的脑室扩大，此时称阻塞性脑积水或非交通性脑积水。例如，导水管阻塞引起侧脑室和第三脑室扩大，第四脑室没有成比例扩大。相反，如果是蛛网膜颗粒水平阻塞，引起脑脊液吸收障碍，侧脑室、第三脑室和第四脑室均扩张，蛛网膜下腔脑脊液容量增多，此时的脑积水称为非阻塞性脑积水或交通性脑积水。

(一)阻塞性或非交通性脑积水阻塞部位及病因

1.侧脑室受阻

侧脑室受阻见于出生前的室管膜下或脑室内出血；出生前、后的脑室内或侧脑室外肿瘤压迫。

2.孟氏孔受阻

常见原因有先天性的狭窄或闭锁，颅内囊肿如蛛网膜下腔或脑室内的蛛网膜囊肿，邻近脑室的脑内脑穿通畸形囊肿和胶样囊肿，肿瘤如下丘脑胶质瘤、颅咽管瘤和室管膜下巨细胞型星型细胞瘤及血管畸形。

3.导水管受阻

阻塞的原因包括脊髓脊膜膨出相关的 Chiari Ⅱ 畸形引起的小脑向上通过幕切迹疝出压迫导水管、Galen 静脉血管畸形、炎症或出血引起导水管处神经胶质过多、松果体区肿瘤和斜坡胶质瘤。

4.第四脑室及出口受阻

第四脑室在后颅窝流出道梗阻及四脑室肿瘤如髓母细胞瘤、室管膜瘤和毛细胞型星形细胞瘤，Dandy-Walker 综合征即后颅窝有一个大的与扩大的四脑室相通的囊肿，造成了流出道梗阻（即 Luschka 侧孔和 Magendie 正中孔的梗阻），以及 Chiari 畸形即由于后颅窝狭小，小脑扁桃体和/或第四脑室疝入到枕骨大孔引起梗阻。

(二)交通性或非阻塞性脑积水阻塞部位及病因

1.基底池水平受阻

梗阻部位可以发生在基底池水平。此时，脑脊液受阻在椎管和脑皮层的蛛网膜下腔，无法到达蛛网膜颗粒从而被吸收。结果侧脑室、第三脑室和第四脑室均扩大。常见原因有先天性的感染，化脓性、结核性和真菌性感染引起的脑膜炎，动脉瘤破裂引起的蛛网膜下腔出血，血管畸形或外伤，脑室内出血，基底蛛网膜炎，软脑脊膜瘤扩散，神经性结节病和使脑脊液蛋白水平升高的肿瘤。

2.蛛网膜颗粒水平受阻

梗阻部位还可以发生在蛛网膜颗粒水平，原因是蛛网膜颗粒的阻塞或闭锁，导致蛛网膜下腔和脑室的扩大。

3.静脉窦受阻

原因为静脉流出梗阻,如软骨发育不全或狭颅症患者合并有颈静脉孔狭窄,先天性心脏病右心房压力增高患者,以及硬膜静脉窦或上腔静脉血栓的患者。静脉流出道梗阻能引起静脉压升高,最终导致脑皮层静脉引流减少,脑血流量增加,颅内压升高,脑脊液吸收减少,脑室扩张。

另外,还有一种水脑畸形是由于两侧大脑前动脉和大脑中动脉供血的脑组织全部或几乎全部缺失,从而颅腔内充满了脑脊液,而非脑组织。颅腔的形态和硬膜仍旧完好,内含有丘脑、脑干和少量的由大脑后动脉供血的枕叶。双侧的颈内动脉梗阻和感染是水脑畸形的最常见原因。脑电图表现为皮层活动消失。这类婴儿过于激惹,停留在原始反射,哭吵、吸吮力弱,语音及微笑落后。脑脊液分流手术有可能控制进行性扩大的头围,但对于神经功能的改善没有帮助。

五、临床表现

婴儿脑积水表现为激惹、昏睡、生长发育落后、呼吸暂停、心动过缓、反射亢进、肌张力增高、头围进行性增大、前囟饱满、骨缝裂开、头皮薄、头皮静脉曲张、前额隆起、上眼睑不能下垂、眼球向上运动障碍(如两眼太阳落山征)、意识减退、视盘水肿、视神经萎缩引起的视弱甚至失明,以及第三、第四、第六对颅神经麻痹,抬头、坐、爬、讲话、对外界的认知及体力和智能发育,均较正常同龄儿落后。在儿童,由于颅缝已经闭合,脑积水可以表现为头痛(尤其在早晨)、恶心、呕吐、昏睡、视盘水肿、视力下降、认知功能和行为能力下降、记忆障碍、注意力减退、学习成绩下降、步态改变、两眼不能上视、复视(特别是第六对颅神经麻痹)和抽搐。婴儿和儿童脑积水若有运动障碍可表现为肢体痉挛性瘫,以下肢为主,症状轻者双足跟紧张、足下垂,严重时整个下肢肌张力增高,呈痉挛步态。

六、诊断

根据典型症状体征,不难做出脑积水的临床诊断。病史中需注意母亲孕期情况,小儿胎龄,是否用过产钳或胎头吸引器,有无头部外伤史,有无感染性疾病史。应作下列检查,做出全面评估。

(一)头围测量

新生儿测量头围在出生后1个月内应常规进行,不仅应注意头围的绝对值,而且应注意生长速度,疑似病例多能从头围发育曲线异常而发现。

(二)B超

B超为一种安全、实用,且可快速取得诊断的方法,对新生儿很有应用价值,特别是对于重危患儿可在重症监护室操作。通过未闭的前囟,可了解两侧脑室及第三脑室大小,有无颅内出血。因无放射线,操作简单,便于随访。

(三)影像学特征

脑积水的颅骨平片和三维CT常常显示破壶样外观和冠状缝、矢状缝裂开。CT和MRI常可见颞角扩张,脑沟、基底池和大脑半球间裂消失,额角和第三脑室球形扩张,胼胝体上拱和/或萎缩及脑室周围脑实质水肿。

七、鉴别诊断

(一)婴儿硬膜下血肿或积液

多因产伤或其他因素引起,可单侧或双侧,以额顶颞部多见。慢性者,也可使头颅增大,颅骨变薄。前囟穿刺可以鉴别,从硬膜下腔可抽得血性或淡黄色液体。

(二)佝偻病

由于颅骨不规则增厚,致使额骨和枕骨突出,呈方形颅,貌似头颅增大。但本病无颅内压增高症状,而又有佝偻病的其他表现,故有别于脑积水。

(三)巨脑畸形

巨脑畸形是各种原因引起的脑本身重量和体积的异常增加。有些原发性巨脑有家族史,有或无细胞结构异常。本病虽然头颅较大,但无颅内压增高症状,CT 扫描显示脑室大小正常。

(四)脑萎缩性脑积水

脑萎缩可以引起脑室扩大,但无颅高压症状,此时的脑积水不是真正的脑积水。

(五)良性脑外积水(也称婴儿良性轴外积液)

这是一个很少需要手术的疾病,其特征为两侧前方蛛网膜下腔(如脑沟和脑池)扩大,脑室正常或轻度扩大,前囟搏动明显,头围扩大,超过正常儿头围的百分线。良性脑外积水的婴儿颅内压可以稍偏高,由于头围大,运动发育可以轻度落后。其发病机制尚不清楚,可能与脑脊液吸收不良有关。通常有明显的大头家族史。大约在 12~18 月龄,扩大的头围趋于稳定,从而使得身体的生长能够赶上头围的生长。在 2~3 岁以后,脑外积水自发吸收,不需要分流手术。虽然这一疾病通常不需要手术,但是有必要密切监测患儿的头围、头部 CT 或超声及患儿的生长发育,一旦出现颅高压症状和/或生长发育落后,需要及时行分流手术。

八、处理

治疗的目的是获得理想的神经功能,预防或恢复因脑室扩大压迫脑组织引起的神经损伤。治疗方法为脑脊液分流手术,包括有阀门调节的置管脑脊液分流手术及内镜三脑室造瘘术,目的是预防因颅内压升高而造成的神经损害。脑积水的及时治疗能改善患儿智力,有效延长生命。只要患有脑积水的婴儿在出生头 5 个月内做分流手术,就有可能达到较理想的结果。

(一)手术方式的选择

脑积水的治疗方法是手术,手术方式的选择依赖于脑积水的病因。例如,阻塞性脑积水的患者,手术方法是去除阻塞(如肿瘤),交通性脑积水的患者或阻塞性脑积水阻塞部位无法手术去除的患者,需要做脑脊液分流手术,分流管的一端放置在梗阻的近端脑脊液内,另一端放置在远处脑脊液可以吸收的地方。最常用的远端部位是腹腔、右心房、胸膜腔、胆囊、膀胱或输尿管和基底池(如第三脑室造瘘),而腹腔是目前选择最多的部位(如脑室腹腔分流术),除非存在腹腔脓肿或吸收障碍。脑室心房分流术是另外一种可以选择的方法。如果腹腔和心房都不能利用,对于 7 岁以上的儿童,还可以选择脑室胸腔分流术。

(二)分流管的选择

脑脊液分流系统至少包括三个组成部分:脑室端管,通常放置在侧脑室的枕角或额角;远端管,用来将脑脊液引流到远端可以被吸收的地方;以及阀门。传统的调压管通过打开一个固定的调压装置来调节脑脊液单向流动。这种压力调节取决于阀门的性质,一般分为低压、中压和高压。一旦阀门打开,对脑脊液流动产生一个很小的阻力,结果,当直立位时,由于地心引力的作用,可以产生一个很高的脑脊液流出率,造成很大的颅内负压,此过程称为"虹吸现象"。由于虹吸现象可以造成脑脊液分流过度,因此,某些分流管被设计成能限制脑脊液过分流出,尤其是当直立位时。例如,Delta阀(Medtronic PS Medical,Goleta,CA)就是一种标准的振动膜型的压力调节阀,内有抗虹吸装置,用来减少直立位时脑脊液的过度分流。Orbis-Sigma阀(Cordis,Miami)包含一个可变阻力、流量控制系统,当压力进行性升高时,通过不断缩小流出孔达到控制脑脊液过度分流的目的。虽然这一新的阀门被誉为是一种预防过度分流、增进治疗效果的有效装置,然而,最近的随机调查,比较3种分流装置(如普通的可调压阀、Delta阀和Orbis-Sigma阀)治疗儿童脑积水的效果,发现这3种分流装置在分流手术的失败率方面并没有显著性差异。最近又出来两种可编程的调压管,当此种分流管被埋入体内后,仍可在体外重新设置压力,此种分流管被广泛地应用在小儿脑积水上。虽然有大量的各种类型的分流管用于治疗脑积水,但是,至今还没有前瞻性的、随机的、双盲的、多中心的试验证明哪一种分流管比其他分流管更有效。

(三)脑室腹腔分流术

脑室腹腔分流术是儿童脑积水脑脊液分流术的首选。

1.手术指征

交通性和非交通性脑积水。

2.手术禁忌证

颅内感染不能用抗菌药物控制者;脑脊液蛋白明显增高;脑脊液中有新鲜出血;腹腔内有炎症、粘连,如手术后广泛的腹腔粘连、腹膜炎和早产儿坏死性小肠结肠炎;病理性肥胖。

3.手术步骤

手术是在气管插管全身麻醉下进行,手术前静脉预防性应用抗生素。患者位置放置在手术床头端边缘,靠近手术者,头放在凝胶垫圈上,置管侧朝外,用凝胶卷垫在肩膀下,使头颈和躯干拉直,以利于打皮下隧道置管。皮肤准备前,先用记号笔根据脑室端钻骨孔置管的位置(如额部或枕部)描出头皮切口,在仔细的皮肤准备后,再用笔将皮肤切口重新涂描一遍。腹部切口通常在右上腹或腹中线剑突下2~3横指距离。铺消毒巾后,在骨孔周边切开一弧形切口,掀开皮瓣,切开骨膜,颅骨钻孔,电凝后,打开硬脑膜、蛛网膜和软脑膜。

接着,切开腹部切口,打开进入腹腔的通道,轻柔地探查证实已进入腹腔。用皮下通条在头部与腹部切口之间打一皮下通道,再把分流装置从消毒盒中取出,浸泡在抗生素溶液中,准备安装入人体内。分流管远端装置包括阀门穿过皮下隧道并放置在隧道内,隧道外管道用浸泡过抗生素的纱布包裹,避免与皮肤接触。接着,根据术前CT测得的数据,将分流管插入脑室预定位置并有脑脊液流出,再将分流管剪成需要的长度,与阀门连接,用0号线打结,固定接口。然后,提起远端分流管,证实有脑脊液流出后,将管毫无阻力地放入到腹腔内。抗生素溶液冲洗伤口后,二层缝合伤口,伤口要求严密缝合,仔细对合,最后用无菌纱布覆盖。有条件的单位还可以在超声和/或脑室镜的引导下,将分流管精确地插入到脑室内理想的位置。脑室镜还能穿破脑室内的隔膜,使脑脊液互相流通。

4.分流术后并发症的处理

(1)机械故障:近端阻塞(即脑室端管道阻塞)是分流管机械障碍的最常见原因。其他原因包括分流管远端的阻塞或分流装置其他部位的阻塞(如抗虹吸部位的阻塞);腹腔内脑脊液吸收障碍引起的大量腹水,阻止了脑脊液的流出;分流管折断;分流管接口脱落;分流管移位;远端分流管长度不够;近端或远端管道位置放置不妥当。当怀疑有分流障碍时,需做头部 CT 扫描,并与以前正常时的头部 CT 扫描相比较,以判断有否脑室扩大。同时还需行分流管摄片,判断分流管接口是否脱落、断裂,脑室内及整个分流管的位置、远端分流管的长度,以及有否分流管移位。

(2)感染:分流管感染发生率为 2%~8%。感染引起的后果是严重的,包括智力和局部神经功能损伤、大量的医疗花费,甚至死亡。大多数感染发生在分流管埋置术后的头 6 个月,约占90%,其中术后第一个月感染的发生率为 70%。最常见的病原菌为葡萄球菌,其他为棒状杆菌、链球菌、肠球菌、需氧的革兰阴性杆菌和真菌。6 个月以后的感染就非常少见。由于大多数感染是因为分流管与患者自身皮肤接触污染引起,所以手术中严格操作非常重要。

分流术后感染包括伤口感染并累及分流管、脑室感染、腹腔感染和感染性假性囊肿。感染的危险因素包括小年龄、皮肤条件差、手术时间长、开放性神经管缺陷、术后伤口脑脊液漏或伤口裂开、多次的分流管修复手术及合并有其他感染。感染的患者常有低热,或有分流障碍的征象,还可以有脑膜炎、脑室内炎症、腹膜炎或蜂窝织炎的表现。临床表现为烦躁、头痛、恶心、呕吐、昏睡、食欲减退、腹痛、分流管处皮肤红肿、畏光和颈强直。头部 CT 显示脑室大小可以有改变或无变化。

一旦怀疑分流感染,应抽取分流管内的脑脊液化验,做细胞计数和分类,蛋白、糖测定,革兰染色和培养及药物敏感试验。脑脊液送化验后,开始静脉广谱抗生素应用。患者还必须接受头部 CT 扫描,头部 CT 能显示脑室端管子的位置、脑室的大小和内容物,包括在严重的革兰阴性菌脑室炎症时出现的局限性化脓性积液。如果患者主诉腹痛或有腹胀表现,还需要给予腹部 CT 或超声检查,以确定有否腹腔内脑脊液假性囊肿。另外,还有必要行外周血白细胞计数和血培养,因为分流感染的患者常有血白细胞计数升高和血培养阳性。

如果脑脊液检查证实感染,需手术拔除分流管,脑室外引流并留置中心静脉,全身合理抗生素应用,直到感染得到控制,新的分流管得到重新安置。

(3)过度分流:多数分流管无论是高压还是低压都会产生过度分流。过度分流能引起硬膜下积血、低颅内压综合征或脑室裂隙综合征。硬膜下积血是由于脑室塌陷,致使脑皮层从硬膜上被牵拉下来,桥静脉撕裂出血引起。虽然硬膜下血肿能自行吸收无须治疗,但是,对于有症状的或进行性增多的硬膜下血肿仍需手术,以利于脑室再膨胀。除了并发硬膜下血肿,过度分流还能引起低颅压综合征,产生头痛、恶心、呕吐、心动过快和昏睡,这些症状在体位改变时尤其容易发生。低颅压综合征的患者,当患者呈现直立位时,会引起过度分流,造成颅内负压,出现剧烈的体位性头痛,必须躺下才能缓解。如果症状持续存在或经常发作并影响正常生活、学习,就需要行分流管修复术,重新埋置一根压力较高的分流管,或抗虹吸管或者压力较高的抗虹吸分流管。

过度分流也还能引起裂隙样脑室,即在放置了分流管后,脑室变得非常小或呈裂隙样。在以前的回顾性研究中,裂隙脑的发生率占 80.0%,有趣的是 88.5%的裂隙脑的患者可以完全没有症状,而在 11.5%有症状的患者中,仅 6.5%的患者需要手术干预。裂隙脑综合征的症状偶尔发生,表现为间断性的呕吐、头痛和昏睡。影像学表现为脑室非常小,脑室外脑脊液间隙减少,颅骨增厚,没有颅内脑脊液积聚的空间。此时,脑室壁塌陷,包绕并阻塞脑室内分流管,使之无法引流。最后,脑室内压力升高,脑室略微扩大,分流管恢复工作。由于分流管间断性的阻塞、工作,引起升高的颅内压波动,造成神经功能急性损伤。手术方法包括脑室端分流管的修复,分流阀压力上调以增加阻力,安加抗虹吸或流量控制阀,分流管同侧的颞下去骨瓣减压。

(4)孤立性第四脑室扩张:脑积水侧脑室放置分流管后,有时会出现孤立性第四脑室扩张,这在早产儿脑室内出血引起的出血后脑积水尤其容易发生,感染后脑积水、反复分流感染、室管膜炎也会引起。这是由于第四脑室入口与出口梗阻,闭塞的第四脑室产生的脑脊液使得脑室进行性扩大,出现头痛、吞咽困难、低位颅神经麻痹、共济失调、昏睡和恶心、呕吐。婴儿可有长吸式呼吸和心动过缓。对于有症状的患者,可以另外行第四脑室腹腔分流术。然而,当脑室随着脑脊液的引流而缩小时,脑干向后方正常位置后移,结果,第四脑室内的分流管可能会碰伤脑干。另外,大约40%的患者术后1年内需要再次行分流管修复术。还有一种治疗方法是枕下开颅开放性手术,将第四脑室与蛛网膜下腔和基底池打通,必要时还可以同时再放置一根分流管在第四脑室与脊髓的蛛网膜下腔。近年来,内镜手术又备受推崇,即采用内镜下导水管整形术和放置支撑管的脑室间造瘘术,以建立孤立的第四脑室与幕上脑室系统之间的通路。

(四)内镜三脑室造瘘术

1.手术指证

某些类型的阻塞性脑积水,如导水管狭窄和松果体区、后颅窝区肿瘤或囊肿引起的阻塞性脑积水。

2.禁忌证

交通性脑积水。另外,小于1岁的婴幼儿成功率很低,手术需慎重。对于存在有病理改变的患者,成功率也很低,如肿瘤、已经做过分流手术、曾有过蛛网膜下腔出血、曾做过全脑放疗及显著的三脑室底瘢痕增生,其成功率仅为20%。

3.手术方法

第三脑室造瘘术方法是在冠状缝前中线旁2.5~3.0 cm额骨上钻一骨孔,将镜鞘插过孟氏孔并固定,以保护周围组织,防止内镜反复进出时损伤脑组织。硬性或软性内镜插入镜鞘,通过孟氏孔进入第三脑室,在第三脑室底中线处,乳头小体开裂处前方造瘘,再用2号球囊扩张管通过反复充气和放气将造瘘口扩大。造瘘完成后,再将内镜伸入脚间池,观察蛛网膜,确定没有多余的蛛网膜阻碍脑脊液流入蛛网膜下腔。

4.并发症及处理

主要并发症为血管损伤继发出血。其他报道的并发症有心脏暂停、糖尿病发作、抗利尿激素不适当分泌综合征、硬膜下血肿、脑膜炎、脑梗死、短期记忆障碍、感染、周围相邻脑神经损伤(如下丘脑、腺垂体、视交叉)及动脉损伤引起的术中破裂出血或外伤后动脉瘤形成造成的迟发性出血。动态MRI可以通过评价脑脊液在第三脑室造瘘口处的流通情况而判断造瘘口是否通畅。如果造瘘口不够通畅,有必要行内镜探查,尝试再次行造瘘口穿通术,若原造瘘口处瘢痕增生无法再次手术穿通,只得行脑室腹腔分流术。

九、结果和预后

未经治疗的脑积水预后差,50%的患者在3岁前死去,仅20%~23%能活到成年。活到成年的脑积水患者中,仅有38%有正常智力。脑积水分流术技术的发展使得儿童脑积水的预后有了很大的改善。许多做了分流手术的脑积水儿童可以有正常的智力,参加正常的社会活动。50%~55%脑积水分流术的儿童智商超过80。癫痫常预示着脑积水分流术的儿童有较差的智力。分流并发症反复出现的脑积水儿童预后差。

(庞传丽)

第二节　脑　脓　肿

脑脓肿是指各种病原菌侵入颅内引起感染,并形成脓腔,是颅内一种严重的破坏性疾病。脑脓肿由于其有不同性质的感染、又生长于不同部位,故临床上表现复杂,患者可能是婴幼儿或老年,有时有危重的基础疾病,有时又有复杂的感染状态,因此,对脑脓肿的判断,采用什么方式治疗,以何种药物干扰菌群等,许多问题值得探讨。

一、流行病学趋向

在 21 世纪开始之初,有人将波士顿儿童医院的神经外科资料,对比了 20 年前脑脓肿的发病、诊断和疗效等一些问题,研究其倾向性的变化。他们把 1981－2000 年的 54 例脑脓肿和 1945－1980 年的病例特点进行了比较,发现婴儿病例从 7％增加到 22％,并证实以前没有的枸橼酸杆菌和真菌性脑脓肿,前者现在见于新生儿,后者则是免疫抑制患者脑脓肿的突出菌种。过去的鼻窦或耳源性脑脓肿从 26％下降到现在的 11％,总的病死率则呈平稳下降,从 27％降至 24％。

这些倾向性变化从 Medline 2006 年 9 月的前 5 年得到证实,过去罕见的诺卡菌脑脓肿、曲霉菌脑脓肿,而免疫缺陷(AIDS)患者的神经系统弓形虫病则报道更多,其中少数也形成脑脓肿,甚至多发性脑脓肿。这表明一些原属于机会性或条件性致病菌(病原生物)现在变得更为活跃。另一方面在广谱抗生素和激素的广泛使用中,耐药人群普遍增加,同时,大量消耗病、恶性病患者的免疫功能受损、吸毒人群增加等,脑脓肿的凶险因素在增加,脑脓肿菌群变化的概率也在上升。

二、病原学

(一)脑脓肿病菌的变化

脑脓肿的病原生物虽有细菌、真菌和原虫,但主要病原是细菌。在过去 50 年中,脑脓肿的致病菌有较大的变化,抗生素应用以前,金黄色葡萄球菌占 25％～30％,链球菌占 30％,大肠埃希菌占 12％。20 世纪 70 年代葡萄球菌感染下降,革兰阴性杆菌上升,细菌培养阴性率 50％以上。认为此结果与广泛应用抗生素控制较严重的葡萄球菌感染有关。国内的这方面变化也类似。天津科研人员调查,从 1980－2000 年的细菌培养阳性率依次为链球菌 32％,葡萄球菌 29％,变形杆菌 28％,与 1952－1979 年的顺序正好相反,主要与耳源性脑脓肿减少有关。

其次,20 世纪 80 年代以来厌氧菌培养技术提高,改变了过去 50％培养阴性的结果。北京研究人员曾统计脑脓肿 16 例,其中厌氧菌培养阳性 9 例,未行厌氧菌培养 7 例,一般细菌培养都阴性。厌氧菌培养需及时送检,注意检验方法。目前,实际培养阳性率仍在 48％～81％。

(二)原发灶与脑脓肿菌种的关系

原发灶的病菌是脑脓肿病菌的根源。脑脓肿的菌种繁多,南非最近一组 121 例脓液培养出细菌33 种,50％混合型。但各种原发灶的病菌有常见的范围。耳鼻源性脑脓肿以链球菌和松脆拟杆菌多见;心源性则以草绿色链球菌、厌氧菌、微需氧链球菌较多;肺源性多见的是牙周梭杆菌、诺卡菌和拟杆菌;外伤和开颅术后常是金黄色葡萄球菌、表皮葡萄球菌及链球菌(表 6-1)。

事实上,混合感染和厌氧感染各占 30%～60%。

表 6-1 原发灶、病原体、入颅途径及脑脓肿定位

原发灶、感染途径	主要病菌	脑脓肿主要定位
一、邻近接触为主		
1.中耳、乳突炎;邻近接触;血栓静脉炎逆行感染	需氧或厌氧链球菌;松脆拟杆菌(厌氧);肠内菌丛	颞叶(多)、小脑(小)(表浅、单发多);远隔脑叶或对侧
2.筛窦、额窦炎(蝶窦炎)	链球菌;松脆拟杆菌(厌氧);肠菌、金葡、嗜血杆菌	额底、额板(垂体、脑干、颞叶)
3.头面部感染(牙、咽、皮窦)(骨髓炎等)	混合性,牙周梭杆菌;松脆拟杆菌(厌氧);链球菌	额叶多(多位)
二、远途血行感染		
1.先天性心脏病(心内膜炎)	草绿链球菌,厌氧菌;微需氧链球菌(金葡、溶血性链球菌)	大脑中动脉分布区(可见各种部位)深部,多发,囊壁薄
2.肺源性感染(支扩、脓胸等)	牙周梭杆菌、放线菌拟杆菌、链球菌星形诺卡菌	同上部位
3.其他盆腔、腹腔脓肿	肠菌、变形杆菌混合	同上部位
三、脑膜开放性感染		
1.外伤性脑脓肿	金葡、表皮葡萄球菌	依异物、创道定位
2.手术后脑脓肿	链球菌、肠内菌群,梭状芽孢杆菌	CSF 瘘附近
四、免疫源性脑脓肿		
1.AIDS、恶性病免疫抑制治疗等	诺卡菌、真菌、弓形虫、肠内菌群	似先心病
2.新生儿	枸橼酸菌,变形杆菌	单或双额(大)
五、隐源性脑脓肿	链、葡、初油酸菌	大脑、鞍区、小脑

(三)病原体入颅途径和脑脓肿定位规律

1.邻近结构接触感染

(1)耳源性脑脓肿:中耳炎经鼓室盖、鼓窦、乳突内侧硬膜板入颅,易形成颞叶中后部、小脑侧叶前上部脓肿最为多见。以色列一组报道,2015 年 28 例中耳炎的颅内并发症 8 种,依次是脑膜炎、脑脓肿、硬膜外脓肿、乙状窦血栓形成、硬膜下脓肿、静脉窦周脓肿、横窦和海绵窦血栓形成。表明少数可通过逆行性血栓性静脉炎,至顶叶、小脑蚓部或对侧深部白质形成脓肿。

(2)鼻窦性脑脓肿:额窦或筛窦炎易引起硬膜下或硬膜外脓肿,或额极、额底脑脓肿。某医院1 例小儿筛窦炎引起双眶骨膜下脓肿,后来在 MRI 检查发现脑脓肿,这是局部扩散和逆行性血栓性静脉炎的多途径入颅的实例。蝶窦炎偶尔可引起垂体、脑干、颞叶脓肿。

(3)头面部感染引起:颅骨骨髓炎、先天性皮窦、筛窦骨瘤、鼻咽癌等可直接伴发脑脓肿;牙周脓肿、颌面部蜂窝织炎、腮腺脓肿等可以通过面静脉与颅内的吻合支;板障静脉或导血管的逆行感染入颅。

2.远途血行感染

(1)细菌性心内膜炎:由菌栓循动脉扩散入颅。

(2)先天性心脏病:感染栓子随静脉血不经肺过滤而直接入左心转入脑。

(3)发绀型心脏病:易有红细胞增多症,血黏度大,感染栓子入脑易于繁殖。此类脓肿半数以上为多发、多房,少数呈痛性,常在深部或大脑各叶,脓肿相对壁薄,预后较差。

(4)肺胸性感染:如肺炎、肺脓肿、支气管扩张、脓胸等,其感染栓子扩散至肺部毛细血管网,可随血流入颅。

(5)盆腔脓肿:可经脊柱周围的无瓣静脉丛,逆行扩散到椎管内静脉丛再转入颅内。

3.脑膜开放性感染

外伤性脑脓肿和开颅术后脑脓肿属于这一类。外伤后遗留异物或脑脊液瘘时,偶尔会并发脑脓肿,常位于异物处、脑脊液瘘附近或在创道的沿线。

4.免疫源性脑脓肿

自从1981年发现 AIDS 的病原以来,其普遍流行的程度不断扩大,影响全球。一些 AIDS 患者继发的机会性感染,特别是细菌、真菌、放线菌及弓形虫感染造成的单发或多发性脑脓肿,日渐增多,已见前述。这不仅限于 AIDS,许多恶性病和慢性消耗病如各种白血病、中晚期恶性肿瘤、重型糖尿病、顽固性结核病等,其机体的免疫力低下,尤其在城市患者的耐药菌种不断增加,炎症早期未能控制,导致脑脓肿形成的观察上升。

5.隐源性脑脓肿

临床上找不到原发灶。此型有增加趋势。天津一组长期对照研究,本型已从过去10%上升到42%,认为与抗生素广泛应用和标本送检中采取、保存有误。一般考虑还是血源性感染,只是表现隐匿。另外,最近欧美、亚洲都有一些颅内肿瘤伴发脑脓肿的报道,似属隐源性脑脓肿。

鞍内、鞍旁肿瘤合伴脓肿,认为属窦源性;矢状窦旁脑肿瘤,暗示与窦有关;1 例颞极脑膜瘤的瘤内、瘤周白质伴发脓肿,术后培养出 B 型链球菌和冻链球菌,与其最近牙槽问题有关,可能仍为血行播散;小脑转移癌伴发脓肿,曾有 2 例分别培养出初油酸菌、凝固酶阴性型葡萄球菌,其中1例,尸检证实为肺癌。

三、病理学基础

脑脓肿的形成在细菌毒力不同有很大差异。史坦福大学的 Britt Enrmann 等分别以需氧菌(α-溶血性链球菌)和厌氧混合菌群(松脆拟杆菌和能在厌氧条件下生长的表皮葡萄球菌)做两种试验研究,并以人的脑脓肿结合 CT 和临床进行系统研究。认为脑肿瘤的分期系自然形成将各期紧密相连而重点有别,但影响因素众多,及早而有效的药物可改变其进程。

(一)需氧菌脑脓肿四期的形成和发展

1.脑炎早期(1~3 天)

化脓性细菌接种后,出现局限性化脓性脑炎,血管出现脓性栓塞,局部炎性浸润,中心坏死,周围水肿,周围有新生血管。第 3 天 CT 强化可见部分性坏死。临床以急性炎症突出,卧床不起。

2.脑炎晚期(4~9 天)

坏死中心继续扩大,炎性浸润以吞噬细胞,第 5 天出现成纤维细胞,并逐渐成网包绕坏死中心。第7天周围新生血管增生很快,围绕着发展中的脓肿。CT 第 5 天可见强化环,延迟 CT,10~15 分钟显强化结节。临床有缓解。

3.包囊早期(10~13 天)

10 天形成薄囊,脑炎减慢,新生血管达最大程度,周围水肿减轻,反应性星形细胞增生,脓

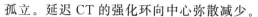

孤立。延迟 CT 的强化环向中心弥散减少。

4.包囊晚期(14 天以后)

包囊增厚,囊外胶质增生显著,脓肿分 5 层:①脓腔;②成纤维细胞包绕中心;③胶原蛋白囊;④周围炎性浸润及新生血管;⑤星形细胞增生,脑水肿。延迟强化 CT 增强剂不弥散入脓腔。临床突显占位病变。

(二)厌氧性脑脓肿的三期

从厌氧培养的专门技术发现,脑脓肿的脓液中厌氧菌的数量大大超过需氧菌。松脆拟杆菌是最常见的责任性厌氧菌,是一个很容易在人体内形成脓肿和造成组织破坏的细菌。过去从鼻窦、肺胸炎症、腹部炎症所造成的脑脓肿中分离出此细菌,但最多是从耳源性脑脓肿中分离出来的,其毒力很大,显然不同于上述需氧性链球菌。

1.脑炎早期(1～3 天)

这一厌氧混合菌组接种实验动物后,16 只狗出现致命感染,是一种暴发性软脑膜炎,甚至到晚期都很重。其中 25% 是广泛性化脓性脑炎,其邻近坏死中心的血管充血及血管周围出血,或血栓形成,周围积存富含蛋白的浆液及脑炎早期的脑坏死和广泛脑水肿。

2.脑炎晚期(4～9 天)

接着最不同的是坏死,很快,脑脓肿破入脑室占 25%(4～8 天),死亡达 56%(9/16),这在过去链球菌性脑脓肿的模型中未曾见到,表明其危害性和严重性。

3.包囊形成(10 天以后)

虽然在第 5 天也出现成纤维细胞,但包囊形成明显延迟,3 周仍是不完全性包囊,CT 证实,故研究人员在包囊形成阶段不分早晚期,研究的关键是失控性感染。另外,松脆拟杆菌属内的几个种,能产生 β-内酰胺酶,可以抗青霉素,应引起临床医师的重视。

四、临床表现

脑脓肿的症状和体征差别很大,与原发病的病情、脑脓肿的病期、脑脓肿的部位、数目、病菌的毒力、宿主的免疫状态均有关。

(一)原发病的变化

脑脓肿都是在常见原发病的基础上产生的,故在耳咽鼻喉、头面部、心、肺及其他部位的感染,或脓肿后出现脑膜刺激症状,就应提高警惕,特别应该引起重视的如原来流脓的中耳炎突然停止流脓,应注意发生有脓入颅内的可能性。

(二)急性脑膜脑炎症状

任何脑脓肿都是从脑膜脑炎开始,最早可表现为头痛伴发高热,甚至寒战等全身不适和颈部活动受限。突出的头痛可占 70%～95%,常为病侧更痛,局部叩诊时有定位价值,更多的是全头痛,药物难以控制。半数患者可伴颅内压增高,表现尚有恶心、呕吐。常有嗜睡和卧床不起。

(三)脑脓肿的局灶征

在脑脓肿取代脑膜脑炎的过程中,体温下降,精神好转,不数天,因脓肿的扩大,又再次卧床不起。一方面头痛加重、视盘水肿、烦躁或反应迟钝;另一方面局灶性神经体征突出,50%～80%出现偏瘫、语言障碍、视野缺损、锥体束征或共济失调的小脑病变特征。依脓肿所在部位突出相应额、顶、枕、颞的局灶征,少部分患者出现癫痫,极少数脑干脓肿可表现在本侧颅神经麻痹、对侧锥体束征。发生率依次为脑桥、中脑、延髓。近年增多的不典型"瘤型"脑脓肿可达 14%,过去起伏两周的病期,可延缓至数月,大部分被误诊为胶质瘤,值得注意。

(四)脑脓肿的危象

1.脑疝综合征

脑疝是脑脓肿危险阶段的临界信号,都是脑脓肿增大到一定体积时脑组织横形或纵形移位,脑干受压使患者突然昏迷或突然呼吸停止而致命。关键是及早处理脑脓肿,识别先兆症状和体征,避免使颅内压增高的动作,避免不适当的操作,特别要严密和善于观察意识状态。必要时应积极锥颅穿刺脓肿或脑室,迅速减压。

2.脑脓肿破裂

脑脓肿的脑室面脓肿壁常较薄,在不适当的穿刺,或穿透对侧脓壁,或自发性破裂,破入脑室或破入蛛网膜下腔,出现反应时,立即头痛、高热、昏迷、角弓反张等急性室管膜炎或脑膜炎,应及时脑室外引流,积极抢救,以求逆转症状。

五、特殊检查

(一)CT 和 MRI

1.脑炎早晚期(不足 9 天)

(1)CT 平扫:1～3 天,就出现低密度区,但可误为正常。重复 CT 见低密度区扩大。CT 增强:3 天后即见部分性强化环。

(2)MRI 长 T_2 的高信号较长 T_1 的低信号水肿更醒目。4～9 天,CT 见显著强化环。延迟 CT(30～60 秒)强化剂向中心弥散,小的脓肿显示强化结节。

2.包囊晚期(超过 10 天)

CT 平扫,低密度区边缘可见略高密度的囊壁,囊外为水肿带。MRI T_1 见等信号囊壁,囊壁内外为不同程度的长 T_1;T_2 的低信号囊壁介于囊壁内外的长 T_2 之间,比 CT 清晰。CT 增强,见强化囊壁包绕脓腔;延迟 CT(30～60 秒),强化环向中央弥散减少,14 天以后不向中央弥散。T_1 用 Gd-DTPA 增强时,强化囊壁包囊绕脓腔比 CT 反差更明显。

3.人类脑脓肿的 CT 模式

早年 8 例不同微生物所致人类脑脓肿的 CT 模式可供参考。上述图形各取自系列 CT 扫描之一,但处于脑脓肿的不同阶段。①不同微生物:细菌性脑脓肿(A、D、E、G、H);真菌性脑脓肿(C、F);原虫性脑脓肿(B)。②不同时期:脑炎早期(A、B、C);脑炎晚期(D);包囊早期(E、F);包囊晚期(G、H)。③不同数量:单发脑脓肿(D～G);多发脑脓肿(A～C,H)。④各种脑脓肿:星形诺卡菌脑脓肿(A);弓形虫性脑脓肿(B);曲霉菌脑脓肿(C);肺炎球菌脑脓肿(D);微需氧链球菌脑脓肿(E);红花尖镰孢霉菌脑脓肿(F);牙周梭杆菌脑脓肿(G);分枝杆菌,绿色链球菌,肠菌性多发性后颅凹脑脓肿(H)。

(二)DWI 及 MRS

1.弥散加权磁共振扫描(DWI)

脑脓肿的诊断有时与囊性脑瘤混淆。近年来,有多篇报道用 DWI 来区别。土耳其一组研究人员收集脑脓肿病例 19 例,其中 4 例 DWI 是强化后高信号,由于水分子在脓液和囊液的弥散系数(ADC)明显不同,脓液的 ADC 是低值,4 例平均为(0.76±0.12)mm/s;8 例囊性胶质瘤和 7 例转移瘤的 DWI 是低信号,ADC 是高值,分别为(5.51±2.08)mm/s 和(4.58±2.19)mm/s,($P=0.003$)。当脓液被引流后 ADC 值升高,脓肿复发时 ADC 值又降低。

2.磁共振波谱分析(MRS)

这是利用磁共振原理测定组织代谢产物的技术。脑脓肿和囊肿都可以检出乳酸,许多氨基酸是脓液中粒细胞释放蛋白水解酶,使蛋白水解成的终产物;而胆碱又是神经脂类的分解产物,因此,MRS检出后两种即标志着脓肿和肿瘤的不同成分。印度一组研究显示:42例脑部环状病变,用DWI、ADC和质子MRS(PMRS)检查其性质。结果,29例脑脓肿的ADC低值小于(0.9 ± 1.3)mm/s,PMRS出现乳酸峰和其他氨基酸峰(琥珀酸盐、醋酸盐、丙氨酸等);另23例囊性肿瘤的ADC高值(1.7 ± 3.8)mm/s,PMRS出现乳酸峰及胆碱峰,表明脓肿和非脓肿显然不同。

(三)其他辅助检查

1.周围血常规

白细胞计数、血沉、C反应蛋白升高,属于炎症。

2.脑脊液

白细胞计数轻度升高,蛋白含量升高显著是一特点,有细胞蛋白分离趋势。

3.X线CR片

查原发灶。过去应用的脑血管造影、颅脑超声波、同位素扫描等现已基本不用。

六、诊断及特殊类型脑脓肿

典型的脑脓肿诊断不难,一个感染的病史,近期有脑膜脑炎的过程,发展到颅内压增高征象和局灶性神经体征,加上强化头颅CT和延时CT常可确诊。必要时可做颅脑MRI及Gd-DTPA强化。对"瘤型"脑脓肿,在条件好的单位可追加DWI、MRS进一步区别囊型脑瘤。条件不够又病情危重则有赖于直接穿刺或摘除,以达诊治双重目标。脑结核瘤,都有脑外结核等病史,可以区别。耳源性脑积水、脓性迷路炎都有耳部症状,无脑病征,CT无脑病灶。疱疹性局限性脑炎,有时突然单瘫,CT可有低密度区,但范围较脓肿大,CSF以淋巴增高为主,无中耳炎等病灶,必要时活检区别。

鉴于病原体的毒力、形成脑脓肿快慢、患者的抵抗力等有很大差异,特别是近年一些流行病学的新动向,简单介绍几种特殊类型的脑脓肿,便于加深对某些特殊情况的考虑和鉴别。

(一)硬脑膜下脓肿

脑膜瘤是脑瘤的一种,硬脑膜下脓肿也应该是脑脓肿的一种,但毕竟脓肿是在硬膜下腔,由于这一解剖特点脓液可在腔内自由发展,其速度更快,常是暴发性临床表现,很快恶化,在1949年前悉数死亡,是脑外科一种严重的急症。

硬膜下脓肿2/3由鼻窦炎引起,多见于儿童。最近,澳洲一组报道显示10年内颅内脓肿46例,儿童硬膜下脓肿20例(43%),内含同时伴脑脓肿者4例。

典型症状是鼻窦炎、发热、神经体征的三联征。鼻窦炎所致者眶周肿胀($P=0.005$)和畏光($P=0.02$)。意识变化于$24\sim48$小时占一半,头痛、恶心、呕吐常见,偏瘫、失语、局限性癫痫突出,易发展到癫痫持续状态,应迅速抗痫,否则患儿很快恶化。诊断基于医师的警觉,CT可能漏诊,MRI冠状位、矢状位能见颅底和突面的新月形T_2高信号灶更为醒目。英国66例的经验主张开颅清除,基于:①开颅存活率高,该开颅组91%存活,钻颅组52%存活。②钻颅残留脓多,他们在13例尸检中6例属于鼻窦性,其中双侧3例,在纵裂、枕下、突面、基底池周围4个部位残留脓各1例。另1例耳源性者脓留于颅底、小脑脑桥角和多种部位。③开颅便于彻底冲洗,他们提出,硬膜下脓液易凝固,超50%是厌氧菌和微需氧链球菌混合感染,含氯霉素 1 g/50 mL 的生理盐水冲洗效果较好。另外,有医师认为症状出现后 72 小时内手术者,终残只 10%;而 72 小时以后手术者,70%非残即死。有一种"亚急性术后硬膜下脓肿",常在硬膜下血肿术后伴发感染,相当少见。

(二)儿童脑脓肿

儿童由于其抵抗力弱,一旦发生脑脓肿较成人更危险。一般 15 岁以下的小儿占脑脓肿总数的 1/3 或小半。据卡拉其 Atig 等的报道儿童脑脓肿的均龄在(5.6±4.4)岁;北京一组病例显示:平均为 6.7 岁,小于 10 岁可占 4/5,两组结果类似。以上两组均以链球菌为主。

儿童脑脓肿的表现为发热、呕吐、头痛和癫痫的四联征。北京组查见视盘水肿占 85%,显示儿童的颅内压增高突出,这与小儿病程短(平均约 1 个月);脓肿发展快,脓肿体积大有关(3~5 cm 占 50%;5~7 cm 占 32%;>7 cm 占 18%)。另外,小儿脑脓肿多见的是由发绀型先天性心脏病等血行感染引起,可占 37%。加上儿童头面部感染、牙、咽等病灶多从吻合静脉逆行入颅及肺部感染,或败血症在 Atig 组就占 23%,故总的血源性脑脓肿超过 50%,因而多发性脑脓肿达 30%~42%,这就比较复杂。总之,由于小儿脑脓肿的自限能力差,脓肿体积大,颅内压高,抵抗力又弱等特点,应强调早诊早治。方法以简单和小儿能承受的为主。手术切除在卡拉其的 30 例中占 6 例,但 5 例死亡。故决定处理方式应根据经验、技术条件、患者情况等全面考虑。

(三)新生儿脑脓肿

新生儿脑脓肿在 100 年前已有报道,但在 CT 启用后发现率大增。巴黎研究人员一次报道新生儿脑脓肿 30 例,90%为变形杆菌和枸橼酸菌引起。有人认为此种新生儿脑脓肿是上述两菌所致的白质坏死性血管炎,脑坏死是其特殊表现。另外,此种新生儿脑脓肿的 67%(20/30)伴广泛性脑膜炎,43%(13/30)伴败血症。由于脑膜炎影响广泛,所以较一般儿童脑脓肿(链球菌、肠内菌引起)更为严重。

新生儿脑脓肿在生后 7 天发病占 2/3(20/30),平均 9 天(1~30 天)。癫痫为首发症状占 43%,感染首发占 37%,而急性期癫痫增多达 70%(21/30),其中呈持续状态占 19%(4/21),说明其严重性。脑积水达 70.%(14/20),主要是脑膜炎性交通性脑积水。CT 扫描 28 例中多发性脑脓肿 17(61%),额叶 22(79%),其中单侧 12 例,双侧 10 例,大多为巨大型,有 2 例贴着脑室,伸向整个大脑半球。

处理:单纯用药物治疗 5 例,经前囟穿吸注药 25 例(83%)。经前囟穿吸注药一次治疗 56%(14/25),平均 2 次(1~6 次)。其中月内穿刺 15 例(60%),仅 20%合并脑积水;月后穿刺 10 例,内 70%合并脑积水。单纯用药 5 例(不穿刺),其中 4 例发展成脑积水。上述巴黎的 30 例中,17 例超过 2 年的随访,只有 4 例智力正常,不伴发抽风。CT 扫描显示其他患者遗留多种多样的脑出血、梗死和坏死,均属于非穿刺组。从功能上看,早穿刺注药者预后好,不穿刺则差。关于用药,新型头孢菌素+氨基糖苷的治疗方案是重要改进,他们先用庆大霉素+头孢氨噻,后来用丁胺卡那+头孢曲松,均有高效。新德里最近用泰能对 1 例多发性脑脓肿的新生儿治疗,多次穿刺及药物治疗、4 周改变了预后。

(四)诺卡菌脑脓肿

诺卡菌脑脓肿原来报道很少,但于近 20 年来,此种机会性致病菌所致的脑脓肿的报道增加很快。诺卡菌可见于正常人的口腔,革兰阳性,在厌氧或微需氧条件下生长。属于放线菌的一种,有较长的菌丝,发展缓慢而容易形成顽固的厚壁脓肿,极似脑瘤,过去的病死率高达 75%,或

3倍于其他细菌性脑脓肿。但由于抗生素的发展,病死率已迅速降低。

诺卡菌有百余种,引起人类疾病的主要有六种,但星形诺卡菌最为多见,常由呼吸道开始,半数经血播散至全身器官,但对脑和皮下有特别的偏爱。20世纪50年代有人综合68例中肺占64.7%,皮下32.3%,脑31.8%(互有并发),心、肾、肝等则很少,威斯康星1例13岁女孩,诊为风湿热,脑血管造影定位,整块切除,脓液见许多枝片状菌丝,术后金、青霉素治愈。

时至今日,CT、MRI的强化环可精确定位。墨西哥1例DWI的高信号,PMRS检出乳酸峰、氨基酸峰,可定位与定性,用磺胺药(TMP/SMZ)可治愈。欧美有些报道从分子医学定性,通过16S rDNA PCR扩增法,及hsp 65序列分析,属诺卡菌基因。

处理:TMP/SMZ可透入CSF,丁胺卡那、泰能、头孢曲松、头孢噻肟均有效。由于为慢性肉芽肿性脑脓肿,切除更为安全。

(五)曲霉菌脑脓肿

曲霉菌是一种广泛存在于蔬菜、水果、粮食中的真菌,其孢子可引起肺部感染,是一种条件致病菌,当机体抵抗力低下时,可经血循环播散至颅内,造成多发或多房脑脓肿。最多见的有烟曲霉菌和黄曲霉菌,可发生于脑的任何部位。广州于近3年报道了2例肺和脑的多发性烟曲霉菌脑脓肿。纽约报道1例眶尖和脑的多发性烟曲霉菌并诺卡菌脑脓肿。此两患者都先有其他疾病,说明抵抗力降低在先。广州的病例先有胆管炎、肺炎、伴胸腔积液,后来发现脑部有11个脑脓肿(2~3 cm居多)。纽约的患者先有脊髓发育不良性综合征,贫血和血小板缺乏症,以后眶尖和脑部出现许多强化环(脑脓肿),先后活检,发现不同的致病菌。病程相当复杂,均出现偏瘫,前者曾意识不清,多处自发性出血;后者有失控性眼后痛,发展成海绵窦炎,表现出第Ⅳ~Ⅵ对颅神经麻痹,中途还因坏死性胆管炎手术一次。处理结果尚好,两者都用两性霉素,前者静脉和鞘内并用,脓肿和脑室引流;后者加用米诺环素和泰能,分别于4个半月和半年病灶全消,但后者于2年后死于肺炎。

曲霉菌脑脓肿的CT、MRI与其他脑脓肿类似。麻省总医院曾研究6例,其DWI为高信号,但ADC均值较一般脑脓肿为低,(0.33±0.6)mm/s,此脓液反映为高蛋白液。

处理:主张持积极态度。过去在免疫缺陷患者发生曲霉菌脑脓肿的死亡率近乎100%。加州大学对4例白血病伴发本病患者,在无框架立体定向下切除多发脑脓肿及抗真菌治疗,逆转了病情,除1例死于白血病外,3例有完全的神经病学恢复。

(六)垂体脓肿

垂体脓肿自首例报道至1995年已经约有100例的记载。

从发病机制来看,有两种意见,一类是真性脓肿,有人称为"原发性"垂体脓肿,通过邻近结构炎症播散,或远途血行感染,或头面部吻合血管逆行感染,使正常垂体感染形成脓肿,或垂体瘤伴发脓肿;另一类是类脓肿,即"继发性"垂体脓肿,是指垂体瘤、鞍内颅咽管瘤等情况下,局部血循环紊乱,瘤组织坏死、液化也形成"脓样物质",向上顶起鞍隔,压迫视路,似垂体脓肿,但不发热,培养也无细菌生长,实际有所不同。

垂体脓肿常先有感染症状,同时有鞍内脓肿膨胀的表现,剧烈头痛和视力骤降是两大特点。Jain等指出视力、视野变化可占75%~100%。最近,印度1例12岁女孩,急性额部头痛,双视力严重"丧失",强化MRI诊断,单用抗生素治疗。但垂体脓肿大多发展缓慢,一年以上的占多数,突出表现是垂体功能衰减,尤其是较早出现垂体后叶受损的尿崩症多见。协和医院7例中5例有尿崩,天坛医院2例垂体脓肿患者在3个月以内就出现尿崩,其中1例脓液培养有大肠埃希菌。日本有 1 例 56 岁男性,垂体脓肿,同时有无痛性甲状腺炎、垂体功能减退和尿崩症,Matsuno等认为漏斗神经垂体炎或淋巴细胞性腺垂体炎,在术前和组织病理检查前鉴别诊断是困难的。这是慢性的真性垂体脓肿。由于垂体瘤的尿崩症只占 10%,故常以此区别两病。另外,垂体脓肿的垂体功能普遍减退是第三个特点,协和医院一组的性腺、甲状腺、肾上腺等多项内分泌功能检查低值,更为客观,并需用皮质醇来改善症状。

重庆今年报道 1 例月经紊乱、泌乳 3 个月,PRL 457.44 ng/mL,术中则抽出黏稠脓液,镜检有大量脓细胞,病理见垂体瘤伴慢性炎症,最后诊断是继发于垂体瘤的垂体脓肿。

鉴别垂体瘤囊变或其他囊性肿瘤,MRI 的 DWI 和 ADC 能显示其优越性。处于早期阶段,甲硝唑和第三代头孢菌素就可以对付链球菌,拟杆菌或变形杆菌,若已成大脓肿顶起视路,则经蝶手术向外放脓,电灼囊壁使其皱缩最为合理。

七、处理原则

(一)单纯药物治疗

理想的治疗是化脓性脑膜脑炎阶段消炎,防止脑脓肿的形成。最早是 1971 年有报道单纯药物治疗成功。1980 年加州大学(UCSF)的研究,找出成功的因素:①用药早。②脓肿小。③药效好。④CT 观察好。该组 8 例的病程平均 4.7 周。成功的 6 例直径平均 1.7 cm(0.8~2.5 cm),失败的则为 4.2 cm(2.0~6.0 cm)(P<0.001),故主张单纯药物治疗要<3 cm。该组细菌以金葡、链球菌和变形杆菌为主,大剂量(青、氯、新青)三联治疗[青霉素 1 000 万 U,静脉注射,每天 1 次,小儿 30 万 U/(kg·d);氯霉量 3~4 g,静脉注射,每天 1 次,小儿 50~100 mg/(kg·d);半合成新青Ⅰ,新青Ⅲ大于 12 g,静脉注射,每天 1 次,4~8 周,对耐青者],效果好。CT 观察 1 个月内缩小,异常强化 3 个半月内消退,25 个月未见复发。

归纳指征:①高危患者。②多发脑脓肿,特别是脓肿间距大者。③位于深部或重要功能区。④合并室管膜炎或脑膜炎者。⑤合并脑积水需要 CSF 分流者。方法和原则同上述 4 条成功的因素。

(二)穿刺吸脓治疗

鉴于上述单纯药物治疗的脑脓肿直径都<2.5 cm,导致推荐>3.0 cm 的脑脓肿就需要穿刺引流。理论是根据当时哈佛大学有学者研究,发现穿透 BBB 和脓壁的抗生素,尽管其最小抑菌浓度已经超过,但细菌仍能存活,此系抗生素在脓腔内酸性环境下失效。故主张用药的同时,所有脓液应予吸除,特别在当今立体定向技术下,既符合微创原则,又可直接减压。另外,还可以诊断(包括取材培养),且能治疗(包括吸脓、冲洗、注药或置管引流)。近年报道经 1~2 次穿吸,治愈率达 80%~90%。也有人认为几乎所有脑脓肿均可穿刺引流和有效的抗生素治疗。钻颅的简化法一床旁锥颅,解除脑疝最快,更受欢迎。

(三)脑脓肿摘除术

开颅摘除脑脓肿是一种根治术,但代价较大,风险负担更重。指征:①厚壁脓肿;②表浅脓肿;③小脑脓肿;④异物脓肿;⑤多房或多发性脓肿(靠近);⑥诺卡菌或真菌脓肿;⑦穿刺失败的脑脓肿;⑧破溃脓肿;⑨所谓暴发性脑脓肿;⑩脑疝形成的脓肿;开颅后可先于穿刺减压,摘除脓肿后可依情况内、外减压。创腔用过氧化氢及含抗生素溶液冲洗,应避免脓肿破裂,若有脓液污染更应反复冲洗。术后抗生素均应 4~6 周。定期 CT 复查。

(四)抗生素的联用

脓肿的微生物性质是脑脓肿治疗的基础,脓液外排和有效抗生素的应用是取得疗效的关键,由于近年来大量广谱抗生素的问世,对脑脓肿的治疗确实卓有成效,病死率大为降低。同时正因为脑脓肿的混合感染居多,目前采用的三联、四联用药,疗效尤其突出。

早年的青、氯、新青,对革兰阴性、革兰阳性、需氧、厌氧菌十分敏感,从心、肺来的转移性脑脓肿疗效肯定。对耳、鼻、牙源性脑脓肿同样有效。现在常用的青、甲、头孢,由于甲硝唑对拟杆菌是专性药,对细菌的穿透力强,不易耐药,价廉,毒副作用少,对强调厌氧菌脑脓肿的今天,此三联用药已成为首选,加上第三代头孢对需氧菌混合感染也是高效。上两组中偶有耐甲氧西林的金葡(MRSA),可将青霉素换上万古霉素,这是抗革兰阳性球菌中最强者,对外伤术后的脑脓肿高效。用甲、头孢治疗儿童脑脓肿也有高效。伏利康唑治霉菌性脑脓肿,磺胺(TMP/SMZ)治诺卡菌脑脓肿,都是专性药。头孢曲松及丁胺卡那治枸橼酸菌新生儿脑脓肿也具有特效,已见前述。亚胺培南对高龄、幼儿、免疫力低下者,对绝大多数厌氧、需氧、革兰阴性、革兰阳性菌和多重耐药菌均具强力杀菌,是目前最广谱的抗生素,可用于危重患者。脑脓肿破裂或伴有明显脑膜炎时,鞘内注药也是一种方法,其剂量是丁胺卡那每次 10 mg,庆大霉素每次 2 万单位,头孢曲松每次 25~50 mg,万古霉素每次 20 mg,半合成青霉素苯唑西林每次 10 mg,氯唑西林每次 10 mg,小儿减半,生理盐水稀释。

(庞传丽)

第三节 病毒性脑炎

病毒性脑炎是指各种病毒感染引起的脑实质的炎症,如果仅仅脑膜受累称为病毒性脑膜炎,如果脑实质与脑膜同时受累则称为病毒性脑膜脑炎。该病是小儿最常见的神经系统感染性疾病之一,2 岁以内小儿脑炎的发病率最高,每年约为16.7/10 万,主要发生于夏秋季,约 70%的病毒性脑炎和脑膜炎发生于6~11 月。病毒性脑炎的病情轻重差异很大,轻者预后良好,重者可留有后遗症甚至导致死亡。

一、病因

目前国内外报道有 100 多种病毒可引起脑炎病变,但引起急性脑炎较常见的病毒是肠道病毒、单纯疱疹病毒、虫媒病毒、腺病毒、巨细胞病毒及某些传染病病毒等。由于计划免疫的不断广泛和深入,使得脊髓灰质炎病毒、麻疹病毒等引起的脑炎已经少见,腮腺炎病毒、风疹病毒及流行性乙型脑炎病毒等引起的脑炎也大幅度地减少。近年来肠道病毒 71 型引起的脑炎在亚洲流行,已造成极大危害。

不同病毒引起的脑炎,具有不同的流行特点。如流行性乙型脑炎,由蚊虫传播,因而主要发生在夏秋季节(7~9 月)。人对乙脑病毒普遍易感,但感染后发病者少,多呈隐性感染,感染后可获得较持久的免疫力,故患病者大多为儿童,占患者总数的 60%~70%,2~6 岁发病率最高。在我国肠道病毒脑炎最常见,也主要发生在夏秋季,且大多数患者为小儿;肠道病毒 71 型引起的脑炎患儿多在 5 岁以下,重症致死者多在 3 岁以下。单纯疱疹病毒脑炎则高度散发,一年四季均可发生,且可感染所有年龄人群。

二、发病机制

(一)病毒性脑炎的感染途径

1.病毒入侵途径

病毒进入机体的主要途径有皮肤、结膜、呼吸道、肠道和泌尿生殖系统。

(1)完好的皮肤可以防止病毒的进入,当皮肤损伤或被虫媒咬伤时,病毒即可进入机体,如日本乙型脑炎、森林脑炎病毒等。

(2)结膜感染,嗜神经病毒、肠道病毒和腺病毒可由结膜感染而进入中枢神经系统。

(3)呼吸道是病毒进入中枢神经系统的主要途径,这些病毒包括带状疱疹病毒、EB病毒、巨细胞病毒、淋巴脉络膜炎病毒、狂犬病毒、Lassa病毒、麻疹病毒、风疹和流感A病毒等。这些病毒可通过上呼吸道黏膜感染进入人体,亦可直接通过肺泡进入人体,当病毒颗粒≤5 μm 时,可直接进入肺泡,诱发巨噬细胞破坏组织上皮,进入局部淋巴组织,经胸导管或局部淋巴结而扩散到全身,然后经血-脑屏障而进入中枢神经系统。

(4)消化道,如EB病毒、肠道病毒71型等,均可由消化道进入。

2.病毒到中枢神经系统的扩散途径

病毒感染机体后是否进入中枢神经系统取决于病毒的性质、病毒寄生部位及机体对病毒的免疫反应。其主要扩散途径有以下几种。

(1)随血液进入:病毒进入人体后在局部复制,经淋巴结-淋巴管-胸导管进入血液产生初级的病毒血症,然后病毒随血流扩散到全身器官,并再次复制,导致次级病毒血症。病毒在血流中可以病毒颗粒的方式游离于血浆中(如肠道病毒)或与白细胞、血小板和红细胞并存(如麻疹病毒在淋巴细胞内,HIV在 $CD4^+T$ 细胞内)。游离病毒颗粒经血液多次循环以后,可引起免疫反应或被抗体中和而排除。淋巴细胞内病毒有抗免疫能力,当达到一定浓度后可通过血-脑屏障而侵入中枢神经系统。有些病毒可以损伤血-脑屏障,如HIV-1感染血-脑屏障的内皮细胞,以非细胞溶解机制进入中枢神经系统,亦可经内皮细胞直接感染脑实质或进入脑脊液后再移行至脑实质而产生脑和脊髓实质的病毒感染。

(2)沿神经进入:病毒进入体内后,经过初级复制侵入局部周围神经,然后沿周围神经轴索向中枢侵入。如狂犬病毒、假狂犬病毒、脊髓灰质炎病毒、带状疱疹病毒和单纯疱疹病毒,这些病毒均可经局部神经沿轴索侵入。病毒颗粒在轴索内的移行速度很慢,狂犬病毒的移行速度为3 mm/d,单纯疱疹病毒的移行速度为16 mm/d。

(二)病毒性脑炎的免疫机制

病毒具有较强的免疫原性,能诱导机体产生免疫应答。其后果既可表现为抗病毒的保护作用,也可导致对脑组织的免疫损伤。

病毒感染后,首先激发中枢神经系统的胶质细胞表达大量的主要组织相容性复合体(MHC)Ⅰ类和Ⅱ类分子,这样胶质细胞就可作为抗原提呈细胞将病毒抗原处理成免疫原性多肽,以MHC分子-抗原肽复合物的形式表达于细胞表面。T细胞特异性的识别抗原提呈细胞所提呈的MHC分子-抗原肽复合物,然后被激活和增生,进而分化成效应细胞。活化的T细胞产生穿孔素和颗粒酶,穿孔素可与双层脂质膜结合,插入靶细胞膜,形成异常通道,使 Na^+、水分子进入靶细胞内,K^+ 及大分子物质(如蛋白质)则从胞内逸出,从而改变细胞渗透压,最终导致细胞溶解。

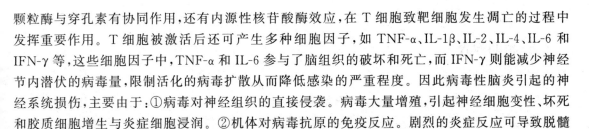

颗粒酶与穿孔素有协同作用,还有内源性核苷酸酶效应,在 T 细胞致靶细胞发生凋亡的过程中发挥重要作用。T 细胞被激活后还可产生多种细胞因子,如 TNF-α、IL-1β、IL-2、IL-4、IL-6 和 IFN-γ 等,这些细胞因子中,TNF-α 和 IL-6 参与了脑组织的破坏和死亡,而 IFN-γ 则能减少神经节内潜伏的病毒量,限制活化的病毒扩散从而降低感染的严重程度。因此病毒性脑炎引起的神经系统损伤,主要由于:①病毒对神经组织的直接侵袭。病毒大量增殖,引起神经细胞变性、坏死和胶质细胞增生与炎症细胞浸润。②机体对病毒抗原的免疫反应。剧烈的炎症反应可导致脱髓鞘病变及血管和血管周围的损伤,而血管病变又影响脑循环加重脑组织损伤。

三、病理

受累脑组织及脑膜充血水肿,有单核细胞、浆细胞、淋巴细胞浸润,常环绕血管形成血管套。可有血管内皮及周围组织的坏死,胶质细胞增生可形成胶质结节。神经细胞呈现不同程度的变性、肿胀和坏死,可见噬神经细胞现象。神经细胞核内可形成包涵体,神经髓鞘变性、断裂。如果脱髓鞘病变严重,常提示是感染后或变态反应性脑炎。大多脑炎病变呈弥漫分布,但也有不少病毒具特异的嗜好性,如单纯疱疹病毒脑炎易侵犯颞叶,虫媒病毒脑炎往往累及全脑,但以大脑皮质、间脑和中脑最为严重。肠道病毒 71 型嗜好脑干神经核和脊髓前角细胞,易导致严重的脑干脑炎或脑干脊髓炎。

四、临床表现

由于病毒性脑炎的病变部位和轻重程度差别很大,因此临床表现多种多样,且轻重不一。轻者1~2 周恢复,重者可持续数周或数月,甚至致死或致残。即使是同一病原引起者,也有很大差别。有的起病时症状较轻,但可迅速加重;有的起病突然,频繁惊厥;但大多患儿先有全身感染症状,而后出现神经系统的症状体征。

(一)前驱症状

可有发热、头痛、上呼吸道感染症状、精神萎靡、恶心、呕吐、腹痛、肌痛等。

(二)神经系统症状体征

(1)颅内压增高:主要表现为头痛、呕吐、血压升高、心动过缓、婴儿前囟饱满等,严重时可呈现去脑强直状态,甚至出现脑疝危及生命。

(2)意识障碍:轻者无意识障碍,重者可出现不同程度的意识障碍、精神症状和异常行为。少数患儿精神症状非常突出。

(3)惊厥:常出现全身性或局灶性抽搐。

(4)病理征和脑膜刺激征均可阳性。

(5)局灶性症状体征:如肢体瘫痪、失语、颅神经障碍等。一侧大脑血管病变为主者可出现小儿急性偏瘫;小脑受累明显时可出现共济失调;脑干受累明显时可出现交叉性偏瘫和中枢性呼吸衰竭;后组颅神经受累明显则出现吞咽困难,声音低微;基底神经节受累明显则出现手足徐动、舞蹈动作和扭转痉挛;肠道病毒 71 型易侵犯脑干背部,故常出现抖动、肌阵挛、共济失调、心率加快、血压改变、脑神经功能障碍等,重者由于迷走神经核严重受累可引起神经源性肺水肿、心功能障碍和休克。

(三)其他系统症状

如单纯疱疹病毒脑炎可伴有口唇或角膜疱疹,柯萨奇病毒脑炎可伴有心肌炎和各种不同类型的皮疹,腮腺炎脑炎常伴有腮腺肿大。肠道病毒 71 型脑炎可伴随手足口病或疱疹性咽峡炎。

五、辅助检查

(一)脑脊液检查

脑脊液压力增高,外观多清亮,白细胞总数增加,多在 $300 \times 10^6 / L$ 以上,以淋巴细胞为主。少数患儿脑脊液白细胞总数可正常。单纯疱疹病毒脑炎脑脊液中常可见到红细胞。病毒性脑炎患儿脑脊液蛋白质大多轻度增高或正常,糖和氯化物无明显改变。涂片或培养均无细菌发现。

(二)病毒学检查

(1)病毒分离与鉴定:从脑脊液、脑组织中分离出病毒,具有确诊价值,但需时间较长。

(2)血清学检查:双份血清法,或早期 IgM 测定。

(3)分子生物学技术:PCR 技术可从患儿呼吸道分泌物、血液、脑脊液中检测病毒 DNA 序列,从而确定病原。

(三)脑电图

主要表现为高幅慢波,多呈弥漫性分布,可有痫样放电波,对诊断有参考价值。需要强调的是脑炎的脑电图变化是非特异性的,亦可见于其他原因引起的脑部疾病,必须结合病史及其他检查分析判断。

(四)影像学检查

严重病例 CT 和 MRI 均可显示炎性病灶形成的大小不等、界限不清、不规则低密度或高密度影灶,但轻症病脑患儿和病毒性脑炎的早期多不能发现明显异常改变。

六、诊断和鉴别诊断

病毒性脑炎的诊断主要靠病史、临床表现、脑脊液检查和病原学鉴定。在临床上应注意和下列疾病进行鉴别。

(一)化脓性脑膜炎

经过不规则治疗的化脓性脑膜炎,其脑脊液改变可以与病毒性脑炎相似,应结合病史、治疗经过、特别是病原学检查进行鉴别。

(二)结核性脑膜炎

婴幼儿结核性脑膜炎可以急性起病,而且脑脊液细胞总数及分类与病毒性脑炎相似,有时容易混淆。但结核性脑膜炎脑脊液糖和氯化物均低,常可问到结核接触史,身体其他部位常有结核灶,再结合 PPD 试验和血沉等,可以鉴别。

(三)真菌性脑膜炎

起病较慢,病程长,颅内压增高明显,头痛剧烈,脑脊液墨汁染色可确立诊断。

(四)其他

如 Reye 综合征、中毒性脑病等亦需鉴别。

七、治疗

病毒性脑炎至今尚无特效治疗,仍以对症处理和支持疗法为主。

(一)一般治疗

应密切观察病情变化,加强护理,保证营养供给,维持水电解质平衡,重症患儿有条件时应在

PICU 监护治疗。

(二)对症治疗

(1)控制高热可给予物理降温或化学药物降温。

(2)及时处理颅内压增高和呼吸循环功能障碍。对于颅内压明显增高的重患儿,迅速稳妥地降低颅内压非常重要。一般选用 20％甘露醇,0.5～1.0 g/kg,每 4～8 小时 1 次,必要时再联合应用呋塞米、清蛋白、激素等。

(3)控制惊厥可适当应用止惊剂如地西泮、苯巴比妥等。

(三)病因治疗

(1)对于疱疹病毒脑炎可给予阿昔洛韦治疗,每次 10 mg/kg,每次滴注时间为 1 小时以上,每 8 小时用 1 次,疗程1～2 周。

(2)甲型流感病毒可试用奥司他韦。

(3)对其他病毒感染可酌情选用干扰素、更昔洛韦、利巴韦林、静脉注射免疫球蛋白、中药等。

(四)肾上腺皮质激素的应用

急性期应用可控制炎症反应,减轻脑水肿、降低颅内压,有一定疗效,但意见尚不一致。

(五)抗生素的应用

对于重症婴幼儿或继发细菌感染者,应适当给予抗生素。

(六)康复治疗

对于重症恢复期患儿或留有后遗症者,应进行康复治疗。可给予功能训练、针灸、按摩、高压氧等康复措施,以促进各种功能的恢复。

八、预后

大部分病毒性脑炎患儿在 1～2 周内康复,部分患儿病程较长。重症患儿可留下不同程度后遗症,如肢体瘫痪、癫痫、智力低下、失语、失明等。除肠道病毒 71 型引起者外,其他肠道病毒脑炎死亡率很低,后遗症也不多。但单纯疱疹病毒脑炎和乙型脑炎死亡率仍在 10％以上,且存活者后遗症发生率也高。

九、预防

由于风疹、麻疹、脊髓灰质炎、流行性乙型脑炎、流行性腮腺炎等减毒疫苗的广泛应用,使得这些病毒引起的脑炎已明显减少,但有些病毒(如埃可病毒、柯萨奇病毒、肠道病毒 71 型)尚不能用疫苗预防,因此指导儿童加强体育锻炼,增强体质;开展爱国卫生运动,积极消灭蚊虫,保证饮食洁净等,对预防病毒性脑炎的发生有重要作用。

(庞传丽)

第四节　化脓性脑膜炎

化脓性脑膜炎亦称细菌性脑膜炎,是由各种化脓菌引起的以脑膜炎症为主的中枢神经系统感染性疾病。婴幼儿多见,2 岁以内发病者约占该病的 75％,发病高峰年龄是 6～12 个月,冬春

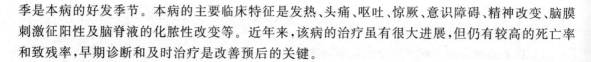

季是本病的好发季节。本病的主要临床特征是发热、头痛、呕吐、惊厥、意识障碍、精神改变、脑膜刺激征阳性及脑脊液的化脓性改变等。近年来,该病的治疗虽有很大进展,但仍有较高的死亡率和致残率,早期诊断和及时治疗是改善预后的关键。

一、病因

(一)病原学

许多化脓菌都可引起脑膜炎,但在不同的年代,不同的地区,引起脑膜炎的各种细菌所占比例有很大差异。在我国脑膜炎双球菌、肺炎链球菌和流感嗜血杆菌引起者占小儿化脑的2/3以上。近年来国内有人统计流感嗜血杆菌引起的本病比肺炎链球菌引起的还多,而国外由于B型流感嗜血杆菌菌苗接种工作的开展,近年来该菌引起的本病明显减少。不同年龄小儿感染的致病菌也有很大差异,新生儿及出生2~3个月以内的婴儿化脓性脑膜炎,常见的致病菌是大肠埃希菌、B组溶血性链球菌和葡萄球菌,此外还有其他肠道革兰阴性杆菌、李氏单胞菌等。出生2~3个月后的小儿化脓性脑膜炎多由B型流感嗜血杆菌、肺炎链球菌和脑膜炎双球菌引起,5岁以上儿童患者的主要致病菌是脑膜炎双球菌和肺炎链球菌。

(二)机体的免疫与解剖缺陷

小儿机体免疫力较弱,血-脑屏障功能也差,因而小儿,特别是婴幼儿化脓性脑膜炎的患病率高。如果患有原发性或继发性免疫缺陷病,则更易感染,甚至平时少见的致病菌或条件致病菌也可引起化脓性脑膜炎,如表皮葡萄球菌、绿脓杆菌等。另外,颅底骨折、颅脑手术、脑脊液引流、皮肤窦道、脑脊膜膨出等,均易继发感染而引起化脓性脑膜炎。

二、发病机制

多数化脓性脑膜炎是由于体内感染灶(如上呼吸道、皮肤)的致病菌通过血行播散至脑膜。脑膜炎的产生通常需要以下4个环节:①上呼吸道或皮肤等处的化脓菌感染。②致病菌由局部感染灶进入血流,产生菌血症或败血症。③致病菌随血流通过血-脑屏障到达脑膜。④致病菌大量繁殖引起蛛网膜和软脑膜为主要受累部位的化脓性脑膜炎。小儿化脓性脑膜炎最常见的前驱感染是上呼吸道感染,多数病例局灶感染的症状轻微甚至缺如。

细菌由局部病灶进入血循环后能否引起持续性的菌血症取决于机体的抵抗力和细菌致病力的相对强弱。机体抵抗力包括特异抗体的产生、单核巨噬细胞系统和补体系统功能是否完善等。随年龄增长,机体特异性抗体如抗B型嗜血流感杆菌荚膜多核糖磷酸盐(PRP)抗体水平增加,因而脑膜炎的发生随之减少。细菌的致病力主要决定于其数量及是否具有荚膜。荚膜是细菌对抗机体免疫反应的主要因子,对于巨噬细胞的吞噬作用和补体活性等可发挥有效的抑制作用,有利于细菌的生存和繁殖。婴幼儿抵抗力弱,且往往缺乏抗荚膜抗体IgA或IgM,因而难以抵抗病原的侵入。病原体通过侧脑室脉络丛及脑膜播散至蛛网膜下腔,由于小儿脑脊液中补体成分和免疫球蛋白水平相对低下,使细菌得以迅速繁殖。革兰阴性菌细胞壁的脂多糖(LPS)和肺炎链球菌细胞壁成分磷壁酸、肽聚糖等均可刺激机体引起炎症反应,并可促使局部肿瘤坏死因子(TNF)、白细胞介素-1(IL-1)、血小板活化因子(PAF)、前列腺素E_2(PGE_2)等细胞因子的释放,从而导致中性粒细胞浸润、血管通透性增加、血-脑屏障的改变和血栓形成等病理改变。由细胞因子介导的炎症反应在脑脊液无菌后仍可持续存在,这可能是化脓性脑膜炎发生慢性炎症性后遗症的原因之一。

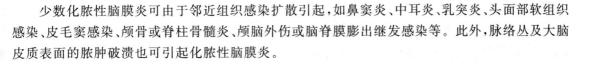

少数化脓性脑膜炎可由于邻近组织感染扩散引起,如鼻窦炎、中耳炎、乳突炎、头面部软组织感染、皮毛窦感染、颅骨或脊柱骨髓炎、颅脑外伤或脑脊膜膨出继发感染等。此外,脉络丛及大脑皮质表面的脓肿破溃也可引起化脓性脑膜炎。

三、病理

患儿蛛网膜下腔增宽,蛛网膜和软脑膜普遍受累。血管充血,脑组织表面、基底部、脑沟、脑裂等处均有不同程度的炎性渗出物覆盖,脊髓表面也受累,渗出物中有大量的中性粒细胞、纤维蛋白和部分单核细胞、淋巴细胞,用革兰染色可找到致病菌。病变严重时,动静脉均可受累,血管周围及内膜下有中性粒细胞浸润,可引起血管痉挛、血管炎、血管闭塞、坏死出血或脑梗死。感染扩散至脑室内膜则形成脑室膜炎,在软脑膜下及脑室周围的脑实质亦可有细胞浸润、出血、坏死和变性,形成脑膜脑炎。脓液阻塞、粘连及纤维化,可使马氏孔、路氏孔或大脑导水管流通不畅,引起阻塞性脑积水。大脑表面或基底部蛛网膜颗粒因炎症发生粘连、萎缩而影响脑脊液的回吸收时,则形成交通性脑积水。颅内压的增高,炎症的侵犯,或有海绵窦栓塞时,可使视神经、动眼神经、面神经和听神经等受损而引起功能障碍。由于血管的通透性增加及经脑膜间的桥静脉发生栓塞性静脉炎,常见硬膜下积液,偶有积脓。

由于炎症引起的脑水肿和脑脊液循环障碍可使颅内压迅速增高,如有抗利尿激素的异常分泌或并发脑脓肿、硬膜下积液等,更加重脑水肿和颅内高压,甚至出现脑疝。由于血管通透性增加,可使脑脊液中蛋白增加;由于葡萄糖的转运障碍和利用增加,使脑脊液中葡萄糖含量降低,甚至出现乳酸酸中毒。

由于脊神经及神经根受累可引起脑膜刺激征。血管病变可引起脑梗死、脑缺氧,加之脑实质炎症,颅内高压,乳酸酸中毒,脑室炎及中毒性脑病等,可使化脓性脑膜炎患儿在临床上出现意识障碍、惊厥、运动障碍及感觉障碍等。

四、临床表现

(一)起病

多数患儿起病较急,发病前数天常有上呼吸道感染或胃肠道症状。暴发型流行性脑脊髓膜炎则起病急骤,可迅速出现进行性休克、皮肤出血点或瘀斑、弥漫性血管内凝血及中枢神经系统功能障碍。

(二)全身感染中毒症状

全身感染或菌血症,可使患儿出现高热、头痛、精神萎靡、疲乏无力、关节酸痛、皮肤出血点、瘀斑或充血性皮疹等。小婴儿常表现为拒食、嗜睡、易激惹、烦躁哭闹、目光呆滞等。

(三)神经系统表现

1.脑膜刺激征

表现为颈项强直、Kernig 征和 Brudzinski 征阳性。

2.颅内压增高

主要表现为头痛和喷射性呕吐,可伴有血压增高、心动过缓。婴儿可出现前囟饱满且紧张、颅缝增宽。重症患儿可有呼吸循环功能受累、昏迷、去脑强直,甚至脑疝。眼底检查一般无特殊发现。若有视盘水肿,则提示颅内压增高时间较长,可能已有颅内脓肿、硬膜下积液或静脉栓塞等发生。

3.惊厥

20%～30%的患儿可出现全身性或部分性惊厥,以 B 型流感嗜血杆菌及肺炎链球菌脑膜炎多见。惊厥的发生与脑实质的炎症、脑梗死及电解质代谢紊乱等有关。

4.意识障碍

颅内压增高、脑实质病变均可引起嗜睡、意识模糊、昏迷等意识改变,并可出现烦躁不安、激惹、迟钝等精神症状。

5.局灶体征

部分患儿可出现第 Ⅱ、Ⅲ、Ⅳ、Ⅵ、Ⅶ、Ⅷ对颅神经受累、肢体瘫痪或感觉异常等,多由血管闭塞引起。

新生儿特别是早产儿化脓性脑膜炎常缺乏典型的症状和体征,颅内压增高和脑膜刺激征常不明显,发热可有可无,甚至体温不升。主要表现为少动、哭声弱或呈高调、拒食、呕吐、吸吮力差、黄疸、发绀、呼吸不规则,甚至惊厥、休克、昏迷等。

五、并发症

(一)硬膜下积液

30%～60%的化脓性脑膜炎患儿出现硬膜下积液,1 岁以内的流感嗜血杆菌或肺炎链球菌脑膜炎患儿较多见。其发生机制尚未完全明确,可能与以下 2 个因素有关:①化脓性脑膜炎时,血管通透性增加,血浆成分易进入硬膜下腔而形成积液。②在化脓性脑膜炎的发病过程中,硬脑膜及脑组织表浅静脉发生炎性栓塞,尤其是以穿过硬膜下腔的桥静脉炎性栓塞的影响更大,可引起渗出或出血,局部渗透压增高,因此水分进入硬膜下腔形成积液。

硬膜下积液多发生在化脓性脑膜炎起病 7～10 天后,其临床特征是:①化脓性脑膜炎在积极的治疗过程中体温不降,或退而复升。②病程中出现进行性前囟饱满、颅缝分离、头围增大、呕吐、惊厥、意识障碍,或叩诊有破壶音等。怀疑硬膜下积液时可做头颅透光检查,必要时行 B 超检查或 CT 扫描,前囟穿刺可以明确诊断。正常小儿硬膜下腔液体<2 mL,蛋白质定量在 0.4 g/L 以下。并发硬膜下积液时,液体量增多,蛋白含量增加,偶可呈脓性,涂片可找到细菌。

(二)脑室管膜炎

致病菌经血行播散、脉络膜裂隙直接蔓延或经脑脊液逆行感染等均可引起脑室管膜炎。临床多见于诊断治疗不及时的革兰阴性杆菌引起的小婴儿脑膜炎。一旦发生则病情较重,发热持续不退、频繁惊厥、甚至出现呼吸衰竭。临床治疗效果常不满意,脑脊液始终难以转为正常,查体前囟饱满,CT 扫描显示脑室扩大。高度怀疑脑室管膜炎时可行侧脑室穿刺,如果穿刺液白细胞数$\geqslant 50 \times 10^{6}$/L,糖含量<1.6 mmol/L,蛋白质含量>0.4 g/L,或细菌学检查阳性,即可确诊。

(三)抗利尿激素异常分泌综合征

如果炎症累及下丘脑或垂体后叶,可引起抗利尿激素不适当分泌,即抗利尿激素异常分泌综合征(SIADH)。SIADH 引起低钠血症和血浆渗透压降低,可加重脑水肿,促发惊厥发作并使意识障碍加重。

(四)脑积水

炎性渗出物粘连堵塞脑脊液之狭小通道可引起梗阻性脑积水,颅底及脑表面蛛网膜颗粒受累或静脉窦栓塞可导致脑脊液吸收障碍,引起交通性脑积水。严重脑积水可使患儿头围进行性增大,骨缝分离,前囟扩大而饱满,头皮静脉扩张,叩颅呈破壶音,晚期出现落日眼,神经精神症状逐渐加重。

(五)其他

如颅神经受累可引起耳聋、失明等；脑实质受损可出现继发性癫痫、瘫痪、智力低下等。

六、辅助检查

(一)外周血常规

白细胞总数明显增高，分类以中性粒细胞为主。重症患儿特别是新生儿化脓性脑膜炎，白细胞总数也可减少。

(二)脑脊液检查

1.常规检查

典型化脓性脑膜炎的脑脊液压力增高、外观混浊；白细胞总数明显增多，多在 $1\,000\times10^6/L$ 以上，分类以中性粒细胞为主；糖含量明显降低，常在 $1.1\,mmol/L$ 以下；蛋白质含量增高，多在 $1\,g/L$ 以上。脑脊液沉渣涂片找菌是明确化脓性脑膜炎病原的重要方法，将脑脊液离心沉淀后涂片，用革兰染色，检菌阳性率可达 $70\%\sim90\%$ 。脑脊液涂片是否阳性取决于其细菌含量，细菌数 $<10^3\,cfu/mL$ 时阳性率仅 25% ，若 $>10^5\,cfu/mL$ 则阳性率可达 95% 。脑脊液培养是确定病原菌的可靠方法，在患儿情况许可的情况下，尽可能地于抗生素使用前采集脑脊液标本，以提高培养阳性率。

2.脑脊液特殊检查

(1)特异性细菌抗原测定：利用免疫学方法检查患儿脑脊液中的细菌抗原，有助于快速确定致病菌。如对流免疫电泳法(CIE)，可快速确定脑脊液中的流感嗜血杆菌、肺炎链球菌和脑膜炎双球菌等。乳胶凝集试验，可检测 B 组溶血性链球菌、流感嗜血杆菌和脑膜炎双球菌。免疫荧光试验也可用于多种致病菌抗原检测，特异性及敏感性均较高。

(2)脑脊液中乳酸脱氢酶(LDH)、乳酸、C 反应蛋白(CRP)、肿瘤坏死因子(TNF)、免疫球蛋白(Ig)及神经元特异性烯醇化酶(NSE)等测定，虽无特异性，但对于化脓性脑膜炎的诊断和鉴别诊断均有参考价值。

(三)其他检查

(1)血培养：早期未用抗生素的患儿，血培养阳性的可能性大；新生儿化脓性脑膜炎时血培养的阳性率较高。

(2)皮肤瘀点涂片检菌是流行性脑脊髓膜炎重要的病原诊断方法之一。

(3)局部病灶分泌物培养：如咽培养、皮肤脓液或新生儿脐部分泌物培养等，对确定病原均有参考价值。

(4)影像学检查：急性化脓性脑膜炎一般不常规做 CT 扫描，但对于出现异常定位体征、治疗效果不满意、持续发热、头围增大或有显著颅内压增高等情况而疑有并发症的患儿，应尽早进行颅脑 CT 检查。

七、诊断

因为早期诊断及时治疗对化脓性脑膜炎患儿非常重要，所以发热患儿，一旦出现神经系统的异常症状和体征时，应尽快进行脑脊液检查，以明确诊断。有时在疾病早期脑脊液常规检查可无明显异常，此时若高度怀疑化脓性脑膜炎，可在 24 小时后再复查脑脊液。另外经过不规则抗生素治疗的化脓性脑膜炎,其脑脊液改变可以不典型,涂片与细菌培养均可为阴性,此时必须结合病史、症状、体征及治疗过程综合分析判断。

对于化脓性脑膜炎的诊断和致病菌的确认,脑脊液检查是非常重要的。但是对于颅内压增高明显、病情危重的患儿做腰穿应特别慎重。如颅内压增高的患儿必须做腰穿时,应先静脉注射20%甘露醇,待颅内压降低后再行穿刺,以防发生脑疝。

八、鉴别诊断

各种致病微生物如细菌、病毒、真菌等引起的脑膜炎,在临床表现上都有许多相似之处,其鉴别主要靠脑脊液检查(表6-2)。经过治疗的化脓性脑膜炎患儿或不典型病例,有时与病毒性脑膜炎或结核性脑膜炎容易混淆,应注意鉴别。

表 6-2　神经系统常见感染性疾病的脑脊液改变

	压力 kPa	外观	潘氏试验	白细胞数 (×10⁶/L)	蛋白质 (g/L)	糖 (mmol/L)	氯化物 (mmol/L)	其他
正常	0.69~1.96 新生儿 0.29~0.78	清	—	0~10 小婴儿 0~20	0.2~0.4 新生儿 0.2~1.2	2.8~4.5 婴儿 3.9~5.0	117~127 婴儿 110~122	
化脓性脑膜炎	升高	浑浊	++~+++	数百~数万 多核为主	明显增加	减低	正常或减低	涂片,培养可发现致病菌
结核性脑膜炎	升高,阻塞时降低	不太清磨玻璃样	+~+ ++	数十~数百 淋巴为主	增高,阻塞时明显增高	降低	降低	涂片或培养可见抗酸杆菌
病毒性脑炎脑膜炎	正常或升高	多数清	±~++	正常~数百 淋巴为主	正常或稍增高	正常	正常	病毒分离有时阳性
真菌性脑膜炎	高	不太清	+~+ ++	数十~数百 单核为主	增高	降低	降低	墨汁染色查病原
脑脓肿	常升高	清或不太清	-~++	正常~数百	正常或稍高	正常	正常	
中毒性脑病	升高	清	-~+	正常	正常或稍高	正常	正常	

(一)病毒性脑膜炎

一般全身感染中毒症状较轻,脑脊液外观清亮,细胞数零至数百个,以淋巴细胞为主,蛋白质含量轻度升高或正常,糖含量正常,细菌学检查阴性。有时在疾病的早期,细胞数可以较高,甚至以中性粒细胞为主,此时应结合糖含量和细菌学检查及临床表现等综合分析。

(二)结核性脑膜炎

该病与经过不规则治疗的化脓性脑膜炎有时容易混淆,但结核性脑膜炎多数起病较缓(婴幼儿可以急性起病),常有结核接触史和肺部等处的结核病灶。脑脊液外观呈毛玻璃状,细胞数多<500×10⁶/L,以淋巴细胞为主,蛋白质较高,糖和氯化物含量降低;涂片无化脓菌可见;静置

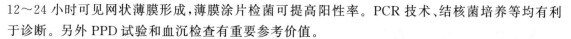

12～24 小时可见网状薄膜形成,薄膜涂片检菌可提高阳性率。PCR 技术、结核菌培养等均有利于诊断。另外 PPD 试验和血沉检查有重要参考价值。

(三)新型隐球菌性脑膜炎

起病较慢,以进行性颅内压增高而致剧烈头痛为主要表现,脑脊液改变与结核性脑膜炎相似,脑脊液墨汁染色见到厚荚膜的发亮圆形菌体,培养或乳胶凝集阳性可以确诊。

(四)Mollaret 脑膜炎

病因不明,反复出现类似化脓性脑膜炎的临床表现和脑脊液改变,但脑脊液病原学检查均为阴性,可找到 Mollaret 细胞,用肾上腺皮质激素治疗有效,应注意与复发性化脓性脑膜炎鉴别。

九、治疗

(一)抗生素治疗

1.用药原则

对于化脓性脑膜炎患儿应尽早使用抗生素治疗;以静脉用药为主;力争选药准确,而且所选药物应对血-脑屏障有良好的通透性,联合用药时还应注意药物之间的相互作用;用药量要足,疗程要适当;注意药物毒副作用。

2.药物选择

(1)病原菌未明时:以往多选用氨苄西林或氯霉素,或氨苄西林与青霉素合用。氨苄西林每天 100～200 mg/kg,分次静脉注射;氯霉素每天 60～100 mg/kg,分次静脉点滴。有的病原菌对青霉素类耐药,氯霉素不良反应较大,而第三代头孢菌素抗菌谱广,疗效好,因此目前主张选用对血-脑屏障通透性较好的第三代头孢菌素,如头孢曲松钠或头孢噻肟钠。头孢噻肟钠每天 200 mg/kg,分次静脉点滴;头孢曲松钠半衰期较长,每天 100 mg/kg。近年来肺炎链球菌、大肠埃希菌引起的脑膜炎,耐药病例逐渐增多,应予注意。

(2)病原菌明确后:应参照细菌药物敏感试验结果选用抗生素。①流感嗜血杆菌脑膜炎:如对氨苄西林敏感可继续应用,如不敏感或有并发症可改用第二、第三代头孢菌素。②肺炎链球菌脑膜炎:对青霉素敏感者可继续应用大剂量青霉素,青霉素耐药者可选用头孢曲松钠、头孢噻肟钠、氯霉素、万古霉素等。③脑膜炎双球菌脑膜炎:首选青霉素,耐药者可给予第三代头孢菌素治疗。④大肠埃希菌脑膜炎:对氨苄西林敏感者可继续应用,耐药者可换用头孢呋辛、头孢曲松或加用氨基糖苷类抗生素。必要时可给予美罗培南等药物治疗。

其他病原菌引起的化脓性脑膜炎,抗生素的选用可参考表 6-3。但各类抗生素,特别是氨基糖苷类抗生素应根据国家有关规定选用。

表 6-3　治疗化脓性脑膜炎的抗生素选择

致病菌	抗生素选择
流感嗜血杆菌	氨苄西林、头孢呋辛、头孢曲松、氯霉素
肺炎链球菌	苄星青霉素、头孢噻肟、头孢曲松、美罗培南、万古霉素
脑膜炎双球菌	苄星青霉素、磺胺嘧啶、氯霉素、头孢呋辛、头孢曲松
大肠埃希菌	头孢呋辛、头孢曲松、阿米卡星、美罗培南
金黄色葡萄球菌	萘夫西林(nafcillin)、氨基糖苷类、头孢噻肟头孢呋辛、万古霉素、利福平

3.疗程

与病原种类、治疗早晚、是否有并发症及机体的抵抗力等因素有关。一般认为流感嗜血杆菌脑膜炎和肺炎链球菌脑膜炎治疗不少于 2 周,脑膜炎双球菌脑膜炎疗程 7～10 天,而大肠埃希菌和金黄色葡萄球菌脑膜炎疗程应达 3～4 周以上。因为化脓性脑膜炎是一种严重的中枢神经系统感染,其预后与治疗密切相关,尽管国外有人主张治疗顺利的化脓性脑膜炎疗程 10～12 天,但国内仍要求严格掌握停药指征,即症状消失、热退 1 周以上,脑脊液完全恢复正常后方可停药。对于无并发症的流感嗜血杆菌、肺炎链球菌和脑膜炎双球菌引起的脑膜炎,一般不需反复复查脑脊液,仅需在临床症状消失、接近完成疗程时复查一次,若已正常即可在疗程结束后停药;否则需继续治疗。若治疗不顺利,特别是新生儿革兰阴性杆菌脑膜炎,遇有治疗后症状无好转,或好转后又恶化者,应及时复查脑脊液,并进行必要的影像学检查,以指导下一步的治疗。近年来鞘内注射抗生素的疗法在临床上应用得越来越少,只有遇难治性病例时方可考虑,但一定要注意药物剂量和操作方法。

(二)肾上腺皮质激素

可以降低多种炎症递质如 PGE_2、TNF、IL-1 的浓度,减少因抗生素快速杀菌所产生的内毒素;降低血管通透性,减轻脑水肿,降低颅内压;减轻颅内炎症粘连,减少脑积水和颅神经麻痹等后遗症;减轻中毒症状,有利于退热。因此对于化脓性脑膜炎患儿常给予激素治疗。通常用地塞米松每天 0.2～0.6 mg/kg,分次静脉注射,连用 3～5 天。

(三)对症和支持疗法

(1)对急性期患儿应严密观察病情变化,如各项生命体征及意识、瞳孔的改变等,以便及时给予相应的处理。

(2)及时处理颅内高压、高热、惊厥和感染性休克有颅内高压者,应及时给予脱水药物,一般用 20％甘露醇每次 0.5～1.0 g/kg,4～6 小时 1 次。对于颅内压增高严重者,可加大剂量(每次不超过 2 g/kg)或加用利尿药物,以防脑疝的发生。高热时给予物理降温或药物降温。有惊厥者及时给予抗惊药物如地西泮、苯巴比妥等。流行性脑脊髓膜炎较易发生感染性休克,一旦出现,应积极给予扩容、纠酸、血管活性药物等治疗。

(3)支持疗法要注意热量和液体的供应,维持水电解质平衡。对于新生儿或免疫功能低下的患儿,可少量输注新鲜血液或静脉输注丙种球蛋白等。

(四)并发症的治疗

1.硬膜下积液

少量液体不需要处理,积液较多时特别是已引起颅内压增高或局部刺激症状时,应进行穿刺放液。开始每天或隔天 1 次,每次一侧不超过 20 mL,两侧不超过 50 mL。放液时应任其自然流出,不能抽吸。1～2 周后酌情延长穿刺间隔时间。若穿刺达 10 次左右积液仍不见减少,可暂停穿刺并继续观察,一旦出现症状再行穿刺,这些患儿有时需数个月方可治愈。有硬膜下积脓时可予局部冲洗并注入适当抗生素。

2.脑室管膜炎

除全身抗生素治疗外,可做侧脑室穿刺引流,减低脑室内压,并注入抗生素。注入抗生素时一定要严格掌握剂量,如庆大霉素每次 1 000～3 000 U,阿米卡星每次 5～20 mg,青霉素每次 5 000～10 000 U,氨苄西林每次 50～100 mg 等。

3.脑性低钠血症

应适当限制液体入量,酌情补充钠盐。

4.脑积水

一旦发生应密切观察,随时准备手术治疗。

十、预防

应以普及卫生知识,改善人类生活环境,提高人体免疫力为主。①要重视呼吸道感染的预防,因为化脓性脑膜炎多数由上呼吸道感染发展而来,因此对婴幼儿的上呼吸道感染必须予以重视。平时让小儿多做户外锻炼,增强体质;在上呼吸道感染和化脓性脑膜炎的好发季节,注意易感小儿的保护,如衣着适宜,避免相互接触传染等。②预防注射:国内已有流脑菌苗用于易感人群。③药物预防:对于流脑密切接触者,可给予适当的药物预防。

（庞传丽）

第五节　小儿惊厥

惊厥是小儿时期常见的症状,小儿惊厥的发生率是成人的 $10\sim15$ 倍,是儿科重要的急症。其发生是由于大脑神经元的异常放电引起。临床上多表现为突然意识丧失,全身骨骼肌群阵挛性或强直性或局限性抽搐,一般经数秒至数分钟后缓解,若惊厥时间超过 30 分钟或频繁惊厥中间无清醒者,称之为惊厥持续状态。50%惊厥持续状态发生于 3 岁以内,特别在第一年内最常见。惊厥性癫痫持续所致的惊厥性脑损伤与癫痫发生为 $4\%\sim40\%$ 。

一、病因

(一)有热惊厥(感染性惊厥)

感染性惊厥多数伴有发热,但严重感染及某些寄生虫脑病可以不伴发热。感染性病因又分为颅内感染与颅外感染。

1.颅内感染

各种病原如细菌、病毒、隐球菌、原虫和寄生虫等所致的脑膜炎、脑炎。惊厥反复发作,年龄越小,越易发生惊厥。常有发热与感染伴随症状、颅内压增高或脑实质受损症状。细菌性脑膜炎、病毒性脑膜炎及病毒性脑炎常急性起病;结核性脑膜炎多亚急性起病,但婴幼儿时期可急性起病,进展迅速,颅神经常常受累;隐球菌脑膜炎慢性起病,头痛明显并逐渐加重;脑寄生虫病特别是脑囊虫病往往以反复惊厥为主要表现。体格检查可发现脑膜刺激征及锥体束征阳性。脑脊液及脑电图等检查异常帮助诊断,特别是脑脊液检查、病原学检测、免疫学及分子生物学检查帮助明确可能的病原。

2.颅外感染

(1)热性惊厥:为小儿惊厥最常见的原因,其发生率 $4\%\sim8\%$ 。热性惊厥是指婴幼儿时期发热38 ℃以上的惊厥,而无中枢神经系统感染、水及电解质紊乱等异常病因所致者。目前仍使用1983 年全国小儿神经病学专题讨论会诊断标准(自贡会议):好发年龄为 4 个月～3 岁,复发年龄不超过 5～6 岁;惊厥发作在体温骤升 24 小时内,发作次数为 1 次;表现为全身性抽搐,持续时间在 10～15 分钟内;可伴有呼吸道或消化道等急性感染,热性惊厥也可发生在预防接种后。神经系统无异常体征,脑脊液检查无异常,脑电图 2 周内恢复正常,精神运动发育史正常,多有家族病史。以上典型发作又称之为单纯性热性惊厥。部分高热惊厥临床呈不典型发作表现,称之为复杂性高热惊厥:24 小时内反复多次发作;发作惊厥持续时间超过 15 分钟以上;发作呈局限性,或左右明显不对称。清醒后可能有神经系统异常体征。惊厥停止7～10 天后脑电图明显异常。某一患儿具有复杂性高热惊厥发作的次数越多,今后转为无热惊厥及癫痫的危险性愈大。

自贡会议明确指出凡发生以下疾病中的发热惊厥均不要诊断为高热惊厥:①中枢神经系统感染;②中枢神经系统疾病(颅脑外伤、出血、占位性病变、脑水肿和癫痫发作);③严重的全身性代谢紊乱,如缺氧、水和电解质紊乱、内分泌紊乱、低血糖、低血钙、低血镁、维生素缺乏及中毒等;④明显的遗传性疾病、出生缺陷、神经皮肤综合征(如结节性硬化)、先天性代谢异常(如苯丙酮尿症)及神经结节苷脂病;⑤新生儿期惊厥。

(2)中毒性脑病:颅外感染所致中毒性脑病常见于重症肺炎、中毒性菌痢,以及败血症等急性感染过程中出现类似脑炎的表现,但并非病原体直接侵入脑组织。惊厥的发生为脑缺氧、缺血、水肿或细菌毒素直接作用等多因素所致。这种惊厥的特点是能找到原发病症,且发生在原发病的极期,惊厥发生次数多,持续时间长,常有意识障碍,脑脊液检查基本正常。

(二)无热惊厥(非感染性惊厥)

1.颅内疾病

小儿时期原发性癫痫最为多见。其他还有颅内出血(产伤、窒息、外伤或维生素缺乏史),颅脑损伤(外伤史),脑血管畸形,颅内肿瘤,脑发育异常(脑积水、颅脑畸形),神经皮肤综合征,脑炎后遗症及脑水肿等。

2.颅外疾病

(1)代谢异常:如低血钙、低血糖、低血镁、低血钠、高血钠、维生素 B_1 和维生素 B_6 缺乏症,均是引起代谢紊乱的病因并有原发疾病表现。

(2)遗传代谢疾病:如苯丙酮尿症、半乳糖血症、肝豆状核变性及黏多糖病等,较为少见。多有不同疾病的临床特征。

(3)中毒性因素:如药物中毒(中枢兴奋药、氨茶碱、抗组胺类药物、山道年、异烟肼、阿司匹林、安乃近及氯丙嗪)、植物中毒(发芽马铃薯、白果、核仁、蓖麻子及地瓜子等)、农药中毒(有机磷农药如 1605、1509、敌敌畏、敌百虫、乐果、666 及 DDT 等)、杀鼠药及有害气体中毒等。接触毒物史及血液毒物鉴定可明确诊断。

(4)其他:全身性疾病如高血压脑病、阿-斯综合征和尿毒症等,抗癫痫药物撤退,预防接种如百白破三联疫苗等均可发生惊厥。

二、临床表现

小儿惊厥多表现为全身性发作,患儿意识丧失,全身骨骼肌不自主、持续地强直收缩,或有节律的阵挛性收缩;也可表现为部分性发作,神志清楚或意识丧失,局限于单个肢体、单侧肢体半身性惊厥,有时半身性惊厥后产生暂时性肢体瘫痪,称为 Todd 麻痹。小婴儿,特别是新生儿惊厥表现不典型,可表现为阵发性眨眼、眼球转动、斜视、凝视或上翻,面肌抽动似咀嚼、吸吮动作,口角抽动,也可以表现为阵发性面部发红、发绀或呼吸暂停而无明显的抽搐。

三、诊断

惊厥是一个症状,通过仔细的病史资料、全面的体格检查及必要的实验室检查,以尽快明确惊厥的病因是感染性或非感染性,原发病在颅内还是在颅外。

(一)病史

有无发热及感染伴随症状,了解惊厥的特点,惊厥发作是全身性还是局限性、惊厥持续时间、有否意识障碍及大小便失禁,有否误服毒物或药物史。出生时有否窒息抢救史或新生儿期疾病史。既往有否类似发作史。家族中有否惊厥患者。联系发病年龄及发病季节综合考虑。①新生儿时期惊厥发作常见于缺氧缺血性脑病、颅内出血、颅脑畸形、低血糖、低血钙、低血镁、低血钠、高血钠、化脓性脑膜炎、破伤风及高胆红素血症等;②婴儿时期惊厥常见于低血钙、化脓性脑膜炎、热性惊厥(4个月后)、中毒性脑病、低血糖及头部跌伤等;③幼儿及年长儿惊厥常见于癫痫、颅内感染、中毒性脑病及头部外伤等。

(二)体格检查

惊厥发生时注意生命体征 T、R、HR、BP、意识状态及神经系统异常体征、头围测量。检查有否颅内压增高征(前囟是否紧张与饱满,颅缝是否增宽)、脑膜刺激征和阳性神经征,以及全身详细的体格检查,如皮肤有无瘀点、瘀斑、肝、脾是否肿大。有否牛奶咖啡斑、皮肤脱失斑或面部血管瘤;有否毛发或头部畸形;并观察患儿发育进程是否迟缓以帮助明确病因。

(三)实验室检查

(1)血、尿、粪三大常规,有助于中毒性菌痢及尿路感染等感染性疾病诊断。

(2)血生化检查,如钙、磷、钠、钾、肝、肾功能帮助了解有否代谢异常,所有惊厥病例均检查血糖,了解有否低血糖。

(3)选择血、尿、粪及脑脊液等标本培养明确感染病原。

(4)毒物及抗癫痫药物浓度测定。

(5)疑颅内病变,选择腰椎穿刺、眼底检查、头颅B超及脑电图等检查。神经影像学检查的指征为局灶性发作、异常神经系统体征及怀疑颅内病变时;疑外伤颅内出血时,首选头颅CT;疑颅内肿瘤、颞叶病变、脑干及小脑病变和陈旧性出血时,首选MRI。

四、治疗

(一)一般治疗

保持气道通畅,及时清除咽喉部分泌物;头部偏向一侧,避免呕吐物及分泌物吸入呼吸道;吸氧以减少缺氧性脑损伤发生;退热,应用物理降温或药物降温;保持安静,避免过多的刺激。要注意安全,以免外伤。

(二)止痉药物

首选静脉或肌内注射途径。

1.地西泮

地西泮为惊厥首选用药,1~3分钟起效,每次0.2~0.5 mg/kg(最大剂量10 mg),静脉推注,注入速度为1.0~1.5 mg/min,作用时间5~15分钟,必要时每15~30分钟可重复使用2~3次。过量可致呼吸抑制及低血压;勿肌内注射,因吸收慢,难以迅速止惊。

2.劳拉西泮

劳拉西泮与蛋白结合含量仅为安定的 1/6,入脑量随之增大,止惊作用显著加强。因外周组织摄取少,2~3 分钟起效,止惊作用可维持 12~24 小时。首量 0.05~0.10 mg/kg,静脉注射,注速 1 mg/min(每次极量 4 mg),必要时可 15 分钟后重复一次。降低血压及抑制呼吸的不良反应比地西泮小而轻,为惊厥持续状态首选药。国内尚未广泛临床应用。

3.氯硝西泮

亦为惊厥持续状态首选用药,起效快,作用比地西泮强 5~10 倍,维持时间长达 24~48 小时。剂量为每次 0.03~0.10 mg/kg,每次极量 10 mg,用原液或生理盐水稀释静脉推注,也可肌内注射。12~24 小时可重复。呼吸抑制发生较少,但有支气管分泌物增多和血压下降等不良反应。

4.苯巴比妥

脂溶性低,半衰期长,起效慢,静脉注射 15~20 分钟开始见效,作用时间 24~72 小时。多在地西泮用药后,首次剂量 10 mg/kg,若首选止惊用药时,应尽快饱和用药,即首次剂量 15~20 mg/kg,在 12 小时后给维持量每天 4~5 mg/kg,静脉(注速为每分钟 0.5~1.0 mg/kg)或肌内注射。较易出现呼吸抑制和心血管系统异常,尤其是在合用地西泮时。新生儿惊厥常常首选苯巴比妥,起效较快,疗效可靠,不良反应也较少。

5.苯妥英钠

苯妥英钠为惊厥持续状态的常见药,可单用,或一开始就与地西泮合用,或作为地西泮奏效后的维持用药,或继用于地西泮无效后,效果均好。宜用于部分性发作惊厥持续状态或脑外伤惊厥持续状态。对婴儿安全性也较大。负荷量 15~20 mg/kg(注速每分钟 0.5~1.0 mg/kg),10~30 分钟起效,2~3 小时后方能止惊,必要时,2~3 小时后可重复一次,作用维持 12~24 小时,12 小时后给维持量每天 5 mg/kg,静脉注射,应密切注意心率、心律及血压,最好用药同时进行心电监护。磷苯妥英钠为新的水溶性苯妥英钠药物,在体内转化成苯妥英钠,两药剂量可换算(1.5 mg磷苯妥英钠=1 mg 苯妥英钠),血压及心血管不良反应相近,但局部注射的反应如静脉炎和软组织损伤在应用磷苯妥英钠时较少见。

6.丙戊酸

目前常用为丙戊酸钠。对各种惊厥发作均有效,脂溶性高,迅速入脑,首剂 10~15 mg/kg,静脉推注,以后每小时 0.6~1.0 mg/kg 滴注,可维持 24 小时,注意肝功能随访。

7.灌肠药物

当静脉用药及肌内注射无效或无条件注射时选用直肠保留灌肠:5%副醛每次 0.3~0.4 mL/kg;10%水合氯醛每次 0.3~0.6 mL/kg;其他脂溶性药物如地西泮和氯硝西泮、丙戊酸钠糖均可使用。

8.严重惊厥不止者考虑其他药物或全身麻醉药物

(1)咪达唑仑静脉注射每次 0.05~0.20 mg/kg,1.5~5.0 分钟起效,作用持续 2~6 小时,不良反应同安定。

(2)硫喷妥钠每次 10~20 mg/kg,配制成 1.25%~2.50%溶液,先按 5 mg/kg 静脉缓注、余者静脉滴速为 2 mg/min,惊厥控制后递减滴速,应用时需严密监测呼吸、脉搏、瞳孔、意识水平及血压等生命体征。

(3)异丙酚负荷量为 3 mg/kg,维持量为每分钟 100 μg/kg,近年来治疗难治性惊厥获得成功。

(4)对难治性惊厥持续状态,还可持续静脉滴注苯巴比妥 0.5～3.0 mg/(kg·h),或地西泮 2 mg/(kg·h),或咪达唑仑,开始 0.15 mg/kg,然后 0.5～1.0 μg/(kg·min)。

(三)惊厥持续状态的处理

惊厥持续状态的预后不仅取决于不同的病因、年龄及惊厥状态本身的过程,还取决于可能出现的危及生命的病理生理改变,故治疗除有效选择抗惊厥药物治疗外,还强调综合性治疗措施:①20%甘露醇每次 0.5～1.0 g/kg 静脉推注,每 4～6 小时 1 次;或复方甘油 10～15 mL/kg 静脉滴注,每天 2 次,纠正脑水肿。②25%葡萄糖 1～2 g/kg,静脉推注或 10%葡萄糖静脉注射,纠正低血糖,保证氧和葡萄糖的充分供应,是治疗惊厥持续状态成功的基础。③5% $NaHCO_3$ 5 mL/kg,纠正酸中毒。④防止多系统损害:如心肌损害、肾衰竭、急性肺水肿及肺部感染。⑤常规给予抗癫痫药物治疗 2 年以上。

(四)病因治疗

尽快找出病因,采取相应的治疗。积极治疗颅内感染;纠正代谢失常;对复杂性热性惊厥可预防性用药,每天口服苯巴比妥 3 mg/kg,或口服丙戊酸钠每天 20～40 mg/kg,疗程数月至 1～2 年,以免复发;对于癫痫患者强调规范用药。

(庞传丽)

第六节 肠 痉 挛

肠痉挛是由于肠壁平滑肌阵阵强烈收缩而引起的阵发性腹痛,是小儿急性功能性腹痛中最常见的情况。以小婴儿最多见,学龄前及学龄儿童亦可遇到。特点是发作突然,发作间歇时缺乏异常体征。外科急腹症所致的腹痛,不属本病范畴。

一、诊断

(一)病史

原因尚不完全明了,现在比较公认的是部分患儿是由于对牛乳过敏。诱因较多,如上呼吸道感染、局部受凉、暴食、大量冷食、食物中糖量过多,引致肠内积气、消化不良及肠寄生虫毒素的刺激等。

(二)临床表现

肠痉挛的临床特点是平素健康小儿突然发作阵发性腹痛,有时从睡眠中突然哭醒,有些患儿过去有同样发作史。每次发作持续时间多不长,从数分钟至数十分钟,时痛时止,多反复发作数十分钟至数小时而自愈,个别患儿可延至数天。腹痛轻重不等,严重者哭闹不止、翻滚、出汗,重者面色苍白、手中发凉。不发作时能步行就诊,但如果继发于上呼吸道感染时,可有发热等原发病表现。典型病例痉挛多发生在小肠,腹痛部位以脐周为主,如果痉挛发生在远端大肠则疼痛位于左下腹,发生在胃部则疼痛以上腹部为主,常伴呕吐,吐出食物后精神好转。多数患儿偶发 1～2 次后自愈,亦有不少患儿时愈时发,甚至迁延数年,绝大多数患儿随年龄增长而自愈。

(三)辅助检查

有关实验室检查正常。

二、治疗

(一)一般治疗

消除诱因,注意饮食。

(二)对症治疗

以解痉止痛为主。复方颠茄片,大于 5 岁半片,按情酌定;山莨菪碱片剂和注射剂,每次 0.1～0.2 mg/kg。小于 5 岁服用片剂不方便者,可用颠茄酊,每次 0.03～0.06 mg/kg,口服,3 次/d。

(庞传丽)

第七节 肠 梗 阻

肠梗阻指肠内容物的正常运行受阻,通过肠道发生障碍,为小儿外科常见的急腹症。由于它变化快,需要早期作出诊断、处理。诊治的延误可使病情发展加重,甚至出现肠坏死、腹膜炎,甚至中毒性休克、死亡等严重情况。

一、病因

(一)机械性肠梗阻

机械性肠梗阻是肠管内或肠管外器质性病变引起的肠管堵塞,梗阻原因包括先天性畸形及后天性因素。梗阻类型分为肠腔内梗阻及肠腔外梗阻。

1.肠腔内梗阻

多由先天性肠闭锁及肠狭窄、先天性肛门闭锁等先天性疾病引起。也可由肠套叠、蛔虫性肠梗阻、肠管内异物及粪石、肠壁肿瘤等后天性疾病造成。

2.肠腔外梗阻

引起肠梗阻的先天性疾病包括先天性肠旋转不良、嵌顿性腹股沟斜疝、腹内疝、先天性纤维索条、梅克尔憩室索条、胎粪性腹膜炎后遗粘连等。后天性疾病包括手术后粘连、腹膜炎后粘连、结核性粘连、胃肠道外肿瘤压迫、肠扭转等。

(二)动力性肠梗阻

为胃肠道蠕动功能不良致使肠内容传递运转作用低下或丧失,多因中毒、休克、缺氧及肠壁神经病变造成,常见于重症肺炎、肠道感染、腹膜炎及败血症的过程中。梗阻类型分为麻痹性肠梗阻及痉挛性肠梗阻,前者发生在腹腔手术后、腹部创伤或急性腹膜炎患儿,后者可见于先天性巨结肠患儿。

二、病理

肠梗阻发生后,肠腔内因积聚大量气体和液体而致使肠膨胀,引起肠腔内压增高,肠壁变薄,肠壁血循环受到严重障碍。梗阻持久时,肠壁张力持续升高,导致肠坏死、肠穿孔。

三、临床表现

各种类型肠梗阻虽有不同的病因,但共同的特点是肠管的通畅性受阻,肠内容物不能正常地

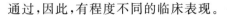

通过,因此,有程度不同的临床表现。

(一)症状

1.腹痛

机械性肠梗阻呈阵发性剧烈绞痛,腹痛部位多在脐周,发作时年长儿自觉有肠蠕动感,且有肠鸣,有时见到隆起的肠形。婴儿表现为哭闹不安、手足舞动、表情痛苦。绞窄性肠梗阻由于有肠管缺血和肠系膜箝闭,腹痛往往是持续性伴有阵发性加重,疼痛较剧烈。绞窄性肠梗阻也常伴有休克及腹膜炎症状。麻痹性肠梗阻的腹胀明显,腹痛不明显,阵发性绞痛尤为少见。

2.腹胀

腹胀发生于腹痛之后。高位小肠梗阻常表现上腹部饱满;低位梗阻的腹胀较高位梗阻为明显,表现为全腹膨胀;闭襻性肠梗阻出现局限性腹胀;麻痹性肠梗阻呈全腹膨胀。

3.呕吐

高位梗阻的呕吐出现较早且频繁,呕吐物为食物或胃液,其后为十二指肠液和胆汁;低位梗阻呕吐出现迟,初为胃内容物,静止期较长,后期的呕吐物为积蓄在肠内并经发酵、腐败呈粪样带臭味的肠内容物;绞窄性肠梗阻呕吐物呈血性或咖啡样;麻痹性肠梗阻呕吐次数少,呈溢出性。低位小肠梗阻的呕吐出现较晚。

4.排便排气停止

排便排气停止是完全性肠梗阻的表现,梗阻早期,梗阻部位以下肠内积存的气体或粪便可以排出。绞窄性肠梗阻可排出血性黏液样便。

(二)体征

1.全身情况

单纯梗阻的早期,患者除阵发性腹痛发作时出现痛苦表情外,生命体征等无明显变化。待发作时间较长,呕吐频繁,腹胀明显后,可出现脱水现象,患者虚弱甚至休克。当有绞窄性梗阻时可较早地出现休克。

2.腹部检查

可观察到腹部有不同程度的膨胀,在腹壁较薄的患者,尚可见到肠形及肠蠕动波。单纯性肠梗阻的腹部虽胀气,但腹壁柔软,按之有如充气的球囊,有时在梗阻的部位可有轻度压痛,特别是腹壁切口部粘连引起的梗阻,压痛点较为明显。当梗阻上部肠管内积存的气体与液体较多时,稍加振动可听到振水声。腹部叩诊多呈鼓音。肠鸣音亢进,且可有气过水声及高声调的金属声。

绞窄性肠梗阻或单纯性肠梗阻的晚期,肠壁已有坏死、穿孔,腹腔内已有感染、炎症时,则体征表现为腹膜炎的体征,腹部膨胀,腹部压痛、肌紧张及反跳痛,有时可叩出移动性浊音,腹壁有压痛,肠鸣音微弱或消失。

直肠指检可见直肠空虚无粪便,且有裹手感,提示完全性肠梗阻;指套上染有血迹,提示肠管有血运障碍。

四、诊断

(一)病史及临床表现

典型的肠梗阻有阵发性腹部绞痛、腹胀、呕吐、排便排气停止等自觉症状,腹部检查呈现腹胀、肠形、压痛、肠鸣音亢进等征象。在粘连性肠梗阻,多数患者都有腹部手术史,或者曾有过腹痛史。

(二)X 线检查

1.X 线片检查

典型的完全性肠梗阻 X 线表现是肠襻胀气,腹立位片出现多个肠襻内有呈阶梯状气液面,出现排列成阶梯状的液平面,气液面是因肠腔内既有胀气又有液体积留形成,只有在患者直立位或侧卧位时才能显示,平卧位时不显示这一现象。如腹腔内已有较多渗液,直立位时尚能显示下腹、盆腔部的密度增高。空肠黏膜的环状皱襞在肠腔充气时呈"鱼骨刺"样,而结肠、直肠内无气。

不完全性肠梗阻 X 线征象为不连续的轻、中度肠曲充气,结肠、直肠内有气。绞窄性肠梗阻 X 线可见单独胀大的肠襻不随时间改变位置,或有假肿瘤征、咖啡豆状阴影。麻痹性肠梗阻 X 线征象是小肠和结肠全部充气扩张。

2.消化道造影检查

钡灌肠检查用于鉴别肠梗阻的程度。结肠扩张为麻痹性肠梗阻或不全性肠梗阻,结肠干瘪细小可确定为完全性肠梗阻,但在临床上较少应用。钡灌肠还可用于疑有结肠梗阻的患者,它可显示结肠梗阻的部位与性质。

钡餐造影检查,即口服钡剂或水溶性造影剂,观察造影剂下行过程,可明确梗阻部位、性质、程度。若钡剂下行受阻或显示肠腔狭窄则明确肠梗阻的诊断。但因造影剂可加重梗阻故宜慎用。梗阻明显时禁用。

(三)化验检查

肠梗阻早期化验指标变化不明显。晚期由于失水和血液浓缩,白细胞计数、血红蛋白、血细胞比容都可增高,血电解质与酸碱平衡发生紊乱。高位梗阻,可出现低钾、低氯、代谢性碱中毒。低位梗阻,则可有电解质普遍降低与代谢性酸中毒。绞窄性梗阻或腹膜炎时。血常规、血液生化测定指标改变明显。

(四)腹腔穿刺

可了解有无腹膜炎及肠壁血供障碍。腹腔液混浊脓性表明有腹膜炎,血性腹腔液说明已有绞窄性肠梗阻。当肠管有明显胀气或肠管与腹膜粘连时,不宜进行腹腔穿刺。

五、治疗

急性肠梗阻的治疗包括非手术治疗和手术治疗,治疗方法的选择根据梗阻的原因、性质、部位,以及全身情况和病情严重程度而定。不论采用何种治疗均首先纠正梗阻带来的水、电解质与酸碱紊乱,改善患者的全身情况。

(一)非手术治疗

1.胃肠减压

胃肠减压为治疗肠梗阻的主要措施之一,目的是减轻胃肠道的积留的气体、液体,减轻肠腔膨胀,有利于肠壁血液循环的恢复,减少肠壁水肿,使某些原有部分梗阻的肠襻因肠壁肿胀而致的完全性梗阻得以缓解,也可使某些扭曲的肠襻得以复位。胃肠减压还可减轻腹内压,改善因膈肌抬高而导致的呼吸与循环障碍。

2.纠正水、电解质与酸碱失衡

血液生化检查结果尚未获得前,可先给予平衡盐液(乳酸钠林格液)。待有测定结果后,再添加电解质与纠正酸碱紊乱,在无心、肺、肾功能障碍的情况下,最初输入液体的速度可稍快一些,但需作尿量监测,必要时作中心静脉压(CVP)监测,以防液体过多或不足。在单纯性肠梗阻的

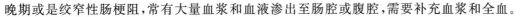

晚期或是绞窄性肠梗阻,常有大量血浆和血液渗出至肠腔或腹腔,需要补充血浆和全血。

3.抗感染

肠梗阻后,肠壁循环有障碍,肠黏膜屏障功能受损而有肠道细菌易位,或是肠腔内细菌直接穿透肠壁至腹腔内产生感染。肠腔内细菌亦可迅速繁殖。同时,膈肌升高引起肺部气体交换与分泌物的排出受限,易发生肺部感染。因而,肠梗阻患者应给予抗菌药物以预防或治疗腹部或肺部感染,常用的有以杀灭肠道细菌与肺部细菌的广谱头孢菌素或氨基糖苷类抗生素,以及抗厌氧菌的甲硝唑等。

4.其他治疗

腹胀后影响肺的功能,患者宜吸氧。回盲部肠套叠可试用钡剂灌肠或充气灌肠复位。

采用非手术方法治疗肠梗阻时,应严密观察病情的变化,绞窄性肠梗阻或已出现腹膜炎症状的肠梗阻,经过短暂的非手术治疗,实际上是术前准备,纠正患者的生理失衡状况后即进行手术治疗。单纯性肠梗阻经过非手术治疗24~48小时,梗阻的症状未能缓解或在观察治疗过程中症状加重或出现腹膜炎症状时,应及时改为手术治疗。但是在手术后发生的炎症性肠梗阻除有绞窄发生,应继续治疗等待炎症的消退。

(二)手术治疗

手术的目的是解除梗阻、去除病因,手术的方式可根据患者的情况与梗阻的部位、病因加以选择。

1.单纯解除梗阻的手术

这类手术包括为粘连性肠梗阻的粘连分解,去除肠扭转,切断粘连束带;为肠内堵塞的切开肠腔,去除粪石、蛔虫团等;为肠扭转、肠套叠的肠襻复位术等。

2.肠切除肠吻合术

肠梗阻是由于肠肿瘤所致,切除肿瘤是解除梗阻的首选方法。在其他非肿瘤性病变,因肠梗阻时间较长,或有绞窄引起肠坏死,或是分离肠粘连时造成较大范围的肠损伤,则需考虑将有病变的肠段切除吻合。在绞窄性肠梗阻,如腹股沟疝、肠扭转,绞窄解除后,血运有所恢复,但肠襻的活力如何判断,方法:①肠管的颜色转为正常,肠壁保持弹性并且蠕动活跃,肠系膜边缘动脉搏动可见说明肠管有生机;②应用超声多普勒沿肠管对肠系膜缘探查是否有动脉波动;③从周围静脉注入荧光素,然后以紫外线照射疑有循环障碍的肠管部,如有荧光出现,表示肠管有生机;④肠管已明显坏死,切除缘必须有活跃的动脉出血。

肠管的生机不易判断且是较长的一段,可在纠正血容量不足与供氧的同时,在肠系膜血管根部注射1%普鲁卡因或酚妥拉明以缓解血管痉挛,将肠管标志后放回腹腔,观察15~30分钟后,如无生机可重复一次,当确认无生机后始可考虑切除。经处理后肠管的血运恢复,也显示有生机,则可保留,必要时在24小时后应再次剖腹观察,如发现有局灶性坏死应再行切除。为此,第一次手术关腹时,可采用全层简单缝合的方法。

3.肠短路吻合

当梗阻的部位切除有困难,如肿瘤向周围组织广泛侵犯,或是粘连广泛难以剥离,但肠管无坏死现象,为解除梗阻,可分离梗阻部远近端肠管作短路吻合,旷置梗阻部,但应注意旷置的肠管尤其是梗阻部的近端肠管不宜过长,以免引起盲襻综合征。

4.肠造口术或肠外置术

肠梗阻部位的病变复杂或患者的情况差,不允许行复杂的手术,可在膨胀的肠管上,亦即在梗阻部的近端肠管作肠造口术以减压,解除因肠管高度膨胀而带来的生理紊乱。小肠可采用插管造口的方法,可先在膨胀的肠管上切一小口,放入吸引管进行减压,但应注意避免肠内容物污染腹腔及腹壁切口。有时当有梗阻病变的肠襻已游离或是肠襻已有坏死,但患者的情况差不能耐受切除吻合术,可将该段肠襻外置,关腹。待患者情况复苏后再在腹腔外切除坏死或病变的肠襻,远、近两切除端固定在腹壁上,近端插管减压、引流,以后再行二期手术,重建肠管的连续性。

六、预后

预后与早期诊断、早期治疗密切相关。一般单纯性肠梗阻患儿在矫正脱水酸中毒后,手术治疗效果良好。但绞窄性肠梗阻则取决于手术治疗的时机,若抢救不及时,可危及生命,切除坏死肠管过多,后遗短肠综合征,影响患儿的生长发育,预后较差。

(庞传丽)

第八节 麻 疹

麻疹是由麻疹病毒引起的一种急性出疹性呼吸道传染病,临床以发热、咳嗽、流涕、结膜炎、口腔麻疹黏膜斑及全身斑丘疹,疹退后有糠麸样脱屑,色素沉着为主要特征。

一、病因

麻疹病毒属副黏液病毒科,为单股负链 RNA 病毒,只有一个血清型,但已发现有 8 个不同基因组共 15 个基因型。电镜下呈球形或丝杆状,直径 $100\sim250$ nm,由 6 种结构蛋白组成,即含 M、F 和 H 的包膜蛋白和 N、P 和 L 核衣壳蛋白。H 蛋白能与细胞受体结合;F 蛋白与病毒细胞融合有关;M 蛋白与病毒释出相关。其抗原性稳定,在体外生活力较弱,在阳光照射或流通空气中 20 分钟即可失去致病力。但耐寒冷及干燥,于 0 ℃可存活 1 个月,−70 ℃可保存活力数月至数年。

二、流行病学

麻疹患者为唯一传染源,无症状病毒携带者及隐性感染者传染性较低。传播方式主要为空气飞沫传播。麻疹患者的潜伏期末至出疹后 5 天内都具有传染性,其口、鼻、咽、眼结合膜的分泌物中均含有病毒,在咳嗽、打喷嚏、说话时,以飞沫形式传染易感者,而经被污染的衣物、食物及用具等间接传染的机会较少。该病的传染性较强,未患过麻疹而又未接种疫苗者,即易感者接触后,90%以上发病。在我国多见于8个月~5岁儿童。近年来发病年龄有向两极发展趋势,8个月龄以下和15岁以上年龄组发病比例有所增加,好发季节为冬春季。

三、发病机制及病理

当麻疹病毒侵入易感者的呼吸道黏膜和眼结合膜时,在其局部上皮细胞内增殖,然后播散到局部淋巴组织,于感染后第 2~3 天病毒释放入血,引起第 1 次病毒血症,继之病毒在全身的单核-巨噬细胞系统内增殖,于感染后第 5~7 天,大量病毒释放入血,引起第二次病毒血症。病毒在感染后 7～11 天播散至全身组织器官,但以口、呼吸道、眼结合膜、皮肤及胃肠道等部位为主,并表现出一系列的临床症状及体征。至感染后第 15～17 天,病毒血症逐渐消失,器官内病毒快速减少至消除。

麻疹病理特征是感染部位形成两种类型的多核巨细胞,其一为网状内皮巨细胞,又称"华-佛细胞",其二为上皮巨细胞。两者均系多个细胞融合而成。前者广泛存在于全身淋巴结及肝、脾等器官中,后者主要位于皮肤、眼结合膜、鼻、咽、呼吸道和胃肠道黏膜等处。

麻疹系全身性疾病,病毒直接损伤皮肤浅表血管内皮细胞,特异性细胞毒性 T 细胞杀伤病毒感染的靶细胞—上皮和内皮细胞、单核细胞和巨噬细胞,使真皮淋巴细胞浸润、充血肿胀,表皮细胞坏死及退行性变性形成脱屑,因红细胞崩解及血浆渗出使皮疹消退后留有色素沉着。呼吸道病变最明显,可表现为鼻炎、咽炎、支气管炎及肺炎。肠道黏膜可有受累,严重时可并发脑炎。

四、临床表现

(一)典型麻疹

1.潜伏期

一般为 6～18 天,可有低热及全身不适。

2.前驱期

一般持续 3～4 天,主要为上呼吸道及眼结膜炎的表现,有发热、咳嗽、流涕、流泪,眼结合膜充血、畏光及咽痛和周身乏力。病后的第 2～3 天,于第二下磨牙相对应的颊黏膜处,可见直径 0.5～1.0 mm 灰白色斑点,外周有红晕,即麻疹黏膜斑,为麻疹前驱期的特异性体征,有诊断价值。初起时仅数个,1～2 天内迅速增多,可波及整个颊黏膜,甚至唇部黏膜,部分可融合,于出疹后 2～3 天迅速消失。部分患者也可有头痛,呕吐,腹泻等消化道症状。

3.出疹期

一般持续 3～5 天,此时发热、呼吸道症状达高峰。皮疹先出现于耳后、发际,渐及前额、面和颈部,自上而下至胸、腹、背及四肢,最后达手掌和足底。皮疹初为淡红色斑丘疹,压之退色,疹间皮肤正常,可融合成片,继之转为暗红色,部分病例可出现出血性皮疹。此期全身浅表淋巴结及肝脾可有轻度肿大,肺部可有湿啰音。

4.恢复期

一般持续 3～4 天,按出疹先后顺序依次消退。此期体温下降,全身症状明显减轻。疹退处有糠麸状脱屑及浅褐色色素沉着。整个病程为 10～14 天。

(二)非典型麻疹

1.轻型麻疹

轻型麻疹多见于对麻疹具有部分免疫力者,如 6 个月以内婴儿、近期接受过被动免疫或曾接种过麻疹疫苗者。前驱期较短,发热及上呼吸道症状较轻,麻疹黏膜斑不典型或不出现,皮疹稀疏,可不遗留色素沉着,无并发症,病程 1 周左右。

2.重型麻疹

重型麻疹多见于全身状况差,免疫力低下或继发严重感染者。起病急骤,持续高热或体温不升,全身中毒症状重,皮疹可呈出血性,或皮疹出不透,或皮疹出而骤退,常有肺炎和呼吸窘迫、神经系统症状或心血管功能不全。此型病情危重,病死率高。

3.异型麻疹(非典型麻疹综合征)

异型麻疹(非典型麻疹综合征)见于接种麻疹灭活疫苗或个别减毒活疫苗缺乏 F 蛋白抗体者。表现高热、头痛、肌痛、乏力等,多无麻疹黏膜斑,2～3 天后出疹,但从四肢远端开始,渐及躯干及面部。皮疹为多形性,有斑丘疹、疱疹、紫癜或荨麻疹等。

4.无皮疹型麻疹

无皮疹型麻疹见于应用免疫抑制剂者、免疫能力较强者或者接种过麻疹疫苗后发生突破感染的患者全病程无皮疹,也可不出现麻疹黏膜斑,呼吸道症状可有可无、可轻可重,以发热为主要表现。临床诊断较困难,需通过血清麻疹抗体 IgH 和/或咽拭子麻疹病毒检测以确诊。

五、辅助检查

(一)血常规检查

白细胞总数减少,淋巴细胞相对增多。若白细胞总数增高,尤为中性粒细胞增加,提示继发细菌感染;如淋巴细胞严重减少,常提示预后不良。

(二)血清学检查

ELISA 测定血清特异性 IgM 和 IgG 抗体,敏感性及特异性较好。IgM 抗体于病后 5～20 天最高,故测定其是诊断麻疹的标准方法。IgG 抗体恢复期较早期增高 4 倍以上也有近期感染的诊断意义。

(三)病原学检测

取患儿鼻咽部分泌物、血细胞及尿沉渣细胞,应用免疫荧光或免疫酶法检测麻疹病毒抗原,可做出早期诊断。

(四)多核巨细胞检查

于出疹前 2 天至出疹后 1 天取患者鼻、咽、眼分泌物涂片,瑞氏染色后直接镜检多核巨细胞。

六、并发症

(一)肺炎

肺炎为麻疹最常见并发症,可发生于麻疹过程中各个时期,是麻疹死亡的主要原因之一。麻疹病毒引起的原发性肺炎多不严重,在病程早期发生,随热退和皮疹出齐而消散,但在细胞免疫缺陷者可呈致死性。可继发细菌或其他病毒肺炎,多发生在出疹期。

(二)喉炎

喉炎多见于 2～3 岁以下小儿,原发于麻疹病毒或继发细菌感染。临床表现为声音嘶哑、犬吠样咳嗽及吸气性呼吸困难。轻者随体温下降、皮疹消退,症状逐渐消失,重者可致气道阻塞,窒息而导致死亡。

(三)脑炎

脑炎多发生于出疹后的 2～6 天,也可在前驱期或恢复期,临床表现及脑脊液改变与其他病毒性脑炎相似。多数可恢复,重者可留有不同程度的智力低下、癫痫及瘫痪等神经系统后遗症。

(四)亚急性硬化性全脑炎

亚急性硬化性全脑炎是麻疹的一种远期并发症,是致死性慢性进行性脑退行性病变,较罕见。多发生麻疹后 2～17 年(平均 7 年)。临床表现为逐渐出现智力障碍、性格改变、运动不协调、语言障碍及癫痫发作等,最后因昏迷、强直性瘫痪而死亡。患者血清病毒抗体滴度很高;脑组织中有麻疹病毒或其抗原。

七、诊断

典型麻疹根据流行病学史,典型麻疹的各期临床表现,如前驱期的麻疹黏膜斑;出疹期高热出疹特点和出疹顺序与皮疹形态;恢复期疹退脱屑和色素沉着等即可做出临床诊断。非典型麻疹,需依赖于实验室的病原学检查。

八、鉴别诊断

(一)风疹
呼吸道表现及全身中毒症状较轻,无口腔麻疹黏膜斑。常于发热1~2天后出疹,皮疹分布以面、颈及躯干为主,疹退后无脱屑及色素沉着。常伴有耳后及颈部淋巴结肿大。

(二)幼儿急疹
突然高热,持续3~5天,上呼吸道症状较轻,热骤降而出现皮疹,皮疹分布以躯干为主,1~3天皮疹退尽。热退疹出为本病特点。

(三)猩红热
发热、咽痛明显,1~2天内全身出现针尖大小的丘疹,疹间皮肤充血,面部无皮疹,口周苍白圈,持续3~5天皮疹消退,1周后全身大片脱皮。血白细胞总数及中性粒细胞明显增高。

(四)药物疹
近期有用药史,皮疹痒,伴低热或无热,停药后皮疹逐渐消退。血嗜酸性粒细胞可升高。

九、治疗

目前尚无特效抗麻疹病毒药物。其主要治疗原则为对症治疗,加强护理和防止并发症的发生。

(一)一般治疗
应卧床休息,保持室内空气新鲜,注意温度及湿度。保持眼、鼻及口腔清洁,避免强光刺激,给予营养丰富并易于消化的食物,注意补充维生素,尤其是维生素A和维生素D。

(二)对症治疗
高热可采用物理降温或酌用小剂量退热药,切忌退热过猛引起虚脱;咳嗽可适用祛痰镇咳剂;惊厥时可给予镇静止惊剂。此外,还应保持水电解质及酸碱平衡。

(三)并发症治疗
根据各种并发症的发生,及时给予相应的有效治疗。抗生素无预防并发症的作用,故不宜滥用。

十、预防

预防麻疹的关键是对易感者接种麻疹疫苗,提高其免疫力。

(一)管理传染源
应做到早发现、早报告、早隔离及早治疗麻疹患儿。一般患者应隔离至出疹后5天,合并肺炎者应延长到出疹后10天。接触者应检疫3周,并给予被动免疫制剂。

（二）切断传播途径

在麻疹流行期间，易感者尽量避免去人群密集的场所，患者居住处应通风并用紫外线照射。

（三）保护易感人群

1.主动免疫

采用麻疹减毒活疫苗进行预防接种。我国儿童计划免疫程序规定初种麻疹疫苗年龄为生后8个月，1岁半和4～6岁再次加强。在麻疹流行地区，易感者可在接触患者2天内进行应急接种，可防止麻疹发生或减轻病情。

2.被动免疫

对体弱多病患儿和婴幼儿，未接受过麻疹预防接种者，在接触麻疹5天内，注射人血丙种球蛋白0.25 mL/kg可预防发病；若在接触麻疹5天后注射，则只能减轻症状。被动免疫维持3～8周，以后还应采取主动免疫。

（庞传丽）

第九节 水 痘

水痘是由水痘-带状疱疹病毒初次感染引起的急性传染病，临床以斑疹、丘疹、疱疹和结痂的皮疹共同存在为特征。具有较强的传染性，以冬春季为多见，常呈流行性。

一、病因

水痘-带状疱疹病毒，是α疱疹病毒，呈球形颗粒，直径150～200 nm，核酸为双链DNA。该病毒仅有一个血清型，在外界环境中生活力较弱，不耐高温，不耐酸，在痂皮中不能存活。人类是该病毒的唯一宿主。

二、流行病学

患者是唯一的传染源。自发病前1～2天至皮疹干燥结痂均有传染性，主要通过空气飞沫和接触传播，传染性极强。任何年龄均可发病，以学龄前儿童发病率较高，病后免疫力持久。本病遍布全球，一年四季均可发生，但以冬春季多见。

三、发病机制及病理

水痘-带状疱疹病毒初次经口、鼻侵入人体，首先在呼吸道黏膜内增殖，2～3天后入血，产生病毒血症，并在肝脾及单核-吞噬细胞系统内增殖后再次入血，产生第二次病毒血症，并向全身扩散，主要在肝脾及网状内皮系统，导致器官病变，水痘的恢复依赖于细胞（T细胞）免疫，在T细胞免疫功能缺陷的患者中水痘病情更为严重。其主要损害部位在皮肤黏膜，较少累及内脏。皮疹分批出现与间隙性病毒血症相一致。通常在皮疹出现后1～4天，特异性抗体产生，病毒血症消失，症状也随之缓解。原发感染后，病毒潜伏在神经节内，如果再激活，临床上就表现为带状疱疹。

水痘的皮肤病变主要在表皮棘细胞层，呈退行性变性和水肿，组织液渗入形成水痘疱疹，内含大量病毒。水疱液开始透明,继之上皮细胞脱落及炎性细胞浸润,疱内液体减少并变混浊。如有继发感染,可变为脓疱。最后上皮细胞再生,结痂后脱落,一般不留瘢痕。

四、临床表现

(一)潜伏期
一般为 14 天左右(10～20 天)。

(二)前驱期
婴幼儿常无前驱症状或症状轻微,皮疹和全身表现多同时出现。年长儿可有畏寒、低热、头痛、乏力及咽痛等表现,持续 1～2 天后出现皮疹。

(三)出疹期
发热数小时至 24 小时出现皮疹。皮疹先于躯干和头部,后波及面部和四肢。初为红色斑疹,数小时变为丘疹,再数小时左右发展成疱疹。疱疹为单房性,疱液初清亮,呈珠状,后稍混浊,周围有红晕。1～2 天后疱疹从中心开始干枯、结痂,红晕消失。1 周左右痂皮脱落,一般不留瘢痕。皮疹呈向心性分布,主要位于躯干,其次头面部,四肢相对较少,手掌、足底更少。黏膜也常受累,见于口咽部、眼结膜、外阴及肛门等处,皮疹分批出现,故可见丘疹、疱疹和痂疹同时存在。

水痘多为自限性疾病,10 天左右可自愈。除了上述的典型水痘外,可有疱疹内出血的出血型水痘,该型病情极严重,常因血小板减少或弥漫性血管内出血所致。

五、辅助检查

(一)血常规检查
白细胞总数正常或稍低。

(二)疱疹刮片
刮取新鲜疱疹基底组织涂片,用瑞特或吉姆萨染色可发现多核巨细胞,用苏木精-伊红染色可见核内包涵体。

(三)血清学检查
补体结合抗体高滴度或双份血清抗体滴度 4 倍以上升高可明确诊断。

(四)病毒分离
将疱疹液直接接种于人胚成纤维细胞,分离出病毒再进一步鉴定。该方法仅用于非典型病例。

(五)核酸检测
PCR 法检测患儿皮损或疱液中的病毒 DNA 片段,是敏感、快速的早期诊断方法。

六、并发症

常见为皮肤继发细菌感染,如脓疱疮、丹毒、蜂窝组织炎等,严重时可发生败血症;继发性血小板减少可致皮肤、黏膜出血,严重内脏出血;水痘肺炎多见于成人患者或免疫缺陷者;神经系统受累可见水痘后脑炎、吉兰-巴雷综合征等。此外,少数病例可发生心肌炎、肝炎、肾炎等。

七、诊断及鉴别诊断

典型水痘根据流行病学及皮疹特点,如向心性分布、分批出现、不同形态皮疹同时存在等可做出临床诊断。目前临床广泛应用外周血检测抗原、抗体,该方法敏感、可靠。水痘应注意与丘疹性荨麻疹和能引起疱疹性皮肤损害的疾病,如肠道病毒和金黄色葡萄球菌感染、虫咬性皮疹、药物和接触性皮炎等相鉴别。

八、治疗

(一)一般治疗

对水痘患儿应早期隔离,直到全部皮疹结痂为止。轻者给予易消化的食物和注意补充水分,重者必要时可静脉输液。局部治疗以止痒和防止继发感染为主。皮肤瘙痒可局部涂擦润肤剂和内服抗组胺药物,继发感染可用抗生素软膏。发热患儿应卧床休息,并保持水、电解质平衡,因为水痘时使用阿司匹林与 Reye 综合征的发生有关,应避免使用阿司匹林。

(二)抗病毒治疗

阿昔洛伟是目前治疗水痘-带状疱疹病毒的首选抗病毒药物。此外,也可应用 α-干扰素。

(三)防治并发症

继发细菌感染时应及早给予抗生素,并发脑炎时应适当应用脱水剂。

九、预防

控制传染源,隔离患儿至皮疹全部结痂为止;对已接触的易感儿,应检疫 3 周。对于免疫功能低下、应用免疫抑制剂者及孕妇,若有接触史,应尽早(在暴露后的 10 天内)使用丙种球蛋白或水痘-带状疱疹免疫球蛋白。对于易感者接种水痘减毒活疫苗,可预防水痘,如在暴露于水痘患者后 72 小时内,采取应急接种水痘疫苗可预防水痘的发生。

(庞传丽)

第十节 幼 儿 急 疹

幼儿急疹又称婴儿玫瑰疹,是常见于婴幼儿的急性出疹性传染病。临床特征为高热 3～4 天,然后骤然退热并出现皮疹,病情很快恢复。

一、病原和流行病学

1988 年,从急疹患儿外周血淋巴细胞中分离到人类疱疹 6 型(human herpervirus 6,HHV-6)B 组病毒,患者脑脊液中也可见 HHV-6B 病毒。患者血清中抗 HHV-6 抗体有意义地升高。目前认为,HHV-6 是该病的主要病因,但并不是唯一的病原。HHV-6 还可引起婴儿发生无皮疹的急性发热性疾病。本病 90％发生于 2 岁以内,7～13 月龄为发病高峰年龄段,3 月龄前和 4 岁后少见,偶见于年长儿、青少年和新生儿。大多为散在发病。一项 6 735 例儿童 10 年研究资料总结显示,年发病率为 1％～10％,平均 3.3％。感染后获持久免疫,偶见第 2 次发病。

二、临床表现

潜伏期一般为 5～15 天。

（一）发热期

常突起高热，持续 3～5 天。高热初期可伴惊厥。此期除有食欲减退、不安或轻咳外，体征不明显，仅有咽部和扁桃体轻度充血和头颈部浅表淋巴结轻度肿大。表现为高热与轻微的症状及体征不相称。

（二）出疹期

病程第 3～5 天体温骤然退至正常，同时或稍后出现皮疹。皮疹散在，为玫瑰红色斑疹或斑丘疹，压之退色，很少融合。首现于躯干，然后迅速波及颈、上肢、脸和下肢。皮疹持续 24～48 小时很快消退，无色素沉着，也不脱皮。偶有并发脑炎和血小板减少性紫癜的报告。

三、实验室检查

血常规检查见白细胞总数减少，伴中性粒细胞减少。也可随后出现白细胞总数增多。

四、诊断

在发热期诊断比较困难，不过，从患儿全身症状轻微与高热表现不一致，周围血常规中白细胞总数减少，应考虑之。一旦高热骤退，同时出现皮疹，诊断就不难建立。在出现症状 3 天内可从外周血淋巴细胞和唾液中分离 HHV-6，或用核酸杂交技术检测病毒基因进行病原诊断。

五、治疗

一般不需特殊治疗，主要是对症处理，尤其对高热患者应予以退热剂；加强水分和营养供给。

（庞传丽）

第十一节　流行性腮腺炎

流行性腮腺炎是由腮腺炎病毒引起的急性呼吸道传染病。其临床特征为腮腺（包括颌下腺和舌下腺）的非化脓性肿胀、疼痛和发热，并可累及其他各种腺体及其他器官。传染性仅次于麻疹、水痘。预后良好，感染后可获持久免疫。

一、病因

腮腺炎病毒属副黏液病毒科的单股 RNA 病毒。其直径 100～200 nm，呈球形，只有一个血清型，有 12 个基因型从 A 到 L。对物理和化学因素敏感，加热至 55～60 ℃后 20 分钟即可失去活力，福尔马林或紫外线也能将其灭活，但耐低温，4 ℃可存活 2 个月以上。

二、流行性

人是流行性腮腺炎病毒的唯一宿主，可通过直接接触、飞沫、唾液污染食具或玩具等途径传播。一年四季均可发生，但以冬春季为高峰。人群对本病普遍易感，感染后可获持久免疫，仅有 1%～2% 的人可能再次感染。

三、发病机制及病理

病毒首先侵犯口腔和鼻黏膜,在其局部上皮细胞增殖,并释放入血,形成第 1 次病毒血症。病毒经血液至全身各器官,首先累及各种腺体,如腮腺、颌下腺、舌下腺及胰腺、生殖腺等,并在其腺上皮细胞增殖,再次入血,形成第二次病毒血症,进一步波及其他脏器。

病理特征为腮腺非化脓性炎症,包括间质水肿、点状出血、淋巴细胞浸润和腺泡坏死。腺体导管水肿,管腔内脱落的坏死上皮细胞堆积,使腺体分泌排出受阻,唾液淀粉酶经淋巴系统进入血液而使血、尿淀粉酶升高。此外,其他器官如胰腺、睾丸可有类似病理改变。

四、临床表现

潜伏期 14~25 天,多无前驱症状。起病较急,可有发热、头痛、咽痛、食欲缺乏、恶心及呕吐等,数小时至 1~2 天出现腮腺肿大,初为一侧,继之对侧也出现肿大。腮腺肿大以耳垂为中心,并向前、后、下发展,边界不清,局部表面热而不红,触之有弹性感并有压痛。当腮腺肿大明显时出现胀痛,咀嚼或进酸性食物时疼痛加剧。腮腺导管口(位于上颌第二磨牙旁的颊黏膜处)在早期常有红肿。腮腺肿大 1~3 天达高峰,一周左右消退,整个病程 10~14 天。

此外,颌下腺和舌下腺也可同时受累。常合并有脑膜炎、胰腺炎和生殖腺炎(多见睾丸炎)。不典型病例可无腮腺肿大,仅以单纯睾丸炎或脑膜炎的症状为临床表现。

五、辅助检查

(一)一般检查

1.血常规检查

白细胞总数大多正常或稍高,淋巴细胞相对增高。

2.血清及尿淀粉酶测定

其增高程度常与腮腺肿胀程度相平行。90%患儿发病早期血清及尿淀粉酶增高,有助于诊断。

3.脑脊液检测

约半数腮腺炎患者在无脑膜炎症状和体征时,脑脊液中白细胞可轻度升高。

(二)血清学检查

ELISA 法检测血清中腮腺炎病毒核蛋白的 IgM 抗体在临床症状后 3 天逐渐升高可作为近期感染的诊断;近年来应用特异性抗体或单克隆抗体检测腮腺炎病毒抗原,可作早期诊断;逆转录 PCR 技术检测腮腺炎病毒 RNA,可提高对可疑患者的诊断率。

(三)病毒分离

可从患儿唾液、尿及脑脊液中分离出病毒。

六、并发症

流行性腮腺炎是全身性疾病,病毒常侵犯中枢神经系统及其他腺体而出现症状。甚至某些并发症可不伴有腮腺肿大而单独出现。

（一）神经系统

1.脑膜脑炎

较为常见,多在腮腺肿大后1周左右出现,也可发生在腮腺肿大前或腮腺肿后2周内,临床表现及脑脊液改变与其他病毒性脑膜脑炎相似。疾病早期,脑脊液中可分离出腮腺炎病毒,大多数预后良好,但也偶有死亡及留有神经系统后遗症者。

2.多发性神经炎、脑脊髓炎

偶有腮腺炎后1～3周出现多发性神经炎、脑脊髓炎,但预后多良好。肿大腮腺可压迫面神经引起暂时性面神经麻痹,有时出现三叉神经炎、偏瘫、截瘫及上升性麻痹等。

3.耳聋

由听神经受累所致。发生率虽不高(约1/15 000),但可发展成永久性和完全性耳聋,所幸75%为单侧,故影响较小。

（二）生殖系统睾丸炎

生殖系统睾丸炎是青春发育期男孩常见的并发症,多为单侧,肿大且有压痛,近半数病例发生不同程度睾丸萎缩,但很少引起不育症。7%青春期后女性患者可并发卵巢炎,表现下腹疼痛及压痛,目前尚未见因此导致不育的报告。

（三）胰腺炎

胰腺炎常发生于腮腺肿大后3、4天至1周左右出现,以中上腹疼痛为主要症状,可伴有发热、呕吐、腹胀或腹泻等,轻型及亚临床型较常见,发生严重胰腺炎的极少见。由于单纯腮腺炎即可引起血、尿淀粉酶升高,故血、尿淀粉酶不宜作为诊断依据。血脂肪酶检测有助于胰腺炎的诊断。

（四）其他

还可有心肌炎、肾炎、乳腺炎、关节炎、肝炎等。

七、诊断及鉴别诊断

依据流行病学史、腮腺及其他唾液腺非化脓性肿大的特点,可作出临床诊断。

对非典型的流行性腮腺炎需依靠血清学抗体IgM检查或病毒检测分离确诊。

鉴别诊断包括其他病原(细菌、流感病毒、副流感病毒等)引起的腮腺炎和其他原因引起的腮腺肿大,如白血病、淋巴瘤及腮腺肿瘤等。

八、治疗

自限性疾病,目前尚无抗流行性腮腺病毒的特效药物。主要是对症治疗,镇痛及退热。急性期应避免食刺激性食物,多饮水,保持口腔卫生。高热患儿可采用物理降温或使用解热剂,严重头痛和并发睾丸炎者可酌情应用止痛药。此外,也可采用中医中药内外兼治。对重症脑膜脑炎、睾丸炎或心肌炎者,可短程给予糖皮质激素治疗。此外,氦氖激光局部照射治疗腮腺炎,对止痛、消肿有一定疗效。

九、预防

及早隔离患者直至腮腺肿胀完全消退为止。集体机构的易感儿应检疫3周。流行性腮腺炎减毒活疫苗具有较好的预防效果。此外,对鸡蛋过敏者不能使用腮腺炎减毒活疫苗。

（庞传丽）

第十二节　流行性乙型脑炎

一、概述

流行性乙型脑炎简称乙脑,是由乙型脑炎病毒引起,经蚊传播的一种中枢神经系统急性传染病。因其首先在日本发现,故又名"日本脑炎"。本病流行于夏秋季。重型患者病死率高,幸存者常留有后遗症。在广泛接种乙脑疫苗后,发病率已明显下降。

二、病因及流行病学特征

乙脑病毒为单股正链 RNA 病毒,属于黄病毒科黄病毒属,为 B 组虫媒病毒。乙脑病毒嗜神经性强,抗原性稳定。猪为主要传染源,其次为马、牛、羊和狗,其他如猫、鸡、鸭和鹅等也可感染。蚊虫是主要传播媒介,主要是三带喙库蚊,伊蚊和按蚊也能传播。候鸟及蝙蝠也是乙脑病毒的越冬宿主。人是终宿主,但感染后病毒血症期短暂且病毒载量低,因此不是主要传染源。未见人与人传播的报道。人群普遍易感,多见于 10 岁以下儿童,病后获得持久免疫力。典型患者与隐性感染者之比为 1∶(1 000～2 000)。

三、诊断

(一)病史

夏季发病;居住环境附近有养猪场;有蚊虫叮咬史;未接种乙型脑炎疫苗。

(二)临床表现

潜伏期 4～21 天,大多为 10～14 天。大多呈隐性感染或轻症,仅少数出现中枢神经系统症状。

1.临床分期

(1)初热期:病初 3 天,为病毒血症期。有发热、精神差、食欲缺乏、轻度嗜睡及头痛。体温 39 ℃左右持续不退。常无明显神经系统症状,易误诊为上呼吸道感染。

(2)极期:病程第 4～10 天,体温达 40 ℃以上并持续不退。全身症状加重,出现明显神经系统症状及体征。意识障碍加重,渐转入昏迷,并出现惊厥。重者惊厥反复发作,出现肢体强直性瘫痪、昏迷加重、深浅反射消失及颈强直等明显脑膜刺激症状。严重者发生脑疝或中枢性呼吸衰竭。

(3)恢复期:极期过后即进入恢复期。体温下降,昏迷者经过短期精神呆滞或淡漠而渐清醒。神经系统体征逐渐改善或消失。重症患者可有中枢性发热、多汗、神志呆滞及反应迟钝,部分记忆力丧失、精神及行为异常、肢体强直性瘫痪或有癫痫样发作。

(4)后遗症期:5%～20%患者有不同程度神经系统后遗症,病程 6 个月后仍不能恢复。主要为意识异常、智力障碍、癫痫样发作及肢体强直性瘫痪等。

2.病情分型

乙脑可分为下列四型,以轻型和普通型为多见。

（1）轻型：体温 38～39 ℃，神志清楚，有嗜睡、轻度颈强直等脑膜刺激症状，一般无惊厥。病程 1 周，无后遗症。

（2）普通型（中型）：体温 39～40 ℃，昏睡、头痛、呕吐，出现浅昏迷。脑膜刺激症状明显，深浅反射消失，有 1 次或短暂数次惊厥。病程为 10～14 天，无或有轻度恢复期神经精神症状，一般无后遗症。

（3）重型：体温持续 40 ℃或更高，出现不同程度昏迷、反复或持续惊厥。病程在 2 周以上。部分患者留有不同程度后遗症。

（4）极重型：初热期体温迅速上升达 40.5～41.0 ℃或更高，伴反复发作难以控制的持续惊厥。于 1～2 天内转入深昏迷，肢体强直，有重度脑水肿表现，可发生中枢性呼吸衰竭或脑疝。病死率高，存活者均有严重后遗症。少数极重型可出现循环衰竭，由于延髓血管舒缩中枢严重病变或并发心肌炎和心功能不全所致。

（三）实验室检查

（1）外周血常规：白细胞总数（10～20）×10^9/L，儿童可达 40×10^9/L。病初中性粒细胞可高达 80％以上，1～2 天后，淋巴细胞占优势。少数患者血常规始终正常。

（2）脑脊液检查：外观无色透明，压力增高，白细胞计数（50～500）×10^6/L，个别高达 1 000×10^6/L，病初 1～2 天以中性粒细胞为主，以后则淋巴细胞增多。蛋白轻度增高，糖及氯化物正常。极少数脑脊液常规和生化正常。

（四）脑电图和影像学检查

脑电图为非特异性表现，呈弥漫性不规则高幅慢波改变。头颅 CT 或 MRI 可见弥漫性脑水肿，可在丘脑、基底节、中脑、脑桥或延髓见低密度影。

（五）病原学检查

病原学诊断依赖病毒分离或脑脊液和血病毒特异性抗原或抗体检测。确诊条件为下列之一：①酶联免疫法在脑脊液或血中检测出特异性 IgM 抗体；②在组织、血、脑脊液或其他体液分离到病毒或证实病毒特异性抗原或基因片段；③双份血清特异性 IgG 抗体有≥4 倍升高。

四、鉴别诊断

（一）中毒性菌痢

与乙脑季节相同，多见于夏秋季。但起病急骤，数小时内出现高热、惊厥、昏迷、休克、甚至呼吸衰竭。一般不出现颈强直等脑膜刺激征。用生理盐水灌肠，粪便有黏液和脓血，镜检和粪便培养可明确诊断。特殊情况下可进行脑脊液检查，中毒性菌痢脑脊液一般正常。

（二）化脓性脑膜炎

多发生在冬春季，脑脊液混浊，白细胞可数以万计，中性粒细胞在 80％以上，糖明显降低，蛋白增高。脑脊液涂片及培养可检出细菌。

（三）其他病毒性脑炎

腮腺炎病毒、肠道病毒和单纯疱疹病毒等可引起脑炎，应根据流行病学资料、临床特征及病原学检查加以区别。

五、治疗

重点是把握高热、惊厥、呼吸衰竭这 3 个主要病症的有效处理。

(一)急性期治疗

1.一般治疗

保证足够营养。高热、惊厥者易有脱水,应静脉补液,补液量根据有无呕吐及进食情况而定,50～80 mL/(kg·d)。昏迷者给予鼻饲,注意口腔卫生。注意观察患者精神、意识、呼吸、脉搏、血压及瞳孔的变化等。

2.对症治疗

(1)高热:室温应维持在 25 ℃以下;最好使体温保持在 38 ℃左右。每隔 2 小时测体温,若体温高于 38 ℃给予退热药(可采用布洛芬口服和退热栓交替使用)和/或冰袋冰帽等物理降温;若持续性高热伴反复惊厥者可采用亚冬眠疗法:氯丙嗪和异丙嗪各每次 0.5～1.0 mg/kg,肌内注射,间隔 2～4 小时重复,维持 12～24 小时。

(2)控制颅内压:首选 20%甘露醇(0.5～1.0 g/kg)30 分钟内静脉滴完,间隔 4～6 小时重复使用;脑疝时剂量增至 2.0 g/kg,分 2 次间隔 30 分钟快速静脉注射,可先利尿如呋塞米。重症病例可短期(<3 天)加用地塞米松静脉推注,地塞米松 0.5 mg/(kg·d)。

(3)惊厥:用止痉剂如氯硝西泮、水合氯醛及苯巴比妥等。氯硝西泮每次 0.03～0.05 mg/kg,静脉缓慢推注,每天 2～3 次;10%水合氯醛保留灌肠 1～2 mL/(次·岁);苯巴比妥 10～15 mg/kg 饱和量肌内注射,极量为每次 0.2 g,12 小时后 5 mg/(kg·d)维持。并针对发生惊厥的原因采取相应措施:如脑水肿者应以脱水治疗为主;气道分泌物堵塞者应吸痰、保持呼吸道通畅,必要时气管插管或切开;因高热所致惊厥者应迅速降温。

(4)呼吸障碍和呼吸衰竭:深昏迷患者喉部痰液增多影响呼吸时,应加强吸痰。出现呼吸衰竭表现者应及早使用呼吸机,必要时行气管切开术。

(5)循环衰竭:如为心源性心力衰竭,应用强心药物如毛花苷 C 等洋地黄类。毛花苷 C:24 小时负荷量<2 岁 0.03～0.04 mg/kg,>2 岁 0.02～0.03 mg/kg,静脉推注。首次用 1/2 量,余 1/2 量分 2 次用,间隔 6～12 小时给药。次日给予地高辛维持(1/5～1/4 负荷量)。如因高热、昏迷、脱水过多,造成血容量不足而致循环衰竭,则应以扩容为主。先予生理盐水或等渗含钠液 10～20 mL/kg,30 分钟内输入,仍不能纠正者输注胶体液如清蛋白或血浆。

(二)恢复期及后遗症治疗

重点在于功能锻炼。可采用理疗、针灸、按摩、推拿或中药等。

六、预防

(一)灭蚊

为预防乙脑的主要措施。消除蚊虫的滋生地,喷药灭蚊能起到有效作用。使用蚊帐、蚊香、涂擦防蚊剂等防蚊措施。

(二)动物宿主的管理

有条件者最好对母猪进行免疫接种,在乡村及饲养场要做好环境卫生,以控制猪的感染,可有效降低局部地区人群乙脑的发病率。

(三)接种乙脑疫苗

初次免疫年龄为 8 月龄,乙脑灭活疫苗需接种 2 次,间隔 7～10 天;18～24 月龄和 6 岁时各需加强接种 1 剂,保护率为 70%～90%。乙脑减毒活疫苗初次免疫接种 1 次,2 周岁时加强 1 次,2 次接种的保护率达 97.5%。

(庞传丽)

第十三节 手足口病

手足口病(hand-foot-mouth disease,HFMD)是由多种人肠道病毒引起的常见传染病,以婴幼儿发病为主。大多数患者症状轻微,以发热和手、足、口腔等部位的皮疹或疱疹为主要特征。少数患儿可出现中枢神经系统、呼吸系统受累,引发无菌性脑膜炎、脑干脑炎、急性弛缓性麻痹、神经源性肺水肿和心肌炎等,个别重症患儿病情进展快,导致死亡。青少年和成人感染后多不发病,但能够传播病毒。引起手足口病的肠道病毒包括肠道病毒71型(EV71)和A组柯萨奇病毒(CoxA)、埃可病毒的某些血清型。

一、病因

引起HFMD的病原体主要为单股线形小RNA病毒科,肠道病毒属的柯萨奇病毒A组(Coxasckievirus A,Cox A)的2、4、5、7、9、10、16型等,B组(Coxasckievirus B,Cox B)的1、2、3、4、5型等;肠道病毒71型(Human Enterovirus 71,EV71);埃可病毒(Echovirus,ECHO)等。其中以EV71及Cox A16型较为常见。

肠道病毒适合在湿、热的环境下生存与传播,对乙醚、去氯胆酸盐等不敏感,75%酒精和5%来苏亦不能将其灭活,但对紫外线及干燥敏感。各种氧化剂(高锰酸钾、漂白粉等)、甲醛、碘酒都能灭活病毒。病毒在50℃可被迅速灭活,但1 mol浓度二价阳离子环境可提高病毒对热灭活的抵抗力,病毒在4℃可存活1年,在-20℃可长期保存,在外环境中病毒可长期存活。

二、流行病学

(一)流行概况

HFMD是全球性传染病,世界大部分地区均有此病流行的报道。1957年新西兰首次报道,1958年分离出柯萨奇病毒,1959年正式命名HFMD。1969年EV71在美国被首次确认。此后EV71感染与Cox A16感染交替出现,成为HFMD主要病原体。我国自1981年在上海报道HFMD,1998年我国发生EV71引起的手足口病和疱疹性咽峡炎暴发流行,HFMD分布广泛,流行无明显的地区性,全年均可发生,一般4~7月为发病高峰。托幼机构等易感人群集中处可发生暴发。肠道病毒传染性强、隐性感染比例高、传播途径复杂、传播速度快,控制难度大,容易出现暴发和短时间内较大范围流行。

(二)传染源

人是人肠道病毒的唯一宿主,患者和隐性感染者为传染源。发病前数天,感染者咽部与粪便就可检出病毒,通常以发病后一周内传染性最强。

(三)传播途径

肠道病毒可经胃肠道(粪-口途径)传播,也可经呼吸道(飞沫、咳嗽、打喷嚏等)传播,亦可因接触患者口鼻分泌物、皮肤或黏膜疱疹液及被污染的手及物品等造成传播。尚不能明确是否可经水或食物传播。

(四)易感性

人普遍易感。各年龄组儿童均可感染发病,多发生于学龄前儿童,尤以 3 岁及以下儿童发病率最高。显性感染和隐性感染后均可获得特异性免疫力,产生的中和抗体可在体内存留较长时间,对同血清型病毒产生比较牢固的免疫力,但不同血清型间无交叉免疫。

三、发病机制及病理

引起手足口病的常见病毒是 EV71 及 Cox A16,导致手足口病肺水肿或肺出血死亡的病毒主要是 EV71。当肠道病毒通过咽部或肠道侵入易感者体内,在其局部黏膜、淋巴结内增殖,然后释放入血,引起第 1 次病毒血症,继之病毒在全身淋巴结、肝脾内增殖,释放入血,引起第二次病毒血症,到达全身的靶器官。目前肠道病毒导致重症的机制尚不完全清楚,EV71 具有嗜神经性,侵犯外周神经末梢,通过逆向神经转运进入中枢神经感系统,直接感染和免疫损伤引起神经系统临床表现;EV71 感染导致肺水肿的机制为神经源性。

四、临床表现

潜伏期为 2~10 天,平均 3~5 天,病程一般为 7~10 天。

(一)普通病例

急性起病,初期有轻度上感症状,部分患儿可伴有咳嗽、流涕、食欲缺乏、恶心、呕吐和头痛等症状,半数患者发病前 1~2 天或发病的同时有发热,多在 38 ℃左右。患儿手、足、口、臀四个部位可出现斑丘疹和/或疱疹,皮疹具有不痛、不痒、不结痂、不结疤的四不特征。疱疹周围可有炎性红晕,疱内液体较少。手、足、口病损在同一患者不一定全部出现。水疱和皮疹通常在 1 周内消退。

(二)重症病例

少数病例,尤其在<3 岁的儿童,病情进展迅速,在发病的 1~5 天内出现神经系统受累、呼吸及循环功能障碍等表现,极少数病例病情危重,可致死亡,存活者可留有神经系统后遗症。①神经系统损害:精神差、嗜睡、易惊、头痛、呕吐、烦躁、肢体抖动、急性肢体无力、肌阵挛、眼球震颤、共济失调、眼球运动障碍、颈项强直等。②呼吸系统表现:呼吸浅快或节律改变,呼吸困难,口唇发绀,咳嗽、有粉红色或血性泡沫痰。③循环系统表现:面色青灰、皮肤花纹、四肢发凉、出冷汗、毛细血管充盈时间延长、心率增快或减慢,血压升高或下降。

五、辅助检查

(一)血常规检查

白细胞计数正常或偏低,病情危重者白细胞计数可明显升高。

(二)血生化检查

部分病例谷丙转氨酶(ALT)、谷草转氨酶(AST)、肌酸激酶同工酶(CKMB)轻度升高。重症病例可有肌钙蛋白、血糖升高。C-反应蛋白一般不升高。

(三)脑脊液检查

在神经系统受累时可表现为外观清亮,压力增高,白细胞计数增多,多以单核细胞为主,蛋白正常或轻度增多,糖和氯化物正常。

(四)胸部 X 线检查

肺水肿患儿可表现为双肺纹理增多,网络状、点片状、大片状阴影,部分病例以单侧为主,快速进展为双侧大片阴影。

(五)磁共振检查

在神经系统受累时可有异常改变,以脑干、脊髓灰质损害为主。

(六)脑电图检查

部分病例可表现为弥漫性慢波,少数可出现棘(尖)慢波。

(七)心电图检查

无特异性改变,可见窦性心动过速或过缓,ST-T 改变。

(八)病原学检测

(1)病毒核酸检测或病毒分离:咽及气道分泌物、疱疹液、粪便和脑、肺、脾、淋巴结等组织标本中肠道病毒特异性核酸阳性或分离到肠道病毒,如 EV71、Cox A16 或其他肠道病毒。

(2)血清学检测:急性期与恢复期血清 EV71、Cox A16 或其他肠道病毒中和抗体有 4 倍或 4 倍以上升高。

六、诊断及鉴别诊断

临床诊断主要依据流行病学资料、临床表现及实验室检查,确诊须有病原学证据。主要依据包括:①学龄前儿童为主要发病对象,常以婴幼儿多见,在集聚的场所呈流行趋势。②临床主要表现为初起发热,继而口腔、手、足和臀等部位出现斑丘疹及疱疹样损害。

不典型、散在性 HFMD 很难与其他出疹发热性疾病鉴别,须结合病原学及血清学检查作出诊断。HFMD 普通病例常需与其他儿童发疹性疾病相鉴别,如与丘疹性荨麻疹、水痘、不典型麻疹、幼儿急疹、带状疱疹及风疹等鉴别。可根据流行病学特点、皮疹形态、部位、出疹时间、有无淋巴结肿大及伴随症状等进行鉴别,以皮疹形态及部位最为重要。最终可依据病原学和血清学检测进行鉴别。

对于 HFMD 的重症病例要与其他病毒所致脑炎或脑膜炎、肺炎、暴发性心肌炎相鉴别,可根据流行病学史尽快留取标本进行肠道病毒,尤其是 EV71 的病毒学检查,结合病原学或血清学检查做出诊断。

七、治疗

(一)普通病例治疗

1.加强隔离

避免交叉感染,适当休息,清淡饮食,做好口腔和皮肤护理。

2.对症治疗

发热、呕吐、腹泻等给予相应处理。

3.病因治疗

选用利巴韦林等。

(二)重症病例治疗

1.合并神经系统受累的病例

(1)对症治疗:如降温、镇静、止惊(地西泮、苯巴比妥钠、水合氯醛等)。

(2)控制颅高压:限制入量,给予甘露醇脱水,剂量每次 0.5~1.0 g/kg,每 4~8 小时 1 次,根据病情调整给药时间和剂量,必要时加用呋塞米。

(3)静脉注射丙种球蛋白:每次 1 g/kg×2 次或每次 2 g/kg×1 次。

(4)酌情使用糖皮质激素。

(5)呼吸衰竭者进行机械通气,加强呼吸管理。

2.合并呼吸、循环系统受累的病例

(1)保持呼吸道通畅,吸氧。

(2)建立静脉通路,监测呼吸、心率、血压及血氧饱和度。

(3)呼吸衰竭时及时气管插管,使用正压机械通气,根据血气分析随时调整呼吸参数。

(4)必要时使用血管活性药物、丙种球蛋白等。

八、预防

本病至今尚无特异性预防方法。加强监测、提高监测敏感性是控制本病流行的关键。各地要做好疫情报告,托幼单位应做好晨间检查,及时发现患者,采集标本,明确病原学诊断,并做好患者粪便及其用具的消毒处理,预防疾病的蔓延扩散。流行期间,家长应尽量少让孩子到拥挤的公共场所,减少感染的机会。医院应加强预防,设立专门诊室,严防交叉感染。密切接触患者的体弱婴幼儿可酌情注射丙种球蛋白。

(庞传丽)

第十四节 猩 红 热

猩红热是一种由 A 组溶血性链球菌所致的急性呼吸道传染病,其临床以发热、咽峡炎、全身弥漫性红色皮疹及疹退后皮肤脱屑为特征。多见于 5~15 岁的儿童,少数患儿于病后 2~3 周可因为变态反应发生风湿热或急性肾小球肾炎。

一、病因

病原菌为 A 组 β 溶血性链球菌。其直径为 0.6~1.0 μm,依据其表面抗原 M,可分为 80 个血清型。M 蛋白是细菌的菌体成分,对中性粒细胞和血小板都有免疫毒性作用。链球菌能产生 A、B、C 三种抗原性不同的红疹毒素,其抗体无交叉保护力,均能致发热和猩红热皮疹。此外,该细菌还能产生链激酶和透明质酸酶,前者可溶解血块并阻止血液凝固,后者可溶解组织间的透明质酸,使细菌在组织内扩散。细菌的致热性外毒素可引起发热、头痛等全身中毒症状。

A 组 β 溶血性链球菌对热及干燥抵抗力不强,经 55 ℃处理 30 分钟可全部灭活,也很容易被各种消毒剂杀死,但在 0 ℃环境中可生活几个月。

二、流行病学

猩红热通过飞沫传播,由于这种链球菌在外界环境中普遍存在,患者带菌者和不典型的病例为主要传染源。被污染的日常用品的间接传播偶可发生,皮肤脱屑本身没有传染性。人群普遍易感,冬春季为发病高峰,夏秋季较少。

三、发病机制及病理

溶血性链球菌从呼吸道侵入咽、扁桃体,引起局部炎症,表现为咽峡及扁桃体急性充血、水肿,有中性粒细胞浸润,纤维素渗出,可为卡他性,脓性或膜性,并可向邻近组织器官扩散,亦可通过血源播散。炎症病灶处溶血性链球菌产生红疹毒素,经吸收后使机体表皮毛细血管扩张,真皮层广泛充血,在毛囊口周围有淋巴细胞及单核细胞浸润,形成猩红热样皮疹。恢复期表皮细胞角化过度,并逐渐脱落形成临床上的脱皮。舌乳头红肿突起,形成杨梅舌。重型患者可有全身淋巴结、肝、脾等网状内皮组织增生,心肌发生中毒性退行性变。部分患者于2~3周后可出现变态反应,主要表现为肾小球肾炎或风湿热。

四、临床表观

(一)潜伏期
通常为2~3天,短者1天,长者5~6天。外科性猩红热潜伏期较短,一般为1~2天。

(二)前驱期
从发病到出疹为前驱期,一般不超过24小时,少数病例可达2天。起病多急骤,当局部细菌繁殖到一定数量,并产生足够的外毒素时即出现症状,有畏寒,高热伴头痛、恶心、呕吐、咽痛等。婴儿在起病时烦躁或惊厥。检查时轻者仅咽部或扁桃体充血,重者咽及软腭有脓性渗出物和点状红疹或出血性红疹,或有假膜形成。颈及颌下淋巴结肿大及压痛。

(三)出疹期
多见于发病后1~2天出疹。皮疹从颈、上胸部开始,然后迅速波及躯干及上肢,最后到下肢。皮疹特点是全身皮肤弥漫性发红,其上有红色点状皮疹,高出皮面,扪之有粗糙感,压之退色,有痒感,疹间无正常皮肤,以手按压则红色可暂时消退数秒钟,出现苍白的手印,此种现象称为贫血性皮肤划痕,为猩红热的特征之一。在皮肤皱褶处,如腋窝、肘弯和腹股沟等处,皮疹密集成线压之不退,称为帕氏线,为猩红热特征之二。前驱期或发疹初期,舌质淡红,其上被覆灰白色苔,边缘充血水肿,舌刺突起,2~3天后舌苔由边缘消退,舌面清净呈牛肉样深红色,舌刺红肿明显,突出于舌面上,形成"杨梅"样舌,为猩红热特征之三。猩红热患者还可出现口周苍白区,系口周皮肤与面颊部发红的皮肤比较相对苍白。

(四)恢复期
皮疹于3~5天后颜色转暗,逐渐隐退。并按出疹先后顺序脱皮,皮疹愈多,脱屑愈明显。轻症患者呈细屑状或片状屑。重症患者有时呈大片脱皮,以指、趾部最显。此时全身中毒症状及局部炎症也很快消退。此期1周左右。

除了上述典型的临床表现外,随着细菌毒力的强弱,侵入部位的差异和机体反应性的不同,又有其特殊表现。

(1)脓毒型咽峡炎明显,渗出物多,局部黏膜可坏死而形成溃疡。细菌扩散到附近组织,发生化脓性中耳炎、鼻窦炎、乳突炎及颈部淋巴结炎,重者导致败血症。目前该型已较少见。

(2)中毒型全身中毒症状重,高热40℃以上。往往出现意识障碍、萎靡、嗜睡或烦躁,重者谵妄,惊厥及昏迷。亦可呈循环衰竭及中毒性心肌炎表现。皮疹可为出血性,延时较久,但咽峡炎不明显。此型患者易引起全身或局部的细菌感染性并发症。自抗生素应用以来,已很少见到。

(3)外科型(包括产科型)病原菌通过咽外途径如伤口、产道、烧、烫伤创面或皮肤感染侵入人体引起发病,其皮疹先出现于细菌入侵部位附近,邻近的淋巴结炎较显著,全身症状轻,咽扁桃体无炎症。预后良好。

五、辅助检查

(一)血常规
白细胞总数增加,在(10～20)×10^9/L,中性粒细胞可达 80％以上,严重者可出现中毒颗粒。

(二)快速抗原检测
免疫荧光法或乳胶凝集法检测咽拭子或伤口分泌物 A 组 β 溶血性链球菌,用于快速诊断。

(三)细菌培养
从咽拭子或其他病灶内取标本培养,分离出 A 组 β 溶血性链球菌。

六、诊断和鉴别诊断

典型皮疹、帕氏线、"杨梅"舌等是临床诊断猩红热的主要依据,再结合全身症状如发热、咽痛、扁桃体红肿及流行病学特点,诊断并不难。诊断困难者多系极轻和极重的或就诊时恰在出疹期与脱屑期之间,缺乏显著症状的病例。应仔细询问病史,体检时尤需注意本病特征性表现。咽拭子细菌培养阳性有助于诊断。

本病应与下列疾病作鉴别诊断。

(一)风疹
其皮疹有时与猩红热不易鉴别,但枕后淋巴结肿大,白细胞减少,当地流行情况可供鉴别。

(二)麻疹
典型麻疹皮疹与猩红热皮疹不相同,但在麻疹前驱期偶或暂现猩红热样的皮疹,反之猩红热患儿四肢有时可见麻疹样皮疹。但麻疹的卡他症状,麻疹黏膜斑,皮疹特点及出疹顺序及疹退后的色素沉着,白细胞降低,流行史等有助于鉴别。

(三)药物疹
奎宁、苯巴比妥、磺胺类、安替比林、颠茄合剂、阿托品等药物,有时可致皮肤弥漫性潮红,或可表现为斑丘疹。但缺乏全身症状,无咽峡炎症,皮疹分布不均匀,主要靠仔细询问药物史有助鉴别。

(四)金黄色葡萄球菌败血症
部分金黄色葡萄球菌可产生红疹毒素也可引起类似猩红热样皮疹,与中毒型猩红热不易鉴别,其皮疹多在起病后 3～5 天出现,持续时间较短,中毒症状更为明显,大多有金黄色葡萄球菌感染灶,最重要的鉴别是病灶的细菌培养、血培养。

七、治疗

(一)一般治疗
供给充分的营养、热量。在发热,咽痛期间可给予流质或半流质饮食,保持口腔清洁,较大儿童可用温盐水漱口。高热者,应物理降温或用退热剂。

(二)抗生素治疗
青霉素能迅速消灭链球菌,预防和治疗脓毒并发症,是治疗猩红热的首选药物。更重要的在

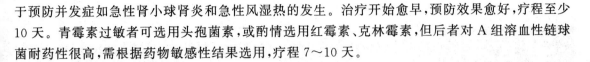

于预防并发症如急性肾小球肾炎和急性风湿热的发生。治疗开始愈早,预防效果愈好,疗程至少10 天。青霉素过敏者可选用头孢菌素,或酌情选用红霉素、克林霉素,但后者对 A 组溶血性链球菌耐药性很高,需根据药物敏感性结果选用,疗程 7～10 天。

八、预防

(一)早期隔离

患者明确诊断后将患儿进行隔离治疗,由于早期使用抗生素,病原菌很快消失,隔离期限缩短为 1 周。病情不需住院者,尽可能在家隔离治疗。最好咽培养 3 次阴性后解除隔离。

(二)接触者的处理

儿童机构发生猩红热时,应严密观察接触者。认真进行晨间检查,有条件可做咽拭子培养。对可疑猩红热、咽峡炎患者,都应给予隔离治疗。

（庞传丽）

第七章

老年心血管疾病

第一节　老年高血压

一、概述

正常的血压是血液循环流动的前提,血压在多种因素调节下保持正常,从而提供各组织器官以足够的血量以维持正常的新陈代谢。血压过低过高(低血压、高血压)都会造成严重后果。目前全国有 2 亿多高血压患者,其中老年人高血压发病率约占所有高血压患者总人数的 65%。高血压显著增加老年人发生缺血性心脏病、脑卒中、肾衰竭、主动脉与外周动脉疾病等靶器官损害的危险,是老年人群致死和致残的主要原因之一。老年高血压存在其特殊性,临床医师应根据老年高血压的个体特点进行治疗。

动脉血压是指动脉内流动的血流对单位面积动脉管壁产生的侧压力。动脉血压一般指主动脉的压力。由于整个动脉系统中血压降落很小,故通常将左上臂测得的肱动脉血压代表主动脉血压。

正常生理情况下,人的血压呈节律性波动,节律周期大约为 24 小时,因此称之为昼夜节律或近日节律。健康人的 24 小时血压变化规律呈"两峰一谷"状,即长柄勺型。白天血压维持在较高水平,晚上 8 时起血压逐渐下降,2～3 时降至最低,清晨觉醒前后心血管系统功能活动增强,故凌晨血压再次上升,至 6～8 时达到最高峰,即血压晨峰。随后血压波动在较高水平,直至 16～18 时出现第二个高峰,以后逐渐下降。通常第二高峰要低于第一高峰。根据夜间血压下降的情况可将血压的昼夜节律分为 4 个类型。

(一)勺型
即夜间血压下降超过日间血压的 10%～20%。

(二)非勺型
夜间血压下降<10%。

(三)深勺型
夜间血压下降>20%。

(四)反勺型
夜间血压水平高于日间血压。

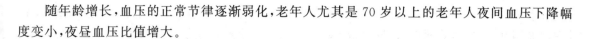

随年龄增长,血压的正常节律逐渐弱化,老年人尤其是 70 岁以上的老年人夜间血压下降幅度变小,夜昼血压比值增大。

二、定义、分类

高血压是一种以体循环动脉收缩期和/或舒张期血压持续升高为主要特点的全身性疾病。2011 年美国心脏病学院基金会(ACCF)发布的老年高血压专家共识及 2010 年我国发布的《中国高血压发布防治指南》中已明确将老年人年龄定义为:年龄≥65 岁,其与一般成人的高血压诊断标准相同,即血压持续 3 次以上非同日坐位血压收缩压≥18.7 kPa(140 mmHg)(1 mmHg=0.133 kPa)和/或舒张压≥12.0 kPa(90 mmHg)。若收缩压≥18.7 kPa(140 mmHg),舒张压<12.0 kPa(90 mmHg),则定义为老年单纯收缩期高血压(ISH)。

高血压可分为原发性高血压即高血压和继发性高血压即症状性高血压两大类。原发性高血压占高血压的 90% 以上。继发性高血压指的是某些确定的疾病和原因引起的血压升高,约占高血压不到 10%。我国成年人高血压水平的分级见表 7-1。

表 7-1　血压水平的分级

类别	收缩压(mmHg)	舒张压(mmHg)
高血压	≥140	≥90
1 级高血压(轻度)	140～159	90～99
2 级高血压病(中度)	160～179	100～109
3 级高血压病(重度)	≥180	≥110

三、临床特点

(一)收缩压增高为主

随着年龄的增长,动脉僵硬度增加,带来的结果是收缩压逐渐增加而舒张压在中老年以后下降。因此,ISH 是老年高血压最主要的类型,占 60 岁以上老年高血压的 65%,占 70 岁以上老年高血压 90% 以上。ISH 以动脉僵硬度增加和血管顺应性下降为特点。对于动脉僵硬度增加的机制目前存在争论,有人认为与年龄增长后大动脉弹性纤维被胶原纤维取代、钙盐的沉积、大动脉弹性纤维断裂增多,大动脉膨胀及老年人常见并发症如动脉粥样硬化、糖尿病、肾功能损伤及高血压本身等年龄,以及心血管危险因素有关。大量研究显示,与舒张压相比,收缩压与心脑肾等靶器官损害的关系更为密切,收缩压水平是心血管事件更为重要的独立预测因素。

(二)血压波动幅度大

随着年龄增长,老年人动脉壁僵硬度增加,血管顺应性降低,因此老年高血压患者的血压更易随情绪、季节和体位的变化而出现明显波动。血压波动幅度的增大,加之老年高血压患者常多病共存,使得降压治疗的难度增大,临床医师应对这一人群制订有效合理的降压方案。

(三)脉压明显增大

收缩压与舒张压之差称为脉压,正常值为 410～513 kPa(30～40 mmHg),脉压增大指 PP>8.0 kPa(60 mmHg)。老年高血压患者脉压往往可达到 8.0～13.3 kPa(60～100 mmHg)。脉压反映着动脉的弹性功能,与大动脉硬化度升高、顺应性下降、血管壁结构改变及内皮功能受损等因素密切相关。脉压增大是老年高血压的重要特点。Framingham 心脏研究显示,老年人脉压是比收缩压和舒张压更重要的危险因素。国内外多项研究表明,60 岁以上老年人的基线脉压水平与全因死亡、心血管死亡、脑卒中和冠心病发病均呈显著正相关。

(四)正常血压昼夜节律异常

健康成年人的血压水平表现为昼高夜低型,夜间血压水平较日间降低 10%～20%(即构型血压节律)。老年高血压患者常伴有血压昼夜节律的异常,表现为夜间血压下降幅度<10%(非构型)或>20%(超构型),甚至表现为夜间血压不降反较白天升高(反构型),使心、脑、肾等靶器官损害的危险性显著增加。老年高血压患者非构型血压发生率可高达 60%以上。与年轻患者相比,老年人靶器官损害程度与血压的昼夜节律更为密切。

(五)易发生直立性低血压

直立性低血压是指从卧位改变为直立体位的 3 分钟内,收缩压下降≥2.7 kPa(20 mmHg),同时伴有低灌注的症状。由于老年人自主神经系统调节功能减退,尤其当高血压伴有糖尿病、低血容量,或应用利尿剂、扩血管药及精神类药物时更容易发生直立性低血压。因此用药过程中应注意同时监测立位、卧位血压。

(六)常多病共存,并发症多发

老年高血压常伴发动脉粥样硬化性疾病,如冠心病、脑血管病、外周血管病、缺血性肾病及血脂异常、糖尿病、老年痴呆等。若血压长期控制不理想,更易发生或加重重要器官的损害。

(七)白大衣高血压、难治性高血压高于普通人群

老年人容易出现白大衣高血压导致了过度降压治疗,难治性高血压的发病率也明显高于普通人群,因此对老年高血压的诊疗更需要动态血压监测及个性化用药。

四、治疗

(一)老年高血压的治疗目标

治疗老年高血压的主要目标是保护靶器官,最大限度地降低心血管事件和死亡的风险。基于现有临床证据及我国高血压指南的建议,我国 2011 年老年高血压共识推荐将收缩压<20.0/12.0 kPa(150/90 mmHg)作为老年高血压患者的血压控制目标值,若患者能够耐受可将血压进一步降低至 18.7/12.0 kPa(140/90 mmHg)以下。收缩压水平介于 18.7～19.9 kPa(140～149 mmHg)之间的老年患者,首先推荐患者积极改善生活方式(如减少食盐摄入),可考虑使用降压药物治疗,但在治疗过程中需要密切监测血压变化及有无心脑肾灌注不足的临床表现。若患者血压≥20.0/12.0 kPa(150/90 mmHg),应在指导患者改善生活方式的基础上使用降压药物治疗。老年患者降压强调收缩压达标,不要过分强调舒张压变化的意义,避免过快、过度降压。

75 岁以下的高血压患者,降压治疗可显著降低主要不良心脑血管事件(MACCE)及死亡率。然而对于 80 岁以上的超高龄高血压患者是否及如何进行降压治疗,尚无定论。既往关于高龄高血压患者的临床研究荟萃分析显示:降压治疗可降低卒中危险,却可增加总死亡率。HYVET研究是迄今唯一针对 80 岁以上高龄老年高血压患者的大规模临床试验,该研究提示,经过选择的 80 岁以上老年人群将血压控制在 20.0/10.7 kPa(150/80 mmHg)以内,可从降压治疗中获益。进一步降低血压是否可使患者获益尚需更多的临床研究证实。

需要指出的是,2014 美国成人高血压管理指南(JNC8)首次将≥60 岁一般人群的血压控制目标设定为低于 20.0/12.0 kPa(150/90 mmHg),而长期以来这类患者都以收缩压低于 18.7 kPa

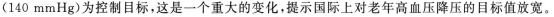

(140 mmHg)为控制目标,这是一个重大的变化,提示国际上对老年高血压降压的目标值放宽。

(二)高血压的治疗策略

老年高血压患者降压治疗时降压药应从小剂量开始,降压速度不宜过快,以 2～3 个月内达标为宜,治疗过程中需要密切观察有无脑循环低灌注及心肌缺血相关症状、药物的不良反应。多数老年高血压患者需要联合应用两种以上降压药物才能达到降压目标,因此临床医师必须根据老年患者的个体特征、合并疾病及联合用药情况选择适宜的降压药物,平稳有效降压的同时积极干预其他的心血管危险因素。

(三)老年高血压的非药物治疗

非药物疗法是降压治疗的基本措施,包括纠正不良生活方式和不利于身心健康的行为和习惯。具体内容如下。

1.戒烟、避免吸二手烟

吸烟及二手烟所致的升压效应使得高血压并发症如脑卒中、心肌梗死和猝死的危险性显著增加,并降低或者抵消降压带来的疗效,加重脂质代谢紊乱,降低胰岛素敏感性,减弱内皮细胞依赖性扩张和增加左室肥厚效应等。

2.戒酒或者限制饮酒

老年人应限制乙醇摄入,不鼓励老年人饮酒。饮酒者男性每天饮用乙醇量<25 g,女性每天用乙醇量<15 g。小至中等量饮酒不影响甚至降低血压,每天摄入乙醇量>30 g 者,随饮酒量增加血压升高、降压药物疗效降低。

3.减少钠盐的摄入

建议每天摄盐量应少于 6 g,高血压患者的摄盐量应更低,最好<5 g/d。但同时应警惕过度严格限制盐导致低钠对老年人的不利影响。

4.调整饮食结构

调整膳食结构,控制总热量摄入并减少膳食脂肪及饱和脂肪酸摄入,鼓励老年人摄入多种新鲜蔬菜、水果、鱼类、豆制品、粗粮、脱脂奶等富含钾、钙、膳食纤维、多不饱和脂肪酸的食物。饮食中脂肪含量应控制在总热量的 25% 以下,饱和脂肪酸的量应<7%。

5.规律适度的运动,控制体质量

运动有助于减轻体质量和改善胰岛素抵抗,提高心血管系统调节能力、降低血压。建议将体质量指数(BMI)控制在 25 kg/m² 以下。过快、过度减轻体质量可导致体力不佳影响生活质量,甚至导致抵抗力降低而易患其他系统疾病。

6.保持心情舒畅和生活规律

减轻精神压力,避免情绪波动,保持精神愉快、心理平衡和生活规律。

(四)老年高血压的药物治疗

老年高血压的理想降压药物应符合以下条件:①平稳、有效;②安全性好,不良反应少;③服用简便,依从性好。

1.常用降压药物及其作用点

利尿剂、钙通道阻滞剂(CCB)、血管紧张素转换酶抑制剂(ACEI)、血管紧张素受体阻滞剂(ARB)及 β 受体阻滞剂这 5 类临床常用的降压药物均适用于老年高血压的治疗。利尿剂及长效钙通道阻滞剂对老年患者的降压疗效好,不良反应也较少,推荐用于无并发症老年高血压的初始治疗。若老年患者存在靶器官损害,或合并其他疾病或具有心血管危险因素,则应酌情选择降压药种类。

(1)利尿剂:是临床上应用最早的降压药。2011年美国老年高血压治疗专家共识推荐利尿剂作为老年降压治疗的一线药物及作为联合用药的首选药物。利尿剂应作为老年人高血压联合用药时的基本药物,可用于治疗老年单纯收缩期高血压,尤其适用于合并心力衰竭、水肿的老年高血压患者。噻嗪类利尿剂可明显减少老年患者心、脑血管事件及肾脏损害的发生率,推荐小剂量噻嗪类利尿剂作为老年高血压患者的初始降压药物。但使用期间,需监测电解质情况。由于该药物对血糖、血脂及血尿酸的影响较大,对合并糖尿病、高脂血症及高尿酸血症的患者不推荐使用。

(2)钙通道阻滞剂(CCB):相比于其他种类降压药,钙通道阻滞剂类药物具有以下特点。①对代谢无不良影响,更适用于糖尿病与代谢综合征患者的降压治疗;②降压作用不受高盐饮食影响,尤其适用于盐敏感性高血压;③对于低肾素活性或低交感活性的患者疗效好。

CCB用于老年人降压治疗耐受性好,尤其适用于血管弹性差、左心室舒张功能降低、合并其他心血管异常的老年患者。

对增龄相关的心脏传导系统的退行性病变,加重心脏传导阻滞的药物(如维拉帕米、地尔硫䓬)需谨慎使用。老年患者发生直立性低血压的风险明显高于年轻患者,需避免使用快速降压的二氢吡啶类药物,警惕降压过快、过低。硝苯地平、维拉帕米、地尔硫䓬禁用于左室收缩功能不全的老年高血压患者。存在心脏房室传导功能障碍或者病态窦房结综合征的老年高血压患者应慎用维拉帕米、地尔硫䓬。目前,推荐长效二氢吡啶类(CCB)作为老年高血压患者降压治疗的基本药物,其降压效果更为平稳、安全。它与其他4类基本降压药物均可联合使用。

(3)ACEI与ARB类药物:ACEI对于高肾素活性的高血压患者,具有良好的降压疗效及确切的肾脏保护作用,适用于伴有冠状动脉疾病、心肌梗死、心绞痛、左心功能不全、糖尿病、慢性肾病或蛋白尿的老年高血压患者。ACEI对糖脂代谢无不利影响,不良反应较少,其主要不良反应包括咳嗽、皮疹,少部分患者可出现味觉异常、肾功能恶化。偶见血管神经性水肿,重者可危及患者生命。

ARB类药物的降压及肾脏保护作用与ACEI相似,咳嗽等不良反应较少,血管神经性水肿罕见,尤其适用于不能耐受ACEI出现咳嗽等不良反应的患者。ACEI为老年高血压患者合并糖尿病、心力衰竭、慢性肾病时的首选药物。老年患者常存在动脉粥样硬化性肾血管病或其他肾脏病变,需要使用ACEI或ARB。治疗的老年患者,应除外双侧重度肾动脉狭窄的存在。在用药过程中,需要密切监测血钾及血肌酐水平的变化。

(4)β受体阻滞剂:目前常用的5类降压药物中,β受体阻滞剂的争议最大,但是在无禁忌证的情况下,仍推荐作为高血压合并冠心病、慢性心力衰竭老年患者首选药物。β受体阻滞剂禁用于病窦综合征、二度及二度以上房室传导阻滞、支气管哮喘的患者,长期大量使用可引起糖脂代谢紊乱。老年人常存在心动过缓、窦房结功能异常,应根据适应证决定是否使用β受体阻滞剂及用量。

(5)α受体阻滞剂:这种药物的主要特点为具有非常明显的镇静功能,能够诱发患者出现抑郁症或者加重本来已经有的抑郁症,并且服用过程中易发生直立性低血压。对于老年高血压患者在进行具体的治疗过程中,需要慎重选择这种药物进行治疗。

2.联合降压治疗

协同增效、减少不良反应是降压药物联合治疗的目标。联合降压药物可通过多种不同机制降压,降压效果好、不良反应少、更有利于靶器官保护,同时具有提高患者用药依从性和成本/效益比的优点。通常,老年高血压患者常需服用两种以上的降压药物才能使血压达标。目前,对于联合用药问题,各国治疗指南尚未有明确的最佳组合。我国治疗指南推荐以长效二氢吡啶类药物作为联合用药的基础用药,合并 ACEI 或 ARB 类药物联合降压,可有更多的临床受益。AC-COMPLISH 研究表明,ACEI 类药物和 CCB 联合降压、ACEI 类药物和利尿剂联合降压这两个方案比较,两者降压程度无显著差异,其显著获益主要是前者的两类药物对靶器官,特别是对血管内皮功能的协同保护作用要优于后者。

3.合并其他疾病时的降压目标及药物选择

合并冠心病、糖尿病、肾脏疾病、脑卒中等的老年高血压患者降压治疗的最佳目标值尚不明确。多数高血压指南建议将糖尿病患者血压控制在 17.3/10.7 kPa(130/80 mmHg)以下,然而此目标值的确定缺乏大规模临床试验获益证据。INVEST 研究和 ACCORD 降压试验结果表明,严格控制血压不能进一步降低糖尿病患者主要不良心血管事件发生率。但是,包括 ACCORD 降压试验在内的多个临床试验显示,积极控制血压显著降低卒中的发生率。

老年高血压患者常并发冠心病、糖尿病、心力衰竭、脑血管疾病、肾功能不全等,选择降压药物时应充分考虑到这些特殊情况并确定个体化的治疗方案。合并不同疾病的老年高血压降压目标值与药物选择见表 7-2。

表 7-2 老年高血压合并其他疾病时的降压目标及药物选择

老年高血压合并疾病种类	推荐用药
冠心病	血压控制目标为<18.7/12.0 kPa(140/90 mmHg)。如无禁忌证,首选 β 受体阻滞剂,对于血压难以控制的冠心病患者,可使用 CCB
糖尿病	血压控制目标为 18.7/12.0 kPa(140/90 mmHg),有蛋白尿且能耐受者可进一步降低。若无禁忌证,首选 ACEI 或 ARB,可联合 CCB 或小剂量噻嗪类利尿剂
慢性心力衰竭	血压控制目标为<17.3/10.7 kPa(130/80 mmHg),80 岁以上高龄老年患者<18.7/12.0 kPa(140/90 mmHg)。若无禁忌证,首选 ACEI、β 受体阻滞剂、利尿剂及醛固酮拮抗剂治疗。ACEI 不能耐受时可用 ARB 替代。若血压不能达标,可加用非洛地平缓释剂或氨氯地平
脑卒中	急性期血压持续升高≥26.7/14.7 kPa(200/110 mmHg),缓慢降压(24 小时降压幅度<25%),慢性期血压目标值为 18.7/12.0 kPa(140/90 mmHg)。慢性期可选择 ACEI/ARB 利尿剂及长效 CCB
慢性肾功能不全	血压控制目标为<17.3/10.7 kPa(130/80 mmHg),80 岁以上高龄老年患者<18.7/12.0 kPa(140/90 mmHg)。若无禁忌证,首选 ACEI 或 ARB,可降低蛋白尿,改善肾功能,延缓肾功能不全进展,减少终末期肾病。严重肾功能不全时选用襻利尿剂

(五)老年人难治性高血压

老年患者在改善生活方式的基础上,同时足量应用了 3 种不同机制降压药物(包括利尿剂)后,血压仍在目标水平之上,或至少需要 4 种药物才能使血压达标,可定义为老年人难治性高血压。难治性高血压的发病率为 5%～30%。高龄患者比中、青年患者发病率高,而且有着更高的心脑血管事件风险,是降压治疗中的棘手问题。临床上遇到难治性高血压,首先对其原因进行筛查:①判断是否为假性难治性高血压;②寻找影响血压的原因和并存的疾病因素;③排除继发性高血压(夜间呼吸睡眠暂停综合征、肾动脉狭窄等在老年患者中相对更常见)。

排除上述因素后,宜对原有 3 药联合方案进行优化。优先考虑 ACEI 或 ARB+CCB+噻嗪类利尿剂,也可考虑扩血管药、减慢心率药和噻嗪类利尿剂组成的 3 药联合方案。难治性高血压常伴有容量潴留而导致血压难以控制,血压控制不仅需要利尿剂,而且需要正确地使用利尿剂。终末期肾病患者的难治性高血压,常需使用襻利尿剂。3 药联合降压效果仍不理想者,可采用 4 药、5 药联合,酌情实用醛固酮拮抗剂、β 受体阻滞剂、α 受体阻滞剂或交感神经抑制剂(可乐定)。

五、小结

随着年龄的增大,老年人身体各器官及功能都潜在着不同程度的退化从而影响老年高血压的病理生理。因此,老年高血压的发病机制、临床表现、治疗策略和预防都有其特殊性,应根据其特点制订所要达到的治疗目标,在治疗策略上更加重视个体化用药和联合治疗,争取平稳有效地控制血压。目前,我国老年高血压患者的治疗率、控制率和达标率均很低,防治工作任重道远,亟待加强。提高广大临床医师和患者对老年高血压的关注,将使得更多老年高血压患者获益,改善生活质量。

(李艳敏)

第二节 老年低血压

老年低血压指收缩压≤12 kPa,舒张压≤5.3 kPa 而言。>10.7 kPa 才出现临床症状。老年低血压有如下三种类型,本节重点叙述老年直立性低血压。

一、无症状性低血压

无症状性低血压即血压虽低,但因为老年人工作、活动量较小,在一般安静状态下可无症状。但是在应激状态如情绪刺激、感染等情况下,则因老年人的血压调节能力减退、脑部血液不能得到及时充分供应而出现症状。老年无症状性低血压,血压多在 12/8 kPa 左右,因无症状,常在健康体检及临床查体测血压时发现。一般发生于体质较瘦弱的老年人或身体多病虚弱的老年人。此类老年人常有循环功能减退、心肌张力降低,血管弹性减弱或血容量减少等。

二、症状性低血压

当收缩压<10.7 kPa,特别是<9.3 kPa 时,则因不能保证脑部正常活动所需要的最低血流灌注而出现头昏、眼花、耳鸣、周身乏力等症状。

三、直立性低血压

老年直立性低血压亦称直立性低血压,在老年病门诊及住院患者中,老年直立性低血压是较为常见的。正常人站立时,为保持脑血管的压力和血液流量,可通过交感神经反射性收缩下肢血管以"托住"随重力作用向下的血液流动,使血压保持在一定水平上,不会发生直立性低血压。而老年人由于动脉硬化、血管弹性降低和压力感受器对血压波动的调节功能下降，即压力感受器的反射功能减退，则不能立即有效地收缩下肢血管，所以在平卧位转为直立后血液往下肢流动，血压也就往下降，主要是收缩压降低较大（舒张压也相应有下降）。特别是有脑血管病、心功能不全、心律失常、爱迪森病、甲状腺功能低下、下肢静脉曲张、贫血、低血容量和使用血管扩张剂、利尿剂、降压药、镇静安眠药等情况下，则更易发生直立性低血压。

（一）临床表现

（1）临床上约有 1/3 的老年人会发生直立性低血压，而且随年龄增加而更多。主要表现为平卧坐起、直立或蹲位突然起立时，感到头晕、眩晕、眼花、耳鸣等，上述症状卧位后可立即减轻或消失，重症者可出现步态不稳、行走偏斜、视力模糊、语言不清、出汗、突然昏倒、大小便失禁，甚至心跳呼吸停止而危及生命。

（2）在卧位直立或蹲位直立 1 分钟或更长时间后收缩压下降 2.7 kPa（20 mmHg），舒张压也可相应下降。

（二）诊断标准

受检者安静仰卧 10 分钟，然后每分钟测血压、脉率 1 次，直至两次血压值近似时取其作为体位变化前的血压值。然后嘱其站立，将上臂置于与心脏相同水平，再测血压、脉率，记录即时及其后每分钟血压共 7 次，与站立前相比较。立位血压至少下降 2.7/1.3 kPa 且持续 2 分钟以上者，可确定为直立性低血压。

（三）防治

1.早期发现

早期发现老年期低血压特别是直立性低血压时，对老年人应定期测量血压，并且注意观察卧位、立位的血压变化，特别是对卧位、蹲位立起后有头昏、眼花的老年人更要注意测量卧、立位血压，及早确定有无直立性低血压，并及早采取措施早期治疗，避免发生意外。

2.已确诊

以确诊的直立性低血压的老年患者，嘱其在日常生活中注意以下几点。

（1）以卧位、蹲位立起时动作宜缓慢，切不可过猛过急，站立时间不要过长，行走时要当心以免发生意外。

（2）根据身体情况循序渐进地进行一些体育锻炼，以增强下肢肌肉对血管的支持和挤压作用，维持和调节血压。

（3）睡眠时头位抬高 15～20 cm，以有助于保持脑血流量及神经调节反应。也可将床头与地面调成 20°以上斜度，这样可降低肾动脉压，有利于肾素的释放和有效血循环量的增加。

（4）避免使用镇静药、安眠药、血管扩张药、利尿药及降压药等，因为这些药物均能使血压下降。

（5）避免大量进食，应多次分餐进食，餐后不要多活动，还要避免饮酒。

3.治疗措施

（1）对症状较重患者行物理疗法，穿紧身腹带、紧身裤及长弹力袜，以减少周围血管内血液淤积，增加静脉回流。

（2）放宽对饮水及摄钠的限制，增加饮食中的含盐量，晨起喝茶或咖啡以增加血容量，有升高立位血压之功效，但要防止心力衰竭及电解质紊乱。

（3）及时治疗容易导致低血压的心力衰竭，心律失常，水、电解质、平衡紊乱，贫血和神经系统疾病等。

（4）升高血压，如血管加压药和拟交感神经药麻黄素、间羟胺等，临床从小剂量试用，有一定升压效果，但对心、脑血管有不良反应。比较安全的有益气、升压、生津作用的人参、麦冬、五味子（升脉饮）等中药治疗更为适宜。

4.无症状低血压

对无症状低血压不需特殊处理，可通过适当循序渐进地参加一些体育活动增强体质，如慢步、太极拳等，以提高血压变化的调节能力，也可服用八珍汤等补益气血的中药。对有症状的低血压处理同直立性低血压。

（李艳敏）

第三节　老年心律失常

老年心律失常（ECA）是一种常见的疾病，主要有各种期前收缩、心动过速、心房颤动与扑动、各种房室传导阻滞及病态窦房结构综合征等。1990年Manyari等报道，无心脏疾病的60岁以上老年人中，74%有房性心律失常，64%有室性心律失常。同时，老年人各种心血管疾病的发生率增高，更易发生致命性心律失常，其中室性心律失常最常见。

一、期前收缩

期前收缩是在心脏基本节律中出现一个或几个期外收缩，按其起源可以分为室上性（房性与交界性）与室性期前收缩。

（一）病因

（1）期前收缩可发生于无器质性心脏病的正常老年人，称之功能性期前收缩。

（2）期前收缩常见于冠心病、高血压性心脏病、风湿性心脏病、肺源性心脏病、心肌病与心肌炎等器质性心脏病，以及嗜铬细胞瘤、甲状腺功能亢进等疾病。老年人以冠心病、高血压最常见。

（3）可见于电解质紊乱，如低血钾。

（4）药物作用或中毒，如洋地黄、奎尼丁、肾上腺素等。

（5）心导管检查与心脏手术等机械性刺激。

（二）分型

1.室上性期前收缩

（1）概述：房性期前收缩P波提前出现，形态异于窦性P波，QRS形态多正常，有时伴室内差异性传导，房室交界性期前收缩QRS提前出现，形态多为正常，P波多掩盖于QRS中，或出现在QRS前。PR间期小于0.12秒，在Ⅱ、Ⅲ、AVF导联P波倒置，此即逆行性P波，或出现在QRS之后，PR<0.12秒。老年人室上性期前收缩较常见。部分患者发展成房性心动过速和心房颤动。

（2）治疗：①室上性期前收缩无明显症状且对患者血流动力学影响甚微者，可以不治疗。②由于情绪激动及烟酒过度引起的期前收缩，应去除诱因，口服地西泮等镇静剂。③患者症状明显，心功能尚可，可以口服维拉帕米40~80 mg，每天3次，或口服β_1受体阻滞剂如美托洛尔（倍他乐克)12.5～50 mg,每天 1 次。严密观察心律,酌情减量。④如果患者心功能不良,口服地高辛 0.25 mg,每天 1 次,或酌情调整剂量。

2.室性期前收缩

(1)概述:室性期前收缩 QRS 波群宽大畸形并提前出现。其前无相关 P 波。其后常有完全性代偿间歇期。室性期前收缩可以单个出现。也可以成对出现。或呈二联律、三联律及并行心律形式出现。

(2)治疗:①无明显症状的功能性期前收缩不必治疗。②室性期前收缩引起心悸、胸闷等临床症状者。可以口服美西律 0.1～0.2 g,每天 3 次,或普罗帕酮 0.15 g,每天 3 次,或胺碘酮0.2 g,每天 3 次,达到总量 5 g 后减量维持。③洋地黄过量引起的室性期前收缩,应立即停用洋地黄,可用氯化钾 2～3 g 加入 5%葡萄糖中滴注,同时口服氯化钾溶液,必要时缓慢推注苯妥英钠 125 mg。④下述室性期前收缩对血流动力学影响较大,因为可能发展成室性心动过速或心室颤动,故应予以高度重视,严重器质性心脏病,尤其是患急性心肌梗死,严重心脏病瓣膜病患者;心功能不良,射血分数低于 40%者;临床症状明显,有眩晕、黑蒙或晕厥者;心电图:室性期前收缩呈Lown3 级以上表现者(多源、成对、连续 3 个以上或有 R-on-T 现象);心肺复苏后出现室性期前收缩者;心电图伴有 QT 间期延长者。

紧急控制室性期前收缩可以推注利多卡因 50～100 mg。有效后以 1～4 mg/min 速度维持滴注。或将普罗帕酮 70 mg 加入 50%葡萄糖 20 mL 中滴注。或缓慢静脉注射 10%硫酸镁 10～20 mL。

二、心动过速

(一)窦性心动过速

1.概述

窦性心律超过 100 次/分者称之为窦性心动过速,最高可 180 次/分。窦性心动过速时症状轻重不一,一般只有心率超过 140 次/分才需治疗,但二尖瓣狭窄及冠心病患者轻度窦性心动过速就可以引起明显症状,应及早治疗。再则健康老年人,最好心率随着年龄的增大而降低,平均心率在老年人也有下降的趋势,因此老年人出现窦性心动过速时,常比年轻人的症状更明显,常需要处理。

2.治疗

(1)若无明显的心肺功能不全,首选 β 受体阻滞剂,如阿替洛尔每次使用 6.25～12.50 mg。每天 1～2 次。

(2)心力衰竭引起的窦性心动过速,口服地高辛 0.25 mg,每天 1 次,或者静脉注射毛花苷 C 0.2～0.4 mg。

(二)阵发性室上性心动过速

1.概述

阵发性室上性心动过速(PSVT)心率 150～250 次/分。节律齐整。QRS 一般不增宽。偶尔合并束支传导阻滞。PSVT 包括以下 7 种类型。

(1)窦房结折返性心动过速(SNRT)。

(2)心房内折返性心动过速(LART)。

(3)心房自律性心动过速(AAT)。

(4)房室结折返性心动过速(AVNRT)慢快型。

(5)房室结折返性心动过速(AVNRT)快慢型。

(6)预激综合征房室折返性心动过速(AVRT)顺向型。

(7)预激综合征房室折返性心动过速(AVRT)逆向型。

2.病因

PSVT 常见于无器质性心脏病患者,近年认为预激综合征及房室结双通道是 PSVT 常见原因,少数情况下 PSVT 可合并先天性心脏病,风湿性心脏病或冠心病。心房自律性心动过速可见于冠心病及洋地黄中毒等情况,在老年人较多见。

3.治疗

(1)终止 PSVT 发作:①刺激迷走神经的方法仍为首选措施,但老年人应以刺激咽部为宜,不宜按压颈动脉窦及眼球,否则可能导致心跳、呼吸停止。②如上述方法无效,患者无心力衰竭及低血压。可首选维拉帕米 5～10 mg 加入 50%葡萄糖 20 mL 中,缓慢静脉注射,或用普罗帕酮 70～150 mg 加入 50% 葡萄糖 20 mL 中,静脉注射。③ 如患者有心力衰,可用毛花苷 C 0.4～0.8 mg加入 50%葡萄糖 20 mL 静脉推注,但是预激综合征合并心房颤动者。禁用毛花苷 C 和维拉帕米。④如果血压低,可用去氧肾上腺素 5 mg 或甲氧明 10 mg 加入 5%葡萄糖 100 mL中静脉滴注,使血压升至 17.3～20.0 kPa,反射性刺激迷走神经而使 PSVT 终止。但应慎用。⑤对于血压低心功能不良的 PSVT 患者,或预激综合征合并逆向 AVRT 心房颤动患者。可用直流电转复。

(2)防止 PSVT 复发:①患者本人应掌握 1～2 种兴奋迷走神经而终止发作的方法,如刺激咽喉催吐、憋气等。②频繁发作期间可以口服维拉帕米 40～80 mg,每天 3 次,或普罗帕酮 0.15 g。每天 3 次,以防止发作。③近年来,电消融治疗各型 PSVT 效果良好,成功率可达 90%以上,并发症少,已迅速推广普及。

三、室性心动过速

(一)概述

老年人室性心动过速有随年龄增高的趋势。据报告,健康老年人的室性期前收缩的发生率高达 64%～90%。其中 62%～80%为多源性。

室性心动过速是危险性心律失常,可致血流动力学严重障碍,心排血量减少,从而出现心力衰竭或休克,或者转变成心室颤动而致命。

室性心动过速可分为单形性与多形性两种。单形性室速是 3～6 个以上室性期前收缩连续出现。QRS 宽大畸形,但形态基本一致,在其中可见融合波与窦性夺获,使 QRS 波不整。房室传导大多数呈分离状态,多形性室速 QRS 形态多,围绕等电位线扭转,多伴有 QT 间期延长。称之尖端扭转型室速。

(二)病因

(1)老年人恶性心律失常,多见于器质性心脏病。75%死于冠心病,10%死于心肌病,10%死于心脏瓣膜病及高血压性心脏病、心肌炎等。

(2)药物中毒或药物作用:洋地黄、奎尼丁与锑剂中毒等。

(3)心脏内操作机械刺激,见于心导管检查、心脏造影与心脏手术等。

(4)有些室速患者无器质性心脏病,称之为特发性室速,如起源于右心室流出道与左心室心尖部的室速等,对血流动力学影响较小。

(三)治疗

1.终止单形性室速发作

(1)静脉推注利多卡因 50～100 mg。必要时 5～10 分钟后重复。但20分钟内总量不超过 250 mg 为宜。有效后以 1～4 mg/min 滴速维持。

(2)普罗帕酮 70～150 mg 加入 50％葡萄糖 20 mL 中静脉注。

(3)如果药物治疗无效。可用 100～200 J 直流电转复。

2.预防复发

(1)可以口服美西律 0.1～0.2 g。每天 3 次。

(2)如美西律无效,可选用普罗帕酮片 0.15 g。每天 3 次、或口服胺碘酮 0.2 g,每天 3 次,7 天后减量。长期口服注意其不良反应,胺碘酮的主要不良反应有皮疹、甲状腺功能紊乱、角膜后沉着物、肺硬化及视力障碍等,普罗帕酮的主要不良反应有眩晕、恶心、呕吐,并可能引起其他心律失常。

(3)某些类型特发性室速与单源性室速可试用电消融或外科治疗。

(4)消除不利因素。注意可能存在的低钾血症和/或低镁血症、洋地黄中毒等。应予以纠正或消除;有无抗心律失常药物本身所诱发或加重的心律失常。如普托帕酮长期使用的老年人。促心律失常的发生率超过 10％;有无心肌梗死或失代偿的心功能不全;对有明显的左冠状动脉主干或三支冠状动脉病变者。应考虑作冠状动脉搭桥术。

3.尖端扭转型室速的治疗

(1)去除诱因,由药物引起者,停用奎尼丁、胺碘酮等致心律失常药物,低血钾者补充氯化钾,家族性 Q-T 延长综合征用 β 受体阻滞剂治疗。

(2)给予 10％硫酸镁 20 mL 加入 50％葡萄糖 20 mL 缓慢静脉注射,有效后用 8 mg/min 速度滴注维持。

(3)点滴异丙肾上腺素。1 mg 加 5％葡萄糖 500 mL 中。滴速从 1 mL/min 开始渐增,使心律维持在 100～120 次/分。改善心肌传导。缩短 QT 间期。可以终止室速,或者心脏起搏治疗。

(4)禁用ⅠA、ⅠC 及Ⅲ类抗心律失常药物。因为这些药物会延长 QT 间期,使尖端扭转型室速恶化。

四、颤动与扑动

(一)心房颤动

1.概述

心房失去协调收缩,呈快速乱颤,称之为心房颤动。心房频率为 350 次/分左右,心室率快且极不整齐,为 100～160 次/分。临床检查可见心音强弱不等、有脉搏短绌等。心房颤动可呈阵发性,也可呈持续性,轻者无症状,重者可致心悸、气短及胸闷等。二尖瓣狭窄合并快速房颤可致肺水肿。心房颤动是老年人常见的心律失常,约占老年人心律失常的 20％。

2.病因

(1)常见于心脏及传导系统退行性病变(约占 60％)。

(2)肺源性心脏病引起的心房颤动约占 20％,若肺功能较差,则呼吸功能改善后可使心房颤动自然消失,否则即使复律,则心房颤动也极易复发。

(3)高血压心脏病(约占 10%)。

(4)冠心病、甲状腺功能亢进症、预激综合征等。

(5)由风湿性心脏病引起的心房颤动,若心脏明显扩大,并有心功能不全者,心房颤动不宜复律。

(6)无明显原因的特发性心房颤动。

3.治疗

(1)减慢心室律:①口服地高辛,使心室率降至 100 次/分以下,其中 8% 患者可以转成窦性心律。由于房颤时心排血量减少,具有正性肌力作用的洋地黄制剂常为首选。②心功能较好者可以口服维拉帕米 40~80 mg,或阿替洛尔 25 mg,或美托洛尔 50 mg,每天 3 次。

(2)转复成窦性心律:①药物心律转复法对发病时间 72 小时以内,超声心动图证实无二尖瓣疾病和左心衰竭者,可用氟卡尼 2.0 mg/kg,静脉注射 1 次。不低于 15 分钟完成。成功后口服索他洛尔 80 mg,每天 2 次,维持窦性心律,或交替口服氟卡尼 50~100 mg,和胺碘酮 200 mg,每天 1 次。如用胺碘酮,按每公斤体重 5 mg 给药,一般先用 150 mg 加入 5% 葡萄糖 50~100 mL 中静脉点滴,若未复律,再加 150 mg。据报道,每公斤体重 5 mg 给药不致心肌收缩力的抑制,而每公斤体重 10 mg 可致心功能减退。若有奎尼丁,则剂量宜小,以每天 0.4~0.6 g 为宜,无效时不必再加大剂量。老年人对奎尼丁的毒性作用较为敏感,使用时应慎重。②直流电心律转复对发病时间小于 12 个月。经超声心动图,甲状腺功能试验和胸部 X 线检查,证实无明显瓣膜疾病、左心室功能无严重障碍、左心房直径小于 50 mm 者,可选取进行一个月的抗凝治疗,然后用 100~150 J 电量进行直流电击,成功后,再按前述方法口服抗心律失常药物,随访 2 年。

(3)抗凝治疗:心房颤动不论是否伴有二尖瓣狭窄均易致动脉栓塞,尤其是脑动脉栓塞。动脉栓塞常见于房颤发生的数天至数周以及转复后,据报道,有卒中危险因素而未经抗凝治疗者,每年至少有 4%~5% 的人发生卒中。因老年房颤患者发生卒中的脑损害较重,约有半数以上患者致死或遗留严重残疾,故抗凝治疗用以预防房颤患者的卒中已成定论,抗凝剂可选用阿司匹林 50~300 mg,每天 1 次口服。如果发生了动脉栓塞,急性期可以滴注肝素,恢复期常用醋硝香豆素或华法林等药物口服,使凝血酶原时间长至对照值的 2 倍。

(二)心房扑动

1.概述

心房扑动时 P 波消失,代之以规整的扑动波(F 波)频率 250~350 次/分,房室传导比例不等,从 2∶1 至 4∶1,心室率 125~175 次/分,QRS 不增宽,药物治疗后室率可减慢,心房扑动常不稳定,有时可以转变成心房颤动。

2.病因

同心房颤动。

3.治疗

(1)减慢心室律,改善血液循环:主要使用延缓房室传导的药物。通常首选洋地黄制剂。如地高辛 0.25 mg 每天 1~2 次。或者静脉注射毛花苷 C 0.4~0.8 mg。如果患者心功能尚好。也可使用维拉帕米口服或静脉注射。

(2)将心房扑动转变为窦性心律:给予较大剂量的洋地黄,地高辛首剂 0.5 mg,以后每 4 小时 0.25 mg,直至总量达 3 mg,或者毛花苷 C 静脉注射,1 天总量可达 1.2 mg,可使部分心房扑动转变成窦性心律,但要谨防洋地黄中毒,心功能较好者,可以口服或静脉注射维拉帕米,或给予奎尼丁 0.2 g,3 次/天,最有效的转复方法是电转复律,可用 20~40 J 小量直流电同步转复,成功率达 90％以上。

(3)防止复发:转复成功后,要长期口服地高辛维持,0.125~0.250 mg。1 次/天,或口服奎尼丁 0.2 g,3 次/天,防止复发的根本方法是去除病因,例如,手术治疗风湿性心脏瓣膜病,顽固性心房扑动引起血流动力学障碍者可试用电消融治疗。

(三)心室扑动与颤动

1.概述

心室扑动与颤动均为致命性心律失常,多见于严重心脏病、中毒与临终状态,发作时血压迅速降至 0。继而意识丧失,应分秒必争进行抢救,心室扑动时,心电图 QRS-T 波消失,变成正弦样波形,每分钟150~250 次,心室颤动是心电图变成振幅不等、大小不一的颤动波,每分钟150~300次。

2.治疗

(1)现场急救:立即去除病因。及早进行心肺功能复苏及直流电非同步除颤。使用能量300~400 J。

(2)预防复发:可长期口服有效抗心律失常药物,如胺碘酮,或者安装心脏自动转复除颤器(AICD 与 PCD)。

五、窦性过缓性心律失常

窦性过缓性心律失常包括窦性心动过缓、窦性停搏、窦房传导阻滞与病态窦房结合征,在老年人中多见。

(一)窦性心动过缓

心率每分钟低于 60 次称之为窦性心动过缓(窦缓)。心电图 P 波形态正常。

1.病因

(1)生理性:心脏窦房结构中的起搏细胞随着年龄的增大而减少,故正常老年人的心率随着年龄增大而呈降低的趋势,老年人的心脏传导系统也发生退行性改变,60 岁时,左束支纤维束紧保留不到一半,代之以纤维组织增长,并且可见微小钙化。

(2)药物性:受体阻滞剂、维拉帕米、胺碘酮、利血平、吗啡、洋地黄、可乐定等药物可致窦缓。

(3)病理性:某些心肌梗死及缺血性心脏病、心肌病(如心肌淀粉样变)、病态窦房结综合征、颅内压升高、流感或伤寒等传染病,以及阻塞性黄疸等。

2.治疗

(1)无症状者不必治疗老年人心率在 55 次/分以上时常无症状,但心率降到 40 次/分时即引起眩晕,进一步降低时可致晕厥。

(2)阿托品口服 0.3 mg,或氨茶碱 0.1 g,每天 3 次,必要时静脉注射阿托品 0.5 mg,无心肌缺血时,滴注异丙基肾上腺素,滴速 1~2 $\mu g/min$,效果更好。

(3)烟酰胺:烟酰胺可增加呼吸链的逆氢作用,从而促进线粒体中能量的产生,有助于恢复窦房结和传导系统的功能,一般开始每天用 400 mg 静脉点滴,无不良反应后 600~1 000 mg/d 滴注。

(二)窦性停搏

窦性心律中有一段停顿,停搏时间不是 P-P 间期的倍数。见于某些心肌梗死、心肌纤维化及退行性变、洋地黄中毒,或者迷走神经张力亢进等情况,治疗上与窦性心动过缓相同。

(三)窦房传导阻滞

窦性心律中有一段停顿,其间期恰好是基础 P-P 间期的整数倍,即为窦房传导阻滞。窦房传导阻滞分为一度、二度与三度,在体表心电图上,只能诊断出二度窦房传导阻滞,对一度与三度窦房传导阻滞不能诊断。二度Ⅰ型窦传导房传导阻滞表现 P-P 间期逐渐缩短,之后出现间歇,间歇期小于两个 P-P 间期之和,窦房传导阻滞的原因与治疗与窦性心动过缓相同。

(四)病态窦房结综合征

1.概述

病态窦房结综合征系因窦房结与其周围心房肌器质性病变使窦房结功能障碍所致,迷走神经功能亢进加重窦房结功能失常。主要表现:①为持续性心动过缓,每分钟心率低于 50 次。②窦房传导阻滞与窦性停搏。③严重窦性心动过缓。窦性停搏或窦房传导阻滞与房性心动过速、心房颤动或扑动交替出现,即快慢综合征。上述异常可通过心电图、动态心电图进行诊断,有些病例在运动试验或静脉注射阿托品 1～2 mg 后,心率不能达到 90 次,必要时,进行食管心房调搏,测定窦房结恢复时间＞2 秒,均可以诊断为病态窦房结综合征。

2.治疗

(1)药物治疗:阿托品 0.3 mg,溴丙胺太林 15 mg,麻黄碱 30 mg,氨茶碱 0.1 g,均每天 3 次,可以暂时加快心率,缓解症状。必要时滴注异丙基肾上腺素,每分钟 1～2 μg,效果更好,但上述药物长期应用不良反应大,患者难以耐受。

(2)起搏治疗:出现下述情况者应考虑安装人工心脏起搏器:①严重心动过缓窦性停搏,以致出现阿斯综合征,威胁患者生命者。②严重心动过缓(心率小于 40 次/分)而致心力衰竭、晕厥等症状,药物治疗无效者。③慢性病窦综合征患者药物治疗困难者,因为加速心率的药物常易诱发房性心动过速,安装人工心脏起搏器后可使生活质量改善。

六、房室传导阻滞

(一)概述

当房室交界未处于不应期时心房激动向心室传导延缓或完全不能下传称房室传导阻滞。房室传导阻滞分为一度、二度与三度。一度房室传导阻滞心房激动向心室传导延缓。P-R 间期超过 0.20 秒,二度房室传导阻滞有两种类型,Ⅰ型又称文氏Ⅰ型传导阻滞,特点是 P-R 间期逐渐延长至脱落,R-P 间期逐渐缩短。Ⅱ型又称莫氏Ⅱ型传导阻滞,P 波突然脱落,其前 P-R 间期固定,二度Ⅰ型传导阻滞通常是良性的,很少进展到高度房室传导阻滞、二度Ⅱ型则容易发展成严重房室传导阻滞。三度房室传导阻滞又称完全房室传导阻滞,心房激动完全不能导入心室,因此房室分离,心室由交界区或室内异位自律节奏点控制,室率 30～60 次/分不等。异位起搏点位置越低,心率越慢,常发生心绞痛、晕厥等严重症状,甚至猝死。

(二)病因

(1)迷走神经张力升高。

(2)器质性心脏病,如冠心病(尤为心肌梗死)、心肌炎、心肌病等。

(3)心脏传导系统非特异纤维化。

(4)药物中毒或不良反应,如洋地黄、β 受体阻滞剂等。

(5)心脏手术或心内操作(电消融、导管检查等)。

（三）治疗

1.药物治疗

（1）异丙肾上腺素 5～10 mg，每天 4～6 次口服，或 1～2 mg 加入 5％葡萄糖 500 mL 中静脉点滴，滴速 1～2 μg/min。

（2）阿托品 0.3～0.6 mg。每天 4～6 次，口服，或 0.5～1 mg 肌内注射或静脉注射，每天 4～6 次。

（3）麻黄碱 25 mg，每天 3 次。

（4）肾上腺皮质激素适于急性心肌炎、急性心肌梗死或心脏手术后的高度房室传导阻滞，可选用泼尼松 10～20 mg，每天 3 次。或地塞米松 10～20 mg，静脉滴注。

（5）克分子乳酸钠 10～20 mg 100 mL 静脉注射，适于高血钾及酸中毒所致三度房室传导阻。

但是，药物治疗完全性房室传导阻滞的价值有限，由于药物作用时间短暂，不良反应大，往往不能长期使用，在特殊情况下，如下壁心肌梗死伴有完全房室传导阻滞者，可以用药物治疗。或在安装人工心脏起搏器前。用药物治疗作为应急处理。

2.安装人工起搏器

对于二度Ⅱ型房室传导阻滞与阻滞点位于希氏束以下的三度房室传导阻滞，以及三束支传导阻滞造成的完全性房室传导阻滞，安装人工心脏起搏器是确实可靠的治疗方法。

（李艳敏）

第四节　老年冠心病

一、病理生理学特点

（一）血管

动脉壁结构组分随着年龄的增长而改变，中心动脉的顺应性随着老龄将会降低。一方面老年人动脉壁的胶原纤维数量增加，并由于晚期糖化终产物（AGE）作用胶原纤维间相互连接更加稳定，另一方面年龄相关的弹力蛋白酶活性上调，使中心动脉的弹力纤维处于低水平，最终导致血管的弹性回缩力和血管膨胀能力降低。除了血管结构的改变，血管内皮功能也和年龄的增加相关，如一氧化氮（NO）生成减少，依赖于 NO 的血管扩张下降。其他分子生物学的变化包括特殊的基质金属蛋白酶、转化生长因子-β_1，血管紧张素Ⅱ等增加，也导致到内皮功能失调。

血管弹性和顺应性的降低，临床常常表现为单纯的收缩性高血压。其特点是收缩压增高而舒张压降低，脉压增大。老龄化血管不能很好地缓冲心脏收缩期射血产生的脉冲波，这种能量使通过主动脉和中心动脉的血流速度增加。增快的血流速度使得脉搏波提前反射回到心脏，在收缩期即可影响到心脏，心脏的后负荷增加。而正常情况下脉搏波反射回心脏往往在舒张期，协助冠状动脉充盈。老年人失去了这种冠脉灌注的帮助，再加上心脏后负荷的增加，即使没有严重的动脉粥样硬化病变、没有心肌需氧的增加、没有左室肥厚或供氧能力的降低如贫血，也可以造成心肌的缺血。

（二）心脏

老年人的心肌质量往往是增加的。即使没有后负荷增加如高血压或主动脉瓣狭窄，中心型左室肥厚仍然存在。由于心肌细胞的凋亡和坏死，心肌的数量减少，剩余的心肌细胞代偿性扩大。心肌肥厚可能和上述所说的动脉硬化致后负荷增加相关，也和长期的动脉压力负荷相关。成纤维细胞活性也影响老化心脏的功能。一方面成纤维细胞有益于心室重塑，连接剩余的心肌细胞，改善心排量，但过度的纤维化降低心室的顺应性，导致心功能障碍。舒张性功能不全是正常的心脏老化的生理改变。但进一步的舒张功能的受损将导致心力衰竭综合征。正常老化心脏的左室射血分数可仍然保持不变。另一个常见的老年人影像学改变是室间隔和主动脉根部的成角现象，即所谓的"sigmoid septum"。有时可伴有室间隔基底部的局限性明显肥厚。这一结构改变是否可引起左室流出道的梗阻，一直存在争议。在静息状态下，往往不会造成左室至主动脉的压力阶差，但在负荷状态或心室容量降低（如血容量不足）时可产生压力阶差，可能引起梗阻症状。

主动脉瓣膜硬化是老年人常常伴有的情况。主动脉瓣瓣叶增厚，但并没有血流受阻。在年龄大于75岁者，主动脉瓣硬化发生率可达40%。因主动脉瓣硬化并不造成左室流出道的梗阻，主动脉瓣硬化本身并不是病理性的。然而研究发现经超声心动证实的主动脉瓣的硬化是不良的心血管预后风险增加的标记。少数的主动脉瓣硬化可进一步进展发展成为主动脉瓣狭窄。

关于心血管生理功能衰老的另一重要概念是心室和血管的耦合性。这一理论认为老年人血管和左心室的僵硬度均增加，使得在静息状态下有稳定的心排血量。但是这种变化在一定程度上损害了心血管系统功能，以适应压力的增加，如减少了心脏的储备功能。在老年人静息状态下的心排血量和心排指数是正常的，但在运动或负荷状态下不能像年轻人一样随需要而增加，这和多方面的机制有关，如β肾上腺素能兴奋性的降低、最大心排血量的下降而使最大摄氧量减少（VO_2 max）、心脏收缩力降低、舒张和收缩加速能力降低、组织获取氧气减少。

心脏传导系统随着心脏老化而逐步发生纤维化。在一个75岁的老人，估计窦房结中原有的起搏细胞功能正常的仅剩10%。正常的系统退化使得交感神经和副交感神经反应性降低，因而老年人的静息心率减慢，运动后的最大心率也减慢。

（三）其他相关器官的老化

在老年人，肾脏系统对心血管系统的影响最为直接。肾脏的老化，排钠能力下降；肾素-血管紧张素-醛固酮系统的改变，致钠重吸收障碍，临床出现水钠潴留。因此老年人较年轻人的容量变化更加明显。压力感受器反应性的降低，使体位改变引起的血压波动更为明显。

正常的老化还影响老年人的认知功能，即使未患有痴呆症或认知损伤者，仍可有此相关的问题。年龄相关的认知能力降低包括记忆、处理问题速度等。其原因尚不完全清楚，可能的假设如氧化应激、端粒缩短、免疫功能降低等。心脏病患者是年龄相关的认知损伤的高危人群。步态不稳和移动不能在老年人非常常见，85岁以上老人的发生率可达82%。据报道50%以上的大于80岁的老年患者每年摔倒至少一次。移动不能和久坐不动的生活方式可影响其他系统的生理功能。精神神经系统方面的用药可增加跌倒的风险。老年人的运动训练可有效地改善系统功能和生活质量，减少跌倒的风险。

老年人的虚弱症常见，源于各种生理功能和生理储备能力的降低，使得全身生理性应激能力下降，而疾病的易感性增加。典型的虚弱患者有无意中的体重下降、活动减少和认知能力降低，并且是独立性丧失、残疾、住院和死亡的独立预测因子。

(四)老化和药理学

老年人的药代动力学和药效学均有明显改变。由于老年人容量分布的减少及肌酐清除率降低明显影响药物的浓度和作用。老年人易造成药物过量,药物的不良反应可更加明显。例如,抗凝药物合并出血的风险增加。老年人的肌肉质量下降,血清肌酐水平减低,而实际的肾功能水平也低于同一肌酐水平的非老年人。所有老年人均应根据克罗夫特方程计算其肾小球滤过率,指导经肾脏代谢药物的剂量调整。另一方面,老年人往往罹患疾病多种,看多科的医师,同时使用多种药物。在处方时需要关注药物的相互作用,避免药物不良反应发生的概率。

二、冠心病的流行病学

根据 2011 年国家统计局公布的数据,我国 2010 年城市居民心脏病死亡率为 154.75/10 万,占疾病死亡的 20.88%,位居第 2;农村居民心脏病死亡率为 163.08/10 万,占疾病死亡的17.86%,位居第 3。根据美国循环杂志 2012 年的报道美国 2008 年心血管疾病死亡 244.8/10 万,占死亡人数的 32.8%。而冠心病的死亡人数为 405 309 人,即每 6 个死亡者中有 1 人死于冠心病。美国每年约有 78.5 万例新发的冠心病事件,约 47 万例再发心脏事件,几乎每分钟都有人死于冠心病。但是近 50 年来,随着对冠心病病因研究的深入,冠心病诊断技术、治疗方法的发展及冠心病预防工作的重视,冠心病的死亡率下降,患者的生命得以延长。由此,冠心病的流行病学出现两个特征,即急性心肌梗死死亡率的下降和冠心病种类的变化。ST 段抬高心肌梗死(STEMI)发生率呈逐年下降的趋势,而非 ST 段抬高心肌梗死(NSTEMI)逐年上升。心力衰竭患者的发病率和住院比率逐年上升。这和多方面的因素相关,如 STEMI 死亡率下降、药物的规范化使用、血肌钙蛋白在临床广泛使用,以及人口的老龄化等。冠心病的流行病学特点和老龄密切,即随着年龄增加,冠心病的发病率和死亡率增加。据相关报道,每年因冠心病死亡者中,80% 以上大于65 岁(图 7-1)。日本的 MIYAGI-AMI 注册研究提示近年心肌梗死随年龄增长的变迁,心肌梗死患者的年龄呈增长趋势,在女性更加明显。美国的报道提示冠心病发病率和死亡率均随年龄增加而明显增加。我国已经入老龄化社会,人口老龄化将会伴随一系列的心血管疾病的增加,老年心血管病的研究将是我们面临的重要课题。

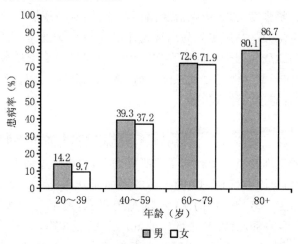

图 7-1　不同年龄和性别的 20 岁以上成年人心血管疾病的患病率

多项流行病学研究已证实冠心病的危险因素包括有年龄、性别、冠心病家族史、高血压病、糖尿病、血脂紊乱和吸烟史。其中吸烟、高血压、糖尿病、血脂异常等和动脉硬化、冠心病的发生和发展密切相关,并且有协同的致病作用。其他的冠心病相关危险因素还包括体力活动减少、肥胖、高同型半胱氨酸血症、外周动脉性疾病、肾脏疾病、凝血因子功能异常及精神因素等。对于老年人,往往合并有多项危险因素和/或合并有多种疾病、多脏器功能受损,因而老年人群的总体危险评估取决于多种危险因素及严重程度的总和。危险因素的确定和评估将为临床诊断和处理将提供有意义的参考。

(一)高血压

老年高血压是全球的公共卫生问题。Framingham 流行病学研究显示高血压患病率随年龄增长而增加。在年龄<60 岁的人群中,高血压的患病率为 27%;但在>80 岁的老年人群中,高血压的患病率高达 90%。我国老年高血压患者总数已达 8 346 万,约占老年人群的一半,位居全球之首。高血压可以导致动脉粥样硬化,造成心、脑、肾和血管等靶器官的损害,约 80% 的老年高血压患者合并临床相关性疾病。高血压患者常常伴有冠心病、心脏舒张或收缩功能不全、左心室肥厚、老年退行性瓣膜钙化等。根据 Shep 和 Hyvet 的研究,降压治疗能够明显降低心血管事件及脑卒中的发病率及死亡率。单纯收缩期高血压是老年人最常见的类型,并常常伴随脉压的升高。收缩压的增高和脉压的加大都和心脑血管事件的发生相关,尤其后者是心脑血管并发症的重要预测因子。舒张压的过度降低也会带来不利的结果。2009 年,Messerli 总结了 1987 年以来 20 多个研究结果,结果显示过低舒张压带来临床终点事件的增加,主要与缺血性心脏病相关。因此,老年人的合理降压是必要的。目前中国高血压指南推荐:老年人高血压的标准是20.0 kPa(150 mmHg)。

(二)糖尿病

糖尿病发病率逐年增加,全球目前有超过 1.5 亿糖尿病患者,其中 2 型糖尿病占约 90%。美国估计有 1 400 万人患糖尿病,我国成人糖尿病患病率超过 10%,约为 1 600 万人。Framingham 研究显示糖尿病是冠脉硬化和周围血管疾病的明确危险因素,相对危险性平均男性增加 2 倍,女性增加 3 倍。糖尿病是冠心病等危症的观点已为大家所接受。糖尿病患者粥样硬化发生较早,其大血管并发症包括冠心病、脑血管病和周围动脉疾病,心脏微血管病变可导致冠脉血流自主调节和血管紧张度受损,影响冠脉储备功能;同时糖尿病可致血管结构改变,造成中膜、内膜增生、血管纤维化等。临床更容易出现无症状性心肌缺血、心肌纤维化和左心功能异常。糖尿病与其他冠心病的危险因子常同时存在。中国数据显示 2 型糖尿病患者,40%~55%同时伴发高血压;合并血脂异常主要是甘油三酯升高,高密度脂蛋白胆固醇降低。老年患者血糖控制也是获益的,这类患者需进行综合治疗。

(三)血脂异常

血脂异常是冠心病的独立危险因素。高胆固醇血症和冠心病的相关性最为明显。血脂水平发生变化是随年龄变化的生理特点。流行病学的研究证实,在增龄过程中,总胆固醇(TC)、甘油三酯(TG)和低密度脂蛋白胆固醇(LDL-C)随年龄的增加而升高,但在 70 岁以后逐渐下降。高密度脂蛋白胆固醇相对稳定。老年人群的流行病学研究提示,老年人的总死亡率和心血管病死亡率与 LDL-C 水平呈 U 形关系,LDL-C 过低(<2 mmol/L)或过高(>5 mg/L)时,总死亡率和心血管病死亡率均升高,而在 3~4 mmol/L 时死亡率相对较低。多项临床研究证实了他汀类药物治疗的益处。他汀类药物除降低胆固醇,同时降低老年人的心血管疾病的发病率和死亡率,尤其对有多项危险因素者,效果更加明显。对于已患有冠心病的老年人,无论是稳定型冠心病或急性冠脉综合征患者,多项研究均提示他汀类药物治疗有益。对老年人血脂异常的诊断应注意排除继发因素,尤其是伴有多种疾病、服用多种药物的老年人。

(四)吸烟

吸烟通过多种途径增加冠心病的发病风险,ARIC(The Atherosclerosis Risk In Communities)研究显示,吸烟(包括主动吸烟及被动吸烟)可导致动脉粥样硬化加重及不可逆转的进展,且吸烟可以促进血栓形成以致急性冠脉事件,这在吸烟相关死亡中起主要作用。根据 The Interheart Study 的研究结果,吸烟和血脂异常是导致急性心肌梗死的两个最重要的危险因素,而且吸烟与心肌梗死风险强相关性存在剂量—风险关系,吸烟大于 40 支/日人群患心肌梗死的相对危险是不吸烟者的 9.16 倍。而 Framingham 心脏研究表明每吸烟 10 支/日,心血管病死亡率增加 31%。吸烟导致动脉硬化发生和发展的机制涉及多个方面:烟雾中含有氧化氮及许多种类的自由基使内源性抗氧化剂损耗,损伤内皮功能;吸烟可使血脂紊乱,使 HDL-C 降低而 LDL-C 升高;烟雾中的一氧化碳和血红蛋白结合,使氧合曲线右移,降低各种组织尤其是心肌细胞的氧供,加重心肌缺血、缺氧;吸烟者循环中组织因子活性明显高于非吸烟者,血栓形成风险增加。吸烟和冠心病的发病明确。多项临床研究提示老年人的吸烟人数少于非老年。

(五)其他

肥胖、体力活动减少、进食蔬菜、水果少、精神因素等,也和冠心病的发病相关。这些危险因素通过直接或间接的作用,促进动脉硬化的发生和发展。如肥胖可加重高血压、胰岛素抵抗等;体力活动减少不利于血压、血脂、血糖的控制等。同时,老年人往往合并多种疾病,伴有多个脏器功能减退,如慢性肾病、左心室肥厚、外周血管疾病等,这些危险因素增加了冠心病事件的发生。

四、冠心病的临床表现

老年冠心病分型与非老年相同,包括慢性心肌缺血综合征、急性冠状动脉综合征和冠状动脉疾病的其他表现形式。临床上老年冠心病的症状多不典型,如急性心肌梗死的临床表现尤其是胸痛症状往往不明显。在 NRMI 研究中,小于 65 岁组的 ACS 患者 77% 以胸痛为发病症状,而大于 85 岁组的仅有 40%。其他不典型主述症状包括气短(49%)、大汗(26%)、恶心、呕吐(19%)等。由此造成 NRMI 研究中的老老年人群中仅有一半 MI 的患者被诊断出。Framingham 的研究同样提示无症状性心肌梗死或心肌梗死误诊的发生在老年人中更为常见。在整个人群中无症状的或误诊的心肌梗死数可达 25%,在老老年人可高达 60%。老年人的 ACS 常常伴发于其他急症,或加重并发症病情,如肺炎、COPD、晕厥等。其原因和供养-需氧的不匹配相关,即当各种因素使心肌需氧增加、血流动力学负荷增加,而由于动脉粥样硬化,供氧不能相应增加所致。因此非特异的临床症状及并发症的表现使患者的主诉模糊不清,治疗受到延误,进而影响预后。老年人非特异性临床表现的病理生理机制有多种,如表 7-3 所示。

表 7-3 老年人非典型心肌梗死临床表现病理生理

主要症状	可能的机制
气短	心肌缺血致左室压力短暂升高
	急性左室收缩功能异常
	年龄依赖性肺部改变

主要症状	可能的机制
	肺相关疾病
非典型症状	合并其他情况,疼痛注意力分散
无/非典型胸痛	疼痛感知改变:
	内源性阿片类水平增加
	阿片受体敏感性增加
	外周或中枢自主神经功能受损
	感觉神经病变
	缺血预适应
	缺血反复发作的发生率高
	合并糖尿病者多
	合并多支血管病变者多
	侧支循环形成者多
	症状的回忆、表达能力受损
神经系统症状(晕厥、卒中、急性思维紊乱)	相关的脑血管疾病
	急性中枢神经系统血供减少
	相关的并发症(栓塞、脑出血)

(一)急性冠状动脉综合征

急性冠脉综合征(ACS)包括急性 ST 段抬高性心肌梗死、急性非 ST 段抬高性心肌梗死和不稳定型心绞痛,是威胁老年人生命的最常见病因之一。老年 ACS 的特点如下。①病史:首发症状往往不典型,部分表现为胸痛或胸部不适,但常表现为气短。患者可有陈旧性心肌梗死病史,临床合并多种疾病。老年人中非 ST 段抬高的心肌梗死发病比例高于非老年,65 岁以下患者不足 40%,但 85 岁以上老年人占 55%。②心电图:心电图改变不典型或合并心脏传导阻滞,较多的老年人无法根据其心电图明确诊断。在 NRMI 研究中,NSTE ACS 患者<65 岁者,23%的人心电图改变无诊断意义,>85 岁者 43%无诊断意义。③常常合并收缩性或单纯舒张性心功能不全,使得老年 ACS 的危险进一步增高。④由于老年人 ACS 常和其他急症相伴,或加重并发症病情,如肺炎、COPD、晕厥等,非特异的临床症状及并发症的表现使患者的主诉模糊不清,治疗受到延误,进而影响预后。

国际上包括老年人 ACS 的注册研究主要有三个。

(1)the National Registry of Myocardial Infarction NRMI。

(2)the Global Registry of Acute Coronary Events GRACE。

(3)Can Rapid risk stratification of Unstable angina patients Suppress Adverse outcome with Early implementation of ACC/AHA guidelines CRUSADE。

另外,Vigour 汇总了 5 个 NSTEACS 临床研究的结果(Virtual Coordinating Center for Global Collaborative Cardiovascular Research)(表 7-4)。根据这些研究的结论,美国心脏病学会临床心脏病分会和老年心脏病协会联合提出专业保健指导意见。

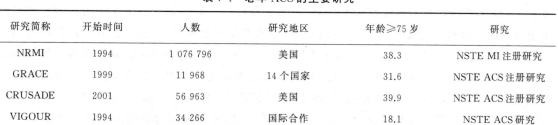

表 7-4 老年 ACS 的主要研究

研究简称	开始时间	人数	研究地区	年龄≥75 岁	研究
NRMI	1994	1 076 796	美国	38.3	NSTE MI 注册研究
GRACE	1999	11 968	14 个国家	31.6	NSTE ACS 注册研究
CRUSADE	2001	56 963	美国	39.9	NSTE ACS 注册研究
VIGOUR	1994	34 266	国际合作	18.1	NSTE ACS 研究

(二)慢性心肌缺血综合征

慢性心肌缺血综合征包括稳定型心绞痛、隐匿型冠心病和缺血性心肌病。目前常用的心绞痛分级为加拿大心血管协会的分级。和非老年相比,老年患者的体力活动受限,其心绞痛症状部分为劳力性,还有部分为非劳力型。在休息和情绪激动时也可发生症状。老年患者的症状多为不典型心绞痛,由于部分患者的痛觉减退或记忆力减退,对疼痛持续时间、疼痛部位等描述往往不清楚。而非疼痛症状描述较多,如呼吸困难、胸闷、乏力、颈部、背部或腹部疼痛等。无症状性心肌缺血的发生据报道甚至可达 50%,即心电图或其他负荷试验有心肌缺血的证据而患者无症状。这种无症状心肌缺血在合并糖尿病患者中更为多见。缺血性心肌病往往发生在反复的心肌缺血、缺氧导致的心肌细胞减少、坏死、心肌纤维化、心肌瘢痕形成的情况下。临床表现为心脏增大、心力衰竭和各种心律失常,往往为冠心病的晚期。在老年人群,除了冠心病之外,还应注意患者的基本健康状况,其他和年龄相关的状况如贫血、体弱、肾脏疾病、行动不便和认知障碍等老年的特殊性均应加以注意。

五、冠心病的辅助检查

(一)心电图检查

心电图检查作为最简单、常用的心脏辅助检查在诊断冠心病时有重要的作用。心电图检查包括静息态检查、负荷态检查、24 或 48 小时动态检查和心电监护等。是发现和诊断心肌缺血的重要方法。静息心电图在稳定的冠心病患者可以是正常的,常见的异常有水平型或下斜型 ST 段和 T 波的改变,尤其在冠心病的随访时可进行前后比较。异常 Q 波提示陈旧心肌梗死、出现左束支传导阻滞等心律失常对诊断上也有一定意义。但 ST-T 的改变可出现在多种情况,如高血压、心肌肥厚、电解质紊乱或一些药物的使用等,需密切结合临床实际情况。心电图负荷检查对冠心病诊断有重要意义,特异性高于静息心电图,负荷量和时间有助于对病情严重程度的判断。但因老年人体力或活动能力受多方面影响,实际应用较非老年少。心电监护和动态心电图检查对于病情观察和诊断无症状性心肌缺血有重要意义。

(二)心肌酶学检查

心肌梗死的特异性生物标记物为肌钙蛋白(cTn),肌钙蛋白包括肌钙蛋白 T(cTnT)和肌钙蛋白I(cTnI)。cTn 的出现和升高表明心肌出现坏死,在老年人当临床症状和心电图不典型时,cTn 的升高在鉴别不稳定型心绞痛和 NSTEMI 时有重要意义。当 cTn 的升高超过正常值的 3 倍,可考虑 NSTEMI 的诊断。cTn 也是急性冠脉综合征危险分层的重要参考指标。cTn 水平升高程度和预后相关。cTn 水平在心肌坏死 3~4 小时开始升高,数天达高峰,可持续 1~2 周。cTn 的动态变化过程与 MI 发生的时间、MI 梗死的范围、再灌注治疗等因素有关。在 SIEMI 综合临床症状、心电图动态改变、肌钙蛋白升高或影像学表现新的心肌缺失,提示急性心肌梗死的发生。cTn 具有良好的临床敏感性和特异性,可重复性好。其他常用的酶学改变包括肌酸磷酸激酶(CK)、肌酸磷酸激酶同工酶(CK-MB)、门冬氨酸氨基转移酶(AST 或 GOT)、乳酸脱氢酶(LDH)及同工酶和血肌红蛋白等。其中 CK/CKMB 升高诊断急性 MI 的敏感性和特异性均较好,在 MI 早期既可上升,也呈动态变化趋势,升高程度和梗死范围及预后相关。在准确性方便略低于 cTn,且持续升高的时间略短。AST、LDH 诊断 MI 的特异性低,目前不再推荐采用。肌红蛋白在心肌梗死极早期即可升高,但其特异性差,临床常用来作为胸痛的筛查。由于 cTn 的敏感性很高,临床常常会遇到非 MI 的 cTn 升高情况。表 7-5 列举了各种可能的原因,以利于鉴别诊断。

表 7-5　非急性心肌梗死肌钙蛋白升高病因

疾病	肌钙蛋白释放机制
充血性心力衰竭	非血栓性心脏组织损伤
	细胞因子释放
	收缩蛋白降解
	左室肥厚
	全心的室壁牵张
	血流动力学功能损伤
	合并肾脏疾病
冠状动脉痉挛	可逆/非可逆的组织损伤
	膜通透性瞬间改变
心源性创伤	肌细胞损伤
	肌细胞完整性损伤
	冠状动脉创伤
心肌炎/心包炎	肌钙蛋白从坏死心肌细胞溢出
	外层心肌损伤
肺栓塞	右室扩张,压力改变
心脏手术后/消融术后	长时低血压和低氧状态
心脏电转复、心脏复苏后	电和机械性损伤
败血症/危重症患者	细胞因子、活性氧离子释放
	细菌内毒素直接释放
	合并有心肌炎
	长时低血压状态
	冠状动脉自主调节功能不全
终末期肾病	肾清除率下降
	尿毒症心肌/心包炎
	充血性心力衰竭
	左室肥大
	透析后血液浓缩
心律失常(心动过速/过缓)	血流动力学受损
	可逆性心肌损伤
卒中	神经介导的肌细胞损伤

续表

疾病	肌钙蛋白释放机制
癫痫发作	神经介导的肌细胞损伤
	骨骼肌强制收缩,后负荷增加,致短暂氧供需不匹配
	肌钙蛋白检测假阳性
嗜异性抗体、类风湿因子、循环抗体检测	检测误差

(三)超声心动图检查

超声心动图检查可以观察心脏各腔室的大小,室壁厚度、室壁运动和左室收缩和舒张功能等。在心肌梗死患者,超声心动图表现为室壁变薄,室壁节段性运动异常。通过超声检查可以发现室壁瘤、附壁血栓、瓣膜反流、心肌腱索断裂、心包积液等。对于是否存在心肌缺血可通过负荷超声来进行。负荷超声心动图检查分为运动负荷和药物负荷,后者常用的有多巴酚丁胺负荷检查(DSE)。负荷超声对评价心肌缺血的敏感性和特异性都较高,应用组织多普勒技术,可进一步提高其精确性。根据北京医院的资料,以冠脉造影作为参照,DSE 诊断老年冠心病的敏感性为71%,特异性为75%,应用多普勒技术,敏感性和特异性可达到80%以上。

(四)心肌核素显像

心肌血流量、代谢与功能活动之间保持着密切的关系,核素心肌灌注检查是一种无创性的诊断冠心病的方法。通过负荷态和静息态心肌灌注断层显像比较,能准确诊断 CAD,是一项非常敏感的检查方法。心肌负荷的增加使心肌耗氧量增加。当存在血管狭窄病变时,冠脉血流不能相应增加,心肌需氧-供氧的失平衡加重,造成缺血,此时通过核素灌注显像,可以反映出缺血的部位、范围和严重程度,从而达到诊断目的。负荷心肌灌注断层显像包括运动负荷试验和药物负荷试验。前者简单易行,但是不适于年老体弱或肢体运动功能障碍者,药物负荷可以作为运动负荷的一种有效的替代方法。目前作为负荷剂药物可分为两大类:血管扩张剂和心肌正性肌力药。常用药物有多巴酚丁胺、双嘧达莫、腺苷等。在临床上,这些药物各有其明显的局限性,例如:多巴酚丁胺作为一种合成的儿茶酚胺类药物,通过兴奋 β_1 受体增加心脏的兴奋性、传导性和心肌收缩力,从而增加心肌的耗氧,诱发心肌缺血。显然这种负荷剂不适于严重高血压、肥厚梗阻性心肌病、瓣膜病及存在心律失常的患者。双嘧达莫的作用原理是通过抑制内源性腺苷的降解,使血管平滑肌松弛,血管扩张。而狭窄的血管不能相应的扩张,甚至产生"窃血"现象,使正常冠脉的心肌和有病变冠脉的心肌血流灌注差别扩大,此刻给予心肌灌注显像剂,正常心肌和缺血心肌之间显像剂摄取量差异显著,从而显示出心肌缺血部位、范围、程度。双嘧达莫不适于有传导阻滞、低血压、哮喘、COPD 等患者。因其作用时间较长,一旦出现并发症缓解较为困难。腺苷是近年来较为常用的负荷剂,它通过平滑肌上的腺苷 α_2 受体结合,使血管平滑肌松弛使血管扩张,而病变血管区域的心肌缺血更加明显,同时因其半衰期极短,一旦出现并发症,停药后 1 分钟左右即可迅速缓解。北京医院早年的资料提示 ATP 介入心肌灌注断层显像诊断冠心病的敏感性和特异性分别为 97.1% 和 82.4%。长期临床实践证实心肌核素显像的有效性和安全性,有助于老年冠心病的诊断,确定病变部位、病变范围、严重程度;在冠心病患者的术前评估、冠心病不同治疗的疗效随访、预后评估诸方面有其特殊的作用。

(五)冠状动脉 CT 检查

冠状动脉 CT 造影(CTA)通过无创的方法观察冠状动脉的解剖形态、分布走形、直径大小、内径改变及冠脉壁的斑块,为临床的冠心病形态学诊断提供大量的信息。CTA 早期的研究以冠脉造影标准,比较 CTA 诊断的敏感性和特异性,结果显示二者符合率高。但是在冠脉功能的诊断方面,相比较其他的负荷检查,如心电图、心脏超声和心脏核医学,通过观察负荷前后的心肌供血状态或局限性室壁运动的改变可以反映心肌缺血的严重程度、代偿状况等,CTA 的影像学检查,不能满足对这些信息的需求。一系列的研究显示,64 排的 CTA 对稳定型冠心病血管狭窄的敏感性可达 98%,特异性达 88%,阳性预测值为 93%,阴性预测值达到 96%。CTA 在急性冠脉综合征的应用往往是在急性胸痛的鉴别诊断时,不同的研究由于纳入患者疾病种类不同,其诊断冠心病比例相差较大。CTA 还可用于心脏移植的前后,作为冠心病的筛查和临床随访。在冠脉旁路术(CABG)后,应用 CAT 检查的主要目的包括:①桥血管的血流情况;②桥血管的狭窄病变情况;③桥血管近端和远端吻合口状态;④原冠脉病变及血流状况(来自原动脉或桥血管)。CABG 后 CAT 诊断要困难许多,其精确程度也降低。对于乳内动脉影像分析,常常受到手术中所用金属物造成的伪差影响。对于 CABG 患者,为获得高质量结果,从技术角度上需要的对比剂剂量大些,X 线剂量大些,憋气时间长些。CTA 用于冠脉支架术后患者,诊断的难度明显大于无支架者。首先,冠脉支架所造成的不同伪差,如随心脏运支架所产生的移动伪差,这一作用加重支架在不确定血管部位的伪差;其次是支架金属结构导致的硬化伪差,支架的金属成分所吸收的 X 线能量不同于周围软组织,使得本身的结构体积增大,影响管腔的观察;诊断中的诸多限制因素如今已较为广泛地用于冠心病的诊断。钙化和支架等高密度物质导致硬化伪影,夸大了其本身的体积,遮挡了管腔的观察。再者是"部分容积平均"伪差,可以影响图像的空间分辨率,在进行小血管分析时,将会影响较大。目前发表的研究提示支架后的 CTA 其诊断的精确性降低。部分学者和美国的专家共识建议对置入多枚支架、临床判断有支架内再狭窄可能者,直接行心脏介入检查。一般来说冠状动脉的钙化程度会随着年纪的增加而加重,严重钙化将影响病变部位和病变程度的判断,在一定程度上使诊断的准确性受到影响。其次,由于老年人的肾脏代偿能力降低,使用对比剂需注意对比剂肾病的发生。尤其是合并有糖尿病、高血压或已存在肾功能不全者,应注意适当检查之前的水化或检查之后的肾功能检查。对于在短期内重复使用对比剂者,要注意间隔时间以保证安全。

(六)心脏核磁检查

心脏磁共振(cardiac magnetic resonance,CMR)显像技术近年来发展迅速,主要由于 CMR 的分辨率高,一次检查可完成心脏结构、功能、室壁运动、心肌灌注、冠状动脉显影及血流评估等多项内容,被称为心脏的"一站式"检查方法,并越来越广泛地应用于临床。另一方面不接触 X 线放射性,不需应用碘造影剂,不影响肾功能,在老年患者有一定的优势。CMR 常用的扫描方法如下。

1.电影磁共振成像

可清楚显示心内膜界限等特点。因测量准确性和重复性高,近年来被公认为是测定心脏射血分数、心室容量和重量的金标准。常规检查需获取从二尖瓣平面到心尖部的一系列短轴切面,以及两腔、三腔、四腔长轴切面。

2.负荷/静态灌注显像

对比负荷前后心肌各节段供血的变化,确定有无可逆的心肌缺血。缺血心肌在应用负荷剂后表现为灌注缺损的低信号区,而在静态显像中灌注正常。

3.延迟增强

正常的心肌细胞连接致密,肌纤维膜完整,对比剂很难进入。当心肌坏死后,肌纤维膜破坏,对比剂(Gd-DTPA)进入坏死细胞及瘢痕组织中,排出延迟,在 T_1 加权像上表现为高信号,即延迟增强(DE),这样在正常和坏死心肌组织就产生明显对比。对比剂注射 15 分钟后,可以清晰显示急性或陈旧心肌梗死的部位、范围,尤其是心内膜下的梗死。延迟增强 CMI 在诊断非缺血性心肌病变,如心肌炎、肥厚型心肌病、扩张型心肌病、结节病、心肌淀粉样变中也具有重要价值。

4.冠状动脉磁共振成像

这是另外一种冠脉成像方法,目前其图像的清晰程度、采集图像时间等还需改进。但因不接触 X 线放射性,不需应用碘造影剂的特点,随着 CMI 技术的进一步发展,会显示出它在一部分人群中的优势。以上各种方法,对检测冠心病患者心肌缺血状况、判断存活心肌和梗死心肌、急性冠脉综合征患者的危险分层和心功能的诊断有着不同的意义。

（七）介入检查

冠心病的介入检查即冠状动脉造影检查,目前仍是识别冠脉狭窄情况的"金标准",为患者选择冠心病治疗方法,如单纯药物治疗,或加以导管介入治疗或冠脉旁路移植术提供最可靠的依据。老年人的冠脉介入检查有一定的特点:①老年人常常合并不同程度的心功能、肾功能不全,需注意对液体和造影剂量的掌握。老年人造影剂肾病较非老年为多见,应注意造影术前的水化及术后的适当补液,密切观察临床生命体征。②老年人常伴有多系统、多方面的疾病,对问题的表述较差,临床表现不典型,术后的神志、精神状态、进食、两便等都应注意观察。注意合并用药的情况。③老年人的外周动脉性疾病和大动脉疾病增加,血管常有明显的钙化,容易出现血管并发症。血管介入的进路及需加以选择,术后需注意防止穿刺血管的并发症,如出血、假性动脉瘤、动静脉瘘的形成。介入检查除了冠状动脉造影,其他技术如冠脉内超声、光学相干断层显像、冠脉内压力导丝检查等及作为冠脉内治疗的旋磨技术等,老年人对于这些检查或治疗方法没有特殊的禁忌,但临床医师应根据老年人的特点全面考虑。

六、冠心病的诊断与鉴别诊断

临床各种相关的危险因素、临床症状、体征和辅助检查等有助于诊断和鉴别诊断,也有助于进行临床危险分层。对 ACS 患者危险分层,对早期识别高危患者,积极予以干预,减少严重事件的发生,改善预后有着重要的意义。

（一）诊断

对于慢性缺血综合征,包括稳定型心绞痛、隐匿型冠心病和慢性心功能不全。稳定型心绞痛中,根据心绞痛的严重程度及其对体力活动的影响,临床常常采用加拿大心血管学会(CCS)的分类方法将其分为四级(表 7-6)。

表 7-6 稳定型心绞痛的 CCS 分级

稳定型心绞痛的 CCS 分级	
Ⅰ级	日常体力活动不会引起心绞痛,如步行、上楼梯等。工作或娱乐中激烈、快速或长时间劳累可致心绞痛发作
Ⅱ级	日常活动轻度受限,可诱发心绞痛情况包括爬坡,快步行走或上楼梯,饱餐、寒冷、迎风、情绪激动时或睡醒后很短时间内步行或上楼。一般情况下,常速平地步行超过 2 个街区,或在普通楼梯上 1 层楼以上时可诱发心绞痛
Ⅲ级	日常体力活动明显受限。一般情况下,常速平地步行 1~2 个街区,或在普通楼梯上 1 层楼时可诱发心绞痛
Ⅳ级	从事任何体力劳动均有不适症状出现。休息时亦有出现心绞痛表现

由于老年人的临床症状不典型,合并疾病较多,常常为其他的主诉,或临床为无症状性心肌缺血,给诊断带来一定的难度。因此对老年患者需详细地询问病史,了解既往各种冠心病危险因素和合并的其他疾病,往往还需要的更多的辅助检查,如心电图、超声心动图、心肌核素显像、冠脉 CT 造影或直接进行冠状动脉造影检查,进行综合分析、判断。

急性冠脉综合征是内科的急症,老年人的症状同样不典型,就诊较晚,预后较差。不稳定型心绞痛和非 ST 段抬高心肌梗死(NSTEMI)的症状和心绞痛类似,但程度更重、持续时间更长、可在休息时发作,或是新近发生心绞痛症状。有相当比例的老年人以胸闷气短就诊。不稳定型心绞痛严重程度分级一般采用 Braunwald 分级方法(表 7-7),其和预后相关急性 ST 段抬高心肌梗死(STEMI)在老年人,根据症状、ECG 改变可以做出诊断。但对于症状不典型者,诊断有一定难度。STEMI 除伴有心脏相关症状,还可有全身症状。当合并心力衰竭或心律失常时,需要及时判断,掌握治疗时机。临床体征大多无特殊,当出现并发症时,往往合并相应的体征。并发症可分为机械性、缺血性、栓塞性和炎症性。严重的并发症主要有以下几种。

表 7-7 不稳定型冠心病严重程度分级(Braunwald 分级)

	定义	一年内死亡率或心肌梗死率
严重程度		
Ⅰ级	严重的初发型或恶化型心绞痛,无静息时痛	7.3%
Ⅱ级	亚急性静息型心绞痛(就诊前一个月发生),但近 8 小时内无发作	10.3%
Ⅲ级	急性静息型心绞痛,在 48 小时内有发作	10.8%
临床环境		
A级	继发性 UA,在冠状动脉狭窄的基础上,存在加重心肌缺血的冠脉以外的诱发因素:①增加心肌耗氧的因素,甲状腺功能亢进或快速性减少冠状脉血流的因素,如低血压;②血液携氧能力下降,如贫血和低氧血症	14.1%
B级	原发性 UA,无引起或加重心绞痛发作的心脏以外的因素,是 UA 最常见类型	8.5%
C级	MI 后心绞痛,发生于 MI 后 2 周内的 UA	18.5%

(1)严重心律失常:可表现为快速心房颤动、室速、心室颤动、心动过缓、房室传导阻滞等。这些均可引起血流动力学障碍,影响血压、神志等。

(2)急性乳头肌功能不全甚或乳头肌断裂:发生率较高。可以是严重缺血引起二尖瓣功能性障碍,亦可是机械性的断裂导致急性二尖瓣关闭不全。临床伴有收缩中晚期喀啦音和吹风样收缩期杂音。二尖瓣的反流可引起左室心排血量减少、左房压力增加,造成左心衰竭。

(3)心脏破裂:心肌的缺血和坏死可导致室间隔穿孔或心室游离壁的破裂,一般发生在心肌梗死后的 3~5 天。可造成急性心力衰竭。心室游离壁破裂可导致急性心脏压塞、迅速发生循环衰竭、猝死。心电图出现房室分离现象。

(4)栓塞:心肌梗死后室壁运动减弱处易形成附壁血栓,可造成体循环的脑、肾、脾等内脏或肢体动脉栓塞;心肌梗死后也可致下肢血栓形成,造成肺栓塞。

(5)心肌梗死后综合征:为炎症性并发症。表现为心肌梗死后数周至数月内发生心包炎、胸膜炎等,可伴有发热、胸痛、白细胞增高等。

急性心肌梗死后的心功能分级多采用 Killip 分级方法。

Ⅰ级:无明显心功能损害证据。

Ⅱ级：轻、中度心功能不全，查体肺底可闻及啰音，范围小于 50％肺野，听诊有 S3，或胸片有上肺淤血表现。

Ⅲ级：重度心功能不全(肺水肿)查体听诊啰音大于 50％肺野。

Ⅳ级：合并心源性休克。

(二)鉴别诊断

由于老年人临床症状不典型，合并其他疾病多，常有表述障碍等，在行诊断和鉴别诊断时，需充分考虑这些特点。临床需要和慢性稳定型心绞痛相鉴别的胸痛原因见表 7-8。

表 7-8　胸痛原因鉴别诊断

心源性胸痛	肺部疾病	消化道疾病	神经肌肉疾病	精神性疾病
主动性夹层	胸膜炎	胃-食管反流	肋间神经痛	焦虑症
心包炎	肺栓塞	食管痉挛	肋骨肋软骨病	抑郁症
心肌病	肺炎	食管裂孔疝	带状疱疹	躯体性精神病
心肌脉瓣病	纵隔肿瘤	消化性溃疡	颈椎病	思维型精神病
心肌神经症	气胸	胰腺炎		
心肌梗死		胆囊炎		
X 综合征		胆囊结石		

七、冠心病的治疗

由于多种因素老年冠心病患者的症状较非老年更加不易识别。老年人的生活方式往往较为安静，缺少活动诱发的不适症状。但是冠心病患者的胸部不适仍然是最常见的主诉。

(一)稳定型心绞痛的治疗

近年来关于稳定型心绞痛的治疗策略一直存在着争议。有研究显示，合适的药物治疗(Optimal Medical Therapy,OMT)与药物治疗加介入治疗(OMT＋PCI)相比，重要心脏事件的发生率没有区别。分析其中 904 位年龄大于 65 岁的老年人，显示 OMT 组和 OMT＋PCI 组的预后，包括主要心脏事件和无心绞痛率，没有明显差别。另一个老年的相关研究也证实这一结论。该研究提示在稳定型心绞痛的患者，无论是 PCI 或 OMT，对患者的生活质量和生存率没有区别。对于慢性稳定性冠心病，OMT 包括抗血小板治疗、调脂治疗、降压治疗和抗心绞痛治疗诸方面。

1.抗血小板治疗

抗血小板治疗在一级预防和二级预防中的作用已被证实，对老年人也同样。根据荟萃分析结果，阿司匹林可以明显降低心血管死亡、心肌梗死和卒中。ACC/AHA 指南建议的剂量是每天 75～162 mg。除了有阿司匹林禁忌证，在稳定的慢性冠心病患者都应当使用。阿司匹林的不良反应主要有胃肠道的反应，老年人尤其应当注意阿司匹林相关的消化道出血。对确实不能服用者，可以噻吩吡啶类药物替代。

2.β 受体阻滞剂

β 受体阻滞剂为慢性心绞痛的一类推荐用药。其作用机制包括负性收缩和负性传导。通过降低静息心率和降低运动负荷增加时心率反应减少心肌的需氧，进而减少缺血事件。同时延长舒张期冠脉灌注的时间和降低心肌收缩力同样减少心肌的缺血。但是在老年人群的应用尤其要

避免 β-受体阻滞剂的不良反应。在已存在心脏传导系统疾病患者,如窦房结功能障碍、房室传导阻滞等需慎用,并注意剂量。在合并严重气道堵塞性疾病如哮喘或慢性阻塞性肺病(COPD)患者,要选用高度受体选择性制剂,小剂量开始,避免气道阻力增加。

3.RAAS 阻滞剂

ACEI 类药物已被证实在冠心病的不同阶段均有明显的益处。它可通过降低心脏后负荷而减少心脏做功。HOPE(the Heart Outcomes Prevention Evaluation)研究纳入 2 755 例年龄大于 70 岁的老年人,其中 58.1% 为稳定型心绞痛。与对照组相比,服用雷米普利的治疗组心血管死亡、心肌梗死的发生率明显降低。EUROPA 研究(the European Trial on Reduction of Cardiac Events with Stable Coronary Artery Disease)包括了 12 000 位患者,其中 31% 为年龄大于 65 周岁者,大部分无心绞痛症状,应用培多普利治疗者其一级终点事件(心血管死亡、心肌梗死或心脏骤停)的相对风险减少了 20%。第三个主要临床研究为 PEACE 研究(Prevention of Events with Angiotensin Converting Enzyme Inhibition),该研究纳入了 8 290 位慢性冠心病患者,平均年龄 64 岁,其中 11% 年龄大于 75 岁。患者随机给予群多普利或安慰剂。综合的一级终点,包括心源性死亡、心肌梗死和再血管化治疗,两组之间没有明显差异。以上三个研究的荟萃分析显示使用 ACEI 可以明显降低全因死亡、心血管死亡、非致死性心肌梗死的发生和卒中的发生。最新版的 ACC/AHA 指南,将 ACEI 作为稳定型冠心病中危或高危患者的一类推荐,低危患者的 ⅡA 类推荐。不能耐受 ACEI 者以 ARB 替代。对于心功能不全(LVEF 小于 40%)或合并高血压、糖尿病或慢性肾病者有明确的使用指征。

4.抗心绞痛药物

主要包括硝酸酯类、钙通道阻滞剂及其他可缓解冠心病心绞痛症状类药物。硝酸甘油自 1878 年即开始用于临床,它可以在 1~3 分钟内迅速缓解心绞痛症状。长效硝酸酯类药物如单硝酸或二硝酸异山梨酯也常用于慢性心绞痛的治疗,但其缓解心绞痛的作用逊于口含硝酸甘油,同时应当注意产生硝酸酯类耐受性。硝酸酯类主要用于缓解症状,并不能改善冠心病患者的生存率。钙离子拮抗剂通过扩张冠状动脉和减轻心肌收缩力可以治疗心绞痛,二氢吡啶类钙通道阻滞剂如氨氯地平、硝苯地平、非洛地平,较非二氢吡啶类钙离子拮抗剂如维拉帕米、地尔硫䓬对心肌收缩力的影响要小。后者同时对心脏传导有抑制作用。对有心功能不全者,二氢吡啶类钙拮抗剂更加安全。存在心脏传导异常者,非二氢吡啶类药物应避免使用。对于合并高血压者,长效硝苯地平对缓解心绞痛有效而安全,但短效硝苯地平应尽量避免使用。雷诺嗪为一类新的抗心绞痛药物,可以减轻心绞痛症状而不伴有血流动力学的影响,临床资料显示老年亚组和非老年相同,不增加严重不良事件。临床实践中多种中成药亦可缓解心绞痛的症状。

(二)不稳定型心绞痛和非 ST 段抬高心肌梗死治疗

老年人的非 ST 段抬高性急性冠脉综合征(NSTEACS)常见,而且常常伴有各种并发症,介入治疗的风险相对较高,但这一人群的临床治疗尚缺少循证医学证据,需要根据临床实际作出正确的选择。

1.抗血小板药物

阿司匹林是冠心病抗血小板治疗的基石。即使在老年人,阿司匹林也可明显降低不良事件发生率。氯吡格雷也是有效的抗血小板药物,在 CURE 研究中,老年人的亚组分析显示老年同非老年一样,氯吡格雷可降低非致死性心肌梗死、心源性死亡及卒中的发生。双联抗血小板治疗中,每天服用阿司匹林75~150 mg,治疗效果同大剂量,而消化道出血的风险降低。治疗指南建议在所有高危患者包括老年人采用双重抗血小板治疗。数种新型、更有效的抗血小板药物正在临床研究之中，但对于老年人效果如何，有待于更多的临床研究数据。静脉抗血小板药物主要是指血小板糖蛋白Ⅱb/Ⅲa(GPⅡb/Ⅲa)受体拮抗剂，我国市场销售的有替罗非班等。临床研究显示这类药物用于不稳定患者，在7天随访时明显受益，但在老年人群中的疗效不确定，其出血的风险明显增加。GPⅡb/Ⅲa受体拮抗剂在介入治疗时显现一定优势，但对于老年人实施非介入治疗策略时，考虑到其疗效不确定但出血风险可能增加，不建议常规使用。当临床需要使用时应当考虑老年患者的体重和肾功能状况，予以剂量的校正。

2.抗凝治疗

肝素类药物已广泛用于临床。当和GPⅡb/Ⅲa受体拮抗剂共同使用时，需特别重视调整剂量。Ⅹa因子抑制剂磺达肝癸钠是近年用于临床较新的药物，其在老年NSTEACS中的疗效仍有争议，但出血并发症减少。比伐芦丁为凝血酶抑制剂，当用于NSTEACS患者介入治疗时，其疗效同其他抗凝药物，但出血风险降低。这对于老年患者尤其有优势。

3.早期介入治疗策略的选择

在老年NSTEACS的早期，选择介入治疗还是单纯药物治疗是一个重要的研究课题。早期的研究对老年患者偏向选择较为保守的治疗对策，但较近期的研究结果提示积极干预有助于预后的改善。ACTICS-TIMI 18研究(In the Treat Angina with Aggrastat and Determine Cost of Therapy with an Invasive or Conservative Strategy-Thrombolysis in Myocardial Infarction)中，共入选2220例平均年龄为62岁患者，其中44%患者年龄大于65岁。患者接受阿司匹林、肝素和替罗非班治疗，随机入选早期非介入和早期介入组。早期介入组在随机后48小时之内进行冠脉造影；早期非介入组仅在负荷试验提示高危或住院期间再发严重缺血症状或之后的随访提示缺血者进行冠脉造影。最终早期介入组64%患者在住院或6个月的随访之中行冠脉介入治疗，早期非介入组共45%行冠脉干预。结果提示6个月的死亡、心肌梗死、因再次ACS住院等综合终点早期介入组低于非介入组(15.9%比19.4%，$P=0.025$)。亚组分析提示，年龄在75岁或以上者早期介入获益更大。但是老年介入治疗者的出血风险增加(16.6%比6.5%，$P=0.009$)。2010年发表的荟萃分析，对4个相关的临床研究结果进行分析，5年的临床随访提示，较选择性介入治疗，常规介入治疗策略可以明显减少高危患者死亡和心肌梗死发生；中危患者的获益稍弱，但仍具有统计学的意义。2011年发表的ACC/AHA更新指南提出建议：根据TIMI或GRACE评分，NSTEACS患者中高危的或预后差者(包括老年)，除非有禁忌证，应该采用早期介入治疗策略。

(三)ST段抬高型心肌梗死的治疗

ST段抬高型心肌梗死(STEMI)早期再灌注治疗除了常规的药物治疗，主要是静脉溶栓治疗和急诊冠脉介入治疗。由于老年人的临床状况变化大，并发症多，大部分的溶栓治疗临床研究未包括年龄大于75岁者。2007美国心脏协会和老年协会参考相关的荟萃分析结果，认为在无已知的禁忌证时，溶栓治疗对老年人有效。老年的溶栓适应证同非老年，但禁忌证的掌握更严格。溶栓的纯获益首先和年龄的增长相关，其绝对死亡率随年龄增长而显著增加；其次是严重并发症的发生率，如左室游离壁破裂和颅内出血。有研究提示老年接受溶栓治疗者左室游离壁破裂的发生较未接受再灌注治疗和直接PCI患者有明显增加。颅内出血的发生率虽然很低，但因对生活质量和死亡率的严重影响，受到大家的关注。颅内出血的发生率同样随年龄增加而增加，在大于85岁者的发生率约为2.9%。老年人选用的溶栓剂种类可能和其相关，如有研究提示替奈普酶较组织型纤溶酶原激活剂(tissue plasminogen activator rt-PA)的颅内出血并发症明显降低。辅助的肝素或低分子肝素类抗凝药物的种类和剂量,对获益和出血并发症在不同的研究有不同的结果。一般来说,在老年人更应注意剂量的调整,尤其注意肾功能的影响。鉴于老年人溶栓治疗增加严重出血风险,而在 NSTEMI 的高危老年人中介入治疗明显有效,因而假设在 STEMI 的老年人,急诊介入治疗优于溶栓治疗。但实际上很难有随机大规模临床研究验证此设想。尽管如此,现有的资料仍然支持这一假设。一项较早期的随机临床研究,将 75 岁以上 STEMI 患者随机采用急诊介入治疗或用链激酶行溶栓治疗。虽然只入选 87 位患者,但由于直接介入治疗较溶栓治疗的明显优势,30 天联合终点的风险降低 20%($P=0.01$)该试验提前终止。另一项大于 70 岁老年 STEM 直接介入治疗的荟萃研究同样得出结果,30 天时直接介入治疗组受益更明显,风险降低(13.3%比 23.6%,$P<0.05$);并且年龄高者的受益更加明显,其死亡率的降低在大于 85 岁人群为 6.9%,相比 66 岁以下者为 1%。基于以上的研究结果,老年人在发生急性 STEMI 时,建议首先选择直接介入治疗。除非有明确的禁忌或行急诊介入时间已过久,可以选择静脉的溶栓治疗。

八、冠心病的预防

我国已进入老龄化社会,而冠心病是老年人群的最主要死因,冠心病的预防不仅对改善老年人的生活质量有重要意义,而且对家庭、对社会都有重要意义。无论是冠心病的一级预防或二级预防,首先建议采取健康的生活方式,如控制吸烟、控制体重、坚持体力活动等。尽管改变生活方式往往比较困难,但仍然是预防冠心病的基础。药物预防是另一重要方面,但是近年来尝试用叶酸及 B 族维生素预防心脏病的研究,得出的结果为阴性。血脂紊乱仍然是冠心病发病的重要关注点,他汀类药物是降低心血管风险的重要措施。多个研究已证实他汀在抗动脉粥样硬化,冠心病一级预防和二级预防中的作用。近年公布的JUPITER研究对不同亚组人群如女性、老年、合并慢性肾病患者等进行了分析,各亚组的结果和整个人群相似,但是目前存在着一些争议诸如糖尿病的发病在一些研究提示有升高的趋势,尤其在绝经期妇女,但综合分析,他汀的益处是明显的。对其他危险因素的控制也是重要的方面,坚持如血压和血脂的常规检查和药物治疗也是非常必要的。

(李艳敏)

第五节 老年心脏瓣膜病

心脏瓣膜病是我国常见的一种心脏病,常导致单个或多个瓣膜急性或慢性狭窄和/或关闭不全,其中以风湿热导致的瓣膜损害最为常见。老年性心脏瓣膜病是由于多种原因引起的单个或多个瓣膜结构或功能异常,造成瓣膜狭窄和/或关闭不全,心脏血流动力学改变,最终导致一系列临床症候群。主要包括以下几种类型:老年退行性心脏瓣膜病(SDHVD);延续至老年的心脏瓣膜病,如风湿性心脏瓣膜病;其他原因所致的心脏瓣膜损伤,如瓣膜先天畸形、缺血、感染、创伤等。其中,老年退行性心脏瓣膜病为老年人所特有,也是本章节介绍的重点。

老年退行性心脏瓣膜病是指随着年龄的增长,原本正常或轻度异常的心脏瓣膜,其结缔组织发生退行性病变及纤维化,使瓣膜增厚、变硬、变形及钙盐沉积,导致瓣膜狭窄和/或闭锁不全。临床上以主动脉瓣及二尖瓣最常受累。心脏瓣膜的退行性变主要有3种形式:钙化、硬化和黏液性变。在SDHVD中最常见、最具有临床意义的是钙化性主动脉瓣狭窄(CAS)和二尖瓣环钙化(MAC)。因此,SDHVD通常又称之为老年钙化性心脏瓣膜病,其起病隐匿,进展缓慢,引起瓣膜狭窄和/或关闭不全多不严重,对血流动力学影响较小,常缺乏特异性临床表现,易发生漏诊和误诊;而一旦出现症状,常伴随严重心力衰竭、心律失常、晕厥甚至猝死,因而是一种严重威胁老年人健康的心脏"隐形杀手",应引起老年科临床医师的高度重视。

一、流行病学

SDHVD的发病率随着年龄增长而增高。国外报道,小于65岁的人群中钙化性心脏瓣膜病的发生率仅20%,而65岁以上老年人的发病率则为上述年龄组的3～4倍。国内报道老年钙化性心脏瓣膜病的发病率在60岁以上者为8.62%。SDHVD存在性别差异,主动脉瓣钙化者男女比例为4∶1,二尖瓣环钙化者男女比例为1∶4。

二、危险因素

SDHVD的主要危险因素有以下几种。

(一)增龄

年龄与该病的关系最为密切,且瓣膜钙化的程度随着增龄而加重,高龄者多瓣膜受累的发生率也明显增高。

(二)性别

主动脉瓣钙化多见于男性,而二尖瓣环钙化多见于女性。

(三)吸烟

吸烟能使本病危险性增加35%。

(四)高血压

有高血压史者危险性增加20%。可能与高血压易造成瓣环损伤引起组织变性,加速了钙化过程有关。

(五)遗传

钙化性主动脉瓣狭窄具有家族聚集性发病的特点。2005年Garg等在Nature上报道了两个患者群体存在NOTCH 1基因突变,其瓣膜发生严重异常钙化。此外,apoE缺失小鼠可发生主动脉瓣的硬化,异常钙化部位的成骨相关标记物呈阳性。

(六)骨质脱钙

骨质脱钙异位沉积于瓣膜及瓣环可能是导致本病发生的原因之一。二尖瓣环、主动脉瓣沉积的钙盐可能主要来源于椎骨脱钙。

(七)其他

如超重、高低密度胆固醇血症、糖尿病等。研究发现,代谢综合征与SDHVD存在着密切的关系,是瓣膜狭窄进展的独立预测因子及无事件生存的独立危险因素。

三、病理

主要表现为心脏瓣膜的内膜逐渐增厚,以主动脉瓣及二尖瓣为重。组织学上可见瓣膜的胶原纤维及弹力纤维增多,并可发生断裂、分解,弹力纤维染色不规则。钙化性主动脉瓣狭窄病变主要在瓣膜主动脉侧内膜下,表现为瓣膜不均匀增厚、硬化,无冠瓣最明显。钙化通常由主动脉面基底部逐渐向瓣膜游离缘扩展,钙化斑块轻者呈米粒状、针状,重者可填塞瓦氏窦。但瓣膜间一般不发生粘连、融合及固定。二尖瓣环钙化在二尖瓣后叶心室面及与其相应的左心室心内膜间,可沿瓣环形成"C"形钙化环,并可进一步累及左心房、左心室。通常瓣环钙化重于瓣叶。

光镜下瓣膜钙化可分为 5 级:0 级,镜下无钙盐沉积,伴或不伴瓣膜纤维结缔组织变性;Ⅰ级,局灶性细小粉尘状钙盐沉积;Ⅱ级,局灶性密集粗大粉尘状钙盐沉积或多灶性钙盐沉积;Ⅲ级,弥漫性或多灶性密集粗大粉尘状钙盐沉积,部分融合成小片状;Ⅳ级,无定形钙斑形成。根据瓣膜僵直与钙化程度也可将其分为轻、中、重 3 度。轻度,瓣膜轻度增厚、变硬,局灶性点片状钙盐沉积;中度,瓣膜增厚、硬化,瓦氏窦有弥漫性斑点状或针状钙盐沉积,瓣环多呈灶性钙化;重度,瓣叶明显增厚,僵硬变形,或瓣叶间粘连,瓦氏窦内结节状钙盐沉积,瓣环区域钙化灶融合成"C"形,或钙化累及周围的心肌组织。

四、病理生理

由于瓣膜纤维层退行性变、钙盐沉积导致瓣环钙化、僵硬,也由于瓣叶的变形、腱索的松弛而出现瓣膜关闭不全和/或狭窄。此外,由于可能并存的心肌硬化引起顺应性降低,心室压力、容量负荷增加而导致心脏尤其是左房、左室扩大,左房、左室压力升高,进一步引起肺静脉和肺动脉高压,最终可累及右心,导致血流动力学改变。但是由于心室的代偿,可使左室收缩末期与舒张末期容量长期保持在相对正常范围,这可能是老年钙化性心脏瓣膜病可长期保持无症状的主要原因。

五、发病机制

目前,SDHVD 的具体发病机制尚不清楚,可能是多种机制共同作用的结果。

(一)衰老变性学说

由于该病与增龄密切相关,而且随着年龄的增长,不仅是心脏瓣膜,其他器官组织也逐渐出现钙盐的沉积和纤维组织的变性,故推测该病可能是人体衰老过程一系列退行性变中的一个必然现象。

(二)血流动力学说

本病主要累及承受压力最高的左心瓣膜(主动脉瓣、二尖瓣),又以主动脉瓣的主动脉面和二尖瓣的心室面最明显;此外,高循环阻力如高血压状况下,瓣膜钙化的发生率增高;临床还发现,先天性主动脉瓣二瓣化者,瓣膜分别承受的压力高于正常三瓣所承受的压力,其主动脉瓣钙化发生的年龄提前,病情进展更快。以上证据均提示,心脏瓣膜及其支架长期受血流冲击、磨损、机械应力作用是促进其钙化的重要因素。

(三)钙磷代谢异常学说

原发性甲状旁腺功能亢进人群主动脉瓣钙化的发病率为 46%,二尖瓣环钙化的发病率为 39%,复合病变者发病率为 25%,远高于甲状旁腺功能正常的人群。在慢性肾功能不全并经血液或腹膜透析的患者中,老年钙化性心脏瓣膜病的发病率较高。研究发现,这类患者常继发性甲状旁腺功能亢进,血液中钙和磷酸钙产物及甲状旁腺激素水平明显升高,常引起钙磷代谢异常。一方面血钙升高可促进心脏瓣膜钙化,同时甲状旁腺激素还可直接促进钙离子进入组织细胞,加重瓣膜的钙化。

(四)钙调节蛋白学说

近年来研究表明,在损伤的主动脉瓣中常有骨桥蛋白的持续表达,提示骨桥蛋白可能是异位组织钙盐沉着的促进因子,在钙化结晶过程中起骨架作用。此外,基质金属蛋白酶-2(MMP-2)、基质 Gla 蛋白(MGP)、黏胶蛋白/肌腱蛋白-C(TN-C)等也有一定的调节病变部位钙化的作用。

(五)脂质异常学说

SDHVD 在高脂血症尤其是高胆固醇血症患者中更易发生,在病变瓣膜的组织中可见脂质的异常沉积及吞噬脂质的泡沫细胞大量聚集,推测该病可能与脂质的异常沉积后引起瓣膜组织的变性、进一步导致钙盐沉积有关。此外,免疫组化研究发现,主动脉瓣损伤部位的脂质能与 ApoB、Apo(A)、ApoE、修饰性 LDL 抗体反应,说明脂蛋白在主动脉瓣的积聚也可能是主动脉瓣狭窄的原因之一。

(六)慢性炎症学说

研究表明,SDHVD 的病理进程与动脉粥样硬化相似,可能是一个慢性炎症过程,有细菌、衣原体等病原微生物参与,通过炎性细胞及细胞因子如肿瘤坏死因子-α(TNF-α)、转化生长因子-β(TGF-β)等,促进基质金属蛋白酶(MMP)的表达,启动瓣膜上的钙化过程,加重对心脏瓣膜的损伤。

六、临床表现

临床表现主要取决于瓣膜钙化的程度、部位及心脏自身的代偿能力。SDHVD 具有如下临床特点:①起病隐匿,进展缓慢,引起瓣膜狭窄和/或关闭不全多不严重,对血流动力学影响较小,可长期无明显症状,甚至终生呈亚临床状态;②主要发生在左心瓣膜常导致主动脉瓣钙化和二尖瓣环钙化,引起主动脉狭窄和二尖瓣关闭不全;③常同时合并其他心肺疾病,如高血压、冠心病、肺心病等,可掩盖本病的症状和体征,易发生漏诊和误诊;④如出现心绞痛、晕厥及心力衰竭等临床症状时,常表明病变严重。

(一)常见症状

1.胸闷、心悸、气短

可能系钙化的二尖瓣环增加乳头肌机械环的张力,或合并有冠状动脉钙化引起心肌缺血或冠状动脉痉挛、心功能不全,心律失常及精神因素等所致。

2.晕厥甚至猝死

晕厥常为主动脉瓣狭窄所致,严重者可发生猝死。晕厥和猝死还可能与室性心律失常、传导阻滞等有关。

3.心律失常

老年退行性心脏瓣膜病中约 80% 发生心律失常,常见的心律失常主要有:房性心律失常,以房性期前收缩,心房颤动,心房扑动最多见,偶有室上性心动过速;房室传导阻滞;病态窦房结综合征。

4.心功能不全

35%~50% 患者有充血性心力衰竭,心功能一般在 Ⅱ~Ⅲ 级。可能系由于瓣膜狭窄和/或关闭不全引起心脏扩大,加之心律失常而影响心室收缩功能所致。

5.其他

部分老年患者可同时伴有右结肠血管病变,可引起下消化道出血。

(二)体征

老年钙化性心脏瓣膜病患者可以无异常体征。严重二尖瓣环钙化时,可听到舒张期杂音。研究发现,老年人心尖部如有舒张期杂音,其二尖瓣环钙化存在的可能性达 90%,且其病变严重程度显著重于仅有收缩期杂音的患者。主动脉瓣狭窄患者在主动脉瓣区可听到收缩期杂音,其最佳听诊部位在心尖部,多向腋下传导而不向颈部传导,呈轻~中度乐音样;一般无收缩早期喷射音。脉压正常或增宽。主动脉第二音减弱或消失。若出现舒张期杂音则表明主动脉瓣钙化程度较重。

七、辅助检查

(一)心电图

可正常,亦可有 P-R 间期延长、左室肥厚、非特异性 ST-T 改变、心律失常如:心房颤动、房室传导阻滞、束支阻滞、病态窦房结综合征等。有条件者可行心电图运动负荷试验(EET),有利于评估患者的症状和功能状态,尤其对日常无症状或不能明确者意义更大。

(二)超声心动图

经胸超声心动图可见二尖瓣瓣下回声增强,二尖瓣环钙化;主动脉瓣叶增厚,反射增强、钙化,瓣叶活动度减低,跨瓣压差增大,瓣口面积减小;左室乳头肌反射增强、钙化。超声心动图诊断该病的敏感性为 89.5%,特异性为 97.7%,现已成为该病的首选检查方法。经食管超声心动图诊断早期老年性主动脉瓣周钙化的敏感性显著高于经胸超声心动图,特异性接近;二者联合应用可进一步提高敏感性。

(三)胸部 X 线

可见升主动脉扩张、主动脉弓有条状钙化影。侧位像若见到二尖瓣环钙化,对于该病的诊断有重要意义。

(四)CT

对主动脉瓣和主动脉钙化有较高的敏感性和特异性。与传统的 64 层 CT 相比,双源 CT 瓣膜图像能准确显示瓣膜和主动脉壁的微小钙化,在瓣膜疾病的诊断上更具优势。CT 仿真内镜技术则可较好地显示瓣叶的整体情况。

(五)磁共振(MR)

无创 MRI 技术除可提供准确、可重复的瓣膜形态学信息外,还可提供瓣膜狭窄和反流程度、心室大小、心肌质量和心功能等参数。流速编码 MR 电影(Velocity-encoded cine MR,VEC-MR)对心脏瓣膜病能够比多普勒超声更精确地进行定量评估,今后有可能应用于临床从而提高该病的诊断水平。

(六)核素心肌灌注显像

核素心肌灌注显像可观察心肌的血流灌注情况及心肌细胞的功能状态,具有简单、无创、安全、诊断准确性高等优点。运动或静态核素心肌灌注显像对于 SDHVD 的鉴别诊断有重要价值。

八、诊断

目前 SDHVD 尚缺乏统一的诊断标准,以下几点可供参考:①年龄 60 岁以上;②超声心动图有典型的瓣膜钙化或瓣环钙化,病变主要累及瓣环、瓣膜基底部和瓣体,而瓣尖和瓣叶交界处波及甚少;③X线检查见瓣膜或瓣环的钙化影;④具有与瓣膜功能障碍相关的临床表现如近期出现的心脏杂音、心功能不全或心律失常尤其是心房颤动或房室传导阻滞者,或有其他临床检查证据;⑤除外其他原因所致的瓣膜病变,如风湿性、梅毒性、乳头肌功能不全、腱索断裂及感染性心内膜炎等;⑥无先天性结缔组织异常和钙磷代谢异常的病史。因此,老年患者若既往无心脏病病史,近期内出现心脏杂音、心功能不全或心律失常尤其是心房颤动或房室传导阻滞者应排除SDHVD 可能。

九、鉴别诊断

SDHVD 应与以下心脏疾病相鉴别。

(一)风湿性心脏瓣膜病

主要侵犯二尖瓣叶,有瓣叶增厚,前后叶在舒张期呈同相运动。而退行性二尖瓣环钙化主要侵犯二尖瓣环,二尖瓣后叶活动正常,舒张期前、后叶仍呈反相运动。超声心动图容易鉴别。

(二)高血压性心脏病

高血压是 SDHVD 的易患因素之一,故高血压性心脏病可与退行性心脏瓣膜病同时存在。如果以左心室扩大为主或心电图上有左室肥厚劳损图形,常提示存在高血压性心脏病。

(三)冠心病

冠心病同样是 SDHVD 的易患因素之一,故 SDHVD 也可与冠心病并存。如果临床上有心绞痛和/或心肌梗死发生,多提示冠心病。若仅表现为心律失常者,则多见于退行性心脏瓣膜病。必要时可行核素运动心肌灌注显像或冠状动脉造影相鉴别。

(四)扩张型心肌病

如果心脏显著扩大者应考虑合并有扩张型心肌病,可行核素静态心肌显像相鉴别。

十、治疗

SDHVD 早期若无症状则无须治疗。若出现症状及体征时,则应给予相应处理。主要包括以下几个方面。

(一)内科药物治疗

考虑老年患者心功能及药代动力学特点,应选择合适的药物及剂量,注意用药的个体化原则。

1.他汀类药物

考虑到退行性瓣膜病变的发病机制和动脉粥样硬化类似,而他汀类药的多效性作用对动脉粥样硬化疾病的明显效果,故可将他汀类药物作为退行性瓣膜疾病的一种治疗选择。部分研究表明,他汀类药物可不同程度延缓瓣膜钙化的发展,但也存在与此结论不一致的研究报道。

2.ACE 抑制剂/ARB

有研究表明,ACE 抑制剂/ARB 对退行性瓣膜病变有抑制和延缓作用,但回顾性资料未能发现其能抑制主动脉瓣狭窄的进展。

3.MMP 抑制剂

MMP 对于正常瓣膜的弹性和完整性具有重要意义。在瓣膜钙化性病变时,炎症介导的MMP 呈过度表达,故认为 MMP 抑制剂理论上具有抑制瓣膜钙化的作用。

4.其他

主动脉瓣狭窄引起的心绞痛发作,可给予小剂量硝酸甘油或 β 受体阻滞剂,但有青光眼或颅内高压者不宜使用硝酸酯类药,有心动过缓、传导阻滞、哮喘患者应慎用或禁用 β 受体阻滞剂。

有认为改善钙磷代谢的药物和钙通道阻滞剂可用于治疗老年退行性心脏瓣膜病。

(二)加强基础疾病、易患因素及并发症的防治

积极治疗高血压、冠心病、高脂血症、肥胖等,并积极预防心力衰竭、心律失常、感染性心内膜炎、栓塞等各种并发症。应在明确病因的基础上加强晕厥的治疗。晕厥如果由严重心动过缓引起者应置入起搏器;有快速心房颤动者应控制心室率;由严重主动脉瓣狭窄所致者则应考虑手术治疗以解除机械性梗阻。发生心力衰竭时按心力衰竭指南处理,但尽量避免使用强烈的利尿剂与血管扩张剂。

(三)手术治疗

人工心脏瓣膜置换术及瓣膜成形术是心脏瓣膜病的根治方法,对于已出现心力衰竭症状的心脏瓣膜病患者,应积极评价手术的适应证和禁忌证,争取手术治疗的机会。对于瓣膜置换术适应证,目前多主张跨瓣压差≥6.7 kPa(50 mmHg),瓣口面积≤0.75 cm^2 为"金标准"。术前冠状动脉造影有冠状动脉病变者可同时行换瓣及旁路移植术。对二尖瓣环钙化而无症状的严重二尖瓣反流患者应进行运动耐量的评价。此外,判定左室的收缩功能对于决定是否行换瓣术是至关重要的。对有症状的轻到中度二尖瓣反流患者也应进行血流动力学监测。

影响瓣膜置换术预后的主要因素有以下几项。

1.年龄

高龄者病死率高,70 岁以上者其术后 1 年内病死率是 70 岁以下年龄组的 2.5 倍。

2.心功能

术前心功能明显减退者,其病死率是正常心功能患者的 5~20 倍。

3.冠心病

严重冠状动脉病变者(冠状动脉狭窄>70%)其术后病死率较非冠心病者增高 2.7 倍。

4.患有其他疾病

有肺、肝、肾疾患或糖尿病周围血管疾病者,其预后较差。

5.跨瓣压差

一般来说手术存活率与跨瓣压差呈反向关系,跨瓣压差越大术后存活率越低,反之越高。

(四)介入治疗

介入治疗操作相对简单,无须开胸,且费用相对较低。介入治疗主要包括经皮瓣膜球囊成形术和经皮瓣膜置换术。近年来由于材料和方法学的改进,成功率已明显提高。此外,高频超声消融主动脉瓣上的钙化斑块今后可能是非常有前途的治疗方法之一。

组织工程和干细胞治疗:组织工程学和干细胞的联合应用可能为退行性瓣膜疾病的治疗提供乐观的前景,但目前尚处于试验研究阶段,临床应用尚未成熟。

十一、预后

尽管部分 SDHVD 患者可长期无临床症状,预后良好,但随访发现,心脏瓣膜退行性病变处于一种持续进展状态,每年可使瓣口面积减少约 0.1 cm^2,是引起老年人心力衰竭和猝死的重要原因之一。目前尚无可靠的方法阻止本病的发生和发展。主动脉瓣硬化是最常见的心脏瓣膜退

行性病变。有瓣膜硬化者心血管事件发生率明显高于无硬化者,其心血管性死亡、急性心肌梗死、心力衰竭的相对风险分别高达66%、46%、33%。

加速病变的相关因素主要有:与患者相关的因素(如:增龄、吸烟、高血压、肥胖/糖尿病、慢性肾衰竭、合并冠心病等);与血流动力学相关的因素(如:左室收缩功能异常或低心排、运动时有血流动力学的改变、透析治疗等);与瓣膜本身相关的因素(如:二尖瓣畸形、退行性主动脉瓣狭窄、瓣膜钙化合并反流、已存在轻至中度的狭窄等)。二尖瓣环钙化范围每增加1 mm,其心血管疾病的风险、病死率和总死亡率经基线危险因素调整后约增加10%。

十二、小结

总之,SDHVD病因不明,增龄是其最重要因素,且病理机制复杂,临床上主要累及左心瓣膜,瓣膜的狭窄和/或关闭不全程度多不严重,临床症状常不明显,一旦进入临床期,出现诸如心绞痛、心律失常等症状时常提示病情严重,因此SDHVD强调定期筛查、早期诊断与及时合理的治疗。对无症状的重度瓣膜病变患者应进行运动测试,从而确认患者有无潜在症状,评估患者的预后及运动对血流动力学的影响。目前尚缺乏统一的临床诊断标准,超声心动图检查在该病的诊断中有着重要的地位。内科药物治疗疗效不肯定,对重症患者宜行外科手术或介入治疗,但应严格掌握适应证,并加强手术风险评估。高频超声消融术及组织工程和干细胞治疗今后可能会为SDHVD患者带来新的希望。

(李艳敏)

第六节　老年肺动脉高压

肺动脉高压实际上是由多种原因,包括基因突变、药物、免疫性疾病、分流性心脏畸形、病毒感染等侵犯小肺动脉,引发小肺动脉发生闭塞性重构,导致肺血管阻力增加,进而右心室肥厚扩张的一类恶性心脏血管疾病。患者早期诊断困难,治疗棘手,预后恶劣,症状出现后多因难以控制的右心衰竭死亡。

这一类疾病因病因谱广,预后差而成为日益突出的公共卫生保健沉重负担。不仅在西方发达国家备受重视,在我国等发展中国家也逐渐成为心血管疾病防治的重要任务。因此,心血管专科高级医师应该熟练掌握肺动脉高压临床特点,诊治规范,特别是右心室衰竭处理与左心衰竭的不同特点。

根据英国、美国及我国有关肺动脉高压专家共识等指南性文件,建议临床医师首诊发现肺血管疾病患者,应该及时转往相应专科医师处进行专科评估和靶向治疗,以免贻误最佳治疗时机。另外,国内外经验表明,培训专科医师,建立专业准入制度及相应区域性专科诊疗中心是提高肺血管疾病诊治水平的重要途径。值得强调的是,由中华医学会心血管病分会、中华心血管病杂志编辑委员会组织编写的我国第一个"中国肺动脉高压筛查诊断与治疗专家共识"(以下简称专家共识)于2007年11月在中华心血管病杂志正式发表,为更好规范我国心血管医师的临床诊治行为,提供了重要参考依据。

一、概念和分类

(一)历史回顾

1973 年世界卫生组织(WHO)在日内瓦召开了第 1 次世界肺高血压会议,会议初步把肺高血压分为原发性肺高血压(PPH)和继发性肺高血压两大类。1998 年在法国 Evian 举行的第2 次 WHO 肺高压专题会议首次将肺动脉高压与肺静脉高压、血栓栓塞性肺高压区分开;并将直接影响肺动脉及其分支的肺动脉高压(PAH)与其他类型肺高血压严格区分;还将应用多年的原发性肺高血压分为散发性和家族性两大类。2003 年在威尼斯举行的第3次WHO 会议正式取消了原发性肺血压这一术语,并使用特发性肺动脉高压(IPAH)和家族性肺动脉高压(FPAH)取而代之,特发性肺动脉高压和家族性肺动脉高压并列为肺动脉高压的亚类。

国内有专家建议使用"动脉型肺动脉高压"和"静脉型肺动脉高压"等概念。但肺静脉高压初期并不伴随肺动脉高压,如患者没有得到及时治疗,或导致肺静脉高压原因没有及时消除,才会逐渐伴随出现肺动脉高压。这一点在第 4 次世界卫生组织肺动脉高压会议(美国加州洛杉矶橘子郡,2008 年 2 月)上明确提出,称为"孤立的肺静脉高压",属于肺高血压。所以目前国际上多数专家还是倾向于把孤立的肺动脉高压和肺高血压严格进行区分来进行定义。

目前关于 2008 年 2 月第 4 次世界肺高血压学术会议上术语的最新进展,还有几点必须强调:①"家族性肺动脉高压"已经更改为"遗传性家族型肺动脉高压",而有骨形成蛋白 2 型受体(BMPR2)基因突变的特发性肺动脉高压患者,目前建议诊断为"遗传性散发型肺动脉高压"。②小孔房间隔缺损等左向右分流性先天性心脏病合并重度肺动脉高压患者,目前建议诊断为"类特发性肺动脉高压综合征"。

(二)肺高血压和肺动脉高压

肺高血压是指肺内循环系统发生高血压,整个肺循环,任何系统或者局部病变而引起的肺循环血压增高均可称为肺高血压(简称肺高压)。

肺动脉高压(PAH)是指孤立的肺动脉血压增高,肺静脉压力应正常,同时肺毛细血管楔压正常。

特发性肺动脉高压(IPAH)是肺动脉高压的一种,指没有发现任何原因,包括遗传、病毒、药物而发生的肺动脉高压。研究发现 26% 的特发性肺动脉高压患者合并 BMPR2 突变,但目前认为合并基因突变应诊为"遗传性散发型肺动脉高压"。

肺高血压的诊断标准:在海平面状态下,静息时,右心导管检查肺动脉收缩压>4.0 kPa(1 mmHg=0.133 kPa)和/或肺动脉平均压>3.3 kPa(25 mmHg),或者运动时肺动脉平均压>4.0 kPa(30 mmHg)。而诊断肺动脉高压的标准,除了上述肺高压标准之外,尚需肺毛细血管楔压(PCWP)≤2.0 kPa(15 mmHg),肺血管阻力>3。

(三)威尼斯会议肺高血压临床分类

尽管 2008 年 2 月第 4 次世界肺高血压会议重新对肺高血压进行了分类,但鉴于正式分类尚未发表,个别问题还存在争议,因此,本书仍采用威尼斯第 3 次世界卫生组织肺动脉高压专题会议制定的肺高血压诊断分类标准(表 7-9)。

表 7-9   2003 年威尼斯会议肺高血压临床诊断分类

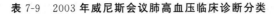

1.肺动脉高压

　　1.1 特发性肝动脉高压

　　1.2 家族性肺动脉高压

　　1.3 相关因素所致

　　1.3.1 胶原血管病

　　1.3.2 先天性体-肺分流性心脏病

　　1.3.3 门静脉高压

　　1.3.4 HIV 感染

　　1.3.5 药物和毒物

　　1.3.6 其他:甲状腺疾病,糖原贮积症,戈谢病,遗传性出血性毛细血管扩张症,血红蛋白病,骨髓增生性疾病,脾切除

　　1.4 因肺静脉或毛细血管病变导致的肺动脉高压

　　1.4.1 肺静脉闭塞病

　　1.4.2 肺毛细血管瘤

　　1.5 新生儿持续性肺动脉高压

2.左心疾病相关肺高压

　　2.1 主要累及左心房或左心室的心脏疾病

　　2.2 左心瓣膜病

3.与呼吸系统疾病或缺氧相关肺高压

　　3.1 慢性阻塞性肺疾病

　　3.2 间质性肺病

　　3.3 睡眠呼吸障碍

　　3.4 肺泡低通气综合征

　　3.5 慢性高原病

　　3.6 肺泡-毛细血管发育不良

4.慢性血栓和(或栓塞性肺高压)

　　4.1 血栓栓塞近端肺动脉

　　4.2 血栓栓塞远端肺动脉

　　4.3 非血栓性肺栓塞[肿瘤,虫卵和/或寄生虫,外源性物质]

5.混合性肺高压

　　类肉瘤样病,组织细胞增多症,淋巴血管瘤病,肺血管压迫(腺瘤,肿瘤,纤维性纵隔炎)

二、流行病学

(一)流行病学资料

由于特发性肺动脉高压发病率较低,而其他类型肺动脉高压诊断分类十分复杂,加之早期临床症状隐匿,不易发现,而且确诊依赖右心导管检查,因此普通人群流行病学方面资料较少。

特发性肺动脉高压可发生于任何年龄,但平均诊断年龄为 36 岁,男性确诊时年龄略高于女性。我国特发性和家族性肺动脉高压注册登记研究表明,女性发病率高于男性,女男比例约为2.4:1,与国外报道的(1.7～3.5):1 相似,儿童特发性肺动脉高压性别比女性:男性为 1.8:1,目前研究未发现特发性肺动脉高压的发病率存在种族差异。根据 1987 年公布的美国国立卫生研究院(NIH)注册登记研究结果,人群中原发性肺高血压(PPH)年发病率为 1/100 万～2/100 万。

2006 年法国研究表明法国成年人群中肺动脉高压年发病率和患病率分别为 2.4/100 万和 15.0/100 万。

虽然普通人群肺动脉高压发病率较低,但服用食欲抑制药人群中年发病率可达到 25/100 万~50/100 万。而尸检研究得到的患病率更高达 1 300/100 万。

儿童肺动脉高压发病率同样很低。中国肺动脉高压注册登记研究初步结果表明,儿童肺动脉高压患者中特发性、家族性以及结缔组织病、先天性心脏病相关性肺动脉高压所占比例分别为 31%、3%、8%、59%。

(二)危险因素

肺动脉高压的危险因素是指在肺动脉高压发展过程中可能起促进作用的任何因素,包括药物、疾病、年龄及性别等。2003 年第 3 次 WHO 肺高血压会议上对肺动脉高压危险因素进行了系统阐述(表 7-10)。临床医师应熟悉肺动脉高压的常见危险因素,并应用到肺动脉高压诊断流程中。

表 7-10　2003 年威尼斯会议上确定的肺动脉高压危险因素

A.药物和毒性	高血压
1.已明确有致病作用	3.不太可能的相关隐私
阿米雷司	肥胖
芬氟拉明	C.疾病
右芬氟拉明	1.已明确的疾病
毒性菜籽油	HIV 感染
2.非常可能有致病作用	2.非常有可能的疾病
安非他明	门静脉高压/肝病
L-色氨酸	胶原血管病
3.可能有致病作用	先天性体-肺分流性心脏病
甲基-安非他明	3.可能的疾病
可卡因	甲状腺疾病
化疗药物	血液系统疾病
4.不太可能有致病作用	脾切除术后
抗抑郁药	镰刀细胞性贫血
口服避孕药	β-地中海贫血
治疗剂量的雌激素	慢性骨髓增生性疾病
吸烟	少见的遗传或代谢疾病
B.有统计学意义的相关因素	Ia 型糖原贮积症
1.明确的相关因素	戈谢病
性别	遗传性出血性毛细血管扩张症
2.可能的相关因素	
妊娠	

三、分子生物学

(一)基因突变

1954 年 Dresdale 首次报道了 1 例家族性原发性肺动脉高压家系,提示某些肺动脉高压可能与基因突变有关。1997 年发现染色体 2q31-32 有一个与家族性肺动脉高压有关的标记,2000 年

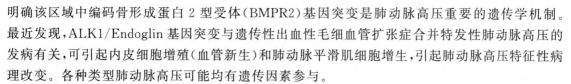

明确该区域中编码骨形成蛋白 2 型受体（BMPR2）基因突变是肺动脉高压重要的遗传学机制。最近发现，ALK1/Endoglin 基因突变与遗传性出血性毛细血管扩张症合并特发性肺动脉高压的发病有关，可引起内皮细胞增殖（血管新生）和肺动脉平滑肌细胞增生，引起肺动脉高压特征性病理改变。各种类型肺动脉高压可能均有遗传因素参与。

（二）钾通道

缺氧可抑制小肺动脉平滑肌细胞的电压门控钾通道（KV），导致钙通道开放增加，从而引起缺氧性肺血管收缩反应及血管重构。研究表明肺动脉高压以肺动脉平滑肌细胞的 $KV_{1.5}$ 表达下调为主，慢性缺氧性肺高压则 $KV_{1.5}$、$KV_{2.1}$ 的表达均下调；食欲抑制药如芬氟拉明、阿米雷司则可直接抑制 $KV_{1.5}$ 和 $KV_{2.1}$；二氯乙酸甲酯（DCA）和西地那非可增加钾通道的表达及活性。因此钾通道功能异常在肺动脉高压发病机制中起重要作用。

（三）增殖和凋亡

小肺动脉重构与内皮细胞过度增殖及凋亡抵抗有关。目前认为缺氧、机械剪切力、炎症、某些药物或毒物及遗传易患性均可导致内皮细胞的异常增殖。病理学研究发现，丛样病变是由异常增殖的内皮细胞和成纤维细胞构成的通道。而特发性肺动脉高压丛样病变为单克隆起源内皮细胞构成，与生长抑制基因如转化生长因子 β（TGF-β）2 型受体和凋亡相关基因 Bax 缺陷有关。另外特发性肺动脉高压及先心病相关性肺动脉高压丛样病变中还存在内皮细胞凋亡抵抗，导致不可逆性小肺动脉重构。

（四）5-羟色胺转运系统

肺动脉高压患者血液中 5 羟色胺（5-HT）水平升高，而最主要储存库——血小板中的含量却是下降的。多种类型肺动脉高压患者血浆中 5-HT 水平升高，即使肺移植或前列环素治疗也不能纠正；食欲抑制药阿米雷司、芬氟拉明与 5-HT 载体相互作用促使血小板释放 5-HT，并抑制其再摄取，导致血浆 5-HT 水平升高，因此也是一种钾通道拮抗药。临床及动物实验均证实，肺动脉平滑肌细胞中 5-HT 载体的表达和/或活性升高均可引起小肺动脉重构。

（五）炎症机制

部分系统性红斑狼疮合并肺动脉高压患者经免疫抑制药治疗后病情明显改善，某些肺动脉高压患者体内可检测到循环自身抗体如抗核抗体及炎性细胞因子如 IL-1 和 IL-6 表达升高，肺组织学检查发现巨噬细胞和淋巴细胞炎性浸润，趋化因子 RANTSE 和 Fractalkine 表达增加，提示炎症机制在肺动脉重构机制中起重要作用。

四、病理

肺动脉高压患者各级肺动脉均可发生结构重建，且严重程度和患者预后有一定相关性。肌型和弹性肺动脉、微细肺动脉的主要病理改变是中膜肥厚、弹性肺动脉扩张及内膜粥样硬化。各级肺小叶前或小叶内肺动脉主要表现为狭窄型动脉病变和复合型动脉病变：狭窄型病变包括肺动脉中膜平滑肌肥厚、内膜及外膜增厚；复合病变则包括丛样病变、扩张性病变和动脉炎性病变。对临床表现复杂、诊断困难的肺动脉高压患者，尽量争取行肺动脉病理解剖学检查。

五、血流动力学

（一）正常肺循环血流动力学特点

正常肺循环是一个低压、低阻、顺应性高的血液循环系统。肺血管床横截面积较大，因而阻力和压力均较低。肺血管壁薄,与气道解剖关系毗邻,因此肺血流动力学易受气道、纵隔及左右心室压力变化的影响。与临床关系密切的肺血流动力学参数有肺动脉压、肺毛细血管楔压、肺血管阻力和右心排血量(或肺血流量)等。肺动脉收缩压正常值为 1.7～3.5 kPa(13～26 mmHg),舒张压为0.8～2.1 kPa(6～16 mmHg),肺动脉压随年龄增长略有升高。肺毛细血管楔压通过导管直接嵌顿在小肺动脉远端测量获得,正常值为 1.1～1.6 kPa(8～12 mmHg),临床上常用肺毛细血管楔压代替左心房压力。

肺血管阻力(PVR):计算公式是 $R = \dfrac{\overline{P}_{PA} - \overline{P}_{LA}}{\overline{QT}}$,其中 $\overline{P}_{PA} - \overline{P}_{LA}$ 肺动脉与左房之间的平均压差(可以用 P_W 肺毛细血管楔压代替 P_{LV}),单位是 kPa。$\overline{QT} =$ 平均肺血流量,单位用 mL/s 表示。

心排血量:正常情况下左心排血量略高于右心,主要是由于1%～2%支气管静脉血直接回流到肺静脉所致。目前临床上常用计算右心排血量的方法有两种:热稀释法和 Fick 法。右心排血量的正常值为4.4～8.4 L/min。

常用肺循环血流动力学参数的正常参考值见表 7-11。

表 7-11　肺循环血流动力学参数的正常参考值

参数	平均值	正常值
Q(L/min)	6.4	4.4～8.4
$PAP_{systolic}$(kPa)	2.5	1.7～3.5
$PAP_{disstolic}$(kPa)	1.3	0.8～2.1
PAP_{mean}(kPa)	1.7	0.9～2.5
PAOP(kPa)	1.2	0.7～1.7
PCWP(kPa)	1.3	1.1～1.6
RAP(kPa)	0.7	0.1～1.2
PVR(dyn·s/cm^5)	55	11～99

注:1 mmHg=0.133 kPa

Q,肺血流量;$PAP_{systoli}$,肺动脉收缩压;$PAP_{disstolic}$,肺动脉舒张压;PAP_{mean},肺动脉平均压;PAOP,肺动脉闭塞压;PCWP,肺毛细血管楔压;RAP,右房压;PVR,肺血管阻力

(二)肺动脉高压血流动力学特点

肺动脉高压血流动力学特征是肺动脉压力和肺血管阻力进行性升高,右心排血量逐渐下降,最终导致右心室扩张,肥厚进而功能衰竭。

肺动脉高压无症状期为安静状态下肺动脉压正常,活动后明显升高,但是心排血量基本正常;有症状期为安静状态下肺动脉压、肺血管阻力升高,心排血量下降是症状出现的主要原因,此期可出现右心室扩张和肥厚;恶化期为肺阻力进一步升高,心排血量继续下降,导致肺动脉压力也开始下降,此期肺循环血流动力学改变超过右心室代偿范围,发生右心衰竭(图 7-2)。

(三)不同类型肺高血压血流动力学特点

1.肺动脉压

安静状态下肺动脉平均压＞3.3 kPa(25 mmHg)即可定义为肺高血压。根据诊断分类不同,肺动脉高压的升高可以分为被动性(如肺静脉压力升高),运动相关性(心排血量增加所致),

肺血管阻力增加性（肺循环自身病变）。

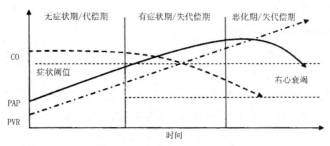

图 7-2　肺动脉高压不同时期血流动力学参数变化特点

2.毛细血管后性肺高压

毛细血管后性肺高压又称肺静脉高压，肺毛细血管楔压≥2.0 kPa（15 mmHg），跨肺压差（TPG）正常；毛细血管前性肺高压，又称肺动脉高压，肺毛细血管楔压＜2.0 kPa（15 mmHg），跨肺压差因肺血管阻力或心排血量增加而升高。

3.肺静脉回流受阻

如左心室功能不全和二尖瓣疾病可被动引起肺动脉压升高。一些少见疾病如肺血管中层纤维化和肺静脉闭塞性疾病，也可直接引起肺静脉回流受阻导致肺高压。

4.肺血流增多

肺血流增多也可引起肺动脉压升高，如存在先天性左向右分流性心脏疾病。当肺血流明显增加和肺血管扩张能力达到最大时，肺血流略增加就可导致肺动脉压明显升高。

5.肺血管阻力增加

主要与小肺动脉重构、血管收缩和原位血栓形成有关。根据影响因素不同将肺血管阻力分为两种类型：固定型和/或可逆型。固定型成分与肺动脉阻塞、闭塞及重构有关；可逆型成分与肺血管张力变化有关，肺血管张力与肺血管内皮、血管平滑肌细胞、细胞外基质、循环血细胞和血液成分相互作用有关。肺动脉高压时肺血管阻力＞3。肺血管阻力增加往往与远端小肺动脉或近端肺动脉面积明显减少有关。

六、临床表现

（一）症状

肺动脉高压早期无明显症状，往往病情发展至心功能失代偿才引发症状。我国注册登记研究结果表明，患者首发症状至确诊时间为（26.4±27.6）个月。首发就诊症状是活动后气短，发生率高达 98.6％。其后依次为胸痛、晕厥、咯血、心悸、下肢水肿及胸闷，发生率分别为 29.2％、26.4％、20.8％、9.7％、4.2％和 2.8％。

（二）既往史

采集病史时应注意询问：减肥药服用史，习惯性流产史，鼻出血，慢性支气管炎，HIV 感染史，肝病，贫血，甲状腺疾病，打鼾史及深静脉血栓史等。上述病史可以提示一些病因诊断，对患者进行准确的诊断分类有重要价值，如鼻出血需要考虑患者是否合并遗传性出血性毛细血管扩张症。

（三）体格检查

肺动脉高压的体征没有特异性，P_2 亢进最为常见，发生率为 88.9％。其他常见体征有三尖瓣收缩期杂音；右心功能不全时可出现颈静脉充盈或怒张，下肢水肿；先天性心脏病合并肺动脉高压可出现发绀,杵状指(趾)等。另外还需对背部仔细听诊,如发现血管杂音应考虑肺动静脉畸形可能。

(四)WHO肺动脉高压功能评级

1998年第2次世界卫生组织肺高压专题会议就已提出肺动脉高压患者的心功能分级标准,即WHO功能分级。该分级与NYHA心功能分级的差别在于增加了晕厥的分级指标(表7-12)。功能分级不但是治疗策略的依据,也是判断患者预后的重要资料。

表7-12 世界卫生组织肺动脉高压患者功能分级评价标准

分级	描述
I	患者体力活动不受限,日常体力活动不会导致气短、乏力、胸痛或黑蒙
II	患者体力活动轻度受限,休息时无不适,但日常活动会出现气短、乏力、胸痛或近乎晕厥
III	患者体力活动明显受限,休息时无不适,但低于日常活动量时即出现气短、乏力、胸痛或近乎晕厥
IV	患者不能进行任何体力活动,有右心衰竭的征象,休息时可有气短和/或乏力,任何体力活动都可加重症状

七、辅助检查

(一)心电图

肺动脉高压患者的心电图表现缺乏特异性,电轴右偏、I导联出现S波、右心室高电压及右胸前导联可出现ST-T波改变有助于提示肺动脉高压。

(二)胸部X线检查

肺动脉高压患者胸部X线检查征象可能有肺动脉段凸出及右下肺动脉扩张,伴外周肺血管稀疏——"截断现象",右心房和右心室扩大。

(三)超声心动图

超声心动图是肺动脉高压疑诊患者最主要的无创检查手段。超声心动图检查的右心房大小、左心室舒张末期内径及心包积液等是评估病情严重程度、评价疗效和估计预后的重要参数,还可发现心内畸形、大血管畸形及左心病变,在肺动脉高压病因诊断中具有重要价值。但由于超声心动图检查易受操作者的经验、仪器型号等因素影响,并且不能准确测量肺动脉平均压、肺毛细血管楔压及心排血量等参数,因此不能用于确诊肺动脉高压。

(四)肺功能检查

特发性肺动脉高压、先天性心脏病相关性肺动脉高压和结缔组织病相关性肺动脉高压均存在不同程度的外周气道通气功能障碍和弥散功能障碍。其中结缔组织病相关性肺动脉高压患者的DLco下降最为明显。

(五)睡眠监测

睡眠监测为常规检查方法之一,大约15%的睡眠呼吸障碍患者可发生肺高压。

(六)胸部CT、肺灌注扫描

胸部CT、肺灌注扫描是诊断肺栓塞,肺血管畸形等肺血管疾病重要的无创检查手段。高分辨率胸部CT也是鉴别特发性肺动脉高压和肺静脉闭塞病重要方法。

(七)心脏MRI检查

心脏MRI可以测量右心室舒张末期容积、右心室壁厚度、右心室射血分数等参数,是评价右心功能的重要检查手段。

(八)右心导管检查

右心导管检查是诊断肺动脉高压唯一的金标准,也是指导确定科学治疗方案必不可少的手段。对病情稳定、WHO 肺动脉高压功能分级Ⅰ~Ⅲ级、没有明确禁忌证的患者均应积极开展标准的右心导管检查。右心导管检查时测定的项目包括心率、右心房压、右心室压、肺动脉压(收缩压、舒张压和平均压)、肺毛细血管楔压、心排血量、体循环血压、肺血管阻力和体循环阻力及导管径路各部位的血氧饱和度等。

(九)急性肺血管扩张试验

部分肺动脉高压尤其是特发性肺动脉高压的发病机制可能与肺血管痉挛有关,急性肺血管扩张试验是筛选这些患者的有效手段。国内急性肺血管扩张试验常选择腺苷或伊洛前列素。急性肺血管扩张试验阳性标准为:肺动脉平均压下降到 5.3 kPa(40 mmHg)之下,且下降幅度超过1.3 kPa(10 mmHg),心排血量增加或至少不变。必须同时满足此 3 项标准,才可将患者诊断为试验结果阳性。初次检查阳性的患者服用足量的钙通道阻滞剂治疗 12 个月时应及时随访,如果患者心功能稳定在Ⅰ~Ⅱ级,而肺动脉平均压基本或接近正常,则认为该患者符合钙通道阻滞剂长期敏感者的诊断标准。

(十)肺动脉造影

肺动脉造影是诊断肺栓塞、肺血管炎、肺血管肿瘤的金标准,在肺动脉高压诊断分类中具有重要价值。肺动脉造影显示的肺血管末端血液充盈状况对于判断患者肺动脉高压是否小动脉闭塞具有重要临床实用价值。需要注意,肺动脉造影并非肺动脉高压常规检查项目。血流动力学不稳定肺动脉高压患者进行肺动脉造影可能导致右心衰竭加重,甚至猝死。

(十一)6 分钟步行距离试验

肺动脉高压患者首次入院后常规进行 6 分钟步行距离试验。6 分钟步行距离试验是评价患者活动耐量的客观指标,也是评价疗效的关键方法。另外首次住院的 6 分钟步行距离试验结果与预后有明显相关性。进行 6 分钟步行距离试验同时还应同时评价 Borg 呼吸困难分级,具体分级方法见表 7-13。

表 7-13 Borg scale 分级

分级	描述
0 级	没有任何呼吸困难症状
0.5 级	呼吸困难症状非常非常轻微(刚刚能觉察到)
1 级	呼吸困难症状非常轻微
2 级	呼吸困难症状轻微(轻)
3 级	有中等程度的呼吸困难症状
4 级	呼吸困难症状稍微有点重
5 级	呼吸困难症状严重(重)
6 级	
7 级	呼吸困难症状非常重
8 级	
9 级	
10 级	呼吸困难症状非常非常严重(最重)

八、诊断及鉴别诊断

根据肺高血压最新诊断分类标准,肺高血压共分为五大类,21亚类,30余小类,因此只有遵循根据规范的诊断流程才能对肺高血压患者进行准确的诊断分类(图7-3)。肺动脉高压的诊断和鉴别诊断要点如下。

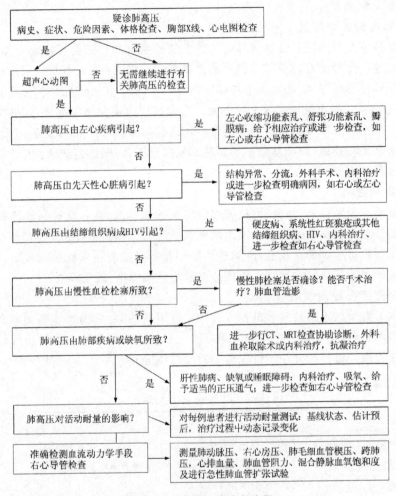

图7-3 肺高血压的诊断流程

(1)首先提高肺动脉高压的诊断意识,尽量早期诊断,缩短确诊时间。

(2)判断是否存在肺动脉高压的危险因素。

(3)完善常规实验室检查,对肺动脉高压进行详细分类诊断。

(4)右心导管检查及急性血管扩张试验确诊。

(5)对患者心肺功能进行评估,确定治疗策略。

九、治疗

肺动脉高压的治疗大体分为3个不同阶段,第1个阶段通常称为"传统治疗时代",也叫作"零靶向治疗时代"。第2个阶段称为"不充分靶向治疗时代"。第3个治疗时代称为"多元化时代"。

传统治疗时代指 1992 年以前。这个阶段的治疗实际上是针对肺动脉痉挛,右心衰竭和肺血管原位血栓形成。药物有钙通道阻滞剂(CCBs)、氧气、地高辛和利尿药、华法林。

1992 年起,随着依前列醇进入临床,肺动脉高压患者的预后发生了革命性改变。一直到 1999 年波生坦的出现,这期间依前列醇是唯一靶向治疗肺动脉高压药物,因此称为不充分靶向治疗时代,也有专家称为"FLOLAN 时代"。

1999 年以后,波生坦、曲前列素、西地那非等药物逐渐进入临床使各类肺动脉高压患者预后得到更好的改善,球囊扩张等介入治疗方法使慢性血栓栓塞性肺高压患者多了治疗的选择。药物治疗无效的危重患者可以选择房间隔打孔技术或者肺移植技术也成为全球性的专家共识,因此这个阶段称为"多元化新时代"。下面着重强调治疗中几个重要部分。

(一)传统治疗

首先,除了合并房性心动过速,心房颤动等快速性心律失常,地高辛被推荐仅能应用于心排血量和心脏指数小于正常值的患者。利尿药应谨慎使用,短期改善患者症状之后,即应减量并逐渐停用,因右心室充盈压对于维持足够心排血量非常关键。华法林应用之前需评估患者有无禁忌证。如无禁忌,则部分凝血酶原活动度的国际标准比值(INR)应该控制在 1.5～2.5,主要是对抗肺血管原位血栓形成和发展。

其次需要着重强调急性肺血管反应试验结果是患者能否服用 CCBs 的唯一根据,因为试验阳性往往提示大量小肺动脉痉挛。而试验阴性,则提示血管重塑而闭塞是主要病理基础,此时使用 CCBs 则有导致体循环血压下降、矛盾性肺动脉压力升高、心力衰竭加重、诱发肺水肿等危险。

服用 CCBs 之后的 1 年随访结果又是患者是否为 CCBs 长期敏感者的唯一证据,只有 CCBs 长期敏感者才能长期服用 CCBs 并能显著获益。服用 CCBs 之前应该根据 24 小时 HOLTER 的结果评估患者的基础心率,基础心率较慢的患者选择二氢吡啶类;基础心率较快的患者则选择地尔硫䓬。

原则上对于各类肺动脉高压患者,禁忌使用血管紧张素转换酶抑制药,血管紧张素Ⅱ受体拮抗药和硝酸酯类等血管扩张药。

(二)靶向治疗

对急性肺血管扩张试验结果阴性,病情稳定的肺动脉高压患者,建议采用前列环素类药物、内皮素受体拮抗药、5 型磷酸二酯酶抑制药等新型血管扩张药进行靶向治疗或联合治疗。

目前国内可以使用的靶向治疗药物有波生坦,西地那非和万他维等。

1.内皮素受体拮抗药

波生坦是非选择性内皮素受体拮抗药,是临床应用时间最长的口服靶向治疗药物,也是除了 FLOLAN 之外,目前唯一有 5 年生存率随访结果的治疗方法。目前国外大量的研究报道已经证实,该药物可以明确治疗特发性肺动脉高压,结缔组织病相关肺动脉高压,先心病相关肺动脉高压,艾滋病毒感染相关肺动脉高压,慢性血栓栓塞性肺高压,儿童肺动脉高压,右心衰竭早期心功能Ⅱ级的肺动脉高压患者。该药可改善患者的临床症状和血流动力学指标,提高运动耐量,改善生活质量和生存率,推迟到达临床恶化时间。国内研究也初步证实,波生坦可以安全有效治疗肺动脉高压患者。

目前推荐用法是初始剂量 62.5 mg,2 次/天,4 周,后续 125 mg,2 次/天,维持治疗。如无禁忌,是治疗心功能Ⅱ级、Ⅲ级肺动脉高压患者的首选治疗。注意事项:①如患者是儿童,或体重＜40 kg,则用药剂量需要根据体重而调整为半量。如是体重＜20 kg 的婴幼儿患者,则建议剂量为 1/4 量。②由于具有潜在肝脏酶学指标升高作用。建议治疗期间监测肝功能,至少每月 1 次。如转氨酶增高小于等于正常值高限 3 倍,可以继续用药观察;小于正常值 3～5 倍,可以减半剂量继续使用或暂停用药,每 2 周监测一次肝功能,待转氨酶恢复正常后再次使用;小于正常值 5～8 倍,暂停用药,每 2 周监测一次肝功能,待转氨酶恢复正常后可考虑再次用药;小于正常值 8 倍以上时需要停止使用,不再考虑重新用药。转氨酶恢复正常后再次使用波生坦,大多数患者肝功能会保持正常。

波生坦和环孢素 A 有配伍禁忌,不推荐和格列本脲、氟康唑合用。

目前欧洲和美国分别有西他生坦和安贝生坦等选择性内皮素受体 A 拮抗药上市,也可以有效治疗肺动脉高压,但是长期预后资料尚需时日。

2.五型磷酸二酯酶抑制药

西地那非已被美国食品与药品管理局(FDA)批准用于肺动脉高压治疗,在国外上市的商品名"Revatio"。目前该药治疗患者的 2 年生存率已经在 2008 年美国胸科年会上公布,与传统治疗对比,确实明显延长了患者的生存时间,是值得推荐治疗肺动脉高压的重要方法。我国虽然还未批准治疗肺动脉高压的适应证,但是目前国内已有大量患者在接受或自发购买相同成分的"万艾可"用于治疗肺动脉高压,使用方法很不规范,甚至错误。因此亟待强调该药物正确临床使用方法。

根据 SUPER 研究结果及国内外专家共识,西地那非被推荐的标准剂量是 20 mg,3 次/天,且增加剂量不能增加疗效,但却增加不良反应发生率。

使用西地那非需要注意以下不良反应:腹泻、视觉障碍、肌肉疼痛、儿童发育增快及头痛和潮红。

同类药物伐地那非虽然在国内外都没有适应证,但随机双盲安慰剂对照多中心临床试验(EVALUATION-1)正在进行,且前期开放对照研究也在 2008 年美国胸科年会公布,初步证明可以有效安全治疗肺动脉高压患者。因该药服用方便,5 mg,2 次/天即可,价格相对低廉,因此对于我国经济情况相对较差患者,是可以考虑尝试的方法。其不良反应与西地那非类似。

3.前列环素及结构类似物

我国目前唯一上市药物是伊洛前列素(ILOPROST,商品名万他维),短期内吸入伊洛前列素可降低肺动脉压力和肺血管阻力,提高运动耐量,改善生活质量。但伊洛前列素是否可长期单独应用治疗肺动脉高压目前还没有很好的研究来证实。目前大多数有经验专家建议,对于心功能较差患者可短期应用,病情缓解之后应及时替换为口服制剂如五型磷酸二酯酶抑制药或内皮素受体拮抗药波生坦。另外,对于急诊室或者重症监护病房及手术中遇到肺动脉高压危象,或者急性和/或重度右心衰竭患者,伊洛前列素吸入或者静脉泵入是非常重要的治疗选择。

需要强调:前列腺素 E_1(即前列地尔)与前列环素不同,不建议用于肺动脉高压的治疗。曲前列素在欧美上市多年,可以经皮下注射,静脉注射和吸入途径等多种方法给药,方便、安全、有效。在治疗肺动脉高压药物中是目前公认最好的前列环素类药物。

4.治疗目标

对于肺动脉高压这类恶性疾病,国内外专家倾向于"以目标为导向的靶向治疗",意即治疗之前,先预设治疗目标,随后给予靶向治疗方案。3 个月为 1 个周期,检查患者是否达到治疗目标,如达到,继续治疗。如没有达到目标,更换方案或者联合治疗。一般来说,预先设定的治疗目标是下列生理指标至少 50% 改善,而其他指标没有恶化:如 6 分钟步行距离、WHO 功能分级、

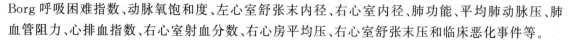

Borg 呼吸困难指数、动脉氧饱和度、左心室舒张末内径、右心室内径、肺功能、平均肺动脉压、肺血管阻力、心排血指数、右心室射血分数、右心房平均压、右心室舒张末压和临床恶化事件等。

(三)联合治疗方案

1.靶向联合方案

如果患者经单药治疗,没有达到预先设定的治疗目标或者病情仍进行性加重,建议采用联合治疗。目前尚无公认最佳联合治疗方案。根据专家经验,波生坦＋西地那非或波生坦＋伐地那非可能疗效较好。

一般情况下,根据患者经济状况可以首选波生坦、西地那非或伐地那非来启动治疗。3个月后评估,如达标,则继续治疗。如没有达标,则联合治疗。国内联合治疗,PDE5 抑制药一般不变动剂量,而波生坦先用 62.5 mg,2 次/天。如再次评估达标,继续治疗,如没有达标,则波生坦可以增加剂量至 125 mg,2 次/天。如仍未达标,可以考虑适当增加伊洛前列素,或者贝前列素。再不达标或继续恶化,考虑静脉使用伊洛前列素,择机进行肺移植或房间隔打孔。

2.靶向治疗之外的综合治疗

他汀类初步研究证实可以加用,对抗肺动脉内皮的损伤。但需要进一步研究。

(四)介入治疗

对于肺血管炎或者血栓栓塞而导致的肺血管局部狭窄相关的肺动脉高压,可以考虑介入治疗。球囊扩张和支架置入可以明显改善患者的肺血液灌注,从而改善通气血流比值,提高动脉血氧饱和度,降低肺动脉阻力。其进一步机制有待于阐明。

(五)肺移植

药物治疗无效的肺动脉高压患者,可以考虑单侧、双侧或者部分肺叶肺移植。国外经验表明可有效纠正右心衰竭。国内经验有限。

(六)其他新技术

血管活性肠肽、弹性蛋白酶抑制药等都是初步证实有效的靶向治疗药物;而基因治疗,细胞移植治疗肺动脉高压的研究报道也初步显示其希望。同步起搏技术研究初步显示也可有效改善肺动脉高压患者的右心功能。但上述方法尚未成熟,仍在研究阶段,目前尚不能临床应用。

十、预后

肺动脉高压治疗较前有巨大进步,但是仍未令人满意。目前的治疗方法患者预后仍然差;治疗方法价格昂贵;治疗手段较少,成规模的专业治疗中心较少,诊断和治疗不规范,是患者预后差的重要原因。

(苏　梅)

第七节　老年周围动脉疾病

周围动脉疾病包括主动脉和肢体供血动脉的狭窄和阻塞性病变。这些病变主要与动脉粥样硬化有关,炎症性、遗传性发不良和创伤性周围动脉疾病仅占所有周围动脉疾病病例的 5％～10％。有症状的动脉粥样硬化对上肢和手的血供影响较下肢少,所以周围动脉疾病的症状主要

311

发生在下肢,以间歇性跛行、肢体活动后疼痛和无力为主要特征,严重可导致下肢功能丧失而致残,在老年人尤其常见。周围动脉疾病诊断、治疗不及时或处理不恰当,其预后不良的风险很高。

一、流行病学和高危因素

周围动脉疾病发病隐匿,非侵袭性检查手段显示无症状的周围动脉疾病发病率比有症状者高 3 倍。有症状的周围动脉疾病患者占 55~74 岁年龄段人群的 4.5%,大约 20% 的老年人患有有症状或无症状的周围动脉疾病。

动脉粥样硬化相关的周围动脉疾病的发展与性别(男性)、年龄、糖尿病、吸烟、高血压病、高胆固醇血症、高纤维蛋白原血症和高半胱氨酸血症呈正相关。其中,吸烟为最重要的单一高危因素,吸烟者发生周围动脉疾病的概率较非吸烟者高 3 倍,多个危险因素并存会增加周围动脉疾病的发病率。

周围动脉疾病患者的 5 年累计死亡率介于 5%~17%,较同年龄非周围动脉疾病对照组明显升高,男性周围动脉疾病患者的预期寿命与正常比要短 10 年。主要死亡原因是冠心病(周围动脉疾病患者发生率 55%,非周围动脉疾病患者发生率 36%)、脑血管事件(11% 和 4%)和其他引起死亡的血管事件(10%)。因此,周围动脉疾病可作为判断患者是否具有全身性动脉粥样硬化损害的标志性疾病。

二、发病机制

周围动脉疾病的主要发病机制是由动脉粥样硬化所致的动脉狭窄造成的,动脉狭窄导致血流受阻,从而导致远端供血不足。动脉狭窄对老年人的影响更明显,因为其本身就存在氧合能力下降、肌肉萎缩和毛细血管床的减少等因素进一步加重供血不足。当肢体活动时,机体通过增加心排血量、组织血管扩张来增加肢体血流量。在周围动脉疾病间歇性跛行的患者,静息时其血流尚能满足肌肉对血供的需求,而活动时其血流不能相应的增加,达不到肌肉对血供需求的增加,从而导致跛行。

从心脏到肢体远端(如踝部),平均血压下降并不明显。这是因为虽然血流压力在流向肢体远端过程中逐渐降低,但肢体远端小血管的阻力逐渐增高,从而维持收缩压的下降不明显。所以,健康人脚踝处的血压读数高于手臂的血压读数,而且在运动时踝部的血压不会有明显变化。而周围动脉疾病患者,由于下肢动脉存在一处或多处狭窄,血流经过这些狭窄时压力下降加快,导致其踝部血压比健康人低,而且在肢体活动时这种差异更明显。这也就是踝臂指数用于诊断周围动脉疾病的基本原理。

三、临床表现

周围动脉疾病的早期表现仅有活动后的肌肉疲劳、不适及疼痛。大约有 50% 的周围动脉疾病患者是无症状的,而 30%~40% 的患者有不典型的腿痛或静息痛。不典型的腿痛在老年人常见,表现为沉重、麻木或酸痛。5% 的周围动脉疾病表现为缺血性溃疡或坏疽。缺血性溃疡患者的病因常常未被诊断,从而导致治疗延误甚至被错误地使用弹力绷带加压治疗而导致医源性损害。

当评估老年患者时,回顾病史必须要包括肢体的症状。一旦有间歇性跛行的病史,就必须评估多大的运动量诱发疼痛。可以按步行街区数量来进行评估,这种评估有利于建立基线资料从而用于评价治疗效果。疼痛是否在同一组肌群重复发作及疼痛是否在休息 2～5 分钟内缓解有利于鉴别血管源性跛行和神经源性跛行(如椎管狭窄),椎管狭窄所致的症状需要更长时间才能缓解。疼痛的部位可以帮助动脉狭窄处的定位。周围动脉疾病的血管狭窄常发生在远端的股浅动脉,导致腓肠肌群疼痛;而腹主动脉和髂动脉的狭窄则引起大腿和臀部肌肉群的疼痛。就像患者出现胸痛和短暂性脑缺血发作会考虑到血管疾病一样,如患者出现跛行也要考虑血管疾病的可能。这些患者的心血管危险因素需要更严格的管理。

四、分期

由 Fontaine 提出的临床分期对确立治疗方案有重要意义:Ⅰ期,缺乏症状但可客观上诊断的周围动脉疾病;Ⅱ期,间歇性跛行;Ⅲ期,静息痛;Ⅳ期,坏疽。

Ⅱ期常常被划分为Ⅱa期(绝对跛行距离>200 m)和Ⅱb期(绝对跛行距离≤200 m)。与临床更为相关的区别是"跛行距离主观满意/耐受性较好"和"跛行距离主观不满意/耐受性较差"。由于损伤(压疮、手足病治疗等)和/或伴随的疾病(如慢性静脉功能不全),坏疽和溃疡也会出现在Ⅰ期和Ⅱ期。但是,鉴于这些情况的预后良好,必须将这些损伤与Ⅳ期坏疽相区分,可以相应地称为"复杂性Ⅰ期"和"复杂性Ⅱ期"。

真正的Ⅲ期和Ⅳ期("严重肢体缺血")是以静息痛持续至少两周和/或出现自发性坏疽为特征,伴随有收缩期外周动脉压<6.7 kPa(50 mmHg)。

五、诊断

临床上根据病史和体格检查可以在很大程度上对绝大部分的周围动脉疾病患者进行诊断或者排除。如果临床上周围动脉疾病可以明确排除,则不需要进一步的血管学检查。如果可以确诊是周围动脉疾病,则需要进一步的检查:确定周围动脉疾病的准确范围和严重程度;确定高危因素;确定其他部位的动脉硬化情况,特别是冠状动脉、颈动脉和腹主动脉。少数通过病史和体格检查未能明确诊断的周围动脉疾病,基本上可以通过特殊的非侵袭性器械检查获得诊断。

(一)病史

1.周围动脉疾病

(1)间歇性跛行,静息时疼痛及出现或以往曾出现过坏疽。

(2)动脉硬化高危因素(主要有吸烟、糖尿病、高血压病、高脂血症)。

2.动脉硬化的其他表现

心绞痛、间歇性或永久性神经功能丧失、腹痛。

(二)体格检查

体格检查不应该仅仅局限于肢体动脉检查,还应包括全身心血管系统的检查。除了检查动脉硬化的其他临床表现,还有一般全身检查,包括伴随的全身性非血管性疾病所致的相关损害,因为这些表现将对制定总体治疗方案有重要的意义。肢体动脉的灌注 必须触摸脉搏,听诊有无血管杂音,以及检查是否营养性改变和其他周围动脉疾病的皮肤病学改变,特殊问题则需要额外的临床功能性检查。通常来说,体格检查结果已足够对动脉低灌注的程度和潜在性动脉血管改变的部位做出重要的判断。

1.脉搏

标准的脉搏触诊步骤包括双侧连续地比较桡尺动脉、股动脉、腘动脉、内踝后方胫后动脉及足背动脉搏动。如果发现不清楚或有异常，或者对腋、臂动脉及腓动脉区域有疑问，则进行腋、臂动脉及腓动脉远端分支触诊。正常的脉搏并不能排除周围动脉疾病：单独累及属支（髂内动脉、股深动脉）时脉搏可维持正常，甚至在主要动脉（主要是髂部、偶尔也发生于腹股沟部）狭窄并已出现临床症状时，脉搏仍可清楚地触及。对于典型的跛行病例，病史加上正常脉搏，血管狭窄杂音可以提供重要线索。有怀疑的病例必须通过运动试验或影像检查以获得结论性证据。

2.听诊

动脉杂音提示动脉狭窄，应该在主动脉、锁骨下、颈、腹、髂、股总、股浅和腘动脉听诊动脉杂音。血管杂音并不意味着动脉狭窄，因为动脉血管杂音也可发生在属支血管阻塞，在高血循环量（如甲亢）、贫血和动静脉瘘患者中，杂音从心脏传导而来。年轻人的血管杂音也可能为生理性的。当狭窄的程度较轻（直径减少小于 50%）或过于严重（直径减少大于 90%）时，听诊检测动脉狭窄的敏感性达到了极限，这时候，往往听不到杂音。

3.皮肤病学改变和营养性损伤

应特别注意静脉充盈、皮肤色泽和温度、肢体部位汗毛脱落、足底皮肤过度角质化、趾甲霉菌病、压疮、皮肤病学缺损、坏疽和局部炎症情况。检查不应局限于肢体易于观察的部位，还必须包括指趾间部位。

4.跛行试验/踏车试验

当具体行走距离不清楚，或者怀疑有伴随疾病使运动受限时，应进行跛行试验以客观了解行走距离受限的情况。此试验的标准步骤应该在踏车上设定 3.0 km/h 或 3.2 km/h 的速度，梯度 12%。如果没有可使用的踏车，或者患者不能够进行踏车试验，可让患者在平地上以每秒两步的速度行走（相当于 5 km/h）。记录最初一次和绝对跛行距离、疼痛部位、停止行走的原因和其他在行走试验中出现的症状。周围动脉疾病并不总引起行走时的疼痛，偶尔仅仅主诉为肢体同等的疲乏（特别在胸带型或腹主动脉-髂型患者）。

5.Ratschow 试验/握拳激发试验

当诊断周围动脉疾病时，当远端周围血管损伤（小腿型或前臂型）时，脉搏、踝和/或手、腕动脉血压可表现为正常或者仅仅轻微变化，甚至在某些严重血液循环障碍的病例中也是如此，容易误导。因此，在遇到相应的临床可疑病例时，必须进行 Ratschow 试验或握拳激发试验。

6.其他心血管系统

周围动脉疾病通常是阻塞性动脉粥样硬化的一个临床表现，也是其他血管系统动脉硬化性改变的指示性疾病。因此，对于一个动脉循环障碍的患者，询问病史和体格检查时还应注意针对冠心病和对脑部供血的颅外动脉的狭窄病变，此外还应注意动脉硬化其他重要临床表现，如内脏动脉狭窄和动脉瘤。

7.其他身体检查

(1)血管高危因素迹象（例如，血压升高、年轻患者出现黄褐瘤或弯曲型脂质斑）。

(2)Ⅱ期患者合并有限制行走能力并会影响血管再通治疗疗效的疾病（例如，呼吸功能不全、心功能不全、关节所致行走能力受限）。

(3)合并有影响缺血性损伤愈合的疾病（例如，代谢障碍、水肿、低氧血症）。

(三)特殊器械检查

对于每一个周围动脉疾病患者都应进行多普勒超声检查，测量踝部压力并评价其疾病严重程度。因为周围动脉疾病患者在其他血管处发生动脉硬化改变的概率增加，因此即使处于无症状期也需要预防性治疗,需要多普勒或双重超声检查脑供血动脉有无狭窄及腹部超声检查是否存在腹主动脉瘤。

下列情况需要进一步的特殊检查:①如果踝动脉血压未能测量(溃疡)或者有疑问(介质硬化病、软组织坚硬;诊断选择:多普勒超声检查踇趾血压,方向性多普勒超声检查,波形图检查,静脉阻塞体积描记仪,肢体末端照相体积描记仪);②尽管有典型的跛行病史,静息血压仍保持正常(诊断选择:测量运动后血压);③如果考虑进行血管重建(诊断选择:影像学检查如双重超声检查,血管造影,MR 血管造影);④如果存在溃疡/坏疽,不适宜血管重建,同时保守治疗效果不肯定,或者准备截肢(诊断选择经皮氧分压测定,激光层流测定,核医学分析)。

1.多普勒超声扫描血压检测

应作为临床怀疑周围动脉疾病患者的首选检查。其操作快捷、方便而且相对廉价,可在门诊迅速完成。休息 15 分钟后患者平卧位,测量并比较双侧上臂(直接将血压测量仪夹胳于手腕处)、双侧胫后动脉、双侧足背动脉收缩压。

踝、肱动脉压比值即踝臂指数(ABI):1.0～1.29 为正常值,0.91～0.99 为临界异常,0.41～0.90 提示轻、中度周围动脉疾病,当 ABI≤0.4 提示重度周围动脉疾病。ABI 对周围动脉疾病诊断和预后均有意义。与 Framingham 风险评分评估心血管事件整体风险比较,ABI≤0.90 几乎成倍增加患者的 10 年全因死亡率,心血管死亡率和主要冠脉事件,ABI 越低其预后越差。ABI 的降低较性别(男性)、年龄、糖尿病、吸烟和高血压病等因素能更准确地预计总死亡率。

ABI 作为周围动脉疾病的诊断方法,其敏感性 79%～95%,特异性达 96%～100%。

ABI 的敏感性还可以通过加做运动激发试验得到提高。在检测静息状态下的 ABI 后,让患者在 10°～12°倾斜的活动平板上按每小时 2 英里的速度行走 5 分钟或直至诱发跛行性疼痛,然后再次检测其 ABI。运动试验的禁忌包括严重的心衰、严重的慢性阻塞性肺病、未控制的高血压病、严重的主动脉狭窄,以及静息性胸痛和气促。

如患者无法耐受运动平板,可采用踏车或平地的跛行试验、屈膝、足尖站立,或者通过血压测量仪夹给大腿于大于收缩压的压力产生 3～5 分钟的缺血等运动方法。在运动结束后 30～60 秒,患者平卧位接受测量。在患者进行了足够的运动后,静息时未能发现的主要动脉狭窄,可因运动后血压降低而被发现。

两侧肢体差别大于 1.3 kPa(10 mmHg)也提示存在周围动脉疾病。介质硬化、软组织变化、血压短时间波动、心律不齐、肢体周径和血压测量仪夹宽度比例不一致、自发性肌肉紧张或血压测量仪夹过于松弛以至于不匹配等情况都可使测量结果出现误差。部分误差可通过改正错误原因或取多次测量结果平均值来纠正,否则,则需要改用其他检测方法。正常收缩压并不能临床排除周围动脉疾病。如果有典型的跛行病史但静息血压正常,则需要测量运动后血压。

对于上肢缺血的患者,可以采用与测量踝部血压类似的方法,将血压测量仪夹置于前臂远侧,测量桡尺动脉血压。

2.方向性多普勒超声扫描

分析多普勒流速波形图(血流描记图)可以判定血流近端及远端一定程度的狭窄。然而,这种方法并不能很可靠地记录轻度到中、重度的改变(低敏感性)。如果测量的血流正好直接通过狭窄处,其程度则能够得到相当准确的评估。

3.双向多普勒超声扫描

双向多普勒超声能够准确地定位,并对臂从、盆腔和肢体的血管阻塞定性,检查过程没有特殊困难,但非常耗时,因此并不作为周围动脉疾病的常规检查方法,而应作为血管重建前的常规项目。

如果考虑做选择性的血管重建(临床Ⅱ期),因为能够发现哪些需要做血管重建,并且不适宜即时进行的情况(例如,股浅动脉长距离的阻塞),双向多普勒超声可能节省不必要的血管造影。对于这种病例,血管造影便成为不必要的,因为没有什么结果。在进行介入治疗前,双向多普勒超声能够为制订最佳方案提供指导,如在股总动脉狭窄时更适宜采用 cross-over 技术。

4.血管造影、MR 血管造影

血管造影不应该在首次诊断周围动脉疾病时使用,而是在计划血管重建之前。甚至在进行血管重建前,也常常可通过双向多普勒超声来减少血管造影的指征。血管造影可以采用传统方法或数字减影血管造影(DSA)进行。后者应在常规动脉注射造影剂后进行,因为大部分经静脉 DSA 对远端下肢的分辨率不够,同时血管重建前需要得到整个血管系统包括流出道的成像记录。如果动脉入路存在特殊困难,在临床决定不需要依靠远端血管系统成像时仍可使用经静脉 DSA,但必须在心功能足够满意地排出造影剂,肾脏能够承担造影剂负荷时进行。

对于严重不能耐受造影剂的病例,可以通过二氧化碳动脉造影的办法解决。但选择二氧化碳造影剂会降低 DSA 的诊断价值。

5.其他特殊器械检查方法

在个别病例,可考虑采用特殊器械和血管学检查手段,例如:波形图检查、静脉阻塞体积描记仪、肢体末端照相体积描记仪、经皮氧分压测定、激光层流测定和核医学检查方法来诊断周围动脉疾病。

(四)实验室检查

在首次诊断周围动脉疾病时,应常规安排适当的实验室检查,以发现可以治疗的高危因素(糖尿病、高脂血症),及对治疗周围动脉疾病有重要意义的相关动脉硬化所致器官损害(肾功能)。

(1)血细胞计数(血红蛋白浓度、血红蛋白增多症、红细胞增多症、血小板增多症)。

(2)饥饿和餐后血糖,糖化血红蛋白。

(3)尿液检测。

(4)血清肌酐。

(5)脂质(总胆固醇、HDL 胆固醇、LDL 胆固醇,甘油三酯)。

只有在异常症状(发病年龄轻、缺乏动脉硬化高危因素、患者本身多次发生血栓性事件,或者家族史,阻塞部位异常、治疗后不应发生的复发)出现时才需要进一步的周围动脉疾病实验室检查。对于这些病例,需要考虑非动脉硬化的可能性,通常是炎症原因,以及高凝状态或代谢缺陷(心磷脂抗体综合征、胆固醇栓塞、高半胱氨酸血症等)原因。

六、鉴别诊断

Fontaine Ⅱ、Ⅲ、Ⅳ期的动脉循环疾病有典型但非特异性症状。周围动脉疾病诊断明确时,行走和静息时的疼痛可来源于此。但是,疼痛也可来源于神经系统疾病(例如:神经根部刺激或椎管狭窄症所致神经根疼痛、多发性神经病、神经系统疾病),骨关节疾病(例如:膝关节病、髋关节病、不正确腿部姿势、脊柱病变)和一般内科临床疾病。

因为65%的周围动脉疾病确诊患者同时合并有神经系统和骨关节系统疾病,这些疾病的症

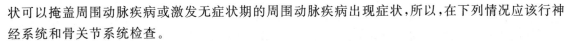

状可以掩盖周围动脉疾病或激发无症状期的周围动脉疾病出现症状,所以,在下列情况应该行神经系统和骨关节系统检查。

（1）周围动脉疾病已经通过特殊器械检查排除,但存在类似跛行的症状。

（2）周围动脉疾病已经确诊,但临床表现与客观血流动力学检查不符。这种情况适用于疼痛强度大于与检查结果所匹配的强度,以及在站立和行走初期马上出现疼痛。如果症状类似于跛行,但停止行走并不能使疼痛快速缓解,疼痛持续存在或者行走时疼痛位于动脉阻塞近端时,应考虑非周围动脉疾病的原因所致。这也适用于由近端向动脉阻塞部位发展的一般的行走疼痛,或者虽诊断为周围动脉疾病,但行走时疼痛出现于髋、膝、踝关节,且不向缺血的肌肉放射。多发性神经病所引起的累及脚和小腿的袜套型疼痛,以及腰椎变性伴随的神经根性和节段性疼痛可以掩盖周围动脉疾病的症状。

（3）坏疽引起的疼痛,仅仅局限于伤口周围,与无缺血时的静息痛类似。

七、治疗

周围动脉疾病的主要治疗目标是解除缺血症状,控制下肢动脉硬化闭塞的病情进展,特别是降低其高并发症发病率和死亡率。有跛行症状的患者,除了行走能力受限,进一步的问题是致命的心血管并发症高发率。周围动脉疾病患者通常并不是死于周围循环疾病,而是心肌梗死或脑卒中。原发性动脉硬化症是一种全身性疾病,通常会同时影响多个动脉血管部位。因此,早期处理存在的高危因素是非常重要的。

（一）药物

1.抗血小板药物

除了控制存在的高危因素,早期使用抗血小板药物对周围动脉疾病患者,包括间歇性跛行和严重肢体缺血患者,都有相当重要的意义。根据目前的资料,对无症状期的周围动脉疾病患者应该如何使用抗血小板药物还不清楚。

抗血小板试验协作组对 174 个随机试验进行 Meta 分析发现,周围动脉疾病患者每天服用 75～325 mg 阿司匹林可防止其他部位的血管病变。

（1）减少 32% 的心肌梗死、脑卒中或动脉栓塞并发症所致的死亡。

（2）减少 32% 的非致死性心肌梗死和 46% 的非致死性脑卒中。

（3）减少 20% 的总血管性死亡率。

如果没有禁忌证,每个有症状的周围动脉疾病患者都应该进行抗血小板药物治疗。抗血小板药物不但可以减少动脉栓塞的危险性和保持动脉内膜切除术后动脉和旁路动脉的通畅,更重要的是,它可以降低有潜在动脉硬化疾病患者的发病率和死亡率。抗血小板药物现在使用得还非常局限,主要是周围动脉疾病对患者整个预后的影响受到了低估。

2.抗凝药物

周围动脉疾病患者可进行抗凝治疗,以防止溶栓过程中出现心脏栓子复发,动脉阻塞栓子含有大量血栓成分时,也可使用抗凝药物。为了防止旁路手术后的血管栓塞,可同时使用抗血小板药物和抗凝药物,没有资料显示哪一个的效果更好。肝素主要运用于紧急情况、短期使用和不能服用口服抗凝药的患者。

(二)Fontaine Ⅱ期的治疗

1.Fontaine Ⅱ期的保守治疗

控制高危因素和抗血小板治疗是 Fontaine Ⅱ期保守治疗一般处理的一部分。此外,进行行走训练可延长患者的首次和绝对跛行距离。只要动脉阻塞和狭窄是在盆腔或下肢,患者没有心肺功能不全、没有伴随的关节病、没有严重的神经系统临床表现,行走训练的治疗意义可以即刻得到证实。大约有 1/3 的间歇性跛行患者由于上述疾病而不能进行行走训练,另外 1/3 不愿意进行训练,只有剩下的 1/3 能够参与到训练之中。因此,鉴于行走训练参与率比预计低,对于很多间歇性跛行患者行走训练并不能作为基础治疗。

到目前为止,只有萘呋胺这一种血管活性药物经过双盲、安慰剂对照试验研究,证明可以作为紧急情况下针对性的运动替代疗法或辅助治疗,疗效确凿。根据新的试验指南和 GCP 标准,己酮可可碱和丁咯地尔的口服或静脉制剂的疗效仍有待观察,但可能导致对治疗范围的新的评价。

对 Fontaine Ⅱ期患者,如果生活质量严重受损、首次跛行距离小于 200 m,间歇性跛行确实是由周围动脉疾病引起,未能施行其他治疗手段(扩张术、外科手术、溶栓疗法),足背动脉和胫后动脉压>8.0 kPa(60 mmHg)的患者,使用血管活性药物应较为谨慎,没有心功能不全患者使用的证据。但是,尚没有相关的对照试验证实长期口服血管活性药物的作用。

有研究显示静脉注射前列腺素 E1,无论有无进行行走训练,都可以明显延长严重行走受限患者的行走距离。加强训练治疗时,效果更为显著。

2.Fontaine Ⅱ期的支架置入和手术治疗

间歇性跛行是 Fontaine Ⅱ期周围动脉疾病患者就诊的主要原因。尽管在初期都推荐行走训练和保守治疗,但如果跛行已严重影响了患者的生活质量,阻塞血管有重建的指征,可进行手术,因为手术的远期效果好,同时对患者的限制也较少。对于单个的、短距离的髂股段狭窄可考虑血管成形术,有困难的、多发的狭窄和阻塞则可选择加长的介入治疗和血管外科手术。伴有近端大量血栓形成的末端动脉狭窄是局部溶栓的适应证,可同时进行血栓取出术及经皮动脉内成形术(percutaneous transluminal angioplasty,PTA)。目前的数据显示激光血管成形术和动脉粥样硬化切除术与传统的 PTA 比较并没有优越性。

(1)盆腔段:传统的 PTA 能够成功地进行主-髂动脉区域狭窄的血管成形术,当然最合适的病例仍然是独立的少于 3 cm 的狭窄。对于症状严重的患者,盆腔血管系统有长段或多发的狭窄和阻塞,也可采用介入治疗。必要时,PTA 必须与溶栓和支架置入相结合。下列情况为盆腔动脉支架置入的指征:PTA 后由于弹性塌陷所致的血流动力不足,切开术后严重管腔狭窄,慢性阻塞的治疗,首次 PTA 后再狭窄和复杂的病变。

(2)股-腘段:虽然对腹股沟韧带以下股动脉区域的狭窄和阻塞也可采用导管技术进行再通,但再狭窄率要比髂动脉高。因此,在考虑指征时应较盆腔区域小心。股腘区的狭窄及短的阻塞都可首先采用 PTA,尽管没有得到研究的证实,通常认为介入手术的长度限制是 10 cm 以上的病变。PTA 可与溶栓和血栓-栓子切除术结合,支架可用于选择性的病例。股腘区支架的再塞率比盆腔区高得多。支架技术正得到进一步的研究和发展,如 PTFE 包裹支架正在试验中。鉴于病因学的不同,应该区分单独的腘动脉狭窄和阻塞。特别要注意挤压综合征、囊性动脉外膜变性和动脉瘤等情况,这些疾病的治疗需要单独切口(普通外科手术)。当情况不适于进行导管手术时,则考虑股腘区外科手术。

（3）小腿动脉：随着材料技术的不断发展，如亲水性的导丝和导管，小腿区的动脉狭窄和阻塞也可以运用介入手段治疗。然而，这部分区域的介入手术指征应该比股腘区更需要严格的筛选。特殊的血管内镜治疗指征包括吻合口狭窄和股腘旁路阻塞的再通，结合溶栓治疗和栓子切除术。

（4）术后药物治疗：由于缺乏清楚的临床资料，动脉扩张后是否置入支架的处理有所不同。最可靠的术后防止再狭窄治疗是使用抗血小板药物阿司匹林（100～300 mg）。扩张加支架置入术可考虑额外每天 75 mg 氯吡格雷，治疗 4 周。氯吡格雷也可以作为阿司匹林的替代治疗。肝素和口服抗凝药对防止再狭窄的疗效还未得到证实。近距离放疗和 GPⅡb/Ⅲa 抑制剂在介入手术围术期的作用带来了新的希望，但需要进一步的试验研究。

（三）Fontaine Ⅲ、Ⅳ期的治疗

1.保守治疗

（1）一般处理：对于Ⅲ、Ⅳ期患者有必要采取下列措施。相对卧床、肢体足够的位置、躺在床上时轻微的脚低位、足跟部铺棉花垫、踝部周围采用泡沫橡胶圈防止压力引起的溃疡、足够的止痛、必要时行硬膜外麻醉和水肿的治疗。

（2）局部伤口处理：Ⅳ期患者的局部缺血损伤处理是极为重要的。应该清除坏死组织，敞开腐烂部位，切口并放置永久性引流以达到永久引流目的。局部药物的使用不能影响全身治疗。

（3）全身抗生素的使用：所有存在感染性溃疡或湿性坏疽的患者都是运用全身性抗生素的指征。

（4）抗血小板药物治疗：Ⅲ、Ⅳ期病例使用抗血小板药物的指征与Ⅱ期类似，目的是降低其他血管部位发生动脉栓塞的可能，同时减少周围血管循环疾病的进展。

（5）抗凝剂治疗：伴有静息痛或坏疽的周围循环疾病本身并不是使用抗凝剂的指征。但是，对于制动的Ⅲ、Ⅳ期患者需要使用肝素预防血栓形成。

（6）血液稀释：Ⅲ、Ⅳ期患者在补足液体后仍出现血球容积升高时，可考虑给予辅助性血液稀释疗法。

（7）降低纤维蛋白原治疗：间断、低剂量地给予溶栓药（如尿激酶）可降低纤维蛋白原，但还没经对照试验评价。

（8）前列腺素类：前列腺素类药物的治疗指征包括无法实施血管重建，或者血管重建后仍不能提供满意血流灌注，不准备行截肢术但不得不进行截肢的患者。在德国，前列腺素 E1 已被批准用于Ⅲ、Ⅳ期周围动脉疾病的治疗，但前列环素类似物伊洛前列素仅被批准用于血栓闭塞性脉管炎的治疗。根据近期的研究结果，严格的治疗方案可明显使溃疡愈合，减少静息痛，降低截肢率。最初前列腺素 E1 都是动脉给药，但目前通常是大剂量静脉给药。伊洛前列素只能静脉给药。在 14 项前列腺素 E1、伊洛前列素和安慰剂的对照研究中，大部分结果都显示前列腺素 E1 和伊洛前列素能够明显减少静息痛，缩小溃疡面积，具有统计学差异。

（9）基因治疗：使用血管基因生长因子的血管基因治疗对严重肢体缺血患者的作用还在试验的初期。因为除了单例的病例研究，到目前为止还没有安慰剂对照、双盲、大样本病例的研究报道。

（10）脊髓刺激和交感神经阻滞：脊髓刺激能够减少患者的麻醉药用量，但不影响截肢率和死亡率。同样，对Ⅳ期患者行 CT 引导下的腰交感神经阻滞也没有确实的疗效。

（11）其他：有许多特别针对Ⅳ期患者的选择性治疗。但任何一种方法（例如，用蛆对伤口进行清理、高压氧治疗、生长因子的外部应用等）都没有得到对照试验的证实。

2.介入和手术治疗

与Ⅱ期的选择性血管重建不同,对Ⅲ、Ⅳ期应该尽最大努力争取血管重建的机会。即使并发症和死亡率增加、远期疗效较差,进行广泛范围的处理也是合理的。治疗的复杂性引发了不同的问题,必须将患者作为一个整体来看待,除了保守治疗的经验,还需具有血管介入和血管外科手术技能。治疗上常常需要结合血管介入与血管外科手术,例如,盆腔区的 PTA,加或不加支架植入,接着是小腿远端或足部的旁路手术。对于这种病例,更长的损伤,包括从小腿到足部的介入手术也是合适的。同样,外科手术方面,也需行范围更大的重建(例如,小腿-足旁路)。

(苏 梅)

参 考 文 献

[1] 金琦.内科临床诊断与治疗要点[M].北京:中国纺织出版社,2021.

[2] 赵新华.心内科疾病诊治精要[M].开封:河南大学出版社,2020.

[3] 徐新娟,杨毅宁.内科临床诊疗思维解析[M].北京:科学出版社,2021.

[4] 何权瀛.呼吸内科诊疗常规[M].北京:中国医药科技出版社,2020.

[5] 赵晓宁.内科疾病诊断与治疗精要[M].开封:河南大学出版社,2021.

[6] 费沛.内科常见病诊断与治疗[M].开封:河南大学出版社,2020.

[7] 张鸣青.内科诊疗精粹[M].济南:山东大学出版社,2021.

[8] 黄佳滨.实用内科疾病诊治实践[M].北京:中国纺织出版社,2021.

[9] 费秀斌,张承巍,任芳兰,等.内科疾病检查与治疗方法[M].北京:中国纺织出版社,2022.

[10] 孙雪茜,梁松岚,孙赉,等.内科常见病治疗精要[M].北京:中国纺织出版社,2022.

[11] 陈晓庆.临床内科诊治技术[M].长春:吉林科学技术出版社,2020.

[12] 黄峰.实用内科诊断治疗学[M].济南:山东大学出版社,2021.

[13] 王庆秀.内科临床诊疗及护理技术[M].天津:天津科学技术出版社,2020.

[14] 王为光.现代内科疾病临床诊疗[M].北京:中国纺织出版社,2021.

[15] 玄进,边振,孙权.现代内科临床诊疗实践[M].北京:中国纺织出版社,2020.

[16] 徐玮,张磊,孙丽君,等.现代内科疾病诊疗精要[M].青岛:中国海洋大学出版社,2021.

[17] 李欣吉,郭小庆,宋洁,等.实用内科疾病诊疗常规[M].青岛:中国海洋大学出版社,2020.

[18] 邹琼辉.常见内科疾病诊疗与预防[M].汕头:汕头大学出版社,2021.

[19] 方千峰.常见内科疾病临床诊治与进展[M].北京:中国纺织出版社,2020.

[20] 赵淑堂.临床内科常见病理论与诊断精要[M].哈尔滨:黑龙江科学技术出版社,2021.

[21] 马路.实用内科疾病诊疗[M].济南:山东大学出版社,2022.

[22] 王晓彦.内科常见病诊治指南[M].济南:山东大学出版社,2022.

[23] 杨晓东.临床呼吸内科疾病诊疗新进展[M].开封:河南大学出版社,2020.

[24] 刘江波,徐琦,王秀英.临床内科疾病诊疗与药物应用[M].汕头:汕头大学出版社,2021.

[25] 何朝文.新编呼吸内科常见病诊治与内镜应用[M].开封:河南大学出版社,2020.

[26] 王勇,张晓光,马清艳.呼吸内科基础与临床[M].北京:科学技术文献出版社,2021.

[27] 陈强,李帅,赵晶,等.实用内科疾病诊治精要[M].青岛:中国海洋大学出版社,2022.

[28] 刘雪艳.内科常见疾病临床诊断与治疗[M].哈尔滨:黑龙江科学技术出版社,2021.

[29] 赵庆厚.现代呼吸病的诊断治疗进展[M].北京:中国纺织出版社,2020.

[30] 黄忠.现代内科诊疗新进展[M].济南:山东大学出版社,2022.

[31] 常静侠.呼吸内科常见疾病新规范[M].开封:河南大学出版社,2021.

[32] 顾玉海.实用呼吸内科治疗学[M].天津:天津科学技术出版社,2020.

[33] 李冠华.呼吸内科临床诊疗[M].哈尔滨:黑龙江科学技术出版社,2020.

[34] 徐化高.现代实用内科疾病诊疗学[M].北京:中国纺织出版社,2021.

[35] 包红.呼吸内科疾病诊疗与进展[M].北京:科学技术文献出版社,2020.

[36] 曹臣龙,王艳阁,张建国.六神胶囊对甲型流行性感冒患者的临床疗效[J].中成药,2022,44(4):1367-1368.

[37] 商瑶瑶,刘龙诞.布地奈德铵联合左氧氟沙星对慢性支气管炎患者治疗效果及炎性因子的影响分析[J].山西卫生健康职业学院学报,2022,32(1):19-20.

[38] 孙瑞,潘熠,谭爱华,等.高血压合并支气管哮喘:机制与管理[J].中国全科医学,2023,26(3):274-279.

[39] 王艳,谢洋,吉紫乐,等.基于临床研究的支气管扩张症患者生存质量影响因素分析[J].中国中西医结合急救杂志,2022,29(4):400-404.

[40] 姜楠,李钦恒,杨东,等.细菌性肺炎患者外周血 Th1/Th2 细胞因子水平变化及临床意义[J].河北医学,2022,28(8):1311-1316.